科学出版社"十四五"普通高等教育本科规划教材

医药高等数学

第 6 版

钱微微　林剑鸣　主编

周永治　主审

科学出版社

北　京

内 容 简 介

本书为科学出版社"十四五"普通高等教育本科规划教材之一,由全国十余所中医院校长期从事数学教学工作的教师联合编写.全书分 10 章,包括一元函数微积分、空间解析几何、多元函数微积分、微分方程与无穷级数等.编写中既注意了数学学科本身的科学性与系统性,同时又注意了它在中医药学科里的应用.全书文字简洁、内容精炼、由浅入深,并以二维码形式链接数字资源.章后有习题,书后附有答案,同时还有《医药高等数学学习辅导》(第 5 版)配套使用.

本书可供医药院校各专业、各层次的学生使用,也可作为医药工作者学习高等数学的参考书.

图书在版编目(CIP)数据

医药高等数学 /钱微微,林剑鸣主编 . —6 版 . —北京:科学出版社,2021.1
科学出版社"十四五"普通高等教育本科规划教材
ISBN 978-7-03-066773-1

Ⅰ.①医… Ⅱ.①钱… ②林… Ⅲ.①医用数学-高等数学-医学院校-教材 Ⅳ.①R311 ②O13

中国版本图书馆 CIP 数据核字(2020)第 220989 号

责任编辑:刘　亚　曹丽英/责任校对:杨　赛
责任印制:霍　兵/封面设计:北京蓝正合融广告有限公司

科 学 出 版 社 出版
北京东黄城根北街 16 号
邮政编码:100717
http://www.sciencep.com
北京市密东印刷有限公司　印刷
科学出版社发行　各地新华书店经销

*

2001 年 6 月第　一　版　开本:787×1092　1/16
2021 年 1 月第　六　版　印张:171/4
2024 年 1 月第四十九次印刷　字数:406 000

定价:43.00 元
(如有印装质量问题,我社负责调换)

《医药高等数学》(第6版)
编写人员

主　　编　钱微微　林剑鸣

副 主 编　吕佳萍　汪旭升　陈瑞祥　陈丽君

　　　　　　赵聪俐　黄　翔　傅　爽　朱慧芬

主　　审　周永治

编　　委　（按姓氏笔画排序）

于　芳	北京中医药大学	林剑鸣	广州中医药大学
卞　丽	湖北中医药大学	易　颖	广州中医药大学
石　莹	南京中医药大学	金伟锋	浙江中医药大学
吕佳萍	南京中医药大学	孟丽萍	山东中医药大学
朱慧芬	云南中医药大学	赵文峰	河南中医药大学
杨文国	南京中医药大学	赵聪俐	天津中医药大学
宋乃琪	北京中医药大学	胡灵芝	陕西中医药大学
汪旭升	广西中医药大学	钱微微	浙江中医药大学
汪春华	安徽中医药大学	徐　洋	安徽中医药大学
沈宗山	云南财经大学	高敏艳	天津中医药大学
陈丽君	湖北中医药大学	郭世珍	天津中医药大学
陈素玲	山东中医药大学	黄　翔	安徽中医药大学
陈瑞祥	北京中医药大学	傅　爽	山东中医药大学

第 6 版编写说明

党的二十大报告强调,要坚持人民至上、坚持自信自立、坚持守正创新、坚持问题导向、坚持系统观念、坚持胸怀天下.这"六个坚持"也是我们组织编写本系列教材的理论创造、实践探索的集中体现.

《医药高等数学》《医药数理统计》《医药数学实验》是全国 19 所中医院校联合编写的科学出版社 2001 年 4 月出版的数学系列教材.相继,2004 年 8 月《医药高等数学》《医药数理统计》第 2 版出版,同时由《医药数学实验》转换的《医药高等数学学习辅导》《医药数理统计学习辅导》第 1 版出版(辅导教材比配套的理论教材推迟一版);2009 年 5 月出版第 3 版理论教材与第 2 版辅导教材;2012 年 5 月出版第 4 版理论教材与第 3 版辅导教材(2012 年的教材为"十二五"规划教材);2016 年 1 月出版第 5 版理论教材与第 4 版辅导教材(2016 年的教材为"十三五"规划教材).该套教材自 2001 年出版以来,发行面广,发行量大,在中医院校受到广大师生的欢迎.编写组根据科学出版社对普通高等教育规划教材的具体要求与信息化社会对教材信息数字化的要求,对前版教材进行全面的分析、总结,认真进行修改、补充与数字化,编写成"十四五"期间的全国高等医药院校规划教材(第 6 版的《医药高等数学》《医药数理统计》与第 5 版的《医药高等数学学习辅导》《医药数理统计学习辅导》).该配套教材将更适应医药院校的医药类、管理类、信息类、人文类等专业的需要,定于 2021 年 1 月由科学出版社正式出版.

《医药高等数学》全书共 10 章,包括一元函数微积分、空间解析几何、多元函数微积分、微分方程、无穷级数等内容.教材编写中注意了与中学数学的衔接;在不影响数学学科本身的系统性、完整性前提下,各章还列举了一定数量的医药学科的例题,使其更具有医药院校教材的特色.与以往教材不同的是每章以二维码形式链接 PPT 等数字资源,且扫描教材封底的"本书数字资源"可下载全书数字资源.本教材每章后有习题,书后有习题解答,另外还配有辅导教材《医药高等数学学习辅导》.本教材授课需 90~100 学时,不同专业根据需要可对加"＊"号的内容有所选择.课时偏少的专业还可重点讲授前五章的一元函数微积分与第九章的微分方程的内容.

参加本版教材编写的有以下院校:广西中医药大学、云南中医药大学、广州中医药大学、湖北中医药大学、浙江中医药大学、安徽中医药大学、南京中医药大学、山东中医药大学、天津中医药大学、北京中医药大学、陕西中医药大学、河南中医药大学等.

本教材编写过程中得到许多同行专家的关心与支持,在此一并表示感谢.

本教材尚有不足之处,恳请读者与同行批评指正.

编　者
2023 年 9 月

目　　录

第6版编写说明

第一章　函数与极限

§1-1　函数 ……………………… (1)

　1-1.1　函数的概念 ……………… (1)

　1-1.2　分段函数、反函数、复合函数
　　　　 ……………………………… (3)

　1-1.3　初等函数 ………………… (5)

§1-2　函数的极限 ……………… (7)

　1-2.1　数列的极限 ……………… (7)

　1-2.2　函数的极限 ……………… (9)

　1-2.3　无穷小量与无穷大量 …… (12)

　1-2.4　函数极限的运算 ………… (13)

§1-3　极限存在定理与两个重要
　　　 极限 ……………………… (16)

　1-3.1　极限存在定理 …………… (16)

　1-3.2　两个重要极限 …………… (16)

§1-4　函数的连续性 …………… (18)

　1-4.1　函数的增量 ……………… (18)

　1-4.2　函数的连续与间断 ……… (19)

　1-4.3　初等函数的连续性 ……… (21)

习题一 ……………………………… (22)

第二章　导数与微分

§2-1　导数的概念 ……………… (26)

　2-1.1　导数的定义 ……………… (26)

　2-1.2　函数连续性与可导性的关系
　　　　 ……………………………… (29)

　2-1.3　几个基本初等函数的导数
　　　　 ……………………………… (29)

§2-2　求导法则 ………………… (31)

　2-2.1　导数的四则运算法则 …… (31)

　2-2.2　反函数的求导法则 ……… (33)

　2-2.3　复合函数的求导法则 …… (35)

　2-2.4　隐函数的求导法则 ……… (37)

　2-2.5　由参数方程所确定的函数的
　　　　 求导法则 ………………… (39)

　2-2.6　高阶导数 ………………… (40)

§2-3　微分概念 ………………… (41)

　2-3.1　微分的定义及几何意义 … (41)

　2-3.2　微分的求法、微分形式不变
　　　　 性 ………………………… (42)

§2-4　微分的应用 ……………… (43)

　2-4.1　近似计算 ………………… (43)

　2-4.2　误差估计 ………………… (45)

习题二 ……………………………… (46)

第三章　导数的应用

§3-1　中值定理 ………………… (49)

§3-2　洛必达法则 ……………… (52)

　3-2.1　两个无穷小量之比的极限
　　　　 ……………………………… (52)

　3-2.2　两个无穷大量之比的极限
　　　　 ……………………………… (52)

　3-2.3　其他未定型极限的求法 … (53)

§3-3　函数性态的研究 ………… (53)

　3-3.1　函数的增减性和极值 …… (54)

　3-3.2　曲线的凹凸与拐点 ……… (57)

　3-3.3　曲线的渐近线 …………… (59)

　3-3.4　函数图形的描绘 ………… (61)

习题三 ……………………………… (63)

第四章 不 定 积 分

§4－1 不定积分的概念与性质 … (66)
  4－1.1 原函数 ……………………… (66)
  4－1.2 不定积分的概念 ………… (66)
  4－1.3 不定积分的几何意义 … (67)
  4－1.4 不定积分的简单性质 … (67)
§4－2 不定积分的基本公式 …… (68)
  4－2.1 基本公式 ………………… (68)
  4－2.2 直接积分法 ……………… (69)

§4－3 两种积分法 ……………… (70)
  4－3.1 换元积分法 ……………… (70)
  4－3.2 分部积分法 ……………… (77)
*§4－4 有理函数与三角函数有理
    式的积分 ……………… (81)
  4－4.1 有理函数的积分 ……… (81)
  4－4.2 三角函数有理式的积分 … (83)
习题四 ……………………………… (85)

第五章 定积分及其应用

§5－1 定积分的概念 …………… (88)
  5－1.1 两个实际问题 …………… (88)
  5－1.2 定积分的概念 …………… (89)
§5－2 定积分的简单性质 ……… (91)
§5－3 定积分的计算 …………… (93)
  5－3.1 牛顿-莱布尼茨公式 …… (93)
  5－3.2 定积分的换元积分法和分部
    积分法 ……………… (94)
§5－4 定积分的应用 …………… (96)
  5－4.1 平面图形的面积 ……… (97)

  5－4.2 旋转体的体积 …………… (99)
* 5－4.3 平面曲线的弧长 ……… (100)
  5－4.4 函数在区间上的平均值 … (102)
  5－4.5 变力所做的功 …………… (102)
  5－4.6 液体的静压力 …………… (104)
§5－5 广义积分和 Γ 函数 …… (105)
  5－5.1 广义积分 ………………… (105)
  5－5.2 Γ 函数 ………………… (107)
习题五 ……………………………… (108)

第六章 空间解析几何

§6－1 空间直角坐标系…………… (111)
  6－1.1 空间直角坐标系的建立 ………
    ……………………………… (111)
  6－1.2 空间两点间的距离 …… (112)
§6－2 向量代数 ………………… (113)
  6－2.1 向量及其坐标表示 …… (113)
  6－2.2 向量的数量积 ………… (117)
  6－2.3 向量的向量积 ………… (118)

§6－3 空间的平面与直线 …… (120)
  6－3.1 空间平面及其方程 …… (120)
  6－3.2 空间直线及其方程 …… (123)
§6－4 空间的曲面与曲线 …… (126)
  6－4.1 空间曲面及其方程 …… (126)
  6－4.2 二次曲面 ………………… (126)
  6－4.3 空间曲线及其方程 …… (131)
习题六 ……………………………… (132)

第七章 多元函数微分学

§7－1 多元函数的基本概念 … (135)

  7－1.1 多元函数的概念 ……… (135)

7-1.2　二元函数的极限 ………(137)

7-1.3　二元函数的连续性 ……(138)

§7-2　多元函数的偏导数 ……(139)

　　7-2.1　偏导数的概念与计算 …(139)

　　7-2.2　偏导数的几何意义 …(141)

　　7-2.3　偏导数与连续的关系 …(141)

　　7-2.4　高阶偏导数 …………(141)

§7-3　多元函数的全微分及其应
　　　　用 …………………………(143)

　　7-3.1　全增量与全微分的概念 …(143)

　　7-3.2　全微分在近似计算上的
　　　　　　应用 …………………(144)

§7-4　多元复合函数与隐函数的
　　　　微分法 …………………(145)

　　7-4.1　连锁法则 ……………(145)

　　7-4.2　隐函数的微分法 ……(148)

　　7-4.3　全微分形式不变性 …(149)

§7-5　多元函数的极值及其求法 …
　　　　…………………………………(150)

　　7-5.1　多元函数的极值 ……(150)

　　7-5.2　多元函数的最值 ……(152)

　　7-5.3　多元函数的条件极值 …(153)

习题七 …………………………………(155)

第八章　多元函数积分学

§8-1　二重积分的概念及简单性
　　　　质 ……………………………(158)

　　8-1.1　二重积分的概念 ……(158)

　　8-1.2　二重积分的简单性质 …(160)

§8-2　二重积分的计算 ………(161)

　　8-2.1　直角坐标系中二重积分的
　　　　　　计算方法 ……………(161)

　　8-2.2　利用极坐标计算二重积分
　　　　　　…………………………(167)

*§8-3　对弧长的曲线积分 ……(171)

　　8-3.1　对弧长的曲线积分的概念
　　　　　　及其简单性质 …………(171)

　　8-3.2　对弧长的曲线积分的计算
　　　　　　…………………………(172)

§8-4　对坐标的曲线积分 ……(174)

　　8-4.1　对坐标的曲线积分的概念
　　　　　　及简单性质 …………(174)

　　8-4.2　对坐标的曲线积分的计算
　　　　　　…………………………(176)

§8-5　格林公式及其应用 ……(179)

　　8-5.1　格林公式 ……………(179)

　　8-5.2　曲线积分与路径无关的
　　　　　　条件 …………………(182)

习题八 …………………………………(185)

第九章　微　分　方　程

§9-1　基本概念 …………………(188)

　　9-1.1　实例 …………………(188)

　　9-1.2　微分方程及其阶 ……(189)

　　9-1.3　微分方程的解 ………(189)

§9-2　可分离变量的微分方程
　　　　…………………………………(190)

§9-3　一阶线性微分方程 ……(194)

§9-4　可降阶的二阶微分方程 …(198)

　　9-4.1　$y''=f(x)$型的二阶微分方

　　　　　程 …………………………(199)

　　9-4.2　$y''=f(x,y')$型的二阶微分
　　　　　　方程 …………………(199)

　　9-4.3　$y''=f(y,y')$型的二阶微分
　　　　　　方程 …………………(200)

§9-5　二阶常系数线性微分方程
　　　　…………………………………(201)

　　9-5.1　二阶线性微分方程的解的
　　　　　　结构 …………………(201)

9-5.2 二阶常系数线性齐次微分
方程的解法 …………… (203)

9-5.3 二阶常系数线性非齐次
方程的解法 …………… (206)

*§9-6 拉普拉斯变换 ………… (208)

9-6.1 拉普拉斯变换的基本概念 …………………………… (209)

9-6.2 拉氏变换的基本性质 … (211)

9-6.3 拉氏逆变换 ………… (212)

9-6.4 利用拉氏变换解微分方程的
初值问题 ………… (214)

习题九 ……………………………… (217)

第十章　无穷级数

§10-1 常数项级数的概念及性质
…………………………… (220)

10-1.1 常数项级数的概念 …… (220)

10-1.2 无穷级数的基本性质
…………………………… (221)

§10-2 常数项级数的敛散性
…………………………… (224)

10-2.1 正项级数及其审敛法
…………………………… (224)

10-2.2 任意项级数 ………… (228)

10-2.3 交错级数及其审敛法
…………………………… (229)

§10-3 幂级数 ………… (230)

10-3.1 函数项级数的概念 …… (230)

10-3.2 幂级数及其收敛性 …… (231)

10-3.3 幂级数的运算 ………… (234)

§10-4 函数的幂级数展开及其
应用 ………… (235)

10-4.1 泰勒公式与泰勒级数
…………………………… (235)

10-4.2 函数的幂级数展开 …… (237)

10-4.3 函数展成幂级数的应用
…………………………… (239)

*§10-5 傅里叶级数 ………… (243)

10-5.1 三角级数 ………… (244)

10-5.2 三角函数系的正交性
…………………………… (244)

10-5.3 函数展开成傅里叶级数
…………………………… (245)

习题十 …………………………… (251)

习题答案 ……………………………………………………………… (253)

第一章

函数与极限

高等数学是研究变量的一门科学,它的主要研究对象是函数.极限方法是高等数学的基础,它从方法论上突出地表现了高等数学不同于初等数学的特点.本章将介绍函数和极限的基本概念,建立极限的运算法则,给出函数连续性的定义及性质.

§1-1 函　　数

1-1.1 函数的概念

一、常量与变量

在观察和研究某一变化过程时,会遇到各种各样的量,如温度、时间、路程、重量、体积、血压、物价、利率等.其中有的量在过程中不变化,也就是保持一定的数值,这种量叫做**常量**;还有一些量在过程中是变化着的,也就是可以取不同的数值,这种量叫做**变量**.

常量与变量的划分是相对的,它依赖于研究问题的场合,同一个量在某种场合下是常量,在另一种场合下则可能为变量.例如,重力加速度在地球表面一个不大的范围内是常量,在一个广大的范围内就是变量.

也有这种情况,某些量在整个过程中是变化的,但在过程的某一阶段可以看做做常量.例如,人的身高在一天内看成常量,商品的价格在短期内看成是常量.

二、函数的概念

在自然现象和现实生活中,在某一变化过程中同时牵涉到几个变量,它们通常不是孤立的,而是遵循一定的规律相互依赖又相互制约地变化的,如下面的例子.

例 1　球的体积 V 与半径 R 之间有关系式 $V = \frac{4}{3}\pi R^3$,当 R 取 $(0, +\infty)$ 中的任一个值时,按照这个关系可以唯一地确定 V 的一个值与之对应.

例 2　气象台气温记录仪所记下的某一天24小时内的气温曲线如图 1-1 所示,横坐标 t 表示时间,纵坐标 T 表示气温.这条曲线表示了时间 t 和气温 T 之间的关系.对于 $[0, 24]$ 上的任一个值 t_0,通过图像可以唯一地确定该时刻的气温 T_0.

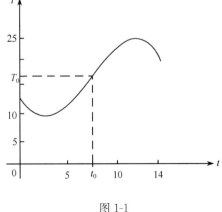

图 1-1

上面的两个例子,虽然实际意义各有不同,变量间的对应关系也是用不同方式表达的,但它们都表达了两个变量之间的相依关系.当其中一个变量在某范围内每取一个数值时,按照一定的规律(对应的法则),另一变量就有唯一确定的值与之对应.由此,可以抽象出函数的定义.

定义 1 设有两个变量 x 和 y,D 为一非空数集,如果对于 D 内每个数 x,变量 y 按一定的法则 f 总有唯一确定的数值与之对应,则称 y 是 x 的函数.记作

$$y = f(x)$$

数集 D 称为该函数的定义域,x 叫做自变量,y 叫做因变量,自变量取 x_0 时的函数值记成 $f(x_0)$ 或 $y|_{x=x_0}$,全体函数值的集合

$$M = \{y \mid y = f(x), x \in D\} \tag{1-1}$$

称为函数的值域.

函数的定义中,涉及定义域、对应法则和值域三个因素.很明显,只要定义域和对应法则确定了,值域也就随之确定.因此,定义域和对应法则是确定函数的两个要素.例如,$y = \ln x^3$ 与 $y = 3\ln x$,两要素都相同,所以是同一函数;而 $y = \dfrac{x^2 - 1}{x - 1}$ 与 $y = x + 1$,因定义域不同,不是同一函数.

三、函数的表示法

常用的函数表示法有:解析法(公式法)、列表法、图像法.

1. 解析法

用数学运算式子来表示变量间关系的方法,称为解析法(公式法),如例 1 是用解析法表示的函数.用解析法表示函数便于计算和理论分析,在高等数学中讨论的函数,大都用这种方法表示.

2. 列表法

列表法即把一系列自变量的值及其对应的函数值列成一个表格来表示函数关系,如对数表、三角函数表等.列表法使用方便,可以不用计算直接从表上读出函数值.

3. 图像法

图像法用坐标平面内的图形(一般是曲线)表示变量间的函数关系,如例 2 中的函数关系.图像法的优点是直观、形象、函数特征一目了然,对研究有一定的启发性.

在实际问题中,上述三种方法常结合应用.

四、函数的基本性质

1. 函数的有界性

设函数 $f(x)$ 在区间 I 上有定义,若存在一个正数 M,使得当 $x \in I$ 时,恒有

$$|f(x)| \leqslant M$$

成立,则称函数 $f(x)$ 在 I 上有界,如果这样的正数 M 不存在,则称 $f(x)$ 在 I 上无界.如果函数 $f(x)$ 在其定义域内有界,则称 $f(x)$ 为有界函数.

例如,$y = \sin x$ 在定义域 $(-\infty, +\infty)$ 内是有界的,因而是有界函数.而 $y = \dfrac{1}{x}$ 在区间 $(0, 1)$ 内是无界的.

显然,如果函数 $y = f(x)$ 在区间 I 上有界,则它的图形在 I 上必介于平行线 $y = \pm M$ 之间.

2. 函数的奇偶性

设函数 $f(x)$ 的定义域为对称区间 $(-L, L)$(也可以是 $[-L, L]$,$(-\infty, +\infty)$),如对于定义

域的任一 x 都满足

$$f(-x) = -f(x) \quad (\text{或 } f(-x) = f(x))$$

则称函数 $f(x)$ 为奇函数(或偶函数),否则称为非奇非偶函数.

例如,函数 $f(x) = \dfrac{e^x + e^{-x}}{2}$ 为偶函数,$f(x) = x^3 + \sin x$ 为奇函数,而 $f(x) = e^x$ 是非奇非偶函数.

偶函数的图形关于 y 轴对称,奇函数的图形关于原点对称.

3. 函数的单调性

设函数 $f(x)$ 在区间 I 上有定义,如果对于区间 I 上任意两点 x_1, x_2,当 $x_1 < x_2$ 时,有

$$f(x_1) < f(x_2) \quad (\text{或 } f(x_1) > f(x_2))$$

则称函数 $f(x)$ 在区间 I 上单调增加(或单调减少).

例如,函数 $y = x^2$ 在 $(-\infty, 0]$ 上单调减少,而在 $[0, +\infty)$ 上单调增加.

单调增加函数和单调减少函数统称为单调函数.

4. 函数的周期性

设有函数 $f(x)$,如果存在一个不为零的数 T,使得对于定义域的任一实数 x,都有

$$f(x + T) = f(x)$$

则称函数 $f(x)$ 为周期函数,T 为函数的周期,通常我们说周期函数的周期指的是最小正周期.

例如,函数 $\sin x, \cos x$ 都是以 2π 为周期的函数,而 $\tan x, \cot x$ 的周期为 π.

1-1.2 分段函数、反函数、复合函数

一、分段函数

在实际问题中,经常会遇到一个函数在其定义域内的不同区间上用不同解析式表示的情形. 例如,脉冲发生器产生一个如图 1-2 所示的三角波,它的电压 u 与时间 t 的关系为

$$u(t) = \begin{cases} \dfrac{3}{2}t, & 0 \leqslant t < 10 \\ -\dfrac{3}{2}(t - 20), & 10 \leqslant t \leqslant 20 \end{cases}$$

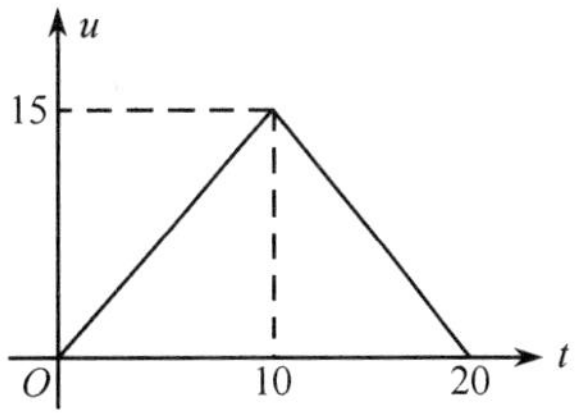

它表示了在不同时间区间内电压变化的不同规律.

图 1-2

如果一个函数在其定义域的不同区间上用不同的解析式表示,则称这种形式的函数为分段函数,必须注意,虽然分段函数在其自变量变化的不同范围内有不同的表达式,但它只是一个函数.

例如,函数

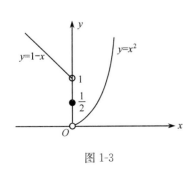

图 1-3

$$f(x) = \begin{cases} x^2, & x > 0 \\ \dfrac{1}{2}, & x = 0 \\ 1 - x, & x < 0 \end{cases}$$

的图形如图 1-3 所示. 它的定义域为 $(-\infty, +\infty)$,当自变量取 $(0, +\infty)$ 内的数值时,对应的函数值由 $y = x^2$ 确定,当自变量取 $(-\infty, 0)$ 内的数值时,函数值由 $y = 1 - x$ 确定,如 $f(-1) = 2$,$f(1) = 1$,$f(0) = \dfrac{1}{2}$.

分段函数的分段点有其特殊意义,讨论函数在分段点上的极限、连续性、可导性时务请注意.

二、反函数

在研究两个变量间的关系时,常根据实际问题的需要选定其中一个变量为自变量,另一个就是因变量. 例如,自由落体运动中,如考虑下落距离 S 随下落时间 t 的变化规律,则有 $S = \frac{1}{2}gt^2$. 有时需反过来考虑问题,已知下落距离,求下落时间 t,则从 $S = \frac{1}{2}gt^2$ 解出 t,得 $t = \sqrt{\frac{2S}{g}}$. 此时,t 是 S 的函数,称前者为直接函数,后者为反函数. 一般地,有如下定义.

定义 2 设函数 $y = f(x)$ 的定义域为 D,值域为 M. 如对于任意的 $y \in M$,有唯一的 $x \in D$,使得 $f(x) = y$,则变量 x 是变量 y 的函数,其对应法则记作 f^{-1}. 这个定义在 M 上的函数 $x = f^{-1}(y)$,称它为函数 $y = f(x)$ 的反函数,而 $y = f(x)$ 称为直接函数.

函数取决于它的定义域和对应规则,与用什么字母表示自变量与因变量无关,而习惯上,常以 x 表示自变量,y 表示因变量,于是 $y = f(x)$ 的反函数 $x = f^{-1}(y)$ 也可写成 $y = f^{-1}(x)$.

不难发现,函数 $y = f(x)$ 的定义域和值域分别是它反函数 $y = f^{-1}(x)$ 的值域和定义域.

可以证明:单调函数存在反函数.

例 3 求函数 $y = x^2, x \in [0, +\infty)$ 的反函数.

解 由 $y = x^2, x \in [0, +\infty)$ 解得 $x = \sqrt{y}, y \geqslant 0$. 于是 $y = x^2, x \in [0, +\infty)$ 的反函数为 $y = \sqrt{x}, x \in [0, +\infty)$.

应当注意,函数 $y = x^2, x \in (-\infty, +\infty)$ 不存在反函数.

一般地,函数 $y = f(x)$ 与它的反函数 $y = f^{-1}(x)$ 在同一坐标系内的图像关于直线 $y = x$ 对称.

三、复合函数

在实际问题中,经常遇到两个变量之间的联系不是直接的,即因变量不直接依赖于自变量,而是通过另一个变量联系起来.

例如,有质量为 m 的物体,以初速度 v_0 竖直上抛,由物理学知其动能 E 是速度 v 的函数

$$E = \frac{1}{2}mv^2$$

而速度 v 在不计空气阻力时又为 $v = v_0 - gt$,g 是重力加速度,因此 E 通过 v 成为 t 的函数

$$E = \frac{1}{2}m(v_0 - gt)^2$$

它是由函数 $E = \frac{1}{2}mv^2$ 和 $v = v_0 - gt$ 复合而成的复合函数. 一般地,有

定义 3 设 y 是 u 的函数 $y = f(u)$,而 u 又是 x 的函数 $u = \varphi(x)$,如果 x 在 $\varphi(x)$ 的定义域或其一部分上取值时,对应的 u 值使 $y = f(u)$ 有定义,则 y 通过 u 和 x 建立了函数关系

$$y = f(u) = f(\varphi(x))$$

称为由函数 $y = f(u)$ 与 $u = \varphi(x)$ 复合而成的**复合函数**,并把 u 叫做**中间变量**,$f(u)$ 叫**外层函数**,$\varphi(x)$ 叫**内层函数**.

例 4 求下列函数的复合函数:

(1) $y = 1 - u^2$ 与 $u = \log_a x$;

(2) $y=\sqrt{1-u^2}$ 与 $u=2^x$;

(3) $y=\arcsin u$ 与 $u=\sqrt{2+x^2}$;

(4) $f(x)=\dfrac{x}{1-2x}$, 求 $f(f(x))$.

解 (1) 因对于任意 $x>0$, $u=\log_a x\in(-\infty,\infty)$, 它对于 $y=1-u^2$ 有意义, 所以复合函数为 $y=1-\log_a^2 x$, $x\in(0,\infty)$.

(2) 因当 x 在 $(-\infty,0]$ 上变化时, $u=2^x\in(0,1]$, 它对于 $y=\sqrt{1-u^2}$ 有意义, 所以复合函数为 $y=\sqrt{1-4^x}$, $x\in(-\infty,0]$.

(3) 无论 x 取什么值, $u=\sqrt{2+x^2}\geqslant\sqrt{2}$, 此时 u 值对 $y=\arcsin u$ 没有意义 ($u=\sqrt{2+x^2}$ 的值域与 $y=\arcsin u$ 的定义域的交集是空集), 故 $y=\arcsin u$ 与 $u=\sqrt{2+x^2}$ 不能复合成复合函数.

(4) 因

$$f(x)=\frac{x}{1-2x}$$

所以

$$f(f(x))=\frac{f(x)}{1-2f(x)}=\frac{\dfrac{x}{1-2x}}{1-2\,\dfrac{x}{1-2x}}=\frac{x}{1-4x},\quad x\neq\frac{1}{2},\frac{1}{4}$$

从上面的例子可看出, 两个函数的复合是有条件的, 当且仅当 $u=\varphi(x)$ 的值域与 $y=f(u)$ 的定义域有非空的交集, 如例 4(1)、(2)、(4) 中 $y=f(u)$ 的定义域与 $u=\varphi(x)$ 的值域的交集非空, 可以复合, 而 (3) 中, 交集是空集, 故不能复合. 一般来讲, $y=f(\varphi(x))$ 的定义域比 $u=\varphi(x)$ 的定义域要小.

上面讲的是两个函数的复合, 也可以是三个及三个以上函数的复合, 设有 $y=f(u)$, $u=\varphi(v)$, $v=\psi(x)$ 三个函数, 如满足复合的条件, 则可得复合函数 $y=f(\varphi(\psi(x)))$.

我们不仅要学会把若干个简单的函数 "复合" 成一个复合函数, 还要善于把一个复合函数 "分解" 为若干个简单函数. 这种分解技术在后面微积分运算中经常用到. "分解" 过程与 "复合" 过程正好相反, 它是一个从外到里的分解过程.

例 5 写出下列函数的复合过程:

(1) $y=\sqrt{1-x}$; (2) $y=\sqrt[3]{\cos(x^2+1)}$;

(3) $y=\sin(e^{x-1})$; (4) $y=\left(\ln\tan\dfrac{x}{2}\right)^2$.

解 (1) $y=\sqrt{1-x}$ 可看成由 $y=\sqrt{u}$, $u=1-x$ 复合而成.

(2) $y=\sqrt[3]{\cos(x^2+1)}$ 可看成由 $y=\sqrt[3]{u}$, $u=\cos v$, $v=x^2+1$ 复合而成.

(3) $y=\sin(e^{x-1})$ 可看成由 $y=\sin u$, $u=e^v$, $v=x-1$ 复合而成.

(4) $y=\left(\ln\tan\dfrac{x}{2}\right)^2$ 可看成由 $y=u^2$, $u=\ln v$, $v=\tan w$, $w=\dfrac{x}{2}$ 复合而成.

1-1.3 初等函数

一、基本初等函数

在中学已学过幂函数、指数函数、对数函数、三角函数和反三角函数, 这些函数统称为基本初等函数, 为复习和应用的方便, 将其归纳成表 1-1.

表 1-1

类别及解析式		定义域	值域	图 形
幂函数 $y=x^a$	$a>0$ a 次抛物线	因 a 而异，但 $[0,+\infty)$ 是公共定义域	因 a 而异，但 $[0,+\infty)$ 是公共值域	 (在第一象限内)
	$a<0$ 令 $a=-m(m>0)$ $y=x^{-m}=\dfrac{1}{x^m}$, m 次双曲线	公共定义域为 $(0,+\infty)$	公共值域为 $(0,+\infty)$	
指数函数 $y=a^x(a>0,a\neq1)$		$(-\infty,+\infty)$	$(0,+\infty)$	
对数函数 $y=\log_a x(a>0,a\neq1)$		$(0,+\infty)$	$(-\infty,+\infty)$	
三角函数 正弦函数 $y=\sin x$ 余弦函数 $y=\cos x$ 正切函数 $y=\tan x$ 余切函数 $y=\cot x$		$(-\infty,+\infty)$ $(-\infty,+\infty)$ $x\neq n\pi+\dfrac{\pi}{2}$ $x\neq n\pi$ $(n=0,\pm1,\cdots)$	$[-1,1]$ $[-1,1]$ $(-\infty,+\infty)$ $(-\infty,+\infty)$	
反三角函数 反正弦函数 $y=\arcsin x$ 反余弦函数 $y=\arccos x$ 反正切函数 $y=\arctan x$ 反余切函数 $y=\text{arccot}\,x$		$[-1,1]$ $[-1,1]$ $(-\infty,+\infty)$ $(-\infty,+\infty)$	$\left[-\dfrac{\pi}{2},\dfrac{\pi}{2}\right]$ $[0,\pi]$ $\left(-\dfrac{\pi}{2},\dfrac{\pi}{2}\right)$ $(0,\pi)$	

二、初等函数

定义 4 由常数和基本初等函数经过有限次四则运算以及有限次复合运算所构成的能用一个式子表示的函数,称为**初等函数**.

例如,$y=x^2+e^x-\ln4$,$y=\arcsin\dfrac{1}{x^2}+5$,$y=\tan x-\sqrt{x}\cdot\sin x^2$,$s=\sqrt[3]{\cos t^2}$,$\cdots$都是初等函数,而

$$y=\sqrt{x+\sqrt{x+\sqrt{x+\cdots}}},\qquad y=\begin{cases}x+1, & x>0\\0, & x=0\\x^2-1, & x<0\end{cases}$$

$$y=\arcsin(2+e^x),\qquad y=1-x+\frac{x^2}{2!}-\cdots+\frac{(-x)^{n-1}}{(n-1)!}+\cdots$$

都不是初等函数. 因为 $y=\sqrt{x+\sqrt{x+\sqrt{x+\cdots}}}$ 是经无数次加法、开方运算得到的,

$$y=\begin{cases}x+1, & x>0\\0, & x=0\\x^2-1, & x<0\end{cases}$$

不是由一个式子表示的,$y=\arcsin(2+e^x)$ 不是函数,$y=1-x+\dfrac{x^2}{2!}-\cdots+\dfrac{(-x)^{n-1}}{(n-1)!}+\cdots$是经无数次四则运算得到的. 今后讨论的函数绝大多数是初等函数.

§1-2 函数的极限

函数是高等数学研究的主要对象,而极限则是高等数学的重要工具. 极限是研究当自变量按某种方式变化时,相应地因变量将按怎样的方式变化的问题. 高等数学中许多重要概念都与极限有关,如连续、导数、定积分、二重积分、曲线积分、级数等.

下面先介绍数列和函数极限的概念,再介绍极限的计算.

1-2.1 数列的极限

按自然数的顺序编号而排成一列的无穷多个数

$$x_1,x_2,\cdots,x_n,\cdots$$

称为数列,记作 $\{x_n\}$,其中每一个数称为数列的项,第 n 项 x_n 称为数列的通项或一般项,下面举几个数列的例子.

$$1,-\frac{1}{2},\frac{1}{3},-\frac{1}{4},\cdots,(-1)^{n+1}\frac{1}{n},\cdots \tag{1-2}$$

$$0,\frac{3}{2},\frac{2}{3},\frac{5}{4},\cdots,\frac{n+(-1)^n}{n},\cdots \tag{1-3}$$

$$0.3,0.33,0.333,\cdots,0.\overset{n个}{\overbrace{33\cdots3}},\cdots \tag{1-4}$$

$$1,-1,1,-1,\cdots,(-1)^{n+1},\cdots \tag{1-5}$$

$$2,4,8,\cdots,2^n,\cdots \tag{1-6}$$

都是数列的例子,它们的通项分别为

$$(-1)^{n+1}\frac{1}{n},\quad \frac{n+(-1)^n}{n},\quad 0.\overset{n个}{\overbrace{33\cdots3}},\quad (-1)^{n+1},\quad 2^n$$

考查数列当 n 变化时,x_n 的变化情况,容易看出,当 n 无限增大(记作 $n\to\infty$)时,不同数列

的变化情况是有所不同的,当 $n \to \infty$ 时,其中有的数列的 x_n 能与某一个常数 a 无限接近,如数列(1-2),当 $n \to \infty$ 时,x_n 和 0 无限接近;同样,对于数列(1-3),当 $n \to \infty$ 时,$\frac{n+(-1)^n}{n}$ 无限接近于 1;还有数列(1-4),当 $n \to \infty$ 时,$0.\overset{n个}{33\cdots 3}$ 无限接近于 $\frac{1}{3}$;而数列(1-5),当 n 增大时,x_n 在 1 和 -1 间无限次跳动,既不趋向于 1,也不趋向于 -1;数列(1-6),随 n 增大,x_n 也不断增大,但不和任何一个常数接近. 数列(1-2)、(1-3)、(1-4)反映了一类数列的某种共同特性,即对于数列 $\{x_n\}$,存在一个常数 a,随着 n 的无限增大,x_n 无限地接近 a. 这也就是说要使得 x_n 与 a 的差的绝对值任意地小,只要 n 充分地大便可. 因此,给出数列极限的定义如下:

定义 1　若对于预先给定的任意小的正数 ε,总存在一个正整数 N,使得当 $n>N$ 时,不等式

$$|x_n-a|<\varepsilon \quad (a\text{ 是一个确定常数})$$

成立,则称 a 为数列 $\{x_n\}$ 当 $n \to \infty$ 时的**极限**,记为

$$\lim_{n\to\infty} x_n=a \quad \text{或} \quad x_n\to a(n\to\infty)$$

这时我们说数列是**收敛**的. 否则数列是**发散**的.

定义 1 中的正整数 N 是与预先给定的正数 ε 有关的,当 ε 减小时,一般地说,N 将会相应地增大.

例 1　证明数列 $\left\{\dfrac{n}{n+1}\right\}$ 的极限是 1.

证

$$|x_n-a|=\left|\frac{n}{n+1}-1\right|=\frac{1}{n+1}$$

对于预先给的任意小的正数 ε,为使 $|x_n-a|=\dfrac{1}{n+1}<\varepsilon$,只需

$$n>\frac{1}{\varepsilon}-1$$

若取正整数 $N=\left[\dfrac{1}{\varepsilon}-1\right]$(不超过 $\dfrac{1}{\varepsilon}-1$ 的最大整数),则当 $n>N$ 时,必有

$$|x_n-a|=\left|\frac{n}{n+1}-1\right|=\frac{1}{n+1}<\varepsilon$$

于是由数列极限的定义知 $\lim\limits_{n\to\infty}\dfrac{n}{n+1}=1$.

下面是收敛数列的两个基本定理.

定理 1(唯一性)　收敛数列只有一个极限.

证　用反证法,设数列 $\{x_n\}$ 存在两个相异的极限 a,b(不妨设 $a<b$). 因为 $\lim\limits_{n\to\infty}x_n=a$,故对正数 $\varepsilon=\dfrac{b-a}{2}$,存在正整数 N_1,使得当 $n>N_1$ 时,恒有不等式 $|x_n-a|<\varepsilon$ 成立.

同理,因为 $\lim\limits_{n\to\infty}x_n=b$,对于上述的正数 $\varepsilon=\dfrac{b-a}{2}$,总存在正整数 N_2,使得当 $n>N_2$ 时,恒有不等式 $|x_n-b|<\varepsilon$ 成立.

现在取 $N=\max\{N_1,N_2\}$,则当 $n>N$ 时,恒有 $|a-b|=|(a-x_n)-(b-x_n)|\leqslant|x_n-a|+|x_n-b|<2\varepsilon=|a-b|$. 这是不可能的. 证毕.

定理 2(有界性)　收敛数列 $\{x_n\}$ 一定有界.

证　设 $\lim\limits_{n\to\infty}x_n=a$,由定义知,若取 $\varepsilon=1$,则存在正整数 N,使得当 $n>N$ 时,有 $|x_n-a|<1$,即

当 $n>N$ 时有

$$|x_n|=|x_n-a+a|\leqslant|x_n-a|+|a|<1+|a|$$

这表明 $1+|a|$ 为数列 $\{x_n\}$ 当 $n>N$ 时的一个界,而前面的项 $x_1,x_2,\cdots,x_N$ 是有限项,因此,取

$$M=\max\{|x_1|,|x_2|,\cdots,|x_N|,1+|a|\}$$

则对一切 n,有 $|x_n|\leqslant M$,故数列 $\{x_n\}$ 有界.

此定理的逆命题不成立,即有界数列未必收敛,如数列 $\{(-1)^n\}$ 有界但不收敛. 但如在有界的条件基础上,再加上"数列单调"这一条件,则单调有界数列一定收敛(证明从略).

自然,定理2的逆否命题一定成立,即无界数列一定发散.

1-2.2　函数的极限

研究函数的极限就是研究函数值的变化趋势,但函数值的变化是由自变量变化来决定的,因此必须先指出自变量的变化趋势,通常研究下述两种情况:一种是自变量 $x\to\infty$,另一种是 $x\to x_0$(x_0 为某一定值).

一、$x\to\infty$ 时函数 $f(x)$ 的极限

类似数列的极限定义,有 $x\to\infty$ 时函数 $f(x)$ 的极限的定义.

定义2　若对于预先给定的任意小正数 ε,总存在一个正数 X,使得当 $|x|>X$ 时,不等式

$$|f(x)-A|<\varepsilon\quad(A\text{ 是一个确定的常数})$$

恒成立,则称 A 是函数 $y=f(x)$ 当 $x\to\infty$ 时的极限,记作

$$\lim_{x\to\infty}f(x)=A\quad\text{或}\quad f(x)\to A(x\to\infty)$$

$x\to\infty$ 包含 x 沿着正方向趋向于无穷大,记作 $x\to+\infty$;以及沿着负方向趋向于无穷大,记作 $x\to-\infty$.

当 $x\to+\infty$ 时,$f(x)$ 以常数 A 为极限,记作

$$\lim_{x\to+\infty}f(x)=A\quad\text{或}\quad f(x)\to A(x\to+\infty)$$

当 $x\to-\infty$ 时,$f(x)$ 以常数 A 为极限,记作

$$\lim_{x\to-\infty}f(x)=A\quad\text{或}\quad f(x)\to A(x\to-\infty)$$

定义2的直观意义是,当自变量的绝对值 $|x|$ 无限增大时,如函数 $f(x)$ 与某确定常数 A 无限地接近,则被接近的 A 就是 x 趋向无穷时 $f(x)$ 的极限.

例2　证明 $\lim\limits_{x\to\infty}\dfrac{x+1}{x}=1$.

证　对于任意给定的正数 ε,为了使

$$\left|\frac{1+x}{x}-1\right|=\frac{1}{|x|}<\varepsilon$$

只要 $|x|>\dfrac{1}{\varepsilon}$ 即可,故可取 $X=\dfrac{1}{\varepsilon}$,当 $|x|>X$ 时,必有 $\left|\dfrac{x+1}{x}-1\right|<\varepsilon$,所以 $\lim\limits_{x\to\infty}\dfrac{x+1}{x}=1$.

例3　求下列函数的极限:

(1) $\lim\limits_{x\to\infty}\left(1+\dfrac{1}{x}\right)$;　(2) $\lim\limits_{x\to-\infty}\mathrm{e}^x$;　(3) $\lim\limits_{x\to+\infty}\arctan(x+1)$;　(4) $\lim\limits_{x\to\infty}x^2$.

解　上述函数比较简单,故直接观察就可得它们的极限.

(1) 因 $|x|$ 无限增大时,$\dfrac{1}{x}$ 无限接近于 0,$1+\dfrac{1}{x}$ 无限接近于 1,所以 $\lim\limits_{x\to\infty}\left(1+\dfrac{1}{x}\right)=1$.

(2) 因 x 取负值,且 $|x|$ 无限增大,此时 e^x 与 0 无限接近,所以 $\lim\limits_{x\to-\infty}\mathrm{e}^x=0$.

(3) 类似地 $\lim\limits_{x\to+\infty}\arctan(x+1)=\dfrac{\pi}{2}$.

(4) 因 $|x|$ 无限增大时,x^2 取正值,且无限增大,所以 $\lim\limits_{x\to\infty}x^2=+\infty$.

二、$x \rightarrow x_0$ 时函数 $f(x)$ 的极限

现在讨论 x 无限接近某个确定的数 x_0，且 $x \neq x_0$ 时函数的变化趋势.

定义 3 设函数 $f(x)$ 在 x_0 的某邻域①内有定义（点 x_0 可除外），A 为一常数，如果对于任意给定的正数 ε，总存在正数 δ，使得当 $0 < |x - x_0| < \delta$ 时，不等式

$$|f(x) - A| < \varepsilon$$

恒成立，则称 A 是函数 $f(x)$ 当 $x \rightarrow x_0$ 时的极限，记作

$$\lim_{x \rightarrow x_0} f(x) = A \quad \text{或} \quad f(x) \rightarrow A(x \rightarrow x_0)$$

定义 3 的直观意义是，如 $f(x)$ 在 x_0 附近有定义，当 x 无限接近 x_0 时，$f(x)$ 无限地接近一个常数 A，则被函数接近的那个数 A 就是 $x \rightarrow x_0$ 时 $f(x)$ 的极限.

例 4 证明 $\lim\limits_{x \rightarrow 2}(3x+1) = 7$.

证 对于任意给定的正数 ε，由于

$$|(3x+1) - 7| = 3|x-2|$$

要使 $|(3x+1)-7| < \varepsilon$，只要 $|x-2| < \dfrac{\varepsilon}{3}$ 即可. 故可取 $\delta = \dfrac{\varepsilon}{3}$，于是当 $0 < |x-2| < \dfrac{\varepsilon}{3}$ 时，必有 $|(3x+1)-7| < \varepsilon$，即 $\lim\limits_{x \rightarrow 2}(3x+1) = 7$.

例 5 求下列函数的极限：

(1) $\lim\limits_{x \rightarrow 2}(3x-1)$；

(2) $f(x) = \begin{cases} x+1, & x<0, \\ 0, & x=0, \\ x-1, & x>0, \end{cases}$ 当 $x \rightarrow 0$ 时的极限.

解 由于上述两个函数较简单，直观观察就可得它们的极限.

(1) 由图 1-4 看到，当 x 无限接近于 2 时，$f(x)$ 无限接近于 5，因此 $\lim\limits_{x \rightarrow 2}(3x-1) = 5$.

(2) 从图 1-5 看到，x 从 0 的左边趋向于 0 时，$f(x)$ 趋向于 1；x 从 0 的右边趋向于 0 时，$f(x)$ 趋向于 -1；x 从 0 的左边趋向于 0 和从右边趋向于 0，得到极限值不同，因此，当 x 趋向于 0 时，函数值没有确定的变化趋势，故在点 x_0 处，函数 $f(x)$ 的极限不存在.

从这个例子我们看到，虽然函数 $f(x)$ 在 $x=0$ 处没有极限，但当 x 从点 $x=0$ 的一侧趋近于 0 时，函数 $f(x)$ 还是分别趋近于确定的常数的，由此引出单侧极限的定义.

定义 4 如果当 x 从 $x=x_0$ 左侧（即 $x<x_0$）无限趋近于 x_0 时，函数 $f(x)$ 无限趋近于常数 A，则称 A 是函数 $f(x)$ 在点 x_0 处的**左极限**，记作

$$\lim_{x \rightarrow x_0^-} f(x) = A \quad \text{或} \quad f(x_0 - 0) = A$$

类似地定义**右极限**

$$\lim_{x \rightarrow x_0^+} f(x) = B \quad \text{或} \quad f(x_0 + 0) = B$$

显然函数 $f(x)$ 在点 x_0 极限存在的充分必要条件是在该点的左右极限都存在且相等，即

$$\lim_{x \rightarrow x_0} f(x) = \lim_{x \rightarrow x_0^-} f(x) = \lim_{x \rightarrow x_0^+} f(x)$$

---

① 设 $\delta > 0$，x_0 为一实数，则集合 $\{x \mid |x-x_0| < \delta\}$ 称为点 x_0 的 δ 邻域，简称为 x_0 的邻域. 如从 x_0 的邻域中去掉 x_0 点，则称集合 $\{x \mid 0 < |x-x_0| < \delta\}$ 为 x_0 的去心邻域.

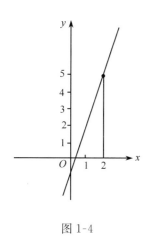

图 1-4

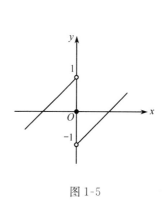

图 1-5

三、函数极限的性质

定理 3(唯一性) 极限 $\lim\limits_{x \to x_0} f(x)$ 如果存在则必唯一.

证明类同数列极限的情况,证明从略.

定理 4(局部有界性) 设 $\lim\limits_{x \to x_0} f(x)$ 存在,则必存在点 x_0 的某个邻域(点 x_0 可除外)使得 $f(x)$ 在此邻域内有界.

证 设 $\lim\limits_{x \to x_0} f(x) = A$,由极限定义可知,当取 $\varepsilon = 1$ 时,存在一个正数 δ,使得对满足 $0 < |x - x_0| < \delta$ 的一切 x,有 $|f(x) - A| < 1$,即 $A - 1 < f(x) < A + 1$ 成立,这说明在点 x_0 的 δ 邻域内函数 $f(x)$ 有界.

注意,定理 4 表明,极限存在的函数必在其定义域的 x_0 的领域内有界,但并不意味着它在整个定义域内有界.

定理 5(保号性) 如果 $\lim\limits_{x \to x_0} f(x) = A$,且 $A > 0$(或 $A < 0$),则存在 x_0 的某一邻域,当 x 在它的去心邻域内时,有 $f(x) > 0$(或 < 0).

证 设 $A > 0$,取 $\varepsilon = \dfrac{A}{2}$,由于 $\lim\limits_{x \to x_0} f(x) = A$,由定义知必存在一个正数 δ. 使得当 $0 < |x - x_0| < \delta$ 时,有

$$|f(x) - A| < \varepsilon = \frac{A}{2}$$

即

$$A - \frac{A}{2} < f(x) < A + \frac{A}{2}$$

从而

$$\frac{A}{2} < f(x) < \frac{3}{2}A$$

所以

$$f(x) > 0$$

类似地可证明 $A < 0$ 的情况.

此定理有如下推论:若 $\lim\limits_{x \to x_0} f(x) = A$. 且在 x_0 的去心邻域内恒有 $f(x) \geqslant 0$(或 $f(x) \leqslant 0$),则 $A \geqslant 0$(或 $A \leqslant 0$).

以上性质仅对 $x \to x_0$ 讨论,对 $x \to \infty$ 时也有完全类似的结论.

1-2.3 无穷小量与无穷大量

一、无穷小量

定义 5 若函数 $f(x)$ 当 $x \to x_0$（或 $x \to \infty$）时的极限为零,就说函数 $f(x)$ 是当 $x \to x_0$（或 $x \to \infty$）时的**无穷小量**,简称无穷小. 记作

$$\lim_{x \to x_0} f(x) = 0 \quad (或 \lim_{x \to \infty} f(x) = 0)$$

例如,$\lim\limits_{x \to 2}(x-2) = 0$,$\lim\limits_{x \to +\infty} \dfrac{1}{2^x} = 0$.

从函数的极限及无穷小的定义,可以看出它们之间的关系:

若函数 $f(x)$ 以常数 A 为极限,即 $f(x)$ 无限接近于 A,则 $f(x)-A$ 为无穷小,记作 $\alpha = f(x)-A$. 于是 $f(x) = A + \alpha$（α 为无穷小量）.

反之,若 $f(x) = A + \alpha$（α 为无穷小）,则 $f(x) - A = \alpha$ 为无穷小,即 $f(x)$ 无限接近 A,故 $f(x)$ 以常数 A 为极限.

所以函数的极限与无穷小的这种关系可以叙述为下面的定理:

定理 6 $x \to x_0$（或 $x \to \infty$）,函数 $f(x)$ 以 A 为极限的充分必要条件是:函数 $f(x)$ 可以表示为 A 与一个无穷小 α 的和,即

$$f(x) = A + \alpha$$

无穷小量有如下性质:

(1) 有限个无穷小的和、差、积以及常数与无穷小的乘积均为无穷小.

(2) 有界变量与无穷小的乘积仍为无穷小.

例如,$\lim\limits_{x \to 0}\left(x \sin \dfrac{1}{x}\right) = 0$,因为 $\sin \dfrac{1}{x}$ 是有界变量,x 是无穷小.

二、无穷大量

按通常函数极限的定义来说,若 $x \to x_0$（或 $x \to \infty$）时,函数 $f(x)$ 的绝对值无限增大,$f(x)$ 的极限是不存在的,但为了便于叙述函数的这一性态,我们给出如下定义.

定义 6 若当 $x \to x_0$（或 $x \to \infty$）时函数 $f(x)$ 的绝对值可以大于预先指定的任何正数 M,则称函数 $f(x)$ 为当 $x \to x_0$（或 $x \to \infty$）时的**无穷大量**,简称为无穷大,记作

$$\lim_{x \to x_0} f(x) = \infty \quad (或 \lim_{x \to \infty} f(x) = \infty)$$

如果当 $x \to x_0$（或 $x \to \infty$）时,$f(x)$ 保持正值且无限增大,则称 $f(x)$ 为**正无穷大**,记作

$$\lim_{x \to x_0} f(x) = +\infty \quad (或 \lim_{x \to \infty} f(x) = +\infty)$$

同样,如果 $f(x)$ 保持负值,但绝对值无限增大,则称 $f(x)$ 为**负无穷大**. 记作

$$\lim_{x \to x_0} f(x) = -\infty \quad (或 \lim_{x \to \infty} f(x) = -\infty)$$

例如,

$$\lim_{x \to 1} \frac{1}{x-1} = \infty, \quad \lim_{x \to \infty} 3x^3 = \infty$$

$$\lim_{x \to 0^+} \lg x = -\infty, \quad \lim_{x \to +\infty} e^x = +\infty$$

无穷大与无穷小之间有一种简单的关系,即无穷小(不等于零)与无穷大互为倒函数.由此,对无穷大的研究可归结为对无穷小的研究.

关于无穷小和无穷大的几点注意:

(1) 无穷小和无穷大都是变量,不能把某个很小的数(除零函数以外),说成是无穷小;也不能把任何一个很大的数,说成是无穷大.

(2) 说一个函数是无穷小或无穷大时,必须指明自变量的变化趋势.例如,同一函数 $\dfrac{1}{x-1}$,当 $x \to 1$ 时,它是无穷大;当 $x \to \infty$ 时,它是无穷小;当 $x \to 0$ 时,它的极限是 -1,既不是无穷大,也不是无穷小.

1-2.4　函数极限的运算

一、函数极限的运算法则

下面定理仅对 $x \to x_0$ 的情形加以叙述和证明,对 $x \to \infty$ 该定理仍成立,并可类似证明.

定理 7　若极限 $\lim\limits_{x \to x_0} f(x)$ 与 $\lim\limits_{x \to x_0} g(x)$ 都存在,则 $f(x) \pm g(x)$,$f(x) \cdot g(x)$,$\dfrac{f(x)}{g(x)}$($\lim\limits_{x \to x_0} g(x) \neq 0$)在 $x \to x_0$ 时极限也存在,且

(1) $\lim\limits_{x \to x_0} [f(x) \pm g(x)] = \lim\limits_{x \to x_0} f(x) \pm \lim\limits_{x \to x_0} g(x)$;

(2) $\lim\limits_{x \to x_0} [f(x) \cdot g(x)] = \lim\limits_{x \to x_0} f(x) \cdot \lim\limits_{x \to x_0} g(x)$,特别有

$$\lim\limits_{x \to x_0} [kf(x)] = k \lim\limits_{x \to x_0} f(x) \quad (k \text{ 为常数})$$

(3)

$$\lim_{x \to x_0} \frac{f(x)}{g(x)} = \frac{\lim\limits_{x \to x_0} f(x)}{\lim\limits_{x \to x_0} g(x)}$$

这里只给出(1)的证明,(2)、(3)的证明类似可得,留给读者作为练习.

证　设 $\lim\limits_{x \to x_0} f(x) = A$,$\lim\limits_{x \to x_0} g(x) = B$,则 $f(x) = A + \alpha$,$g(x) = B + \beta$,这里 α,β 都是 $x \to x_0$ 时的无穷小,于是 $f(x) \pm g(x) = (A + \alpha) \pm (B + \beta) = A \pm B + (\alpha \pm \beta)$,由无穷小的性质知,$\alpha \pm \beta$ 仍是 $x \to x_0$ 时的无穷小,故得

$$\lim_{x \to x_0} [f(x) \pm g(x)] = A \pm B = \lim_{x \to x_0} f(x) \pm \lim_{x \to x_0} g(x)$$

以上结论对数列极限也成立.

下面例题要求读者能指出每一步骤的根据.

例 6　$x_n = \dfrac{2^n - 1}{2^n}$,求 $\lim\limits_{n \to \infty} x_n$.

解　$\lim\limits_{n \to \infty} x_n = \lim\limits_{n \to \infty} \dfrac{2^n - 1}{2^n} = \lim\limits_{n \to \infty} \left(1 - \dfrac{1}{2^n}\right) = \lim\limits_{n \to \infty} 1 - \lim\limits_{n \to \infty} \dfrac{1}{2^n} = 1$

例 7　求 $\lim\limits_{x \to 2} (x^3 - 2x^2 + 1)$.

解　$\lim\limits_{x \to 2} (x^3 - 2x^2 + 1) = \lim\limits_{x \to 2} x^3 - \lim\limits_{x \to 2} 2x^2 + \lim\limits_{x \to 2} 1 = (\lim\limits_{x \to 2} x)^3 - 2(\lim\limits_{x \to 2} x)^2 + 1$

$$= 2^3 - 2 \times 2^2 + 1 = 1$$

例 8 求 $\lim\limits_{x\to 1}\dfrac{x^2-1}{2x^2-x-1}$.

解 因为分母的极限 $\lim\limits_{x\to 1}(2x^2-x-1)=0$,所以不能直接应用商的极限定理. 将分子和分母作因式分解. 因 $x\to 1$ 时,$x\neq 1$,可将分子、分母不为零的公因式约去,再求极限,得

$$\lim\limits_{x\to 1}\frac{x^2-1}{2x^2-x-1}=\lim\limits_{x\to 1}\frac{(x-1)(x+1)}{(x-1)(2x+1)}=\lim\limits_{x\to 1}\frac{x+1}{2x+1}$$

$$=\frac{\lim\limits_{x\to 1}(x+1)}{\lim\limits_{x\to 1}(2x+1)}=\frac{2}{3}$$

例 9 求 $\lim\limits_{x\to 3}\dfrac{\sqrt{1+x}-2}{x-3}$.

解 因为分子、分母的极限都是零,不能直接应用商的极限定理,将分子分母同乘 $\sqrt{1+x}+2$,再约去分子和分母的公因式,然后求极限,得

$$\lim\limits_{x\to 3}\frac{\sqrt{1+x}-2}{x-3}=\lim\limits_{x\to 3}\frac{(\sqrt{1+x}-2)(\sqrt{1+x}+2)}{(x-3)(\sqrt{1+x}+2)}$$

$$=\lim\limits_{x\to 3}\frac{x-3}{(x-3)(\sqrt{1+x}+2)}$$

$$=\frac{\lim\limits_{x\to 3}1}{\lim\limits_{x\to 3}(\sqrt{1+x}+2)}=\frac{1}{4}$$

例 10 求 $\lim\limits_{x\to 1}\dfrac{2x-3}{x^2-5x+4}$.

解 因为分母的极限 $\lim\limits_{x\to 1}(x^2-5x+4)=1^2-5\times 1+4=0$,商的极限定理不能用,考虑分子的极限 $\lim\limits_{x\to 1}(2x-3)=2-3=-1$,由定理 7(2)和无穷小的性质,有

$$\lim\limits_{x\to 1}\frac{x^2-5x+4}{2x-3}=\lim\limits_{x\to 1}\frac{1}{2x-3}\cdot\lim\limits_{x\to 1}(x^2-5x+4)=\frac{1}{-1}\cdot 0=0$$

再由无穷小与无穷大的关系,有

$$\lim\limits_{x\to 1}\frac{2x-3}{x^2-5x+4}=\infty$$

例 11 求 $\lim\limits_{x\to\infty}\dfrac{3x^3-4x^2+2}{7x^3+5x^2+3}$.

解 因为分子和分母都没有有限的极限,不能应用商的极限定理,先用 x^3 去除分母和分子,然后应用无穷小的性质和极限的运算定理求极限,有

$$\lim\limits_{x\to\infty}\frac{3x^3-4x^2+2}{7x^3+5x^2+3}=\lim\limits_{x\to\infty}\frac{3-\dfrac{4}{x}+\dfrac{2}{x^3}}{7+\dfrac{5}{x}+\dfrac{3}{x^3}}=\frac{3}{7}$$

例 12 求 $\lim\limits_{x\to\infty}\dfrac{3x^2-2x-1}{2x^3-x^2+5}$.

解 先用 x^3 除分母与分子,然后取极限,得

$$\lim_{x\to\infty}\frac{3x^2-2x-1}{2x^3-x^2+5}=\lim_{x\to\infty}\frac{\frac{3}{x}-\frac{2}{x^2}-\frac{1}{x^3}}{2-\frac{1}{x}+\frac{5}{x^3}}=\frac{0}{2}=0$$

例 13   求 $\lim_{x\to\infty}\frac{2x^3-x^2+5}{3x^2-2x-1}$.

解   应用例 12 的结果及无穷小与无穷大的关系,即得

$$\lim_{x\to\infty}\frac{2x^3-x^2+5}{3x^2-2x-1}=\infty$$

例 11～例 13 是下列一般情况的特例.事实上,不难证明

$$\lim_{x\to\infty}\frac{a_0x^m+a_1x^{m-1}+\cdots+a_m}{b_0x^n+b_1x^{n-1}+\cdots+b_n}=\begin{cases}\dfrac{a_0}{b_0},&n=m\\0,&n>m\\\infty,&n<m\end{cases}\quad(a_0\neq0,b_0\neq0,m\text{ 与 }n\text{ 为非负整数})$$

二、无穷小量的比较

前面已经提到:两个无穷小的和、差、积以及常数与无穷小之积仍为无穷小.但是,两个无穷小之比(即商)却不一定仍是无穷小.例如,当 $x\to0$ 时,$x^3,x^2,2x,x$ 均为无穷小,但

$$\lim_{x\to0}\frac{x^3}{x}=0,\quad\lim_{x\to0}\frac{x}{x^2}=\infty,\quad\lim_{x\to0}\frac{2x}{x}=2$$

可见两个无穷小量的比的极限,情况各不相同,它反映了无穷小量趋向零的快慢程度.下面我们给出比较两个无穷小的一般方法.

定义 7   设 α,β 是某同一过程中的两个无穷小量.

若 $\lim\dfrac{\beta}{\alpha}=0$,就说 β 是比 α **高阶的无穷小**,即 $\beta\to0$ 比 $\alpha\to0$ 快些,记作 $\beta=o(\alpha)$;

若 $\lim\dfrac{\beta}{\alpha}=\infty$,就说 β 是比 α **低阶的无穷小**,即 $\beta\to0$ 比 $\alpha\to0$ 慢;

若 $\lim\dfrac{\beta}{\alpha}=c\neq0$,就说 β 与 α 是**同阶的无穷小**,即 $\beta\to0$ 与 $\alpha\to0$ 快慢相仿;

若 $\lim\dfrac{\beta}{\alpha}=1$,就说这两个同阶无穷小 α,β 是**等价**的,记作 $\alpha\sim\beta$;

若 $\lim\dfrac{\beta}{\alpha^k}=c\neq0,k>0$,就说 β 是关于 α 的 k 阶无穷小.

例如,因为 $\lim_{x\to0}\dfrac{-2x^2}{x}=0$,所以当 $x\to0$ 时,$-2x^2$ 是比 x 高阶的无穷小.因为 $\lim_{n\to\infty}\dfrac{1/n}{1/n^2}=\infty$,所以当 $n\to\infty$时 $\dfrac{1}{n}$ 是比 $\dfrac{1}{n^2}$ 低阶的无穷小.因为 $\lim_{x\to5}\dfrac{x^2-25}{x-5}=10$,所以 $x\to5$ 时,$x-5$ 和 x^2-25 是同阶无穷小.

在极限计算中,经常使用下述等价无穷小的替换定理,可把求两个无穷小商的极限问题进行简化.

定理 8   设 $\alpha,\beta,\alpha',\beta'$ 都是同一变化过程中($x\to x_0$ 或 $x\to\infty$)的无穷小,且 $\alpha\sim\alpha',\beta\sim\beta'$ 又 $\lim\dfrac{\alpha'}{\beta'}$ 存在,则 $\lim\dfrac{\alpha}{\beta}$ 也存在,且有 $\lim\dfrac{\alpha}{\beta}=\lim\dfrac{\alpha'}{\beta'}$.

证   因为

$$\frac{\alpha}{\beta}=\frac{\alpha}{\alpha'}\cdot\frac{\alpha'}{\beta'}\cdot\frac{\beta'}{\beta}$$

所以

$$\lim\frac{\alpha}{\beta}=\lim\left(\frac{\alpha}{\alpha'}\cdot\frac{\alpha'}{\beta'}\cdot\frac{\beta'}{\beta}\right)=\lim\frac{\alpha}{\alpha'}\cdot\lim\frac{\alpha'}{\beta'}\cdot\lim\frac{\beta'}{\beta}=\lim\frac{\alpha'}{\beta'}$$

从这个定理可以看出,在两个无穷小之比中,把无穷小换成它的等价无穷小,并不改变比的极限值.

例如,$x\to0$ 时,$\sin ax\sim ax$,$\tan bx\sim bx$,所以

$$\lim_{x\to0}\frac{\sin ax}{\tan bx}=\lim_{x\to0}\frac{ax}{bx}=\frac{a}{b}$$

§1-3　极限存在定理与两个重要极限

1-3.1　极限存在定理

定理 1(夹逼定理)　如果对于 x_0 的某邻域内的一切 $x(x_0$ 可除外),有

$$g(x)\leqslant f(x)\leqslant h(x)$$

且 $\lim\limits_{x\to x_0}g(x)=\lim\limits_{x\to x_0}h(x)=A$,则 $\lim\limits_{x\to x_0}f(x)$ 存在且等于 A.

证　对任意给定的正数 ε,由于 $\lim\limits_{x\to x_0}g(x)=A$,必存在一个正数 δ_1,当 $0<|x-x_0|<\delta_1$ 时,有 $A-\varepsilon<g(x)<A+\varepsilon$. 又因 $\lim\limits_{x\to x_0}h(x)=A$,故必存在正数 δ_2,当 $0<|x-x_0|<\delta_2$ 时,有 $A-\varepsilon<h(x)<A+\varepsilon$ 成立.

取 $\delta=\min\{\delta_1,\delta_2\}$,则当 $0<|x-x_0|<\delta$ 时,有

$$A-\varepsilon<g(x)\leqslant f(x)\leqslant h(x)<A+\varepsilon$$

于是 $|f(x)-A|<\varepsilon$,故 $\lim\limits_{x\to x_0}f(x)=A$.

定理 1 称为夹逼定理,它对 $x\to\infty$ 时的函数极限以及数列极限同样成立.

定义　设有数列 $\{x_n\}$. 如果对任意自然数 n,都有

$$x_n\leqslant x_{n+1}\quad(\text{或 } x_n\geqslant x_{n+1})$$

则称数列 $\{x_n\}$ 是单调增加的(或单调减少的).

定理 2　单调有界数列必有极限(证明从略).

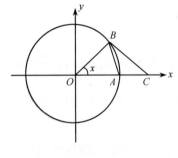

图 1-6

1-3.2　两个重要极限

一、$\lim\limits_{x\to0}\dfrac{\sin x}{x}=1$

证　设 $0<x<\dfrac{\pi}{2}$. 作单位圆,如图 1-6 所示. $\angle AOB=x$,作 $BC\perp OB$. 由图可见,

$\triangle AOB$ 的面积$<$扇形 AOB 的面积$<\triangle BOC$ 的面积

即

$$\frac{1}{2}\sin x<\frac{1}{2}x<\frac{1}{2}\tan x$$

故有

$$\sin x < x < \tan x$$

由于 $\sin x > 0$，上式除以 $\sin x$，就有

$$1 < \frac{x}{\sin x} < \frac{1}{\cos x} \quad \text{或} \quad \cos x < \frac{\sin x}{x} < 1$$

因

$$0 < 1 - \cos x = 2\sin^2\frac{x}{2} < 2\left(\frac{x}{2}\right)^2 = \frac{x^2}{2} < x^2$$

所以根据夹逼定理，由 $\lim_{x\to 0}x^2 = 0$ 知 $\lim_{x\to 0^+}(1-\cos x) = 0$，即

$$\lim_{x\to 0^+}\cos x = 1$$

再利用夹逼定理，得

$$\lim_{x\to 0^+}\frac{\sin x}{x} = 1$$

又 $\dfrac{\sin x}{x}$ 的值不因 x 的正负而改变，故有

$$\lim_{x\to 0^-}\frac{\sin x}{x} = 1$$

于是

$$\lim_{x\to 0}\frac{\sin x}{x} = 1$$

二、$\lim\limits_{x\to\infty}\left(1+\dfrac{1}{x}\right)^x = e$

利用定理 2 单调有界数列必有极限可以证明 $\lim\limits_{n\to\infty}\left(1+\dfrac{1}{n}\right)^n = e$，再将 $n\to\infty$ 推广到 $x\to\infty$ 可

以证明 $\lim\limits_{x\to\infty}\left(1+\dfrac{1}{x}\right)^x = e$（证明略）. 若令 $t = \dfrac{1}{x}$，则这个重要极限还可以表示成 $\lim\limits_{t\to 0}(1+t)^{\frac{1}{t}} = e$.

例 1 求下列极限：

（1）$\lim\limits_{x\to 0}\dfrac{\sin 3x}{x}$；　　（2）$\lim\limits_{x\to 0}\dfrac{\tan x}{x}$；

（3）$\lim\limits_{x\to 0}\dfrac{1-\cos x}{x^2}$；　　（4）$\lim\limits_{x\to 0}\dfrac{\sin x^2}{(\tan 3x)^2}$.

解　（1）$\lim\limits_{x\to 0}\dfrac{\sin 3x}{x} = \lim\limits_{x\to 0}3 \cdot \dfrac{\sin 3x}{3x} = 3 \cdot \lim\limits_{3x\to 0}\dfrac{\sin 3x}{3x} = 3 \cdot 1 = 3.$

（2）$\lim\limits_{x\to 0}\dfrac{\tan x}{x} = \lim\limits_{x\to 0}\left(\dfrac{\sin x}{x} \cdot \dfrac{1}{\cos x}\right) = \lim\limits_{x\to 0}\dfrac{\sin x}{x} \cdot \lim\limits_{x\to 0}\dfrac{1}{\cos x} = 1.$

（3）$\lim\limits_{x\to 0}\dfrac{1-\cos x}{x^2} = \lim\limits_{x\to 0}\dfrac{2\sin^2\frac{x}{2}}{x^2} = \lim\limits_{x\to 0}\dfrac{2\sin^2\frac{x}{2}}{4 \cdot \left(\frac{x}{2}\right)^2} = \dfrac{1}{2}\lim\limits_{x\to 0}\left(\dfrac{\sin\frac{x}{2}}{\frac{x}{2}}\right)^2 = \dfrac{1}{2}.$

（4）$\lim\limits_{x\to 0}\dfrac{\sin x^2}{(\tan 3x)^2} = \lim\limits_{x\to 0}\left[\dfrac{\sin x^2}{x^2} \cdot \dfrac{x^2}{(3x)^2} \cdot \left(\dfrac{3x}{\tan 3x}\right)^2\right] = 1 \cdot \dfrac{1}{9} \cdot 1 = \dfrac{1}{9}.$

例 2 求下列极限：

（1）$\lim\limits_{x\to\infty}\left(1+\dfrac{3}{x}\right)^x$；　（2）$\lim\limits_{x\to 0}(1-x)^{\frac{2}{x}}$；　（3）$\lim\limits_{x\to\infty}\left(\dfrac{x+2}{x+1}\right)^x$.

解 (1) $\lim\limits_{x\to\infty}\left(1+\dfrac{3}{x}\right)^x=\lim\limits_{\frac{x}{3}\to\infty}\left[\left(1+\dfrac{1}{x/3}\right)^{\frac{x}{3}}\right]^3=\mathrm{e}^3.$

(2) $\lim\limits_{x\to0}(1-x)^{\frac{2}{x}}=\lim\limits_{x\to0}[1+(-x)]^{-\frac{1}{x}(-2)}=\{\lim\limits_{-x\to0}[1+(-x)]^{-\frac{1}{x}}\}^{-2}=\mathrm{e}^{-2}$

(3) $\lim\limits_{x\to\infty}\left(\dfrac{x+2}{x+1}\right)^x=\lim\limits_{x\to\infty}\left(1+\dfrac{1}{x+1}\right)^{(x+1)-1}=\lim\limits_{x\to\infty}\left(1+\dfrac{1}{x+1}\right)^{x+1}\cdot\left(1+\dfrac{1}{x+1}\right)^{-1}$

$=\lim\limits_{x\to\infty}\left(1+\dfrac{1}{x+1}\right)^{x+1}\cdot\lim\limits_{x\to\infty}\left(1+\dfrac{1}{x+1}\right)^{-1}=\mathrm{e}\cdot1=\mathrm{e}.$

为方便读者求极限,在本节结束之际,列出 $x\to0$ 时的常见的等价无穷小:

$$\sin mx\sim mx,\quad \tan mx\sim mx,\quad 1-\cos x\sim\frac{1}{2}x^2,$$

$$\sqrt{1+x}-1\sim\frac{1}{2}x,\quad \ln(1+x)\sim x,\quad \mathrm{e}^x-1\sim x$$

§1-4 函数的连续性

自然界中的许多现象,如气温的变化、生物的生长、血液的流动等,都是连续变化着的. 用数学方法研究这种连续现象就产生了连续性的概念. 高等数学中研究的主要是连续函数.

下面先引入函数增量的概念,再给出函数连续的定义、性质,最后讨论初等函数的连续性.

1-4.1 函数的增量

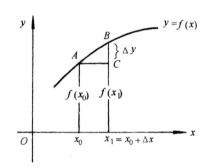

图 1-7

设函数 $y=f(x)$ 的自变量在其定义域内由 x_0 变到 x_1 时,相应的函数值从 $f(x_0)$ 变到 $f(x_1)$,自变量值的差 $\Delta x=x_1-x_0$,称为**自变量 x 在 x_0 处的增量**;相应的函数值的差 $\Delta y=f(x_1)-f(x_0)$,称为**函数 y 在 $x=x_0$ 处的增量**. Δx、Δy 各是一个完整的记号,其值可正可负,当然也可为零.

因为 $\Delta x=x_1-x_0$,所以 $x_1=x_0+\Delta x$. 相应地,

$$\Delta y=f(x_0+\Delta x)-f(x_0)$$

函数的增量 Δy 的几何解释是曲线纵坐标的改变量,如图 1-7 所示.

例 1 $y=f(x)=2x+1$ 在 $x=\dfrac{1}{2}$ 处函数的增量是

$$\Delta y=f\left(\frac{1}{2}+\Delta x\right)-f\left(\frac{1}{2}\right)=\left[2\left(\frac{1}{2}+\Delta x\right)+1\right]-\left(2\times\frac{1}{2}+1\right)$$

$$=2\Delta x$$

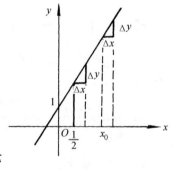

图 1-8

在 $x=x_0$ 处函数的增量是

$$\Delta y=f(x_0+\Delta x)-f(x_0)=[2(x_0+\Delta x)+1]-[2x_0+1]=2\Delta x$$

结果表明,线性函数 $y=2x+1$ 无论从哪一点 x_0 起,也无论 x 的增量 Δx 多大,函数的增量 Δy 总等于自变量增量的 2 倍(图 1-8).

例 2 函数 $y=x^2$ 在 $x=1$ 处的增量为

$$\Delta y = f(1+\Delta x) - f(1) = (1+\Delta x)^2 - 1^2 = 2\Delta x + (\Delta x)^2$$

在 $x=2$ 处函数的增量为

$$\Delta y = f(2+\Delta x) - f(2) = (2+\Delta x)^2 - 2^2 = 4\Delta x + (\Delta x)^2$$

比较可得出,对于同样大小的 Δx,函数 $y=x^2$ 在 $x=2$ 的增量,比在 $x=1$ 处的增量大.从图1-9也可以看出,$x=2$ 时,曲线较陡,变化较快.

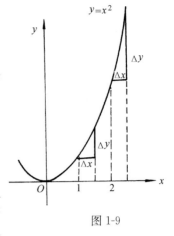

图 1-9

1-4.2　函数的连续与间断

什么叫"连续",从字面上来讲是不难理解的,从图形上看,连续函数的图像是一条连续不断的曲线.也可以认为当自变量的增量 Δx 很小时,相应的函数值的增量 Δy 也很小.特别当 Δx 趋向零时,Δy 也趋向于零,即

$$\lim_{\Delta x \to 0} \Delta y = 0 \qquad\qquad (1\text{-}7)$$

称此函数在点 x_0 连续.

因为

$$\Delta y = f(x_0 + \Delta x) - f(x_0)$$

所以式(1-7)可以写成

$$\lim_{\Delta x \to 0} [f(x_0 + \Delta x) - f(x_0)] = 0$$

或

$$\lim_{\Delta x \to 0} f(x_0 + \Delta x) = f(x_0)$$

令 $x = x_0 + \Delta x$,当 $\Delta x \to 0$ 时,$x \to x_0$,于是有

定义　设函数 $y=f(x)$ 在点 x_0 的邻域内有定义,如果函数 $f(x)$ 当 $x \to x_0$ 时的极限存在,且等于它在点 x_0 处的函数值 $f(x_0)$,即

$$\lim_{x \to x_0} f(x) = f(x_0)$$

则称函数在点 x_0 连续.

由定义可知,若 $f(x)$ 在点 x_0 连续,便有

$$\lim_{x \to x_0} f(x) = f(\lim_{x \to x_0} x) = f(x_0)$$

这说明如果 $f(x)$ 在点 x_0 连续,则极限符号与函数符号可以变换次序,这样可以简化连续函数求极限的步骤.

求 $x \to x_0$ 连续函数的极限时,只要把 x 用 x_0 代入而求它的函数值 $f(x_0)$ 即可.

如果函数 $f(x)$ 在区间 (a,b) 内任一点都连续,则称 $f(x)$ 在 (a,b) 内连续.

如果函数 $f(x)$ 在区间 (a,b) 内任一点都连续,且在点 a 是右连续,即 $\lim\limits_{x \to a^+} f(x) = f(a)$;在点 b 是左连续,即 $\lim\limits_{x \to b^-} f(x) = f(b)$,则称函数 $f(x)$ 在闭区间 $[a,b]$ 上连续.

连续函数的图形是一条无间隙的连续曲线.

由函数的连续性定义可知,函数 $f(x)$ 在点 x_0 连续,必须同时满足三个条件:

(1) $f(x)$ 在 x_0 有定义,即 $f(x_0)$ 存在.

(2) $\lim_{x \to x_0} f(x)$存在,即 $f(x)$ 在点 x_0 的左、右极限存在且相等.

(3) $\lim_{x \to x_0} f(x) = f(x_0)$.

若有一个条件得不到满足,则函数 $f(x)$ 在点 $x = x_0$ 处不连续.不连续的点称为函数 $f(x)$ 的间断点.

函数的间断点分为两类:**第一类间断点**是左右极限存在(可等也可不等)情形下的间断点;第一类间断点以外的其他间断点为**第二类间断点**.

例 3 函数

$$f(x) = \begin{cases} \dfrac{x}{|x|}, & x \neq 0 \\ 0, & x = 0 \end{cases}$$

在点 $x = 0$ 处有定义,但是 $\lim_{x \to 0^-} f(x) = -1$, $\lim_{x \to 0^+} f(x) = 1$,二者不相等,也就是极限不存在,所以函数在点 $x = 0$ 处不连续,如图 1 - 10(a)所示,$x = 0$ 是**跳跃间断点**,属第一类间断点.

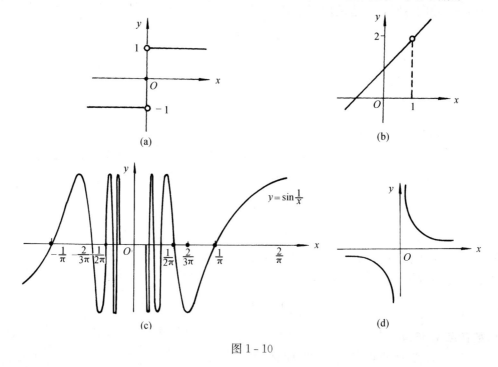

图 1 - 10

例 4 函数 $f(x) = \dfrac{x^2 - 1}{x - 1}$ 虽有 $\lim_{x \to 1} f(x) = \lim_{x \to 1} \dfrac{x^2 - 1}{x - 1} = 2$,但在点 $x = 1$ 无定义,如图 1 - 10(b)所示,因而在点 $x = 1$ 处不连续,$x = 1$ 是**可去间断点**,属第一类间断点.

例 5 函数 $f(x) = \sin \dfrac{1}{x}$ 在点 $x = 0$ 没有定义,当 $x \to 0$ 时,函数值在 -1 和 $+1$ 之间变动无限多次,如图 1 - 10(c)所示,所以点 $x = 0$ 叫做函数 $f(x) = \sin \dfrac{1}{x}$ 的**振荡间断点**,属第二类间断点.

例 6 函数 $f(x) = \dfrac{1}{x}$ 在点 $x = 0$ 处不连续,因为 $f(x) = \dfrac{1}{x}$ 在 $x = 0$ 无定义,且 $\lim_{x \to 0} f(x) = \lim_{x \to 0} \dfrac{1}{x} = \infty$,如图 1 - 10(d)所示,点 $x = 0$ 叫做函数的**无穷型间断点**,属第二类间断点.

1-4.3 初等函数的连续性

利用函数极限的运算法则,可直接得到连续函数的一些简单性质.

定理 1 若函数 $f(x)$,$g(x)$ 都在点 x_0 连续,则 $f(x)$ 和 $g(x)$ 的和、差、积、商(分母不为零)以及常数与 $f(x)$ 的积仍在点 x_0 连续.

定理 2 设函数 $u=\varphi(x)$ 在点 $x=x_0$ 连续,且 $u_0=\varphi(x_0)$,而函数 $y=f(u)$ 在点 $u=u_0$ 连续,则复合函数 $F(x)=f[\varphi(x)]$ 在点 x_0 连续.

证 因为 $u=\varphi(x)$ 在点 $x=x_0$ 连续,所以

$$\lim_{x \to x_0} u = \lim_{x \to x_0} \varphi(x) = \varphi(x_0) = u_0$$

又因为 $y=f(u)$ 在点 $u=u_0$ 连续,所以

$$\lim_{u \to u_0} f(u) = f(u_0)$$

对于复合函数 $F(x)=f(\varphi(x))$,便有

$$\lim_{x \to x_0} F(x) = \lim_{x \to x_0} f[\varphi(x)] = \lim_{u \to u_0} f(u) = f(u_0)$$
$$= f[\varphi(x_0)] = F(x_0)$$

这就证明了复合函数 $F(x)=f[\varphi(x)]$ 在 $x=x_0$ 连续.

下面再给出闭区间上连续函数的两个性质.

定理 3(最值定理) 若函数 $f(x)$ 在闭区间 $[a,b]$ 上连续,则 $f(x)$ 在 $[a,b]$ 上必有最大值与最小值.

定理 4(介值定理) 设函数 $f(x)$ 在 $[a,b]$ 上连续,且 $f(a) \neq f(b)$,若 c 是介于 $f(a)$、$f(b)$ 之间的任何实数 $[f(a)<c<f(b)$ 或 $f(a)>c>f(b)]$,则在 (a,b) 内至少有一点 ξ,使得

$$f(\xi) = c$$

推论(根的存在定理) 若函数 $f(x)$ 在区间 $[a,b]$ 上连续,且 $f(a)$ 与 $f(b)$ 异号,则在 $[a,b]$ 内至少有一点 ξ 使得

$$f(\xi) = 0$$

(证明从略)

可以证明一切初等函数在其定义区间内都是连续的. 所谓定义区间,就是包含在定义域内的区间.

这个结论不但使我们作初等函数的图形有了理论上的根据,而且还提供了求初等函数极限的简便方法;若 $f(x)$ 是初等函数,且 x_0 在它的定义域内,则当 $x \to x_0$ 时,函数的极限就是它的函数值 $f(x_0)$.

例 7 求 $\lim\limits_{x \to 0} e^{\cos x}$.

解 因 $e^{\cos x}$ 是初等函数,$x=0$ 是定义域内点,所以

$$\lim_{x \to 0} e^{\cos x} = e^{\cos 0} = e$$

例 8 求 $\lim\limits_{x \to 0} \dfrac{\ln(1+x)}{x}$.

解
$$\lim_{x \to 0} \frac{\ln(1+x)}{x} = \lim_{x \to 0} \frac{1}{x}\ln(1+x) = \lim_{x \to 0} \ln(1+x)^{\frac{1}{x}}$$
$$= \ln\left[\lim_{x \to 0}(1+x)^{\frac{1}{x}}\right] = \ln e = 1$$

例 9 证明方程 $x^3 - 4x^2 + 1 = 0$ 在区间 $(0,1)$ 内至少有一个根.

证 函数 $f(x)=x^3-4x^2+1$ 在闭区间 $[0,1]$ 上连续, 且

$$f(0)=1>0, \quad f(1)=-2<0$$

根据根的存在定理知, 在 $(0,1)$ 内至少有一点 ξ, 使得

$$f(\xi)=0$$

即

$$\xi^3-4\xi^2+1=0 \quad (0<\xi<1)$$

此等式说明方程 $x^3-4x^2+1=0$ 在区间 $(0,1)$ 内至少有一个根.

习 题 一

1. 判断下列各对函数是否相同, 并说明理由:

    (1) $y=x+1$ 与 $y=\dfrac{x^2-1}{x-1}$;
        (2) $y=\ln x^2$ 与 $y=2\ln x$;

    (3) $y=f(x)$ 与 $x=f(y)$;
        (4) $y=\sqrt{1+\dfrac{1}{x^2}}$ 与 $y=\dfrac{\sqrt{1+x^2}}{x}$;

    (5) $y=\sqrt[3]{x^4-x^3}$ 与 $y=x\cdot\sqrt[3]{x-1}$;
        (6) $y=a^x$ 与 $y=e^{x\cdot\ln a}$.

2. 设 $f(x)=\dfrac{x}{x+1}$, 求 $f\left(\dfrac{1}{2}\right)$, $f\left(\dfrac{3}{2}\right)$, $f\left(\dfrac{1}{x}\right)$, $[f(x)]^2$, $f(f(x))$, $\overbrace{f\{f[\cdots f(x)]\}}^{n\uparrow f}$.

3. 设 $f(x)=\begin{cases} 1-x^2, & -\infty<x\leqslant 0, \\ -2^x, & 0<x<+\infty, \end{cases}$ 求 $f(-1)$, $f(0)$, $f(1)$, $f[f(-1)]$, $f[f(0)]$, $f[f(1)]$.

4. 求下列函数的反函数及其定义域:

    (1) $y=\sqrt{1-x^2}, x\geqslant 0$;
        (2) $y=2\sin 3x, x\in\left[-\dfrac{\pi}{6},\dfrac{\pi}{6}\right]$;

    (3) $y=\dfrac{2^x}{2^x+1}$;
        (4) $y=a\ln(bx-c)$;

    (5) $y=\dfrac{ax+b}{cx+d}$ ($ad-bc\neq 0$).

5. 求下列各题中所给函数构成的复合函数, 再指出其定义域:

    (1) $y=e^u, u=\sin x$;
        (2) $y=\sqrt{u-1}, u=\lg x$;

    (3) $y=u^2, u=\cos v, v=\dfrac{x-1}{x^2-5x+6}$;

    (4) $y=a^u, u=\arctan v, v=\sqrt[3]{w}, w=x^2-1$;

    (5) $y=\arcsin u$, $u=1+e^x$.

6. 设 $f(x)=\begin{cases} 0, & x\leqslant 0, \\ x, & x>0, \end{cases}$ $g(x)=\begin{cases} 0, & x\leqslant 0, \\ -x^2, & x>0, \end{cases}$ 求 $f[g(x)]$, $g[f(x)]$, $f[f(x)]$, $g[g(x)]$.

7. 下列函数中, 哪些是复合函数? 如是, 它们是怎样复合成的?

    (1) $y=\arccos(5+x^3)$;
        (2) $y=x^3 3^x$;

(3) $y = \cos^3\left(\dfrac{x^2+1}{2}\right)$;

(4) $y = \lg\sqrt{\dfrac{x-1}{x+1}}$;

(5) $y = \dfrac{x}{3}\sqrt{1-x^2} + \dfrac{1}{2}\arcsin x$;

(6) $y = \ln\sin\sqrt{3x^2 + \dfrac{\pi}{4}}$.

* 8. 根据极限定义证明（打"*"的是可选题，以下各章同）：

(1) $\lim\limits_{n\to\infty}\dfrac{3n+1}{2n+1} = \dfrac{3}{2}$（用"$\varepsilon - N$"语言证明）；

(2) $\lim\limits_{x\to\infty}\dfrac{1+x^3}{2x^3} = \dfrac{1}{2}$（用"$\varepsilon - X$"语言证明）；

(3) $\lim\limits_{x\to 2}(5x+2) = 12$（用"$\varepsilon - \delta$"语言证明）.

9. 求下列函数极限：

(1) $\lim\limits_{x\to -1}(3x^3 - 5x + 2)$;

(2) $\lim\limits_{x\to\sqrt{2}}\dfrac{x^2+1}{x^4 - 3x^2 + 1}$;

(3) $\lim\limits_{x\to 2}\dfrac{x^2 - 3}{x - 2}$;

(4) $\lim\limits_{x\to 3}\dfrac{x^2 - 2x - 3}{x - 3}$;

(5) $\lim\limits_{x\to 9}\dfrac{\sqrt[4]{x} - \sqrt{3}}{\sqrt{x} - 3}$;

(6) $\lim\limits_{h\to 0}\dfrac{(x+h)^3 - x^3}{h}$;

(7) $\lim\limits_{x\to 0}\dfrac{\sqrt{x+1} - (x+1)}{\sqrt{x+1} - 1}$;

(8) $\lim\limits_{x\to 4}\dfrac{\sqrt{2x+1} - 3}{\sqrt{x} - 2}$;

(9) $\lim\limits_{x\to 1}\dfrac{x^m - 1}{x^n - 1}$（$m$，$n$ 为自然数）；

(10) $\lim\limits_{n\to\infty}\dfrac{2n+1}{\sqrt{n^2 + n}}$;

(11) $\lim\limits_{x\to\infty}\dfrac{(2x^2+1)^2}{x^2 + 3}$;

(12) $\lim\limits_{x\to\infty}\dfrac{(2x+1)^3(x-3)^2}{x^5 + 4}$;

(13) $\lim\limits_{x\to\infty}\dfrac{2x^2 - 6x + 5}{x^3 - 8x^2 + 1}$;

(14) $\lim\limits_{x\to +\infty}\dfrac{\mathrm{e}^{ax} - 1}{\mathrm{e}^{ax} + 1}$（$a > 0$）；

(15) $\lim\limits_{n\to\infty}\left(\dfrac{1}{n^2} + \dfrac{2}{n^2} + \cdots + \dfrac{n}{n^2}\right)$;

(16) $\lim\limits_{n\to\infty}(\sqrt{n+1} - \sqrt{n})$;

(17) $\lim\limits_{x\to -1}\left(\dfrac{1}{x+1} - \dfrac{3}{x^3 + 1}\right)$;

(18) $\lim\limits_{x\to +\infty}x(\sqrt{x^2+1} - x)$.

10. 下列函数在给定条件下，哪些是无穷小？哪些是无穷大？

(1) $\dfrac{1+2x^2}{x}$（$x\to 0$）；

(2) $\dfrac{\sin x}{x}$（$x\to\infty$）；

(3) $\lg x$（$x\to 0^+$）；

(4) $2x+5$（$x\to -\infty$）；

(5) $\dfrac{x+1}{x^2 - 4}$（$x\to 2$）；

(6) $1 - \cos 2t$（$t\to 0$）.

11. x^2，$\dfrac{x^2 - 1}{x^3}$，e^{-x} 何时是无穷大？何时是无穷小？

12. $x\to 1$ 时，下列函数中哪个是 $1-x$ 的高阶无穷小？哪个是 $1-x$ 同阶无穷小？哪个是 $1-x$ 的等价无穷小？

(1) $(1-x)^{\frac{3}{2}}$;

(2) $\dfrac{1-x}{1+x}$;

(3) $2(1 - \sqrt{x})$.

13. 设有函数

$$f(x) = \begin{cases} \dfrac{(x+a)^2 - a^2}{x}, & x < 0, \\ x - 2, & 0 < x \leqslant 1, \\ \dfrac{x^2 - 5x + 4}{x^2 + x - 2}, & x > 1, \end{cases}$$

(1) 求 $\lim\limits_{x \to -\infty} f(x)$，$\lim\limits_{x \to +\infty} f(x)$；(2) a 为何值时 $\lim\limits_{x \to 0} f(x)$ 存在；(3) 求 $\lim\limits_{x \to 1} f(x)$.

14. 已知 $\lim\limits_{x \to \infty} \left(\dfrac{x^2 + 1}{x + 1} - ax - b \right) = 0$，试确定 a, b 的值.

15. 求下列极限：

(1) $\lim\limits_{x \to 0} \dfrac{\sin 3x}{\sin 4x}$；

(2) $\lim\limits_{x \to 0} \dfrac{\tan 3x}{\sin 5x}$；

(3) $\lim\limits_{x \to \infty} x \sin \dfrac{1}{x}$；

(4) $\lim\limits_{x \to 0} x \sin \dfrac{1}{x}$；

(5) $\lim\limits_{x \to \pi} \dfrac{\sin x}{\pi - x}$；

(6) $\lim\limits_{x \to 0} \dfrac{1 - \cos 2x}{x \sin x}$；

(7) $\lim\limits_{n \to \infty} 2^n \sin \dfrac{a}{2^n}$ $(a \neq 0)$；

(8) $\lim\limits_{x \to 0} \dfrac{x + 2\sin x}{x + \sin x}$；

(9) $\lim\limits_{x \to -\infty} x \sqrt{\sin \dfrac{1}{x^2}}$；

(10) $\lim\limits_{x \to \infty} \left(1 + \dfrac{k}{x} \right)^x$；

(11) $\lim\limits_{x \to 0} \left(1 + \dfrac{x}{2} \right)^{\frac{x-1}{x}}$；

(12) $\lim\limits_{x \to 0} (1 + 2\tan x)^{\cot x}$；

(13) $\lim\limits_{x \to 0} (\cos x)^{\frac{1}{1 - \cos x}}$；

(14) $\lim\limits_{x \to \infty} \left(\dfrac{x + 3}{x} \right)^{x+2}$.

*16. 利用等价无穷小的性质，求下列极限：

(1) $\lim\limits_{x \to 0} \dfrac{\tan 3x}{2x}$；

(2) $\lim\limits_{x \to 0} \dfrac{\sin(x^n)}{(\sin x)^m}$ (n, m 为正整数)；

(3) $\lim\limits_{x \to 0} \dfrac{\tan x - \sin x}{\sin^3 x}$；

(4) $\lim\limits_{\Delta x \to 0} \dfrac{e^{\Delta x} - 1}{\Delta x}$；

(5) $\lim\limits_{\Delta x \to 0} \dfrac{\ln(1 + \Delta x)}{\sin(\Delta x)}$；

(6) $\lim\limits_{x \to 0} \dfrac{\sqrt{1 + f(x)\sin x} - 1}{e^x - 1} = A$ (A 为常数)，求 $\lim\limits_{x \to 0} f(x)$.

17. 判断下列函数在 $x = 0$ 处的连续性：

(1) $f(x) = \begin{cases} e^x, & x \leqslant 0, \\ \dfrac{\sin x}{x}, & x > 0; \end{cases}$

(2) $f(x) = \begin{cases} \dfrac{|x|}{x}, & x \neq 0, \\ 1, & x = 0; \end{cases}$

(3) $f(x) = \begin{cases} x - 1, & x < 0, \\ 0, & x = 0, \\ x^2 + 1, & x > 0. \end{cases}$

18. 确定下列函数的间断点，并指出它们属哪类间断点，如属可去间断点，则补充函数的定义使其连续.

(1) $y = \tan \left(2x + \dfrac{\pi}{4} \right)$；

(2) $y = \dfrac{x}{\sin x}$；

(3) $y = \dfrac{x^2-1}{x^2-3x+2}$;

(4) $y = (1+x)^{\frac{1}{x}}$;

(5) $y = \begin{cases} x^2-1, & x < 0; \\ 0, & x = 0; \\ 2^x, & x > 0. \end{cases}$

(6) $y = \cos\dfrac{1}{x}$.

19. 确定常数 A 的值，使下列函数在指定点处连续：

(1) $f(x) = \begin{cases} Ax^3, & x \geqslant 1, \\ 2x-1, & x < 1, \end{cases}$ 在 $x = 1$ 处；

(2) $f(x) = \begin{cases} (1-x)^{\frac{1}{x}}, & x \neq 0, \\ A, & x = 0, \end{cases}$ 在 $x = 0$ 处；

(3) $f(x) = \begin{cases} \dfrac{\sin Ax}{x}, & x \neq 0, \\ 5, & x = 0, \end{cases}$ 在 $x = 0$ 处.

20. 根据初等函数的连续性，求下列函数的极限：

(1) $\lim\limits_{x \to \frac{\pi}{2}} \ln\sin x$;

(2) $\lim\limits_{x \to 1}(x^2+1)\tan\dfrac{\pi x}{4}$;

(3) $\lim\limits_{x \to \infty} e^{\frac{1}{x}}$;

(4) $\lim\limits_{x \to 0}\dfrac{\ln(1+ax)}{x}$;

(5) $\lim\limits_{x \to 0} \ln\dfrac{\sin x}{x}$;

(6) $\lim\limits_{n \to \infty}\{n[\ln(n+1)-\ln n]\}$.

21. 证明方程 $x\,2^x = 1$ 至少有一个小于 1 的正根.

22. 求证在区间 $(0, 2)$ 内至少有一点 x_0 使 $e^{x_0} - 2 = x_0$ 成立.

第一章 PPT

第二章

导数与微分

在实际问题中，除了要了解变量间的函数关系外，有时还要研究变量间的相对变化快慢程度的问题，如物体运动的速度、国民经济发展速度、镭的衰变速率、生物的生长率、药物在体内分解、吸收的速率等，要解决这些问题，需要引入导数的概念. 而微分则是研究当自变量有微小变化时，相应函数值变化的近似值的重要手段. 本章主要介绍导数和微分的概念以及它们的计算方法.

§2-1 导数的概念

2-1.1 导数的定义

一、问题的提出

导数概念的形成源于几何学中切线的斜率问题以及力学中运动的速度问题，下面从这两个问题开始讨论.

1. 曲线切线的斜率问题

设曲线 $y=f(x)$ 的图形如图 2-1 所示，点 $M_0(x_0,y_0)$ 为曲线上一定点，要研究该点的切线的斜率，首先要给切线下一个定义. 在曲线上 M_0 点附近另取一点 $M(x_0+\Delta x,y_0+\Delta y)$，过点 M_0，M 作割线 M_0M，设其与 x 轴正向的夹角为 φ，如图 2-1 易知割线的斜率为

$$\tan\varphi=\frac{\Delta y}{\Delta x}=\frac{f(x_0+\Delta x)-f(x_0)}{\Delta x}$$

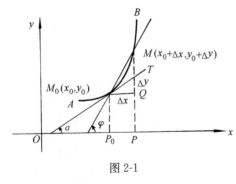

图 2-1

当 $\Delta x \to 0$ 时，点 M 沿曲线无限接近于定点 M_0，从而割线 M_0M 也绕点 M_0 转动而趋近于它的极限位置——直线 M_0T，我们称此直线为曲线 $y=f(x)$ 在点 M_0 处的切线. 设切线的倾角为 α，显然，切线 M_0T 的斜率为

$$\tan\alpha=\lim_{\Delta x\to 0}\tan\varphi=\lim_{\Delta x\to 0}\frac{\Delta y}{\Delta x}=\lim_{\Delta x\to 0}\frac{f(x_0+\Delta x)-f(x_0)}{\Delta x}$$

2. 变速直线运动的瞬时速度

设一做变速直线运动的物体的运动方程为 $s=s(t)$，其中 t 表示时间，s 表示物体在 t 时间内所经过的路程，现在要研究物体在 $t=t_0$ 时刻的瞬时速度. 为此，先考虑物体在 t_0 到 $t_0+\Delta t$ 的 Δt 这段时间内的平均速度 $\bar{v}$. 物体在 Δt 这段时间内所走的路程是 $\Delta s=s(t_0+\Delta t)-s(t_0)$，那么物体在 Δt 这段时间内的平均速度为

$$\bar{v}=\frac{\Delta s}{\Delta t}=\frac{s(t_0+\Delta t)-s(t_0)}{\Delta t}$$

当 Δt 不大时,$\bar{v}$ 可以近似表示 t_0 时刻的瞬时速度 v,Δt 越小,$\bar{v}$ 越接近于 v,当 $\Delta t \to 0$ 时,平均速度的极限就是 t_0 时刻的速度 v,即

$$v = \lim_{\Delta t \to 0} \bar{v} = \lim_{\Delta t \to 0} \frac{\Delta s}{\Delta t} = \lim_{\Delta t \to 0} \frac{s(t_0 + \Delta t) - s(t_0)}{\Delta t}$$

上述两个问题的具体含义虽不同,但从抽象的数量关系上看,它们的实质是一样的,都归结为计算形如

$$\lim_{\Delta x \to 0} \frac{f(x_0 + \Delta x) - f(x_0)}{\Delta x}$$

的极限问题,即计算函数的增量与自变量增量的比,当自变量增量趋近于零的极限,从这种特殊形式的极限中可抽象出导数的概念.

二、导数的定义

定义 设函数 $y = f(x)$ 在点 x_0 的某邻域内有定义,当自变量 x 在点 x_0 处取得增量 Δx 时,相应的函数 y 取得增量 $\Delta y = f(x_0 + \Delta x) - f(x_0)$. 如果 Δy 与 Δx 之比当 $\Delta x \to 0$ 时的极限存在,则称函数 $y = f(x)$ 在点 x_0 处可导,并称这个极限值为函数 **$y = f(x)$ 在点 x_0 处的导数**,记为 $y'|_{x=x_0}$,$f'(x_0)$,$\dfrac{\mathrm{d}y}{\mathrm{d}x}\Big|_{x=x_0}$,$\dfrac{\mathrm{d}f(x)}{\mathrm{d}x}\Big|_{x=x_0}$,即

$$y'|_{x=x_0} = f'(x_0) = \frac{\mathrm{d}y}{\mathrm{d}x}\Big|_{x=x_0} = \frac{\mathrm{d}f(x)}{\mathrm{d}x}\Big|_{x=x_0} = \lim_{\Delta x \to 0} \frac{f(x_0 + \Delta x) - f(x_0)}{\Delta x}$$

如果极限 $\lim\limits_{\Delta x \to 0} \dfrac{\Delta y}{\Delta x}$ 不存在,则称函数在点 x_0 处不可导.

$f'(x_0)$ 反映的是函数在 x_0 处对 x 的变化速度,亦称函数在 x_0 处的变化率.

如同函数的连续有左连续与右连续一样,函数的导数也有左导数与右导数,如

$$\lim_{\Delta x \to 0^-} \frac{f(x_0 + \Delta x) - f(x_0)}{\Delta x} \quad \text{与} \quad \lim_{\Delta x \to 0^+} \frac{f(x_0 + \Delta x) - f(x_0)}{\Delta x}$$

存在. 这两个极限分别称为函数 $f(x)$ 在点 x_0 处的左导数和右导数,记作 $f'_-(x_0)$ 及 $f'_+(x_0)$,即

$$f'_-(x_0) = \lim_{\Delta x \to 0^-} \frac{f(x_0 + \Delta x) - f(x_0)}{\Delta x}$$

$$f'_+(x_0) = \lim_{\Delta x \to 0^+} \frac{f(x_0 + \Delta x) - f(x_0)}{\Delta x}$$

显然 $f'(x_0)$ 存在的充分必要条件是左右导数都存在且相等.

例 1 求函数 $y = x^2$ 在点 $x = 2$ 处的导数.

解 当 x 由 2 变到 $2 + \Delta x$ 时,函数的增量为

$$\Delta y = (2 + \Delta x)^2 - 2^2 = 4\Delta x + \Delta x^2$$

$$\frac{\Delta y}{\Delta x} = 4 + \Delta x$$

所以

$$f'(2) = \lim_{\Delta x \to 0} \frac{\Delta y}{\Delta x} = \lim_{\Delta x \to 0}(4 + \Delta x) = 4$$

如果函数 $f(x)$ 在区间 (a,b) 内每一点都可导,则称 $f(x)$ 在区间 (a,b) 内可导,即对于区间 (a,b) 内每一点 x,都有一个导数值与它对应,这就定义了一个新的函数,称为函数 $y=f(x)$ 在区间 (a,b) 内对 x 的**导函数**,简称**导数**. 记作

$$f'(x), \quad y', \quad \frac{\mathrm{d}y}{\mathrm{d}x} \quad \text{或} \frac{\mathrm{d}f}{\mathrm{d}x}$$

即

$$f'(x) = \lim_{\Delta x \to 0} \frac{f(x+\Delta x) - f(x)}{\Delta x}$$

显然 $f'(x_0)$ 就是导(函)数 $f'(x)$ 在点 x_0 的值.

有了导数的定义,前述两个实际问题可叙述为

(1) 瞬时速度是路程 s 对时间 t 的导数,即

$$v = s' = \frac{\mathrm{d}s}{\mathrm{d}t}$$

(2) 曲线 $y=f(x)$ 在点 $(x,f(x))$ 处的切线斜率是曲线纵坐标对横坐标的导数,即

$$\tan\alpha = f'(x) = \frac{\mathrm{d}y}{\mathrm{d}x}$$

由此便得到了下述的实际意义:

导数的**几何意义**　函数 $y=f(x)$ 在 x_0 的导数 $f'(x_0)$ 就是曲线 $y=f(x)$ 在点 $(x_0, f(x_0))$ 处的切线斜率.

导数的**物理意义**　物体做非匀速直线运动的路程函数 $s=s(t)$ 在 t_0 时的导数 $s'(t_0)$ 是物体在 t_0 时刻的瞬时速度.

由导数的几何意义及直线的点斜式方程可知曲线 $y=f(x)$ 上点 (x_0, y_0) 处的切线方程为

$$y - y_0 = f'(x_0)(x - x_0)$$

法线方程为

$$y - y_0 = -\frac{1}{f'(x_0)}(x - x_0) \quad (f'(x_0) \neq 0 \text{ 时})$$

由导数的定义可将求导数的方法概括为以下几个步骤:

(1) 求出对应于自变量增量 Δx 的函数的增量

$$\Delta y = f(x+\Delta x) - f(x)$$

(2) 作出比值

$$\frac{\Delta y}{\Delta x} = \frac{f(x+\Delta x) - f(x)}{\Delta x}$$

(3) 求 $\Delta x \to 0$ 时 $\frac{\Delta y}{\Delta x}$ 的极限,即

$$y' = f'(x) = \lim_{\Delta x \to 0} \frac{f(x+\Delta x) - f(x)}{\Delta x}$$

例2　求函数 $y=\sqrt{x}$ 的导数及 $y'|_{x=4}$.

解　(1) $\Delta y = \sqrt{x+\Delta x} - \sqrt{x}$

(2) $\dfrac{\Delta y}{\Delta x} = \dfrac{\sqrt{x+\Delta x} - \sqrt{x}}{\Delta x} = \dfrac{1}{\sqrt{x+\Delta x} + \sqrt{x}}$

(3) $y' = \lim_{\Delta x \to 0} \dfrac{\Delta y}{\Delta x} = \lim_{\Delta x \to 0} \dfrac{1}{\sqrt{x+\Delta x} + \sqrt{x}} = \dfrac{1}{2\sqrt{x}}, \quad y'|_{x=4} = \dfrac{1}{2\sqrt{4}} = \dfrac{1}{4}$

例 3 求曲线 $y=\dfrac{1}{x}$ 在点 $(1,1)$ 处的切线方程.

解
$$\Delta y=\frac{1}{x+\Delta x}-\frac{1}{x}$$

$$\frac{\Delta y}{\Delta x}=-\frac{1}{x(x+\Delta x)}$$

$$y'=\lim_{\Delta x\to 0}\frac{\Delta y}{\Delta x}=\lim_{\Delta x\to 0}\frac{-1}{x(x+\Delta x)}=-\frac{1}{x^2}$$

则 $y'|_{x=1}=f'(1)=-1$，故所求的切线方程为
$$y-1=(-1)(x-1)$$
即
$$x+y-2=0$$

2-1.2 函数连续性与可导性的关系

前面已介绍了函数的连续与可导这两个不同的概念. 函数 $y=f(x)$ 在某点 x_0 连续是指 $\lim\limits_{\Delta x\to 0}\Delta y=0$；函数 $y=f(x)$ 在某点 x_0 可导是指 $\lim\limits_{\Delta x\to 0}\dfrac{\Delta y}{\Delta x}$ 存在. 可以证明，它们之间有如下关系：

如果函数 $y=f(x)$ 在点 x_0 处可导，则它在点 x_0 一定连续.

事实上，如果函数 $y=f(x)$ 在点 x_0 处可导，即 $\lim\limits_{\Delta x\to 0}\dfrac{\Delta y}{\Delta x}=f'(x_0)$，则 $\lim\limits_{\Delta x\to 0}\Delta y=\lim\limits_{\Delta x\to 0}\dfrac{\Delta y}{\Delta x}\cdot\Delta x=\lim\limits_{\Delta x\to 0}\dfrac{\Delta y}{\Delta x}\cdot\lim\limits_{\Delta x\to 0}\Delta x=f'(x_0)\cdot 0=0$，这就是说 $y=f(x)$ 在点 x_0 处连续.

上述结论的逆命题不成立，即函数 $y=f(x)$ 在点 x_0 处连续，但在点 x_0 处不一定可导.

例如，函数 $y=f(x)=|x|=\begin{cases}x, & x\geqslant 0,\\ -x, & x<0,\end{cases}$ 如图2-2所示，在点 $x=0$ 处是连续的.

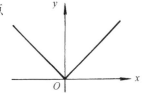

图 2-2

因为
$$\lim_{\Delta x\to 0^+}\Delta y=\lim_{\Delta x\to 0^+}\left[(0+\Delta x)-0\right]=\lim_{\Delta x\to 0^+}\Delta x=0$$
$$\lim_{\Delta x\to 0^-}\Delta y=\lim_{\Delta x\to 0^-}\left[-(0+\Delta x)-0\right]=-\lim_{\Delta x\to 0^-}\Delta x=0$$

所以 $\lim\limits_{\Delta x\to 0}\Delta y=0$. 但是函数在 $x=0$ 处没有导数，因为

$$f'_+(0)=\lim_{\Delta x\to 0^+}\frac{\Delta y}{\Delta x}=\lim_{\Delta x\to 0^+}\frac{\Delta x}{\Delta x}=1$$

$$f'_-(0)=\lim_{\Delta x\to 0^-}\frac{\Delta y}{\Delta x}=\lim_{\Delta x\to 0^-}\frac{-\Delta x}{\Delta x}=-1$$

比值 $\dfrac{\Delta y}{\Delta x}$ 的左右极限不相等，所以极限 $\lim\limits_{\Delta x\to 0}\dfrac{\Delta y}{\Delta x}$ 不存在，即 $y=|x|$ 在 $x=0$ 处不可导.

这就说明：**连续是可导的必要条件，但不是充分条件**，即可导一定连续，但连续不一定可导.

2-1.3 几个基本初等函数的导数

根据导数的定义可按前述的三个步骤求函数的导数. 但是，如果对每一个函数都直接按定义去求它的导数，那将是极为复杂、困难的. 因此，希望找到一些基本公式与运算法则，借助它

们来简化求导数的计算. 下面, 我们按根据定义求导的三个步骤来计算几个基本初等函数的导数.

一、常数函数的导数

设常数函数 $y=C$. 因为对任意自变量增量 Δx 恒有

$$\Delta y=C-C=0$$

所以

$$\frac{\Delta y}{\Delta x}=0$$

从而

$$y'=\lim_{\Delta x\to 0}\frac{\Delta y}{\Delta x}=\lim_{\Delta x\to 0}0=0$$

即

$$C'=0 \tag{2-1}$$

二、幂函数 $y=x^n$ (n 为正整数) 的导数

因为

$$\Delta y=(x+\Delta x)^n-x^n$$

$$=\left[x^n+nx^{n-1}\Delta x+\frac{n(n-1)}{2!}x^{n-2}(\Delta x)^2+\cdots+(\Delta x)^n\right]-x^n$$

$$=nx^{n-1}\Delta x+\frac{n(n-1)}{2!}x^{n-2}(\Delta x)^2+\cdots+(\Delta x)^n$$

于是

$$\frac{\Delta y}{\Delta x}=nx^{n-1}+\frac{n(n-1)}{2!}x^{n-2}\cdot\Delta x+\cdots+(\Delta x)^{n-1}$$

从而

$$y'=\lim_{\Delta x\to 0}\frac{\Delta y}{\Delta x}=nx^{n-1}$$

即

$$(x^n)'=nx^{n-1} \tag{2-2}$$

以后可以证明当 n 为任意实数时, 式(2-2)亦成立.

三、正弦函数 $y=\sin x$ 及余弦函数 $y=\cos x$ 的导数

因为

$$\Delta y=\sin(x+\Delta x)-\sin x=2\cos\left(x+\frac{\Delta x}{2}\right)\cdot\sin\frac{\Delta x}{2}$$

于是

$$\frac{\Delta y}{\Delta x}=2\cos\left(x+\frac{\Delta x}{2}\right)\cdot\frac{\sin\frac{\Delta x}{2}}{\Delta x}=\cos\left(x+\frac{\Delta x}{2}\right)\cdot\frac{\sin\frac{\Delta x}{2}}{\frac{\Delta x}{2}}$$

从而

$$y' = \lim_{\Delta x \to 0} \frac{\Delta y}{\Delta x} = \lim_{\Delta x \to 0} \cos\left(x + \frac{\Delta x}{2}\right) \cdot \lim_{\frac{\Delta x}{2} \to 0} \frac{\sin\frac{\Delta x}{2}}{\frac{\Delta x}{2}} = \cos x \cdot 1 = \cos x$$

即

$$(\sin x)' = \cos x \tag{2-3}$$

同理可证 $y = \cos x$ 的导数是负的正弦函数,即

$$(\cos x)' = -\sin x \tag{2-4}$$

四、对数函数 $y = \log_a x\,(a > 0, a \neq 1)$ 的导数

因为

$$\Delta y = \log_a(x + \Delta x) - \log_a x = \log_a\left(1 + \frac{\Delta x}{x}\right)$$

于是

$$\frac{\Delta y}{\Delta x} = \frac{1}{\Delta x}\log_a\left(1 + \frac{\Delta x}{x}\right) = \frac{1}{x}\log_a\left(1 + \frac{\Delta x}{x}\right)^{\frac{x}{\Delta x}}$$

从而

$$y' = \lim_{\Delta x \to 0} \frac{1}{x}\log_a\left(1 + \frac{\Delta x}{x}\right)^{\frac{x}{\Delta x}}$$

$$= \frac{1}{x}\lim_{u \to 0}\log_a(1 + u)^{\frac{1}{u}} \quad \left(\text{其中 } u = \frac{\Delta x}{x}\right)$$

$$= \frac{1}{x}\log_a \lim_{u \to 0}(1 + u)^{\frac{1}{u}}$$

$$= \frac{1}{x}\log_a e = \frac{1}{x\ln a}$$

即

$$(\log_a x)' = \frac{1}{x\ln a} \tag{2-5}$$

特别地,当 $a = e$ 时,有

$$(\ln x)' = \frac{1}{x} \tag{2-5'}$$

以上是由导数定义直接得到的求导公式,为了能更方便地对一般函数进行求导运算,还需要借助求导的一般运算法则.

§2-2　求 导 法 则

2-2.1　导数的四则运算法则

法则 1　如果 u, v 都是 x 的可导函数,则函数 $y = u \pm v$ 也是 x 的可导函数,并且

$$y' = (u \pm v)' = u' \pm v' \tag{2-6}$$

这就是说两个函数的代数和的导数等于它们导数的代数和. 这个结论可推广到有限多个函数的代数和,即

$$(u_1 \pm u_2 \pm \cdots \pm u_n)' = u_1' \pm u_2' \pm \cdots \pm u_n' \tag{2-6'}$$

法则 2 如果 u,v 都是 x 的可导函数,则函数 $y=uv$ 也是 x 的可导函数,并且

$$y' = (uv)' = u'v + uv' \tag{2-7}$$

这就是说,两个函数的乘积的导数等于第一个因子的导数乘第二个因子,再加上第一个因子乘第二个因子的导数.

特别地,当 $u=c$(c 为常数)时,

$$y' = (cv)' = cv' \tag{2-7'}$$

即常数因子可以移到导数符号外面.

式(2-7)可推广到有限多个可导函数的乘积的情况,即如果 $y = u_1 u_2 \cdots u_n$,则

$$y' = (u_1 u_2 \cdots u_n)' = u_1' u_2 \cdots u_n + u_1 u_2' u_3 \cdots u_n + \cdots + u_1 \cdots u_{n-1} u_n' \tag{2-7''}$$

法则 3 如果 u,v 都是 x 的可导函数,且 $v \neq 0$,则函数 $y = \dfrac{u}{v}$ 也是 x 的可导函数,并且

$$y' = \left(\frac{u}{v} \right)' = \frac{u'v - uv'}{v^2} \tag{2-8}$$

这就是说,分式的导数等于分子的导数乘以分母减去分母的导数乘以分子再除以分母的平方.

根据导数的定义,上面三个法则都不难得到证明,这里选证法则 2.

证 设 $y = uv$,当自变量 x 取得增量 Δx 时,函数 u,v 及 y 所对应的增量分别为 $\Delta u, \Delta v$ 及 Δy,则

$$\Delta y = (u + \Delta u)(v + \Delta v) - uv = u\Delta v + v\Delta u + \Delta u \cdot \Delta v$$

于是

$$\frac{\Delta y}{\Delta x} = u \cdot \frac{\Delta v}{\Delta x} + v \frac{\Delta u}{\Delta x} + \frac{\Delta u}{\Delta x} \cdot \Delta v$$

从而

$$y' = \lim_{\Delta x \to 0} \frac{\Delta y}{\Delta x} = \lim_{\Delta x \to 0} \left(u \frac{\Delta v}{\Delta x} \right) + \lim_{\Delta x \to 0} \left(v \frac{\Delta u}{\Delta x} \right) + \lim_{\Delta x \to 0} \left(\frac{\Delta u}{\Delta x} \cdot \Delta v \right)$$

$$= u \cdot \lim_{\Delta x \to 0} \frac{\Delta v}{\Delta x} + v \lim_{\Delta x \to 0} \frac{\Delta u}{\Delta x} + \lim_{\Delta x \to 0} \frac{\Delta u}{\Delta x} \cdot \lim_{\Delta x \to 0} \Delta v$$

$$= uv' + vu' + u' \cdot 0$$

$$= uv' + u'v$$

$$(uv)' = u'v + uv'$$

例 1 求函数 $y = 5x^3 - 4x + 6$ 的导数.

解
$$y' = (5x^3 - 4x + 6)' = (5x^3)' - (4x)' + (6)'$$
$$= 5(x^3)' - 4x' + (6)' = 15x^2 - 4$$

例 2 求函数 $y = x^2 \ln x$ 的导数.

解
$$y' = (x^2 \ln x)' = (x^2)' \ln x + x^2 (\ln x)'$$
$$= 2x \ln x + x^2 \cdot \frac{1}{x} = 2x \ln x + x$$

例 3 求正切函数 $y = \tan x$ 的导数.

解
$$y'=(\tan x)'=\left(\frac{\sin x}{\cos x}\right)'=\frac{(\sin x)'\cos x-\sin x(\cos x)'}{\cos^2 x}$$

$$=\frac{\cos^2 x+\sin^2 x}{\cos^2 x}=\frac{1}{\cos^2 x}=\sec^2 x$$

即

$$(\tan x)'=\sec^2 x \tag{2-9}$$

同理可得

$$(\cot x)'=-\frac{1}{\sin^2 x}=-\csc^2 x \tag{2-10}$$

$$(\sec x)'=\sec x\cdot\tan x \tag{2-11}$$

$$(\csc x)'=-\csc x\cdot\cot x \tag{2-12}$$

2-2.2　反函数的求导法则

前面已研究了一些基本初等函数的导数,还有一些基本初等函数是已研究过函数的反函数,为了求反函数的导数,需要研究反函数的求导法则.

定理 1　设函数 $x=\varphi(y)$ 在 y 的某个区间内单调可导,且 $\varphi'(y)\neq0$,则它的反函数 $y=f(x)$ 在对应区间上也可导,而且

$$f'(x)=\frac{1}{\varphi'(y)} \tag{2-13}$$

证　由条件知 $x=\varphi(y)$ 在某区间内单调连续,那么其反函数 $y=f(x)$ 一定存在,且在相应区间上也单调连续. 给 x 一个增量 $\Delta x\neq0$,则由于 $f(x)$ 的单调性有 $\Delta y=f(x+\Delta x)-f(x)\neq0$. 另外根据 $f(x)$ 的连续性知,当 $\Delta x\to0$ 时有 $\Delta y\to0$,因此

$$\frac{\Delta y}{\Delta x}=\frac{1}{\dfrac{\Delta x}{\Delta y}}\quad(\Delta x\neq0,\ \Delta y\neq0)$$

两边取极限得

$$\lim_{\Delta x\to0}\frac{\Delta y}{\Delta x}=\lim_{\Delta y\to0}\frac{1}{\dfrac{\Delta x}{\Delta y}}=\frac{1}{\lim\limits_{\Delta y\to0}\dfrac{\Delta x}{\Delta y}}=\frac{1}{\varphi'(y)}$$

这就是说,**反函数的导数等于直接函数的导数的倒数**.

有时为了明确指出对哪个变量的导数,常用下标标明,即 $y'_x=\dfrac{1}{x'_y}$.

例 4　求指数函数 $y=a^x(a>0,\ \text{且}\ a\neq1)$ 的导数.

解　已知指数函数 $y=a^x$ 是对数函数 $x=\log_a y$ 的反函数,由 $x'_y=(\log_a y)'=\dfrac{1}{y\ln a}$ 及反函数求导法则有

$$y'_x=(a^x)'=\frac{1}{(\log_a y)'}=y\ln a=a^x\ln a$$

即

$$(a^x)'=a^x\ln a \tag{2-14}$$

特别地,当 $a=\mathrm{e}$ 时有

$$(\mathrm{e}^x)'=\mathrm{e}^x \tag{2-14'}$$

例 5 求反正弦函数 $y=\arcsin x$ 的导数.

解 因为函数 $x=\sin y$ 在区间 $\left(-\dfrac{\pi}{2},\dfrac{\pi}{2}\right)$ 内单调可导,且 $x_y'=\cos y>0$,由定理 1 知其反函数 $y=\arcsin x$ 在对应区间 $(-1,1)$ 内可导,且有

$$y_x'=\frac{1}{x_y'}=\frac{1}{(\sin y)'}=\frac{1}{\cos y}=\frac{1}{\sqrt{1-\sin^2 y}}=\frac{1}{\sqrt{1-x^2}}$$

即

$$(\arcsin x)'=\frac{1}{\sqrt{1-x^2}} \tag{2-15}$$

同理可得

$$(\arccos x)'=-\frac{1}{\sqrt{1-x^2}} \tag{2-16}$$

例 6 求反正切函数 $y=\arctan x$ 的导数.

解 因为正切函数 $x=\tan y$ 在区间 $\left(-\dfrac{\pi}{2},\dfrac{\pi}{2}\right)$ 内单调可导,且 $x_y'=\sec^2 y>0$,由定理 1 知其反函数 $y=\arctan x$ 在对应区间 $(-\infty,+\infty)$ 内可导,且有

$$y_x'=(\arctan x)'=\frac{1}{x_y'}=\frac{1}{(\tan y)'}=\frac{1}{\sec^2 y}=\frac{1}{1+\tan^2 y}=\frac{1}{1+x^2}$$

即

$$(\arctan x)'=\frac{1}{1+x^2} \tag{2-17}$$

同理可得

$$(\text{arccot}\,x)'=-\frac{1}{1+x^2} \tag{2-18}$$

例 7 借助 X 线片可以发现,在咳嗽期间气管的直径与气管中空气的流速在不断变化着. B. F. Visser 进行了理论推理得出空气在气管中的流速 v 与气管半径 r 有如下关系式:

$$v(r)=\frac{r^2(r_0-r)}{\pi ak}$$

其中 r 是气管在一个大气压以上的压强下的半径,r_0 是在一个大气压时的半径,a 和 k 是常数,试求气管半径 r 对空气通过气管的流速 v 的变化率 $\dfrac{\mathrm{d}r}{\mathrm{d}v}$.

解 从所给 v 与 r 的关系式中难以求出 r 关于 v 的显函数,现我们把 $r(v)$ 作为 $v(r)$ 的反函数,在区间 $\left(0,\dfrac{2r_0}{3}\right)$ 内 $v(r)$ 单调连续,且有

$$\frac{\mathrm{d}v}{\mathrm{d}r}=\frac{r(2r_0-3r)}{\pi ak}>0,\quad r\in\left(0,\frac{2r_0}{3}\right)$$

由反函数的求导法则知在相应的区间内有

$$\frac{\mathrm{d}r}{\mathrm{d}v}=\frac{1}{\dfrac{\mathrm{d}v}{\mathrm{d}r}}=\frac{\pi ak}{r(2r_0-3r)}$$

即气管半径 r 对通过气管的空气流速 v 的变化率 $\dfrac{\mathrm{d}r}{\mathrm{d}v}$ 为 $\dfrac{\pi ak}{r(2r_0-3r)}$.

为了使用方便起见,我们把一些基本初等函数的导数公式列表如下:

(1) $(c)'=0$; (2) $(x^a)'=ax^{a-1}$;

(3) $(a^x)'=a^x\ln a,(\mathrm{e}^x)'=\mathrm{e}^x$; (4) $(\log_a x)'=\dfrac{1}{x\ln a},(\ln x)'=\dfrac{1}{x}$;

(5) $(\sin x)'=\cos x$; (6) $(\cos x)'=-\sin x$;

(7) $(\tan x)'=\dfrac{1}{\cos^2 x}=\sec^2 x$; (8) $(\cot x)'=-\dfrac{1}{\sin^2 x}=-\csc^2 x$;

(9) $(\sec x)'=\sec x\cdot\tan x$; (10) $(\csc x)'=-\csc x\cdot\cot x$;

(11) $(\arcsin x)'=\dfrac{1}{\sqrt{1-x^2}}$; (12) $(\arccos x)'=-\dfrac{1}{\sqrt{1-x^2}}$;

(13) $(\arctan x)'=\dfrac{1}{1+x^2}$; (14) $(\operatorname{arccot} x)'=-\dfrac{1}{1+x^2}$.

2-2.3 复合函数的求导法则

我们经常遇到的函数往往是由几个基本初等函数构成的复合函数,而前面归纳的基本初等函数的导数公式对复合函数是不能直接应用的. 例如,$(\sin x)'=\cos x$,但 $(\sin 2x)'\neq\cos 2x$. 又如,$(\ln x)'=\dfrac{1}{x}$,但 $[\ln(x^2+1)]'\neq\dfrac{1}{x^2+1}$,因此,复合函数求导法则是求导运算中经常用到的一个重要法则.

定理 2 若函数 $u=\varphi(x)$ 在点 x 可导,$y=f(u)$ 在与 x 对应的 u 点可导,则复合函数 $y=f[\varphi(x)]$ 在点 x 亦可导,且

$$\frac{\mathrm{d}y}{\mathrm{d}x}=\frac{\mathrm{d}y}{\mathrm{d}u}\cdot\frac{\mathrm{d}u}{\mathrm{d}x}\quad 或\quad y'_x=y'_u\cdot u'_x$$

证 给自变量 x 一个增量 Δx,相应地函数 u 有增量 Δu,从而函数 y 亦有增量 Δy.

为了求出导数 y'_x,必须求当 $\Delta x\to 0$ 时 $\dfrac{\Delta y}{\Delta x}$ 的极限,而 Δy 是由 Δu 得到的,因此将 $\dfrac{\Delta y}{\Delta x}$ 表示成

$$\frac{\Delta y}{\Delta x}=\frac{\Delta y}{\Delta u}\cdot\frac{\Delta u}{\Delta x}$$

所以

$$\lim_{\Delta x\to 0}\frac{\Delta y}{\Delta x}=\lim_{\Delta x\to 0}\frac{\Delta y}{\Delta u}\cdot\lim_{\Delta x\to 0}\frac{\Delta u}{\Delta x}$$

因为 $u=\varphi(x)$ 可导,则必连续,因此,当 $\Delta x\to 0$ 时,$\Delta u\to 0$,从而

$$\lim_{\Delta x\to 0}\frac{\Delta y}{\Delta x}=\lim_{\Delta u\to 0}\frac{\Delta y}{\Delta u}\cdot\lim_{\Delta x\to 0}\frac{\Delta u}{\Delta x}=\frac{\mathrm{d}y}{\mathrm{d}u}\cdot\frac{\mathrm{d}u}{\mathrm{d}x}=f'(u)\cdot\varphi'(x)=y'_u\cdot u'_x$$

即

$$y'_x=y'_u\cdot u'_x\quad 或\quad \frac{\mathrm{d}y}{\mathrm{d}x}=\frac{\mathrm{d}y}{\mathrm{d}u}\cdot\frac{\mathrm{d}u}{\mathrm{d}x} \tag{2-19}$$

这就是说,**复合函数的导数等于因变量对中间变量的导数乘以中间变量对自变量的导数.**

此定理可推广到有限次复合的复合函数,下面以三个函数构成的复合函数为例给出求导法则.

设 $v=\psi(x)$ 在点 x 可导，$u=\varphi(v)$ 在与 x 对应的 v 处可导，$y=f(u)$ 在与 v 对应的 u 处可导，则复合函数 $y=f\{\varphi[\psi(x)]\}$ 在 x 处可导，并且

$$\frac{\mathrm{d}y}{\mathrm{d}x}=\frac{\mathrm{d}y}{\mathrm{d}u}\cdot\frac{\mathrm{d}u}{\mathrm{d}v}\cdot\frac{\mathrm{d}v}{\mathrm{d}x} \quad \text{或} \quad y'_x=y'_u\cdot u'_v\cdot v'_x=f'(u)\cdot\varphi'(v)\cdot\psi'(x) \tag{2-20}$$

例 8 求函数 $y=\sin 2x$ 的导数.

解 $y=\sin 2x$ 可看成是由函数 $y=\sin u,u=2x$ 构成的复合函数

$$\frac{\mathrm{d}y}{\mathrm{d}u}=\cos u, \quad \frac{\mathrm{d}u}{\mathrm{d}x}=2$$

所以

$$\frac{\mathrm{d}y}{\mathrm{d}x}=\frac{\mathrm{d}y}{\mathrm{d}u}\cdot\frac{\mathrm{d}u}{\mathrm{d}x}=2\cos u=2\cos 2x$$

例 9 已知 $y=\ln(x^2+1)$，求 y'.

解 $y=\ln(x^2+1)$ 可视为由 $y=\ln u,u=x^2+1$ 构成的复合函数

$$y'_u=\frac{1}{u}, \quad u'_x=2x$$

所以

$$y'_x=y'_u\cdot u'_x=\frac{1}{u}\cdot 2x=\frac{2x}{1+x^2}$$

例 10 求 $y=\sqrt{a^2-x^2}$ 的导数.

解 设 $y=\sqrt{u},u=a^2-x^2$，则

$$y'_x=y'_u\cdot u'_x=(u^{\frac{1}{2}})'_u\cdot(a^2-x^2)'_x$$

$$=\frac{1}{2}u^{-\frac{1}{2}}\cdot(-2x)$$

$$=-\frac{x}{\sqrt{a^2-x^2}}$$

在计算熟练之后，中间变量可不必写出来.

例 11 求 $y=\mathrm{e}^{-\sin x}$ 的导数.

解

$$y'=(\mathrm{e}^{-\sin x})'=\mathrm{e}^{-\sin x}(-\sin x)'$$

$$=\mathrm{e}^{-\sin x}\cdot(-\cos x)=-\cos x\cdot\mathrm{e}^{-\sin x}$$

例 12 已知 $y=2^{\sin^2\frac{1}{x}}$，求 y'.

解

$$y'=(2^{\sin^2\frac{1}{x}})'=2^{\sin^2\frac{1}{x}}\cdot\ln 2\cdot\left(\sin^2\frac{1}{x}\right)'$$

$$=2^{\sin^2\frac{1}{x}}\cdot\ln 2\cdot 2\sin\frac{1}{x}\cdot\cos\frac{1}{x}\cdot\left(\frac{1}{x}\right)'$$

$$=-\frac{\ln 2}{x^2}\cdot 2^{\sin^2\frac{1}{x}}\cdot\sin\frac{2}{x}$$

例 13 一块金属圆板，因加热而膨胀，其半径以 $0.01\mathrm{cm/s}$ 的速率均匀增大，问当半径为 $2\mathrm{cm}$ 时，圆板面积增大的速率是多少？

解 设圆板的半径为 r，面积为 S，则

$$S=\pi r^2$$

这里 r 和 S 都是时间 t 的函数. 将上式两边对 t 求导数，得

$$S'_t = 2\pi r \cdot r'_t$$

这就是说,在任何瞬间,圆板面积增长的速率是半径增长速率的 $2\pi r$ 倍. 将 $r'_t = 0.01, r = 2$ 代入得

$$S'_t = 2\pi \times 2 \times 0.01 \approx 0.13 (\mathrm{cm}^2/\mathrm{s})$$

即当半径为 2cm 时,圆板面积增大的速率为 $0.13\mathrm{cm}^2/\mathrm{s}$.

例 13 中建立了 S 关于 r 的函数关系式,而 S 和 r 又都是 t 的函数,两边同时对 t 求导,再由已知的变化率 r'_t,求出未知的变化率 S'_t. 这类问题称为**相关变化率**的问题.

2-2.4 隐函数的求导法则

表示变量间函数关系的方法有多种,其中有这样一种,自变量 x 与因变量 y 之间的函数关系是由方程 $F(x, y) = 0$ 所确定的,则称这种函数关系为**隐函数**.

例如,方程 $3x - 2y - 1 = 0$ 确定一个函数 $y = \dfrac{3x - 1}{2}$. 再如,方程 $x^2 + y^2 - R^2 = 0$ 确定两个函数 $y = \pm\sqrt{R^2 - x^2}$. 方程 $e^y - e^x + xy = 0$ 也确定了 x 和 y 的函数关系,但却无法表示成 $y = f(x)$ 这种显函数的形式.

由于从 $F(x, y) = 0$ 中不一定能解出 $y = f(x)$,因此有必要研究隐函数的求导方法.

一般是直接从方程出发,将方程两边对 x 求导,在求导过程中注意将 y 看做中间变量(因为 y 是 x 的函数),即对含有 y 的函数的项或因子应按复合函数的求导法则求导,然后解出 y'_x. 现举例说明.

例 14 方程 $x^2 + y^2 = 1$ 确定一个隐函数,求 y'.

解 将上述方程两边对 x 求导数,得

$$(x^2)'_x + (y^2)'_x = (1)'_x$$

注意这里 y^2 是 y 的函数,而 y 又是 x 的函数,计算 $(y^2)'_x$ 要用复合函数求导公式

$$(y^2)'_x = (y^2)'_y \cdot y'_x = 2y \cdot y'$$

代入前面的式子得

$$2x + 2yy' = 0$$

由此式可解出

$$y' = -\frac{x}{y}$$

这就是 $x^2 + y^2 = 1$ 所确定的隐函数的导数,它是 x 和 y 的函数.

需要说明一下,$x^2 + y^2 = 1$ 的图形是以原点为圆心,半径为 1 的圆. 由所给方程可以解出 $y = \pm\sqrt{1 - x^2}$,其中 $y = \sqrt{1 - x^2}$ 表示上半圆,代入所求的导数式中为 $y' = \dfrac{-x}{\sqrt{1 - x^2}}$,$y = -\sqrt{1 - x^2}$ 表示下半圆,代入所求的导数式中为 $y' = \dfrac{x}{\sqrt{1 - x^2}}$.

例 15 方程 $xy - e^x + e^y = 0$ 确定 y 是 x 的函数,求 y' 及 $y'|_{x=0}$.

解 将所给方程两边对 x 求导数,注意 y 是 x 的函数,得

$$(xy)' - (e^x)' + (e^y)' = 0$$
$$x'y + xy' - e^x + e^y \cdot y' = 0$$
$$y + xy' - e^x + e^y \cdot y' = 0$$

解出 y',结果为

$$y' = \frac{e^x - y}{e^y + x}$$

y' 为 x,y 的函数,在求 $y'|_{x=0}$ 时,需先求 $x=0$ 时 y 的值. 在所给方程中代入 $x=0$,就有

$$0 \cdot y - e^0 + e^y = 0$$
$$e^y = 1$$

解得

$$y = 0$$

将 $x=0,y=0$ 代入 y' 的式子得

$$y'|_{x=0} = \frac{e^0 - 0}{e^0 + 0} = 1$$

例 16 求幂函数 $y = x^\alpha (x > 0)$ 的导数(其中 α 为任意实数).

解 对 $y = x^\alpha$ 两端取自然对数得隐函数

$$\ln y = \alpha \ln x$$

两边对 x 求导数

$$\frac{1}{y} y' = \alpha \cdot \frac{1}{x}$$

所以

$$y' = y \cdot \frac{\alpha}{x} = x^\alpha \cdot \frac{\alpha}{x} = \alpha \cdot x^{\alpha-1}$$

即

$$(x^\alpha)' = \alpha x^{\alpha-1} \tag{2-21}$$

例 17 求函数 $y = x^{\sin x} (x > 0)$ 的导数.

解法 1 此是幂指函数,两边取对数得隐函数

$$\ln y = \ln x^{\sin x} = \sin x \cdot \ln x$$

两边对 x 求导数,得

$$\frac{1}{y} y' = \cos x \cdot \ln x + \frac{\sin x}{x}$$

于是

$$y' = y \left(\cos x \cdot \ln x + \frac{\sin x}{x} \right) = x^{\sin x} \left(\cos x \cdot \ln x + \frac{\sin x}{x} \right)$$

解法 2 因 $y = x^{\sin x} = e^{\sin x \cdot \ln x}$,所以

$$y' = (e^{\sin x \cdot \ln x})' = e^{\sin x \cdot \ln x} \cdot (\sin x \cdot \ln x)'$$
$$= x^{\sin x} \left(\cos x \cdot \ln x + \frac{\sin x}{x} \right)$$

例 18 求函数 $y = \sqrt[3]{\frac{(x-1)^2(x+2)}{(x+3)(x+4)^5}}$ 的导数.

解 两边取对数得隐函数

$$\ln y = \ln \sqrt[3]{\frac{(x-1)^2(x+2)}{(x+3)(x+4)^5}} = \frac{1}{3} \ln \frac{(x-1)^2(x+2)}{(x+3)(x+4)^5}$$
$$= \frac{1}{3} (2\ln|x-1| + \ln|x+2| - \ln|x+3| - 5\ln|x+4|)$$

两边对 x 求导数,得

$$\frac{1}{y}y'=\frac{1}{3}\left(\frac{2}{x-1}+\frac{1}{x+2}-\frac{1}{x+3}-\frac{5}{x+4}\right)$$

于是

$$y'=\frac{y}{3}\left(\frac{2}{x-1}+\frac{1}{x+2}-\frac{1}{x+3}-\frac{5}{x+4}\right)$$

$$=\frac{1}{3}\sqrt[3]{\frac{(x-1)^2(x+2)}{(x+3)(x+4)^5}}\left(\frac{2}{x-1}+\frac{1}{x+2}-\frac{1}{x+3}-\frac{5}{x+4}\right)$$

这种对等式两边取对数,然后将两边分别对自变量求导的方法称为**对数求导法**.

2-2.5 由参数方程所确定的函数的求导法则

设

$$\begin{cases}x=\varphi(t)\\y=\psi(t)\end{cases}$$

是曲线的参数方程,$x=\varphi(t)$,$y=\psi(t)$ 均可导,且 $\varphi(t)$ 单调,$\varphi'(t)\neq0$,现求 $\frac{\mathrm{d}y}{\mathrm{d}x}$. 因为 $x=\varphi(t)$ 单调可导,所以 $x=\varphi(t)$ 的反函数 $t=\varphi^{-1}(x)$ 存在且可导,于是 $y=\psi[\varphi^{-1}(x)]$ 可视为由 $y=\psi(t)$,$t=\varphi^{-1}(x)$ 所构成的复合函数. 由复合函数与反函数的求导法则有

$$y'_x=y'_t\cdot t'_x=y'_t\cdot\frac{1}{x'_t}=\frac{\psi'(t)}{\varphi'(t)}$$

所以

$$y'=\frac{\psi'(t)}{\varphi'(t)}=\frac{y'_t}{x'_t}$$

例 19 已知

$$\begin{cases}x=\ln(1+t^2)\\y=t-\arctan t\end{cases}$$

求 $\frac{\mathrm{d}y}{\mathrm{d}x}$.

解 $$x'_t=\frac{2t}{1+t^2},\quad y'_t=1-\frac{1}{1+t^2}=\frac{t^2}{1+t^2}$$

所以

$$y'_x=\frac{y'_t}{x'_t}=\frac{\frac{t^2}{1+t^2}}{\frac{2t}{1+t^2}}=\frac{t}{2}$$

例 20 求椭圆

$$\begin{cases}x=a\cos t\\y=b\sin t\end{cases}$$

在 $t=\frac{\pi}{4}$ 处的切线方程.

解 $$\frac{\mathrm{d}x}{\mathrm{d}t}=-a\sin t,\quad \frac{\mathrm{d}y}{\mathrm{d}t}=b\cos t$$

于是

$$\frac{\mathrm{d}y}{\mathrm{d}x} = \frac{b\cos t}{-a\sin t} = -\frac{b}{a}\cot t$$

从而

$$\frac{\mathrm{d}y}{\mathrm{d}x}\bigg|_{t=\frac{\pi}{4}} = -\frac{b}{a}\cot\frac{\pi}{4} = -\frac{b}{a}$$

即为椭圆上 $t=\frac{\pi}{4}$ 对应点处的切线斜率.

在椭圆上 $t=\frac{\pi}{4}$ 对应的点为 $\left(\frac{a}{\sqrt{2}}, \frac{b}{\sqrt{2}}\right)$，由直线的点斜式方程知该点的切线方程为

$$y - \frac{b}{\sqrt{2}} = -\frac{b}{a}\left(x - \frac{a}{\sqrt{2}}\right)$$

即

$$bx + ay - \sqrt{2}ab = 0$$

2-2.6 高阶导数

函数 $f(x)$ 的导数 $f'(x)$（亦称为一阶导数）一般仍是 x 的函数，如果 $f'(x)$ 还是可导的，则把 $f'(x)$ 的导数称为 $f(x)$ 的二阶导数，记作 y''，$f''(x)$ 或 $\frac{\mathrm{d}^2 y}{\mathrm{d}x^2}$，$\frac{\mathrm{d}^2 f}{\mathrm{d}x^2}$.

一般地，$n-1$ 阶导数 $f^{(n-1)}(x)$ 的导数叫做 $f(x)$ 的 n 阶导数，记作 $y^{(n)}$，$f^{(n)}(x)$，$\frac{\mathrm{d}^n y}{\mathrm{d}x^n}$ 或 $\frac{\mathrm{d}^n f}{\mathrm{d}x^n}$.

二阶及二阶以上的导数统称为**高阶导数**.

由函数的高阶导数的定义知，求函数的高阶导数就是按求导法则和求导公式逐阶进行求导.

例 21 求 $y=a^x(a>0, a\neq 1)$ 的 n 阶导数.

解 $\quad y'=a^x\ln a, \quad y''=a^x(\ln a)^2, \quad \cdots, \quad y^{(n)}=a^x(\ln a)^n$

特别地，有 $(\mathrm{e}^x)^{(n)}=\mathrm{e}^x$.

例 22 求 $y=\sin x$ 的 n 阶导数.

解

$$y'=\cos x=\sin\left(x+\frac{\pi}{2}\right)$$

$$y''=\cos\left(x+\frac{\pi}{2}\right)=\sin\left(x+2\cdot\frac{\pi}{2}\right)$$

$$y'''=\cos\left(x+2\cdot\frac{\pi}{2}\right)=\sin\left(x+3\cdot\frac{\pi}{2}\right)$$

$$\cdots\cdots$$

$$y^{(n)}=\sin\left(x+n\cdot\frac{\pi}{2}\right)$$

例 23 在物理学中，做变速直线运动的物体的瞬时加速度的大小是指该时刻的速度的变化率. 已知弹簧振子的简谐振动方程为

$$x=A\cos(\omega t+\varphi)$$

x 为位移，t 为时间，A, ω, φ 均为常量，求 t 时刻弹簧振子的瞬时加速度 $a(t)$.

解 因为瞬时速度是位移对时间的一阶导数，而瞬时加速度是速度对时间的导数（变化率），故瞬时加速度是位移对时间的二阶导数.

$$x' = -A\omega\sin(\omega t + \varphi)$$

所以

$$a(t) = x'' = -A\omega^2\cos(\omega t + \varphi)$$

这就是所求弹簧振子的瞬时加速度.

§2-3　微　分　概　念

2-3.1　微分的定义及几何意义

在实际问题中,有时我们需要了解当自变量有微小的改变时,函数改变了多少? 如果一个函数比较复杂,相应地,计算其改变量也就很复杂. 那么,能不能找到一个既简便而又具有较高的精确度的计算函数改变量的近似值的方法呢?

下面来考察一个具体问题. 设一边长为 x 的正方形,它的面积 $S = x^2$,是 x 的函数,若边长由 x_0 增加到 $x_0 + \Delta x$,那么将得到正方形面积的增量

$$\Delta S = (x_0 + \Delta x)^2 - x_0^2 = 2x_0\Delta x + (\Delta x)^2 \qquad (2\text{-}22)$$

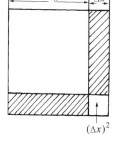

图 2-3

这个增量很显然是由两部分组成,第一部分 $2x_0\Delta x$ 是 Δx 的线性函数,第二部分 $(\Delta x)^2$ 是 Δx 的高阶无穷小量即 $(\Delta x)^2 = o(\Delta x)$. 所以在式(2-22)中,引起正方形面积的改变主要是由第一部分 $2x_0\Delta x$ 来决定的. 即 $\Delta S \approx 2x_0\Delta x$,由此产生的误差是一个较 Δx 为高阶的无穷小量,即以 Δx 为边的小正方形面积,如图 2-3 所示.

一般我们知道,若 $y = f(x)$ 为定义在某区间上的函数,x_0 为此区间内的一点,当给自变量一个增量 Δx 时,函数 y 得到一个增量

$$\Delta y = f(x_0 + \Delta x) - f(x_0)$$

如 $y = f(x)$ 在 x_0 点可导,即 $\lim\limits_{\Delta x \to 0}\dfrac{\Delta y}{\Delta x} = f'(x_0)$,由无穷小量有关定理知,

$$\frac{\Delta y}{\Delta x} = f'(x_0) + \alpha \qquad (\alpha \text{ 是 } \Delta x \to 0 \text{ 时的无穷小量})$$

$$\Delta y = f'(x_0)\Delta x + \alpha \cdot \Delta x \qquad (2\text{-}23)$$

式(2-23)右端由两部分组成:第一部分 $f'(x_0)\Delta x$,是 Δy 的主要部分,故又称为 Δy 的线性主部,第二部分是较 Δx 为高阶的无穷小量. 所以可以用线性主部去近似代替 Δy 的值,Δx 越小,用线性主部近似代替 Δy 的精度就越高.

定义　若函数 $y = f(x)$ 在点 x 处可导,则称 $f(x)$ 在点 x 处的导数 $f'(x)$ 与自变量的增量 Δx 的乘积 $f'(x)\Delta x$ 为函数 $y = f(x)$ 在点 x 处的**微分**,记为 $\mathrm{d}y$ 或 $\mathrm{d}f(x)$,即

$$\mathrm{d}y = \mathrm{d}f(x) = f'(x)\Delta x \qquad (2\text{-}24)$$

若 $y = \varphi(x) = x$,则 $\mathrm{d}y = \mathrm{d}x = \varphi'(x)\Delta x = 1 \cdot \Delta x = \Delta x$,可见自变量的增量 Δx 等于自变量的微分,于是一般函数的微分亦可表示为

$$\mathrm{d}y = f'(x)\mathrm{d}x$$

上式两端同除以 $\mathrm{d}x$,得

$$\frac{\mathrm{d}y}{\mathrm{d}x} = f'(x)$$

这样,函数的导数等于函数的微分与自变量的微分之商. 因此,导数也称微商,可导又称可微. 以前,我们把 $\dfrac{\mathrm{d}y}{\mathrm{d}x}$ 看成是导数的整体记号,现在可以将它像普通分式一样进行运算变形,这将给计算带来极大的方便.

例 1 求 $y=\ln x$ 在 $x=2,\mathrm{d}x=0.04$ 时的微分.

解 $\mathrm{d}y=(\ln x)'\mathrm{d}x=\dfrac{1}{x}\mathrm{d}x$,将 $x=2,\mathrm{d}x=0.04$ 代入,得

$$\mathrm{d}y=\frac{1}{2}\times 0.04=0.02$$

例 2 求 $C=C_0\mathrm{e}^{-kt}$ 的微分.

解
$$\mathrm{d}C=(C_0\mathrm{e}^{-kt})'\mathrm{d}t=C_0(-k)\mathrm{e}^{-kt}\mathrm{d}t$$
$$=-C_0k\mathrm{e}^{-kt}\mathrm{d}t=-kC\mathrm{d}t$$

为了说明微分的几何意义,考察函数 $y=f(x)$ 的图形 (图 2-4). 在曲线上取一确定点 $M(x_0,y_0)$,当自变量 x 有微小增量 Δx 时,就得到曲线上另一点 $N(x_0+\Delta x,y_0+\Delta y)$,从图中可知,$MQ=\Delta x,NQ=\Delta y$,过 M 作曲线的切线 MT,它的倾角为 α,则

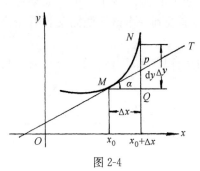

图 2-4

$$QP=MQ\cdot\tan\alpha=f'(x_0)\Delta x=\mathrm{d}y$$

由此可见,当 Δy 是曲线 $y=f(x)$ 上点 M 的纵坐标的增量时,微分 $\mathrm{d}y$ 就是曲线在点 M 处切线的纵坐标的增量.

2-3.2 微分的求法、微分形式不变性

由函数的可导与可微的关系式 $\mathrm{d}y=f'(x)\mathrm{d}x$ 知,只要知道函数的导数,就能立刻写出它的微分. 例如,

$$(x^3)'=3x^2,\quad \mathrm{d}(x^3)=3x^2\mathrm{d}x$$

下面是与导数公式和求导法则相应的一系列微分公式与运算法则.

一、基本初等函数的微分公式

(1) $\mathrm{d}(c)=0$;

(2) $\mathrm{d}(x^a)=ax^{a-1}\mathrm{d}x$;

(3) $\mathrm{d}(a^x)=a^x\ln a\mathrm{d}x,\mathrm{d}\mathrm{e}^x=\mathrm{e}^x\mathrm{d}x$;

(4) $\mathrm{d}(\log_a x)=\dfrac{1}{x\ln a}\mathrm{d}x,\mathrm{d}(\ln x)=\dfrac{1}{x}\mathrm{d}x$;

(5) $\mathrm{d}(\sin x)=\cos x\mathrm{d}x$;

(6) $\mathrm{d}(\cos x)=-\sin x\mathrm{d}x$;

(7) $\mathrm{d}(\tan x)=\dfrac{1}{\cos^2 x}\mathrm{d}x=\sec^2 x\mathrm{d}x$;

(8) $\mathrm{d}(\cot x)=-\dfrac{1}{\sin^2 x}\mathrm{d}x=-\csc^2 x\mathrm{d}x$;

(9) $\mathrm{d}(\sec x)=\sec x\cdot\tan x\mathrm{d}x$;

(10) $\mathrm{d}(\csc x)=-\csc x\cdot\cot x\mathrm{d}x$;

(11) $\mathrm{d}(\arcsin x)=\dfrac{1}{\sqrt{1-x^2}}\mathrm{d}x$;

(12) $\mathrm{d}(\arccos x)=\dfrac{-1}{\sqrt{1-x^2}}\mathrm{d}x$;

(13) $\mathrm{d}(\arctan x)=\dfrac{1}{1+x^2}\mathrm{d}x$;

(14) $\mathrm{d}(\text{arccot}x)=-\dfrac{1}{1+x^2}\mathrm{d}x$.

二、微分四则运算法则

设 u,v,ω 都是可微函数,则

(1) $\mathrm{d}(u+v-\omega)=\mathrm{d}u+\mathrm{d}v-\mathrm{d}\omega$;

(2) $\mathrm{d}(cu)=c\mathrm{d}u$;

(3) $\mathrm{d}(uv)=v\mathrm{d}u+u\mathrm{d}v$;

(4) $\mathrm{d}\left(\dfrac{u}{v}\right)=\dfrac{v\mathrm{d}u-u\mathrm{d}v}{v^2}$ $(v\neq0)$.

三、一阶微分形式不变性

设 $y=f[\varphi(x)]$ 是函数 $y=f(u),u=\varphi(x)$ 的复合函数,由复合函数的求导法则,有

$$\frac{\mathrm{d}y}{\mathrm{d}x}=\frac{\mathrm{d}y}{\mathrm{d}u}\cdot\frac{\mathrm{d}u}{\mathrm{d}x}=f'(u)\varphi'(x)$$

所以

$$\mathrm{d}y=f'(u)\varphi'(x)\mathrm{d}x=f'(u)\mathrm{d}\varphi(x)=f'(u)\mathrm{d}u$$

这与 u 为自变量时,函数 $y=f(u)$ 的微分 $\mathrm{d}y=f'(u)\mathrm{d}u$ 在形式上是一样的. 也就是说,不论 u 是中间变量还是自变量,函数 $y=f(u)$ 的微分,其形式上是一样的. 由复合函数的微分法则,得到微分的这一重要性质称为**一阶微分形式不变性**.

例3 求函数 $y=x^2\ln(x^2)+\cos x$ 的微分.

解
$$\begin{aligned}\mathrm{d}y&=\mathrm{d}(x^2\ln(x^2))+\mathrm{d}(\cos x)\\&=2x\ln(x^2)\mathrm{d}x+2x\mathrm{d}x-\sin x\mathrm{d}x\\&=[2x\ln(x^2)+2x-\sin x]\mathrm{d}x\end{aligned}$$

例4 求 $y=\mathrm{e}^{ax}\cos bx$ 的微分.

解 由函数乘积的微分法则,得
$$\begin{aligned}\mathrm{d}y&=\mathrm{d}(\mathrm{e}^{ax}\cos bx)=\mathrm{e}^{ax}\mathrm{d}(\cos bx)+\cos bx\mathrm{d}(\mathrm{e}^{ax})\\&=-b\mathrm{e}^{ax}\sin bx\mathrm{d}x+a\mathrm{e}^{ax}\cos bx\mathrm{d}x\\&=\mathrm{e}^{ax}(a\cos bx-b\sin bx)\mathrm{d}x\end{aligned}$$

§2-4 微分的应用

2-4.1 近似计算

由增量与微分的关系

$$\Delta y=f'(x_0)\Delta x+o(\Delta x)=\mathrm{d}y+o(\Delta x) \tag{2-25}$$

当 Δx 很小时

$$\Delta y=f(x_0+\Delta x)-f(x_0)\approx\mathrm{d}y=f'(x_0)\Delta x \tag{2-26}$$

从而有

$$f(x_0+\Delta x)\approx f(x_0)+f'(x_0)\Delta x \tag{2-27}$$

也就是说,当自变量的增量 Δx 很小时,用函数 $y=f(x)$ 的微分 $\mathrm{d}y$ 代替函数的增量 Δy 可以达到较高的近似程度. 这在实际问题中应用相当广泛.

当 $x_0=0$ 时,且 $|x|(x=\Delta x)$ 很小,式(2-27)变成了

$$f(x)\approx f(0)+f'(0)x \tag{2-28}$$

由式(2-28)可以推得几个常用的近似公式

当 $|x|$ 很小时,

(1) $\sin x \approx x$;　　　　(2) $\tan x \approx x$;

(3) $\dfrac{1}{1+x} \approx 1-x$;　　　　(4) $\mathrm{e}^x \approx 1+x$;

(5) $\ln(1+x) \approx x$;　　　　(6) $\sqrt[n]{1 \pm x} \approx 1 \pm \dfrac{x}{n}$.

例 1　求 $\sqrt{0.97}$ 的近似值.

解法 1　$\sqrt{0.97}$ 是函数 $f(x)=\sqrt{x}$ 在 $x=0.97$ 处的值. 因此,令 $x_0=1$,$\Delta x=-0.03$,由式 (2-27) 得

$$\sqrt{0.97} \approx \sqrt{1} + (\sqrt{x})'_{x=1} \cdot (-0.03)$$
$$= 1 + \frac{1}{2} \times (-0.03) = 0.985$$

解法 2　把 $\sqrt{0.97}$ 看做函数 $f(x)=\sqrt{1+x}$ 在 $x=-0.03$ 处的值,于是由式 (2-28) 得

$$\sqrt{0.97} \approx \sqrt{1} + (\sqrt{1+x})'_{x=0} \cdot (-0.03) = 1 + \frac{1}{2} \times (-0.03) = 0.985$$

例 2　长为 l,半径为 r 的血管,其阻力 R 可由公式 $R=k \cdot \dfrac{l}{r^4}$ 给出(其中 k 为血液黏滞度决定的常数因子),当 r 出现微小变化 Δr 时,阻力 R 的变化如何?

解　　　　　　$\Delta R \approx \mathrm{d}R = \mathrm{d}\left(k \cdot \dfrac{l}{r^4}\right) = kl(-4)r^{-5}\mathrm{d}r = -\dfrac{4kl}{r^5}\Delta r$

例 3　证明当 $|\alpha|$ 很小时,有如下近似公式:

$$\sqrt[n]{1+\alpha} \approx 1 + \frac{1}{n}\alpha$$

证　设 $f(x)=\sqrt[n]{1+x}$,则

$$f'(x) = \frac{1}{n}(1+x)^{\frac{1}{n}-1}$$

$$\sqrt[n]{1+x_0+\Delta x} \approx \sqrt[n]{1+x_0} + \frac{1}{n}(1+x_0)^{\frac{1}{n}-1}\Delta x$$

令 $x_0=0$,$\Delta x=\alpha$,则得

$$\sqrt[n]{1+\alpha} \approx 1 + \frac{1}{n}\alpha$$

此式可作为近似公式使用.

例 4　直径为 10cm 的球,外面镀铜,铜的厚度为 0.005cm,求所用铜的体积的近似值.

解　半径为 R 的球的体积是

$$V = \frac{4}{3}\pi R^3$$

$$\mathrm{d}V = 4\pi R^2 \Delta R$$

将 $R=5$,$\Delta R=0.005=\dfrac{1}{200}$ 代入上式,

$$\Delta V \approx \mathrm{d}V = 4\pi \cdot 5^2 \cdot \frac{1}{200} = \frac{\pi}{2} \approx 1.57 (\mathrm{cm}^3)$$

故所需铜的体积约为 1.57cm³.

例5 利用微分计算 $\sin 30°30'$ 的近似值.

解 设函数 $f(x) = \sin x, x_0 = \dfrac{\pi}{6}, \Delta x = 30' = \dfrac{\pi}{360}$,

$$f'(x) = \cos x, \quad f'(x_0) = f'\left(\frac{\pi}{6}\right) = \frac{\sqrt{3}}{2}$$

由公式 $f(x_0 + \Delta x) \approx f(x_0) + f'(x_0) \cdot \Delta x$, 有

$$\sin 30°30' = \sin\left(\frac{\pi}{6} + \frac{\pi}{360}\right) \approx \sin\frac{\pi}{6} + \cos\frac{\pi}{6} \cdot \frac{\pi}{360}$$

$$= \frac{1}{2} + \frac{\sqrt{3}}{2} \cdot \frac{\pi}{360} \approx 0.5076$$

2-4.2 误差估计

许多实际问题中,由于测量仪器的精确度、测量的条件和方法等诸因素的影响,测量数据往往带有误差. 若根据带有一定误差的数据进行计算,其结果也会有误差,因此要对误差进行估计与控制. 在实际工作中关于误差的问题不外乎两种情况:

(1) 由测得数据的误差估计其结果误差.

(2) 根据问题要求的结果误差选取适当精度的仪器和适当的测量方法.

如果某个量的精确值为 M,近似值为 m,则 $|M-m|$ 称为 m 的**绝对误差**,而 $\left|\dfrac{M-m}{m}\right|$ 称为 m 的**相对误差**,相对误差一般用百分比表示.

例6 设已测得一根圆轴的直径为43cm,并知在测量中绝对误差不超过 0.2cm,试求以此数据计算圆轴的横截面积时所引起的误差.

解 由题意圆轴的直径 $D = 43$cm,其绝对误差 $|\Delta D| \leqslant 0.2$cm.

按照所测的直径计算圆轴的横截面积

$$S = f(D) = \frac{1}{4}\pi D^2 = \frac{1}{4}\pi \times 43^2 = 462.25\pi \, (\text{cm}^2)$$

它的绝对误差

$$|\Delta S| \approx |\mathrm{d}S| = \frac{1}{2}\pi D |\Delta D| \leqslant \frac{1}{2} \times \pi \times 43 \times 0.2 = 4.3\pi \, (\text{cm}^2)$$

它的相对误差

$$\left|\frac{\Delta S}{S}\right| \approx \left|\frac{\mathrm{d}S}{S}\right| \leqslant \frac{4.3\pi}{462.25\pi} \approx 0.00930 = 0.93\%$$

例7 测量一钢球的直径,如何控制其精确程度才能使由此计算到的质量的相对误差不超过 1%?

解 设钢球的密度为 ρ,则半径为 r 的钢球的质量

$$m = \rho \frac{4}{3}\pi r^3 = \frac{1}{6}\pi \rho D^3$$

由 $\mathrm{d}m = \frac{1}{2}\pi\rho D^2 \mathrm{d}D = \frac{1}{2}\pi\rho D^2 \Delta D$, 有

$$\left|\frac{\Delta m}{m}\right| \approx \left|\frac{\mathrm{d}m}{m}\right| = \left|\frac{\frac{1}{2}\pi\rho D^2 \cdot \Delta D}{\frac{1}{6}\pi\rho D^3}\right| = 3\left|\frac{\Delta D}{D}\right|$$

为了使

$$\left|\frac{\Delta m}{m}\right| \approx \left|\frac{\mathrm{d}m}{m}\right| = 3\left|\frac{\Delta D}{D}\right| \leqslant \frac{1}{100}$$

必须要求

$$\left|\frac{\Delta D}{D}\right| \leqslant \frac{1}{300}$$

可见,要使质量的相对误差不超过 1‰,直径的相对误差必须控制在 $\frac{1}{300}$ 之内.

习 题 二

1. 一动点做直线运动,它所经过的路程和时间的关系是 $s = 3t^2 + 1$. 求它在时间段 $2 \leqslant t \leqslant 2 + \Delta t$ 内运动的平均速度,再计算:(1) $\Delta t = 0.1$ 时的平均速度值;(2) $\Delta t = 0.01$ 时的平均速度值;(3) $t = 2$ 时刻的瞬时速度值.

2. 假定函数 $f(x)$ 在 x_0 或 0 处可导,按照导数定义,A 在下列各题中表示什么?

   (1) $\lim\limits_{\Delta x \to 0} \dfrac{f(x_0 - \Delta x) - f(x_0)}{\Delta x} = A$;   (2) $\lim\limits_{x \to 0} \dfrac{f(x)}{x} = A$,且 $f(0) = 0$;

   (3) $\lim\limits_{h \to 0} \dfrac{f(x_0 + h) - f(x_0 - h)}{h} = A$.

3. 讨论下列函数在 $x = 0$ 处的连续性与可导性,若可导求出导数值.

   (1) $f(x) = \sqrt{1-x}$ (提示:$\Delta x \to 0$ 时 $\sqrt{1-\Delta x} - 1 \sim -\frac{1}{2}\Delta x$);

   (2) $f(x) = \begin{cases} \mathrm{e}^x, & x < 0 \\ x+1, & x \geqslant 0 \end{cases}$ (提示:$\Delta x \to 0$ 时,$\mathrm{e}^{\Delta x} - 1 \sim \Delta x$);

   (3) $f(x) = \begin{cases} x\sin\dfrac{1}{x}, & x \neq 0, \\ 0, & x = 0. \end{cases}$

4. 求下列函数的导数:

   (1) $y = x^3 + \dfrac{7}{x^4} - 2\sqrt{x} + 6$;   (2) $y = \dfrac{a+b}{ax+b}$ (a, b 为常数);

   (3) $y = \dfrac{5}{x\sqrt{x}} - 2^x + 3\mathrm{e}^x$;   (4) $y = (x^2 + 3)\tan x$;

   (5) $y = (1 + \sqrt{x})\left(1 - \dfrac{1}{\sqrt{x}}\right)$;   (6) $y = x\arcsin x + \cos x$;

   (7) $y = 3\mathrm{e}^x\cos x$;   (8) $y = \dfrac{1}{2}x^3\cos x\ln x$;

   (9) $y = \dfrac{a^x}{x^2} + \ln x$;   (10) $y = \dfrac{\lg x}{\sqrt{x}}$;

   (11) $y = \dfrac{x-1}{x^2 + 2x + 3}$;   (12) $y = \dfrac{x\sin x}{1 + \cos x}$.

5. 求下列函数在给定点的导数值.

   (1) $f(x) = 2x - 3x^2$, 求 $f'(0)$, $f'(1)$;

   (2) $f(x) = \dfrac{x}{1-x^2}$, 求 $f'(0)$, $f'(2)$;

   (3) $\rho = \theta\sin\theta + \dfrac{1}{2}\cos\theta$, 求 $\dfrac{\mathrm{d}\rho}{\mathrm{d}\theta}\Big|_{\theta=\frac{\pi}{2}}$;

   (4) $y = x(x-1)(x-2)\cdots(x-100)$, 求 $y'\big|_{x=0}$, $y'\big|_{x=1}$.

6. 求下列函数的导数（其中 a, n 为常数）：

(1) $y = (3x^3 + x - 1)^5$ ；

(2) $y = \dfrac{1}{\sqrt{x^2 - 1}}$ ；

(3) $y = x^3 (2x - 1)^2$ ；

(4) $y = \arctan e^x$ ；

(5) $y = \left(\dfrac{x}{1+x}\right)^{10}$ ；

(6) $y = \sin nx \cdot \sin^n x$ ；

(7) $y = \ln \sin x + \cos \ln x$ ；

(8) $s = \dfrac{e^t - e^{-t}}{e^t + e^{-t}}$ ；

(9) $y = \sqrt{x + \sqrt{x + \sqrt{x}}}$ ；

(10) $y = \ln \dfrac{a + x}{a - x}$ ；

(11) $y = \ln(x + \sqrt{1 + x^2})$ ；

(12) $y = e^{\sin x^2}$ ；

(13) $y = \sin^2 \left(\dfrac{x^2 + 1}{2}\right)$ ；

(14) $y = \ln \cos \dfrac{1}{x}$ ；

(15) $y = \ln \ln \ln x$ ；

(16) $y = \arcsin \sqrt{\dfrac{1 - x}{1 + x}}$.

7. $f(x)$、$g(x)$ 可导，求下列函数的导数 $\dfrac{\mathrm{d}y}{\mathrm{d}x}$ ：

(1) $y = e^{f(x)}$ ；

(2) $y = f(x^2 + x - 1)$ ；

(3) $y = x g \left(\dfrac{1}{x}\right)$ ；

(4) $y = f(\sin^2 x) + g(\cos^2 x)$ ；

(5) $y = f[g(2^x)]$ ；

(6) $y = \sqrt{f^2(x) + g^2(x)} \ (f^2(x) + g^2(x) \neq 0)$.

8. 证明：可导偶函数的导函数为奇函数，而可导奇函数的导函数为偶函数.

9. 求由下列方程确定的隐函数 $y = f(x)$ 的导数：

(1) $y^2 = apx$ ；

(2) $x^2 + y^2 - xy = 1$ ；

(3) $xy = e^{x+y}$ ；

(4) $y e^x + \ln y = 1$ ；

(5) $y^2 = \cos(xy)$ ；

(6) $\arctan \dfrac{y}{x} = \ln \sqrt{x^2 + y^2}$.

10. 利用对数求导法求下列函数的导数：

(1) $y = x^{\sqrt{x}}$ ；

(2) $y = \left(\dfrac{x}{1+x}\right)^x$ ；

(3) $y = (\sin x)^{\cos x}$ ；

(4) $y = (1 + x^2)^{\sin x}$ ；

(5) $y = \sqrt{x \sin x \sqrt{1 - e^x}}$ ；

(6) $y = \sqrt[3]{\dfrac{(3x - 2)^2}{(5 - 2x)(x - 1)}}$.

11. 求下列由参数方程所确定的函数的导数 $\dfrac{\mathrm{d}y}{\mathrm{d}x}$（其中 a 为常数）：

(1) $\begin{cases} x = a(t - \sin t), \\ y = a(1 - \cos t); \end{cases}$

(2) $\begin{cases} x = \sin t, \\ y = \cos 2t, \end{cases}$ 求 $\dfrac{\mathrm{d}y}{\mathrm{d}x}\bigg|_{t=\frac{\pi}{4}}$ ；

(3) $\begin{cases} x = a \cos^3 \theta, \\ y = a \sin^3 \theta; \end{cases}$

(4) $\begin{cases} x = \dfrac{3at}{1+t^2}, \\ y = \dfrac{3at^2}{1+t^2}, \end{cases}$ 求 $\dfrac{\mathrm{d}y}{\mathrm{d}x}\bigg|_{t=2}$.

12. 求下列函数的二阶导数（其中 a, b, g, v_0, s_0 为常数）：

(1) $y = e^{-x^2}$ ；

(2) $y = x + \sin 2x$ ；

(3) $y = x^2 e^{-x}$ ；

(4) $s = \dfrac{1}{2} g t^2 + v_0 t + s_0$ ；

(5) 求由 $y = 1 + x e^y$ 确定的隐函数的二阶导数 $\dfrac{\mathrm{d}^2 y}{\mathrm{d}x^2}$ ；

(6) 求由参数方程 $\begin{cases} x = a\cos t \\ y = b\sin t \end{cases}$，所确定的函数的二阶导数 $\dfrac{\mathrm{d}^2 y}{\mathrm{d}x^2}$；

(7) 设 $\begin{cases} x = f(t), \\ y = t + f(t), \end{cases}$ 求 $\dfrac{\mathrm{d}^2 y}{\mathrm{d}x^2}$（$f(t)$ 有二阶导数）.

13. 求下列函数的 n 阶导数（n 为正整数）：

(1) $y = a^x$； (2) $y = \sin x$； (3) $y = x\mathrm{e}^x$；

(4) $y = \ln(1+x)$； (5) $y = x^m$（m 为正整数）.

14. 求下列曲线在给定点处的切线方程与法线方程：

(1) 求曲线 $y = 4x^2 + 4x - 3$ 上横坐标 $x = -1$ 的点处的切线方程与法线方程；

(2) 求曲线 $x^{\frac{2}{3}} + y^{\frac{2}{3}} = a^{\frac{2}{3}}$ 在点 $\left(\dfrac{\sqrt{2}}{4}a, \dfrac{\sqrt{2}}{4}a\right)$ 处的切线方程与法线方程；

(3) 求曲线 $\begin{cases} x = 2\mathrm{e}^t \\ y = \mathrm{e}^{-t} \end{cases}$，在 $t = 0$ 相应的点处的切线方程与法线方程.

15. 物体运动方程为 $s = \sqrt{t} - \sin 3t$，求该物体的速度与加速度.

16. 在细胞中合成蛋白时，蛋白的质量依照下面的公式随时间而增长：

$$M = p + qt + rt^2 \quad (p, q, r \text{ 是常数})$$

求时刻 t 时的反应速率.

17. 设有一根长为 L 的细棒，其上非均匀分布着质量，取棒的左端作为原点，棒上任意点的坐标为 x，于是分布在区间 $[0, x]$ 上细棒的质量 m 是 x 的函数 $m = 2\mathrm{e}^x + x^2 - 1$，试求在 $x = 3$ 处的线密度（$x = 3$ 邻近单位长度内的质量，也即在 $x = 3$ 处质量 m 关于 x 的变化率）.

18. 一截面为倒置等边三角形水槽，长为 20m，若以每秒 3m³ 的速度将水注入，求在水高为 4m 时，水面上升的速度.

19. 求下列函数的微分：

(1) $y = \dfrac{2}{x} + 2\sqrt{x}$； (2) $s = A\sin(\omega t + \varphi)$（$A, \omega, \varphi$ 是常数）；

(3) $y = \ln(1 + x^4)$； (4) $y = x^{\frac{2}{3}}\left(1 - x^{\frac{3}{2}}\right)$；

(5) $y = \dfrac{\sqrt{1+x} - \sqrt{1-x}}{\sqrt{1+x} + \sqrt{1-x}}$； (6) $y = \mathrm{e}^{-x} - \cos(3 - x)$.

20. 求下列各式的近似值：

(1) $\sin 29°$； (2) $\sqrt[3]{1.02}$；

(3) $\ln 0.97$； (4) $\mathrm{e}^{1.01}$.

21. 证明：球体体积的相对误差约为它直径相对误差的 3 倍.

第二章 PPT

第三章

导数的应用

第二章给出了导数与微分的概念，讨论了导数与微分的计算方法，还介绍了微分的简单应用. 本章将进一步应用导数研究函数曲线的升降、极值、凹凸、拐点等性态，描绘函数的图形，以及应用导数求极限等.

导数的应用是十分广泛的，为了本章及今后学习的需要，我们先介绍微分学中几个重要的中值定理，它是利用导数研究函数的理论基础，在实际应用上也有重要作用.

§3-1 中值定理

罗尔定理 若函数 $f(x)$ 满足：

(1) 在闭区间 $[a, b]$ 上连续；

(2) 在开区间 (a, b) 内可导；

(3) $f(a) = f(b)$,

则至少存在一点 $\xi \in (a, b)$，使得 $f'(\xi) = 0$.

证 由条件 (1)，根据闭区间上连续函数的最值定理，$f(x)$ 必在 $[a, b]$ 上取得它的最大值 M 和最小值 m. 显然只有 $M=m$ 和 $M>m$ 两种情形.

如果 $M=m$，则必有 $f(x) \equiv M$，$x \in [a, b]$. 因此 $f'(x) = 0$ 在 (a, b) 内处处成立，于是可以取 (a, b) 内任何一点作为 ξ，而有 $f'(\xi) = 0$.

如果 $M>m$，由条件 (3) 可知，M 和 m 中至少有一个不等于 $f(a)$，不妨设 $M \neq f(a)$. 又由条件 (1) 可知，至少存在一点 $\xi \in (a, b)$，使得 $f(\xi) = M$. 下面证明 $f'(\xi) = 0$.

因为 $f(x)$ 在点 ξ 取到最大值，所以对于任意的 Δx，只要 $\xi + \Delta x \in (a, b)$，总有 $f(\xi + \Delta x) \leqslant f(\xi)$，当 $\Delta x > 0$ 时，有

$$\frac{f(\xi + \Delta x) - f(\xi)}{\Delta x} \leqslant 0$$

当 $\Delta x < 0$ 时，有

$$\frac{f(\xi + \Delta x) - f(\xi)}{\Delta x} \geqslant 0$$

由条件 (2) 可知，$f'(\xi)$ 存在，且

$$f'(\xi) = f'_+(\xi) = \lim_{\Delta x \to 0^+} \frac{f(\xi + \Delta x) - f(\xi)}{\Delta x} \leqslant 0$$

$$f'(\xi) = f'_-(\xi) = \lim_{\Delta x \to 0^-} \frac{f(\xi + \Delta x) - f(\xi)}{\Delta x} \geqslant 0$$

所以，$f'(\xi) = 0$. 这就证明了罗尔定理.

值得注意的是，该定理要求 $f(x)$ 满足三个条件，若 $f(x)$ 不能同时满足这三个条件，

则结论就可能不成立.

从几何意义上说，罗尔定理指出在两个高度相同的点之间的一段连续曲线上，若除端点外，它的每一点都有不垂直于 x 轴的切线，则其中至少有一条切线平行于 x 轴，如图 3-1 所示.

拉格朗日中值定理 若函数 $f(x)$ 满足：

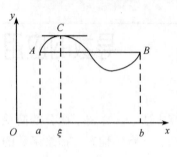

图 3-1

(1) 在闭区间 $[a，b]$ 上连续；

(2) 在开区间 $(a，b)$ 内可导，

则至少存在一点 $\xi \in (a，b)$，使得

$$\frac{f(b) - f(a)}{b - a} = f'(\xi) \qquad (3-1)$$

通常将式（3-1）写成

$$f(b) - f(a) = f'(\xi)(b - a) \quad (a < \xi < b) \qquad (3-2)$$

证 作辅助函数

$$\varphi(x) = f(x) - f(a) - \frac{f(b) - f(a)}{b - a}(x - a)$$

由于函数 $f(x)$ 在 $[a，b]$ 上连续，在 $(a，b)$ 内可导，故 $\varphi(x)$ 在 $[a，b]$ 上连续，在 $(a，b)$ 内可导，又 $\varphi(a) = \varphi(b) = 0$，根据罗尔定理知，存在 $\xi \in (a，b)$，使 $\varphi'(\xi) = 0$.

由于

$$\varphi'(x) = f'(x) - \frac{f(b) - f(a)}{b - a}$$

于是有

$$\varphi'(\xi) = f'(\xi) - \frac{f(b) - f(a)}{b - a} = 0 \quad (a < \xi < b)$$

即

$$f'(\xi) = \frac{f(b) - f(a)}{b - a} \quad (a < \xi < b)$$

这个定理从几何上看是十分明显的，图 3-2 画出了 $[a，b]$ 上的一条连续曲线 $y = f(x)$，作弦 AB，它的斜率是

$$\frac{f(b) - f(a)}{b - a}$$

由于函数 $y = f(x)$ 在 $(a，b)$ 内可导，因此曲线 $y = f(x)$（除两端点外）每一点处都有切线，当我们把弦 AB 向上（或向下）平行地推移到曲线上距 AB 最远的一点 M（其横坐标为 ξ）时，所得直线 $A'B'$ 就是曲线的一条切线，由导数的几何意义，该切线的斜率是 $f'(\xi)$，注意到 $A'B' /\!/ AB$，所以

$$\frac{f(b) - f(a)}{b - a} = f'(\xi) \quad (a < \xi < b)$$

为了把这一定理的结论写成另一种形式，假定

$$\frac{\xi - a}{b - a} = \theta \quad (0 < \theta < 1)$$

则

$$\xi = a + \theta(b - a)$$

式（3-2）可化为

$$f(b) - f(a) = f'(a + \theta(b - a))(b - a)$$

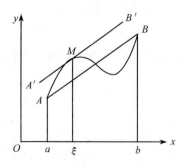

图 3-2

如果用 x 代替 a，$x+\Delta x$ 代替 b，则得出拉格朗日中值定理的又一形式：

$$\Delta f(x) = f(x+\Delta x) - f(x) = f'(x+\theta\Delta x)\Delta x \qquad (3\text{-}3)$$

其中 θ 是 0 与 1 之间的值.

拉格朗日中值定理的这一形式给出了函数增量的另一个表达式. 这个表达式在一些数学命题的证明过程中常被应用.

推论 1　如果函数的导数在某一区间内恒等于零，则这个函数在这个区间内是常数.

证　假设可导函数 $f(x)$ 在区间内对所有的 x 的值都有 $f'(x)=0$，我们在 (a, b) 内任取两点 x_1，x_2（$x_1 < x_2$），对于区间 $[x_1, x_2]$ 应用拉格朗日中值定理，就有

$$f(x_2) - f(x_1) = f'(\xi)(x_2 - x_1) \quad (x_1 < \xi < x_2)$$

因为在 (a, b) 内对所有的 x 的值都有 $f'(x)=0$，而 ξ 是 (a, b) 内的某一值，所以 $f'(\xi)=0$，于是得

$$f(x_2) - f(x_1) = 0 \quad \text{或} \ f(x_2) = f(x_1)$$

因为 x_1，x_2 是 (a, b) 内的任意两点，这就是说 $f(x)$ 是一常数.

推论 2　如果两个函数的导数在某一区间内恒等，则这两个函数在这个区间内相差一常数.

证　假设两个可导函数 $f(x)$ 和 $\varphi(x)$ 在区间 (a, b) 内对所有的 x 值都有 $f'(x)=\varphi'(x)$，则由 $f'(x) - \varphi'(x)=0$ 可得 $[f(x) - \varphi(x)]'=0$.

由推论 1 可见函数 $f(x) - \varphi(x)$ 是一常量，把这常量记为 C，就有 $f(x) - \varphi(x)=C$，这就是说，$f(x)$ 与 $\varphi(x)$ 相差一个常数.

柯西中值定理　若函数 $f(x)$ 与 $g(x)$ 满足：

（1）在闭区间 $[a, b]$ 上连续；

（2）在开区间 (a, b) 内可导；

（3）在开区间 (a, b) 内，$g'(x) \neq 0$，

则至少存在一点 $\xi \in (a, b)$，使得

$$\frac{f(b) - f(a)}{g(b) - g(a)} = \frac{f'(\xi)}{g'(\xi)}$$

证　由条件（3），可得 $g(b) - g(a) \neq 0$. 否则，如果 $g(b) - g(a)=0$，则 $g(x)$ 在 $[a, b]$ 上满足罗尔定理的条件，因而至少存在一点 $\xi \in (a, b)$，使 $g'(\xi)=0$，这与 (a, b) 内 $g'(x) \neq 0$ 矛盾.

引入辅助函数

$$F(x) = f(x) - \frac{f(b) - f(a)}{g(b) - g(a)} g(x)$$

容易验证 $F(x)$ 在 $[a, b]$ 上满足罗尔定理的条件，故至少存在一点 $\xi \in (a, b)$，使 $F'(\xi)=0$. 由于

$$F'(x) = f'(x) - \frac{f(b) - f(a)}{g(b) - g(a)} g'(x)$$

故有

$$f'(\xi) - \frac{f(b) - f(a)}{g(b) - g(a)} g'(\xi) = 0$$

即

$$\frac{f(b) - f(a)}{g(b) - g(a)} = \frac{f'(\xi)}{g'(\xi)}$$

易见，拉格朗日中值定理是柯西定理当 $g(x)=x$ 的特殊情形.

§3-2　洛必达法则

在一些实际问题中，经常会遇到计算两个无穷小量或两个无穷大量之比的极限等问题，这种极限的结果，有时为零，有时是非零常数，有时又是无穷大量，因此称为未定型极限. 对这类极限问题一般很难用极限四则运算法则来解决，而利用导数来计算这类极限却十分简便.

3-2.1　两个无穷小量之比的极限

定理　设 (1) $\lim\limits_{x \to x_0} f(x)=0$，$\lim\limits_{x \to x_0} g(x)=0$；(2) 在点 x_0 的某邻域内（点 x_0 本身可以除外），$f'(x)$ 及 $g'(x)$ 存在且 $g'(x) \neq 0$；(3) $\lim\limits_{x \to x_0} \dfrac{f'(x)}{g'(x)}$ 存在或为无穷大. 则有

$$\lim_{x \to x_0} \frac{f(x)}{g(x)} = \lim_{x \to x_0} \frac{f'(x)}{g'(x)} \tag{3-4}$$

这就是极限运算的**洛必达法则**.

特别指出：定理中，当 $x \to \infty$ 时，结论仍然成立；如果 $\dfrac{f'(x)}{g'(x)}$ 仍满足定理的条件，还可对 $\dfrac{f'(x)}{g'(x)}$ 继续运用定理的结论，以此类推.

由于这种未定型是两个无穷小量之比的极限，因此常简称为 $\dfrac{0}{0}$ 型未定式.

例1　在群体增长模型中，需要计算

$$\lim_{\alpha \to 0} \frac{1 - \left(\dfrac{N}{N_e}\right)^\alpha}{\alpha}$$

其中 N 为 t 时群体中生物体的个数，N_e 为生物体个数的平衡常数.

解　由洛必达法则，有

$$\lim_{\alpha \to 0} \frac{1 - \left(\dfrac{N}{N_e}\right)^\alpha}{\alpha} = \lim_{\alpha \to 0} \frac{-\left(\dfrac{N}{N_e}\right)^\alpha \cdot \ln \dfrac{N}{N_e}}{1} = \ln \frac{N_e}{N}$$

例2　求 $\lim\limits_{x \to 0} \dfrac{e^x + e^{-x} - 2}{1 - \cos x}$.

解
$$\lim_{x \to 0} \frac{e^x + e^{-x} - 2}{1 - \cos x} = \lim_{x \to 0} \frac{e^x - e^{-x}}{\sin x} = \lim_{x \to 0} \frac{e^x + e^{-x}}{\cos x} = 2$$

3-2.2　两个无穷大量之比的极限

上面讨论的是 $\dfrac{0}{0}$ 型未定式求极限的法则，对于 $x \to x_0$ 或 $x \to \infty$ 时，两个无穷大量之比的极限（简称 $\dfrac{\infty}{\infty}$ 型未定式）也有类似于式（3-4）的结果.

例3　求 $\lim\limits_{x \to 0^+} \dfrac{\ln \cot x}{\ln x}$.

解
$$\lim_{x \to 0^+} \frac{\ln \cot x}{\ln x} = \lim_{x \to 0^+} \frac{\dfrac{1}{\cot x} \cdot (-\csc^2 x)}{\dfrac{1}{x}} = -\lim_{x \to 0^+} \frac{x}{\cos x \sin x}$$

$$= - \lim_{x \to 0^+} \frac{1}{\cos x} \cdot \lim_{x \to 0^+} \frac{x}{\sin x} = -1 \cdot 1 = -1$$

3-2.3　其他未定型极限的求法

其他未定型：$0 \cdot \infty$，$\infty - \infty$，1^{∞}，∞^0，0^0 型，常可利用代数变换或三角变换化为 $\frac{0}{0}$ 型或 $\frac{\infty}{\infty}$ 型未定式来计算. 现举例说明如下.

例 4　求 $\lim\limits_{x \to \frac{\pi}{2}}(\sec x - \tan x)$　（$\infty - \infty$ 型）.

解
$$\lim_{x \to \frac{\pi}{2}}(\sec x - \tan x) = \lim_{x \to \frac{\pi}{2}} \frac{1 - \sin x}{\cos x} = \lim_{x \to \frac{\pi}{2}} \frac{-\cos x}{-\sin x} = 0$$

例 5　求 $\lim\limits_{x \to 1^-} \ln x \cdot \ln(1 - x)$　（$0 \cdot \infty$ 型）.

解
$$\lim_{x \to 1^-} \ln x \cdot \ln(1 - x) = \lim_{x \to 1^-} \frac{\ln(1 - x)}{\ln^{-1} x} = \lim_{x \to 1^-} \frac{\dfrac{-1}{1 - x}}{-1 \cdot \ln^{-2} x \cdot \dfrac{1}{x}}$$

$$= \lim_{x \to 1^-} \frac{x \cdot \ln^2 x}{1 - x} = \lim_{x \to 1^-} \frac{\ln^2 x + 2\ln x}{-1} = 0$$

例 6　求 $\lim\limits_{x \to 0^+} x^{\sin x}$　（0^0 型）.

解　令 $y = x^{\sin x}$，则 $\ln y = \sin x \ln x$，所以

$$\lim_{x \to 0^+} \ln y = \lim_{x \to 0^+} \sin x \cdot \ln x = \lim_{x \to 0^+} \frac{\ln x}{\csc x} = \lim_{x \to 0^+} \frac{\dfrac{1}{x}}{-\csc x \cdot \cot x} = \lim_{x \to 0^+} \frac{-\sin^2 x}{x \cos x}$$

$$= -\lim_{x \to 0^+} \frac{1}{\cos x} \cdot \lim_{x \to 0^+} \frac{\sin^2 x}{x} = -1 \cdot \lim_{x \to 0^+} \frac{\sin x}{x} \cdot \sin x = -1 \cdot 1 \cdot 0 = 0$$

故
$$\lim_{x \to 0^+} y = \lim_{x \to 0^+} e^{\ln y} = e^{\lim\limits_{x \to 0^+} \ln y} = e^0 = 1$$

例 7　求 $\lim\limits_{x \to 0}\left(\dfrac{a^x + b^x}{2}\right)^{\frac{1}{x}}$　（$a > 0$，$b > 0$）（1^{∞} 型）.

解　令 $y = \left(\dfrac{a^x + b^x}{2}\right)^{\frac{1}{x}}$，则 $\ln y = \dfrac{1}{x}\ln\left(\dfrac{a^x + b^x}{2}\right)$，

$$\lim_{x \to 0} \ln y = \lim_{x \to 0} \frac{\ln\left(\dfrac{a^x + b^x}{2}\right)}{x} = \lim_{x \to 0} \frac{\dfrac{2}{a^x + b^x} \cdot \dfrac{1}{2}(a^x \cdot \ln a + b^x \cdot \ln b)}{1}$$

$$= \frac{1}{2}(\ln a + \ln b) = \ln\sqrt{ab}$$

故
$$\lim_{x \to 0} y = \lim_{x \to 0} e^{\ln y} = e^{\lim\limits_{x \to 0} \ln y} = e^{\ln\sqrt{ab}} = \sqrt{ab}$$

§3-3　函数性态的研究

本节将利用导数来研究函数的增减性、极值、函数图像的凹凸性和拐点，并描绘函数的图像.

3-3.1 函数的增减性和极值

一、函数的增减性

在讨论函数时，我们已经定义了函数在某一区间内的单调性，但没有讨论如何来判别，现在用导数很容易解决这个问题.

定理 1（函数单调性的判定定理）　如果对区间 (a,b) 内所有的 x 值，$f'(x) > 0$，则在这个区间内函数 $f(x)$ 是递增的；如果对区间 (a,b) 内所有的 x 值，$f'(x) < 0$，则在这个区间内函数 $f(x)$ 是递减的.

证　假设对区间 (a,b) 内所有的 x 值，$f'(x) > 0$，在区间 (a,b) 内任意取两个自变量的值 x_1, x_2，并假设 $x_1 < x_2$，在 $[x_1, x_2]$ 上应用拉格朗日中值定理可得

$$f(x_2) - f(x_1) = (x_2 - x_1) \cdot f'(\xi)$$

式中 ξ 是在 x_1 与 x_2 之间的值.

根据假定条件，可知上式右边的两个因子都大于零，所以

$$f(x_2) - f(x_1) > 0$$

或

$$f(x_2) > f(x_1)$$

就是说，在区间 (a,b) 内，当自变量的值较大时，对应的函数值也较大，所以函数 $f(x)$ 是递增的.

定理的第二部分的证明与第一部分类似. 现在利用导数的几何意义，从函数的图形来考察这个定理.

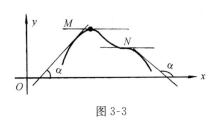

图 3-3

假设函数 $f(x)$ 的图形如图 3-3 所示. 显然从左向右到点 M 止的一段曲线是递增的，此时这段曲线上所有点的切线都与 x 轴交成锐角 α，$\tan\alpha > 0$，所以 $f'(x) > 0$. 从 M 点起右边一段曲线是递减的，此时这段曲线上（除点 N 外）所有点的切线都与 x 轴交成钝角 α，$\tan\alpha < 0$，因此，$f'(x) < 0$（在点 N 处 $f'(x) = 0$）.

反之，当函数 $y = f(x)$ 在某段图形上的切线与 x 轴成锐角 α 时，也就是 $f'(x) > 0$（在个别点可能 $f'(x) = 0$）时，则该段曲线是递增的. 当切线与 x 轴成钝角时，即 $f'(x) < 0$（在特殊点可能 $f'(x) = 0$）时，则该段曲线是递减的.

例 1　求函数 $f(x) = x^3 - 3x + 3$ 的单调区间.

解　（1）函数的定义域为 $(-\infty, +\infty)$.

（2）求函数的导数.
$$f'(x) = 3x^2 - 3 = 3(x+1)(x-1)$$
令 $f'(x) = 0$，解得 $x = -1, 1$.

（3）判断. $x = -1, 1$ 将定义域分为 $(-\infty, -1]$、$[-1, 1]$ 及 $[1, +\infty)$ 三个区间. 当 $x < -1$ 时，$f'(x) > 0$；当 $-1 < x < 1$ 时，$f'(x) < 0$；当 $x > 1$ 时，$f'(x) > 0$. 所以，当 x 在 $(-\infty, -1]$ 与 $[1, +\infty)$ 内变化时，函数 $f(x)$ 是单调增加的；当 x 在 $[-1, 1]$ 内变化时，函数 $f(x)$ 是单调减少的.

例 2　证明：当 $x > 1$ 时，$\dfrac{\ln(1+x)}{\ln x} > \dfrac{x}{1+x}$.

证　令 $f(x) = x\ln x$，则　$f'(x) = \ln x + 1$. 当 $x \geqslant 1$ 时，$f'(x) > 0$，因此在 $[1, +\infty)$ 上 $f(x)$ 单调增加，于是 $f(1+x) > f(x)$，即

$$(1+x)\ln(1+x) > x\ln x$$

亦即

$$\frac{\ln(1+x)}{\ln x} > \frac{x}{1+x}$$

例 3 供氧量 y 与其血容量 H 的关系为

$$y = mQHe^{-kH} \quad (m, Q, k > 1 \text{ 为常数})$$

试求供氧量的单调变化区间.

解 血容量是单位体积的血液中红细胞的容积,因此 H 的变化范围为（0，1）. 又

$$\frac{\mathrm{d}y}{\mathrm{d}H} = mQ(1-kH)e^{-kH}$$

故当 $H < \frac{1}{k}$ 时 $\frac{\mathrm{d}y}{\mathrm{d}H} > 0$，即 $0 < H < \frac{1}{k}$ 时供氧量单调增加；当 $\frac{1}{k} < H$ 时 $\frac{\mathrm{d}y}{\mathrm{d}H} < 0$，即 $\frac{1}{k} < H < 1$ 时供氧量单调减少.

二、函数的极值

1. 极值的概念

如果函数 $y = f(x)$ 在点 x_0 的某邻域内有定义,并且 $f(x_0)$ 的值比在 x_0 附近所有各点 x 的函数值都大(或都小),即

$$f(x_0) > f(x) \quad (\text{或 } f(x_0) < f(x))$$

我们称 $f(x)$ 在 x_0 处取得**极大值**（或**极小值**）$f(x_0)$. 点 x_0 叫做 $f(x)$ 的**极大值点**(或**极小值点**).

函数的极大值和极小值统称为函数的**极值**；而极大值点和极小值点统称为**极值点**.

函数的极值概念只是反映函数的"局部"特性，所谓极值是相对于邻近的函数值而言的. 因此，函数在定义域或某指定区间上可能有若干个极大值和极小值，而且极大值可能小于极小值. 例如图 3-4 中，函数 $y = f(x)$ 有两个极大值 $f(x_1)$，$f(x_4)$，两个极小值 $f(x_2)$ 和 $f(x_5)$，其中极大值 $f(x_1)$ 小于极小值 $f(x_5)$.

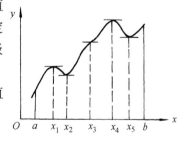

图 3-4

2. 极值的判别法

从图 3-4 中还可以看出,对于可导函数 $f(x)$,在取得极值处的曲线的切线是水平的,就是说,在极值点处的导数等于零. 于是有如下极值点的必要条件定理:

定理 2 若函数 $f(x)$ 在点 x_0 处有极值,且 $f'(x_0)$ 存在,则 $f'(x_0) = 0$.

我们将使 $f'(x_0) = 0$ 的点 x_0 称为函数 $f(x)$ 的驻点,于是可导函数的极值点必定是它的驻点,反之函数的驻点却不一定是它的极值点.

如图 3-4 所示,设函数 $f(x)$ 在区间 (a,b) 内可导,其中点 x_1, x_2, x_3, x_4, x_5 为驻点. 在点 x_1 的附近,当 $x < x_1$ 时,$f(x)$ 递增,有 $f'(x) > 0$;当 $x > x_1$ 时,$f(x)$ 递减,有 $f'(x) < 0$. 也就是说当 x 递增经过 x_1 时,$f'(x)$ 由正变负,故在点 x_1 处,函数有极大值 $f(x_1)$. 在点 x_2 附近,当 x 递增经过 x_2 时,$f'(x)$ 由负变正,故在点 x_2 处有极小值 $f(x_2)$. 当 x 递增经过 x_3 时,$f'(x)$ 保持符号

不变,因此在点 x_3 处函数无极值……将以上结果归纳成如下极值的判定定理:

定理 3 设函数 $f(x)$ 在点 x_0 邻域内可导,且 $f'(x_0)=0$,当 x 递增经过 x_0 时,

(1) 若 $f'(x)$ 由正变负,那么 $f(x)$ 在 x_0 处有极大值 $f(x_0)$;

(2) 若 $f'(x)$ 由负变正,那么 $f(x)$ 在 x_0 处有极小值 $f(x_0)$;

(3) 若 $f'(x)$ 的符号不改变,那么 $f(x)$ 在 x_0 处无极值.

证 (1)在 x_0 的邻近,当 $x<x_0$ 时,$f'(x)>0$,所以 $f(x)$ 单调增加,即有

$$f(x) < f(x_0) \quad (x < x_0)$$

又当 $x>x_0$ 时,$f'(x)<0$,所以 $f(x)$ 单调减少,即有

$$f(x) < f(x_0) \quad (x > x_0)$$

故知 x_0 是 $f(x)$ 的极大值点.

(2)、(3)仿此可以证明.

有时,确定一阶导数的符号变化比较困难,用二阶导数的符号作判别较简便.其判别定理如下:

定理 4 设函数 $f(x)$ 在 x_0 处具有一、二阶导数,且 $f'(x_0)=0$.(1)若 $f''(x_0)<0$,那么 $f(x_0)$ 为极大值;(2)若 $f''(x_0)>0$,那么 $f(x_0)$ 为极小值;(3)$f''(x_0)=0$ 时,不能确定.

例 4 求 $f(x)=x^3-6x^2+9x+5$ 的极值.

解 (1) 定义域为 $(-\infty,+\infty)$.

(2) 求函数的驻点.

$$f'(x) = 3x^2-12x+9 = 3(x-1)(x-3)$$

令 $f'(x)=0$,解得 $x=1,3$.

(3) 判断 $x=1,3$ 将定义域分为 $(-\infty,1),(1,3)$ 和 $(3,+\infty)$.当 $x<1$ 或 $x>3$ 时有 $f'(x)>0$;当 $1<x<3$ 时有 $f'(x)<0$.所以,在 $x=1$ 处有极大值 $f(1)=9$,在 $x=3$ 处有极小值 $f(3)=5$.

也可以利用二阶导数来判断:

因 $f''(x)=6(x-2)$,所以 $f''(1)=-6<0$,$f''(3)=6>0$,故在 $x=1$ 处有极大值,$x=3$ 处有极小值.

以上对函数极值的讨论,都假定函数在其极值点是可导的.但实际上,在不可导的个别点 x_0 处函数也可能取极值.只要函数在不可导点是连续的,我们仍可用定理 3 的结论进行判别.

例 5 求 $f(x)=(x-1)x^{\frac{2}{3}}$ 的极值.

解 (1) $f(x)$ 的定义域为 $(-\infty,+\infty)$.

(2) 求 $f(x)$ 的一阶导数.

$$f'(x) = (x^{\frac{5}{3}}-x^{\frac{2}{3}})' = \frac{5}{3}x^{\frac{2}{3}} - \frac{2}{3}x^{-\frac{1}{3}} = \frac{1}{3}x^{-\frac{1}{3}}(5x-2)$$

令 $f'(x)=0$ 时得 $x=\frac{2}{5}$,当 $x=0$ 时 $f(x)$ 的导数不存在.

(3) 列表判断.将上述计算列于表 3-1 并判断结果.

表 3-1

x	$(-\infty,0)$	0	$(0,\frac{2}{5})$	$\frac{2}{5}$	$\left(\frac{2}{5},+\infty\right)$
$f'(x)$	$+$	不存在	$-$	0	$+$
$f(x)$	↗	极大值 $f(0)=0$	↘	极小值 $f\left(\frac{2}{5}\right)=-\frac{3}{25}\cdot\sqrt[3]{20}$	↗

三、函数的最大值和最小值

上面介绍了极值.但在实际问题中往往要求我们计算的不是极值,而是最大值、最小值.函数的最大值、最小值要在某个给定区间上考虑,而函数的极值只是在一点的邻近考虑,它们的概念是不同的.一个闭区间上的连续函数必然存在最大值、最小值,它们可能就是区间内的极大值、极小值,也可能是区间端点的函数值.所以,我们在求函数的最大值、最小值时,只要计算出极大值、极小值及端点处的函数值,然后进行比较就行了.甚至可以这样做,求驻点、导数不存在点(如有的话)及端点的函数值,再进行比较就行了.

例 6 求 $f(x)=x^5-5x^4+5x^3+1$ 在区间 $[-1,2]$ 上的最大值与最小值.

解 因
$$f'(x)=5x^4-20x^3+15x^2=5x^2(x-1)(x-3)$$
令 $f'(x)=0$,解得 $x=0,1,3$.故 $f(x)$ 在 $[-1,2]$ 上的驻点为 $x=0,1$;无导数不存在点.

又因 $f(0)=1$,$f(1)=2$,$f(-1)=-10$,$f(2)=-7$.所以,$f(x)$ 在 $[-1,2]$ 上的最大值为 $f(1)=2$,最小值为 $f(-1)=-10$.

在实际问题中,如问题本身就可以断定有最大值、最小值存在,而且一定在定义区间内部取得,这时如果 $f(x)$ 在定义区间内部又只有一个驻点,那它一定是最值点.

例 7 口服中药罗勒(又名兰香、香草)胶囊,经药效一时程分析,体外血栓抑制率的净升率与时间 t 的关系为
$$C_m=133(e^{-0.2112t}-e^{-2.3358t})$$
求净升率的最大值.

解 令
$$C'_m=133(-0.2112e^{-0.2112t}+2.3358e^{-2.3358t})=0$$
解此方程得
$$e^{2.1246t}=11.0597$$
$$2.1246t=\ln11.0597=2.4033$$
$$t=1.1312$$
本题只有一个驻点,它必是最值点.根据实际问题具有最大值,所以最大值为
$$C_{\max}=133(e^{-0.2112\times1.1312}-e^{-2.3358\times1.1312})$$
$$=0.7163\times133$$
$$=95.2679$$

3-3.2 曲线的凹凸与拐点

知道了函数的增减性和极值,还不能确定曲线的形状.例如,图 3-5 中有两条曲线弧,虽然它们都是上升的,但图形却有显著的不同.曲线 ACB 是向上凸的,而 ADB 是向上凹的,它们的凹凸性不同.下面我们进一步研究曲线的弯曲方向及弯曲时方向发生转变的点,以使我们能够

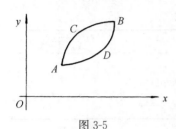

图 3-5

较为准确地描绘函数的图形.

一、曲线的凹凸性

曲线的弯曲方向是用曲线与其切线的相对位置来描述的.

定义 如果一段曲线位于它上面任一点的切线上方,就称这段曲线是**向上凹的**,如图3-6所示. 如果一段曲线位于其任一点的切线下方,则称这段曲线是**向上凸的**,如图 3-7 所示.

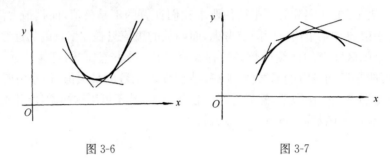

图 3-6   图 3-7

由图 3-6 和图 3-7 可见,一段曲线的切线位置的变化状况可以反映该曲线的凹凸性. 曲线向上凹时,随着 x 的增大,切线与 x 轴的夹角也增大,切线的斜率 $f'(x)$ 是增大的,$f'(x)$ 是增函数,故 $f'(x)$ 的导数 $f''(x) \geqslant 0$. 同理曲线向上凸时,$f''(x) \leqslant 0$. 这就引导我们证明下面的定理.

定理 5 设函数 $f(x)$ 在区间 (a,b) 内具有二阶导数 $f''(x)$,则在该区间上当 $f''(x)>0$ 时,曲线 $f(x)$ 向上凹,而当 $f''(x)<0$ 时,曲线 $f(x)$ 向上凸.

证 对 $a<x_0<b$ 的任意 x_0,曲线 $f(x)$ 在 $(x_0,f(x_0))$ 点的切线方程为 $y=f'(x_0) \cdot (x-x_0)+f(x_0)$. 曲线的纵坐标与切线的纵坐标之差为 $f(x)-f'(x_0)(x-x_0)-f(x_0)$.

当 $x<x_0$ 时,对上式两次运用中值定理,有

$$
\begin{aligned}
&f(x)-f'(x_0)(x-x_0)-f(x_0)\\
&=f(x)-f(x_0)-f'(x_0)(x-x_0)\\
&=f'(c)(x-x_0)-f'(x_0)(x-x_0) \quad (x<c<x_0)\\
&=[f'(c)-f'(x_0)](x-x_0)\\
&=f''(d)(c-x_0)(x-x_0) \quad (c<d<x_0)
\end{aligned}
$$

由于 $(c-x_0)(x-x_0)>0$,若 $f''(d)>0$,就得到

$$f(x)-f'(x_0)(x-x_0)-f(x_0)>0$$

即曲线在切线之上,亦即曲线是向上凹的. 若 $f''(d)<0$,我们就得到

$$f(x)-f'(x_0)(x-x_0)-f(x_0)<0$$

即曲线在切线之下,亦即曲线是向上凸的.

当 $x>x_0$ 时,有

$$f(x)-f'(x_0)(x-x_0)-f(x_0)=f''(d)(c-x_0)(x-x_0)$$

其中 $x_0<d<c<x$. 同样有 $(c-x_0)(x-x_0)>0$,若 $f''(d)>0$,得到曲线是向上凹的. 若 $f''(d)<0$,曲线是向上凸的.

例 8 判断曲线 $y=x^3$ 的凹凸性.

解 因为 $y'=3x^2$,$y''=6x$,当 $x<0$ 时,$y''<0$,所以曲线在 $(-\infty,0)$ 内为向上凸的;当 $x>0$

时,$y''>0$,所以曲线在$(0,+\infty)$内是向上凹的.点$(0,0)$是曲线凹凸性的分界点.

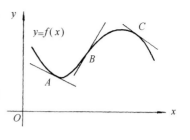

图 3-8

二、曲线的拐点

如果曲线 $y=f(x)$ 在某点 B 处凹凸性发生改变,如图3-8所示,即曲线由向上凹变为向上凸(或由向上凸变为向上凹),那么点 B 就叫做曲线的拐点.这时曲线在点 B 的切线把曲线凹凸不同的两部分分开.

由前面的定理可知,连续曲线在向上凹段 $f''(x)\geqslant0$,在向上凸段 $f''(x)\leqslant0$,所以曲线经过拐点时,$f''(x)$ 要变号,因此,在拐点处如果 $f''(x)$ 存在,则必有 $f''(x)=0$.

这样我们就得到用二阶导数确定曲线 $y=f(x)$ 的拐点和曲线的凹凸性的方法如下:

(1) 求出函数 $y=f(x)$ 的二阶导数 $f''(x)=0$ 的根.设 x_0 是它的一个根,如果 $f''(x)$ 在 x_0 的邻近两侧符号不同,那么 $(x_0,f(x_0))$ 就是函数 $y=f(x)$ 的拐点.

(2) 求出 $f''(x)=0$ 的根,把它们按大小排列,于是函数定义域被这些点分割成若干小区间,然后考察在各小区间 $f''(x)$ 的符号,大于零时曲线向上凹,小于零时曲线向上凸.

例 9　求曲线 $y=3x^4-4x^3+1$ 的拐点,并讨论其凹凸性.

解
$$y'=12x^3-12x^2$$
$$y''=36x^2-24x=12x(3x-2)$$

令 $y''=0$,解得 $x_1=0$,$x_2=\dfrac{2}{3}$.列表 3-2 讨论.

表 3-2

x	$(-\infty,0)$	0	$\left(0,\dfrac{2}{3}\right)$	$\dfrac{2}{3}$	$\left(\dfrac{2}{3},+\infty\right)$
y''	$+$	0	$-$	0	$+$
曲线	凹	拐点	凸	拐点	凹

由表 3-2 可以看出,在 $(-\infty,0)$ 及 $\left(\dfrac{2}{3},+\infty\right)$ 内曲线是凹的,在 $\left(0,\dfrac{2}{3}\right)$ 内曲线是凸的,点 $(0,1)$ 及 $\left(\dfrac{2}{3},\dfrac{11}{27}\right)$ 是曲线的拐点.

上述对曲线拐点的讨论,是在 $f''(x)=0$ 的 x_0 处进行的,但实际上,$f''(x)$ 不存在的 x_0 的对应点 $(x_0,f(x_0))$ 也可能是拐点,也要予以考虑.

3-3.3　曲线的渐近线

在中学里我们曾学过水平和垂直渐近线.

如果 $\lim\limits_{x\to\infty}f(x)=c$(或 $\lim\limits_{x\to+\infty}f(x)=c$,$\lim\limits_{x\to-\infty}f(x)=c$),则直线 $y=c$ 是曲线 $y=f(x)$ 的一条**水平渐近线**.

如果 $\lim\limits_{x\to x_0}f(x)=\infty$(或 $\lim\limits_{x\to x_0^+}f(x)=\infty$,$\lim\limits_{x\to x_0^-}f(x)=\infty$),则直线 $x=x_0$ 是曲线 $y=f(x)$ 的一条**垂直渐近线**.

现在进一步讨论曲线 $y=f(x)$ 的斜渐近线.如果当 $x\to\infty$(或 $x\to+\infty$,$x\to-\infty$)时,曲线 $y=f(x)$ 上的点到直线 $y=ax+b$ 的距离趋近于零,则直线 $y=ax+b$ 称为曲线 $y=f(x)$ 的一条**斜渐近线**.下面我们来求 $y=f(x)$ 的斜渐近线.

设已知直线 $y=ax+b$ 是 $y=f(x)$ 的一条斜渐近线,如何确定它的系数 a,b 呢? 设直线 $y=ax+b$ 与 x 轴正向的交角 $\alpha \neq \frac{\pi}{2}$. MN 是曲线上任一点 M 到直线的距离. 由图 3-9 易知

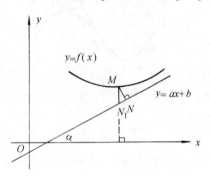

$$|MN_1| = \frac{|MN|}{\cos\alpha}$$

因 $\cos\alpha$ 是一个定数,于是 $\lim\limits_{x\to\infty}|MN|=0$ 就等价于

$$\lim_{x\to\infty}MN_1 = \lim_{x\to\infty}[f(x)-ax-b]=0$$

根据极限的性质,有

$$\lim_{x\to\infty}[f(x)-ax]=b \qquad (3\text{-}5)$$

图 3-9

由于当 $x\to\infty$ 时,$f(x)-ax$ 的极限存在,所以

$$\lim_{x\to\infty}\frac{f(x)-ax}{x}=0$$

即

$$\lim_{x\to\infty}\frac{f(x)}{x}=a \qquad (3\text{-}6)$$

如果给了一个函数 $y=f(x)$,它有渐近线,那么把它代入式(3-5)、式(3-6),求出 a,b,就可得到渐近线 $y=ax+b$.

例 10 求曲线 $y=\dfrac{(x-3)^2}{4(x-1)}$ 的渐近线.

解 函数的定义域为 $(-\infty,1)\bigcup(1,+\infty)$.

由于 $\lim\limits_{x\to1}\dfrac{(x-3)^2}{4(x-1)}=\infty$ 故 $x=1$ 是曲线的一条垂直渐近线. 又根据式(3-6)、(3-5)得

$$a=\lim_{x\to\infty}\frac{f(x)}{x}=\lim_{x\to\infty}\frac{(x-3)^2}{4x(x-1)}=\frac{1}{4}$$

$$b=\lim_{x\to\infty}[f(x)-ax]$$

$$=\lim_{x\to\infty}\left[\frac{(x-3)^2}{4(x-1)}-\frac{x}{4}\right]$$

$$=\lim_{x\to\infty}\frac{-5x+9}{4(x-1)}=-\frac{5}{4}$$

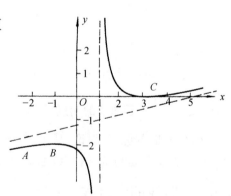

图 3-10

所以直线 $y=\dfrac{1}{4}x-\dfrac{5}{4}$ 是曲线的一条斜渐近线(图3-10).

例 11 求曲线 $y=x+\arctan x$ 的渐近线.

解 按 $x\to+\infty$,$x\to-\infty$ 两种情况分别讨论.

根据式(3-6)、(3-5),有

$$a=\lim_{x\to\infty}\frac{f(x)}{x}=\lim_{x\to\infty}\frac{x+\arctan x}{x}=1$$

$$b_1=\lim_{x\to+\infty}[f(x)-ax]=\lim_{x\to+\infty}[x+\arctan x-x]=\frac{\pi}{2}$$

$$b_2 = \lim_{x \to -\infty}[f(x) - ax] = \lim_{x \to -\infty}[x + \arctan x - x] = -\frac{\pi}{2}$$

故 $x \to +\infty$ 时,曲线有渐近线 $y = x + \frac{\pi}{2}$;当 $x \to -\infty$ 时,曲线

有渐近线 $y = x - \frac{\pi}{2}$(图 3-11).

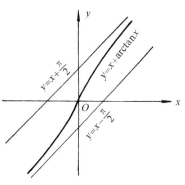

图 3-11

3-3.4 函数图形的描绘

对于给定的函数 $f(x)$,在初等数学中我们可以用描点法作出函数的图像,这种图像一般是粗糙的,在一些关键性点的附近,函数的变化状态不能确切地反映出来.现在我们学习了导数及其应用,就可以利用函数的一、二阶导数及其某些性质,较准确地描述函数性态.一般地,描绘函数图像的步骤如下:

(1)确定函数 $f(x)$ 的定义域.

(2)确定函数 $f(x)$ 的对称性.如果 $f(x)$ 是奇或偶函数,只要作出 $x > 0$ 半边图形,再利用对称性,即可描出全部图形.

(3)确定曲线与坐标轴的交点.

(4)利用一阶导数来确定函数的单调区间与极值.

(5)利用二阶导数来确定曲线的凹凸区间与拐点.

(6)如有渐近线,求出渐近线.

(7)视具体情况的需要补充一些适当的点,并将以上结果列入表格,最后描绘图形.

例 12 作出函数 $y = \dfrac{(x-3)^2}{4(x-1)}$ 的图形.

解 (1)定义域为 $(-\infty, 1) \cup (1, +\infty)$.

(2)
$$y' = f'(x) = \frac{(x-3)(x+1)}{4(x-1)^2}$$
$$y'' = f''(x) = \frac{2}{(x-1)^3}$$

令 $f'(x) = 0$,得 $x_1 = -1, x_2 = 3$.因 $f''(-1) < 0$,所以 $f(-1) = -2$ 是极大值;因 $f''(3) > 0$,所以 $f(3) = 0$ 是极小值.

(3)由例 10 得 $x = 1$ 是垂直渐近线,$y = \dfrac{1}{4}x - \dfrac{5}{4}$ 是斜渐近线.

(4)把以上结果,列于表 3-3.

再补充几点:$A\left(-2, -\dfrac{25}{12}\right), B\left(0, -\dfrac{9}{4}\right), C\left(2, \dfrac{1}{4}\right)$,按以上结果可作出函数图形(图3-10).

表 3-3

x	$(-\infty, -1)$	-1	$(-1, 1)$	1	$(1, 3)$	3	$(3, +\infty)$
$f'(x)$	$+$	0	$-$	不存在	$-$	0	$+$
$f''(x)$	$-$	$-$	$-$	不存在	$+$	$+$	$+$
$y = f(x)$	凸增	极大值 -2	凸减		凹减	极小值 0	凹增

例 13 作出函数 $y=f(x)=\mathrm{e}^{-x^2}$ 的图形.

解 (1) 定义域为 $(-\infty,+\infty)$.

(2) 因 $f(-x)=\mathrm{e}^{-(-x)^2}=\mathrm{e}^{-x^2}=f(x)$, $f(x)$ 是偶函数,故它的图形关于 y 轴对称.

(3)
$$f'(x)=-2x\mathrm{e}^{-x^2}$$
$$f''(x)=(4x^2-2)\mathrm{e}^{-x^2}$$

令 $f'(x)=0$,解得 $x=0$. 因 $f''(0)<0$,所以 $f(0)=1$ 是极大值. 令 $f''(x)=0$,解得 $x=\pm\dfrac{1}{\sqrt{2}}$. 当 x 变化经过点 $x=\pm\dfrac{1}{\sqrt{2}}$, $f''(x)$ 变号,所以 $\left(-\dfrac{1}{\sqrt{2}},\dfrac{1}{\sqrt{e}}\right)$、$\left(\dfrac{1}{\sqrt{2}},\dfrac{1}{\sqrt{e}}\right)$ 都是拐点.

(4) 因为 $\lim\limits_{x\to\infty}\mathrm{e}^{-x^2}=0$,所以 $y=0$ 是曲线的水平渐近线.

由于 $y=f(x)$ 关于 y 轴对称,我们只需将右半部分 $[0,+\infty)$ 讨论的结果列于表 3-4.

表 3-4

x	0	$\left(0,\dfrac{1}{\sqrt{2}}\right)$	$\dfrac{1}{\sqrt{2}}$	$\left(\dfrac{1}{\sqrt{2}},+\infty\right)$
$f'(x)$	0	$-$	$-$	$-$
$f''(x)$	$-$	$-$	0	$+$
$y=f(x)$	极大值1	凸减	拐点 $\left(\dfrac{1}{\sqrt{2}},\dfrac{1}{\sqrt{e}}\right)$	凹减

根据上面的结果,即可作出函数 $y=\mathrm{e}^{-x^2}$ 的图形(图 3-12). 这条曲线叫做概率曲线,也叫做高斯曲线,在概率统计中要用到它.

例 14 $C\text{-}t$ 曲线的性态分析:如口服药后,体内血药浓度的变化关系是
$$C=C(t)=A(\mathrm{e}^{-k_e t}-\mathrm{e}^{-k_a t})$$

这里 $A,k_e,k_a(k_e>0,k_a>0)$ 为参数. 对这条反映体内药物浓度变化规律的药时曲线分析如下:

首先确定药时曲线的性态特征.

(1) 定义域为 $(0,+\infty)$.

(2) 求 $C(t)$ 的一、二阶导数.

$$C'(t)=A(-k_e\,\mathrm{e}^{-k_e t}+k_a\,\mathrm{e}^{-k_a t})$$
$$C''(t)=A(k_e^2\,\mathrm{e}^{-k_e t}-k_a^2\,\mathrm{e}^{-k_a t})$$

(3) 求 $C(t)$ 的一、二阶导数等于零的解. 由 $C'(t)=0$,解得

$$t=T_m=\frac{\ln\dfrac{k_a}{k_e}}{k_a-k_e}$$

由 $C''(t)=0$,解得

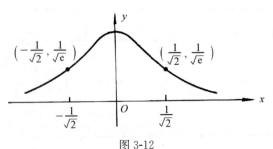

图 3-12

$$t = T_0 = 2\frac{\ln\dfrac{k_a}{k_e}}{k_a - k_e} = 2T_m$$

（4）因为 $\lim\limits_{t\to\infty}C(t)=0$，所以 $C=0$ 是曲线的水平渐近线.

（5）列出药时曲线的性态特征表 3-5.

表 3-5

范　围	$(0,T_m)$	T_m	(T_m,T_0)	T_0	$(T_0,+\infty)$
$C'(t)$	$+$	0	$-$		$-$
$C''(t)$	$-$	$-$	$-$	0	$+$
曲线性态	凸增	最大值	凸减	拐点	凹减

其次绘制药时曲线图.

按表 3-5 中列出的曲线性态特征，可绘出药时曲线图（图 3-13）.

最后分析体内血药过程的性质及其意义.

根据曲线的性态特征，可知

（1）服药后，体内血药浓度的变化规律是：从 0 到 T_m 这段时间内体内药物浓度不断增高，T_m 以后逐渐减少.

（2）服药后到 T_m 时，体内药物浓度达到最大值 $C(T_m)=C_m$，通常称为峰浓度，T_m 称为峰时. 若 T_m 小 C_m 大，则反映该药物不仅被吸收快且吸收好，有速效之优点.

（3）服药后到 $t=T_0$ 这段时间内曲线是凸的，其后为凹的. 这显示体内药物浓度在 T_0 前变化的速度在不断减小（即血药浓度在减速变化），而在 T_0 后变化的速

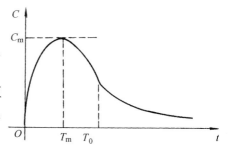

图 3-13　口服一室模型药时曲线

度在不断增加（即血药浓度在加速变化），在 $t=T_0$ 处血药浓度的变化速度达到最小值. 由于在 T_0 后整个血药浓度在不断减少，所以，血药浓度在加速减少，因而说明药物体内过程的主要特征是药物的消除，故通常把 $t=T_0$ 后的这段时间的体内过程称为药物的消除相，$t=T_0$ 是药物消除相的标志和起点.

（4）当 $t\to\infty$ 时，$C(t)\to0$，即渐近线是时间轴，表明药物最终全部从体内消除.

习 题 三

1. 下列函数在指定区间上是否满足罗尔定理的条件？若满足，求出定理中的数值 ξ.

　　（1）$f(x)=\ln\cos x,\left[-\dfrac{\pi}{3},\dfrac{\pi}{3}\right]$；　　　　（2）$f(x)=\dfrac{1}{x^2},[-1,1]$；

　　（3）$f(x)=|x|,[-2,2]$；　　　　　　　　（4）$f(x)=2x^2+x-1,\left[0,\dfrac{1}{2}\right]$.

2. 不用求函数 $f(x)=(x-1)(x-2)(x-3)(x-4)$ 的导数，说明方程 $f'(x)=0$ 有几个实根，并指出它们所在区间.

3. 下列函数在指定区间上是否满足拉格朗日中值定理的条件？若满足，求出定理中的数值 ξ.

　　（1）$f(x)=\sqrt[3]{x},[-1,1]$；　　　　　　（2）$f(x)=e^x,[0,\ln2]$.

4. 证明恒等式：$\arcsin x + \arccos x = \dfrac{\pi}{2}$（$-1 \leqslant x \leqslant 1$）.

5. 利用拉格朗日中值定理证明：

(1) 当 $0 < a < b$ 时，不等式 $\dfrac{b-a}{b} < \ln \dfrac{b}{a} < \dfrac{b-a}{a}$ 成立；

(2) 当 $0 < a < b, n > 1$ 时，不等式 $na^{n-1}(b-a) < b^n - a^n < nb^{n-1}(b-a)$ 成立.

6. 先判断极限属何种不定型，再求其极限：

(1) $\lim\limits_{x \to a} \dfrac{x^m - a^m}{x^n - a^n}$（$a \neq 0$）；

(2) $\lim\limits_{x \to 0} \dfrac{e^{x^2} - 1}{\cos x - 1}$；

(3) $\lim\limits_{x \to 0} \dfrac{a^x - b^x}{x}$（$a > 0, b > 0$）；

(4) $\lim\limits_{y \to 0} \dfrac{e^y + \sin y - 1}{\ln(1+y)}$；

(5) $\lim\limits_{x \to 0} \dfrac{\tan x - x}{x - \sin x}$；

(6) $\lim\limits_{x \to 0^+} \dfrac{\ln x}{e^{\frac{1}{x}}}$；

(7) $\lim\limits_{x \to +\infty} \dfrac{\ln x}{x^a}$（$\alpha > 0$）；

(8) $\lim\limits_{x \to +\infty} \dfrac{x^n}{e^x}$（$n$ 为正整数）；

(9) $\lim\limits_{x \to \frac{\pi}{2}} \dfrac{\tan x}{\tan 3x}$；

(10) $\lim\limits_{x \to \infty} x(e^{\frac{1}{x}} - 1)$；

(11) $\lim\limits_{x \to 0^+} x^a \ln x$（$\alpha > 0$）；

(12) $\lim\limits_{x \to 1} \left(\dfrac{x}{x-1} - \dfrac{1}{\ln x} \right)$；

(13) $\lim\limits_{x \to 0} \left(\cot x - \dfrac{1}{x} \right)$；

(14) $\lim\limits_{x \to +\infty} \left(\dfrac{2}{\pi} \arctan x \right)^x$；

(15) $\lim\limits_{x \to 0^+} (\sin x)^x$；

(16) $\lim\limits_{x \to +\infty} (1 + e^x)^{\frac{1}{x}}$.

7. 求下列函数的单调区间：

(1) $y = x^3 - 3x + 2$；

(2) $y = x - e^x$；

(3) $y = \sqrt[3]{x^2} + 1$；

(4) $y = (x-1)(x+1)^3$；

(5) $y = x - \ln(1+x)$；

(6) $y = \dfrac{10}{4x^3 - 9x^2 + 6x}$.

8. 利用单调性证明下列不等式：

(1) $x > 0$ 时，$\ln(1+x) > x - \dfrac{x^2}{2}$；

(2) $x \geqslant 1$ 时，$e^x \geqslant xe$；

(3) $x > 4$ 时，$2^x > x^2$.

9. 求下列函数的极值：

(1) $y = x^3 - 3x + 2$；

(2) $y = x^2 e^{-x}$；

(3) $y = x + \dfrac{a^2}{x}$（$a > 0$）；

(4) $y = x - \ln(1 + x^2)$；

(5) $y = x^4 - 8x^2 + 2$；

(6) $y = x - (x-1)^{\frac{2}{3}}$.

10. 求下列函数在所给区间上的最大值与最小值：

(1) $y = x^4 - 2x^2 + 5, [-2, 2]$；

(2) $y = \sqrt{100 - x^2}, [-6, 8]$；

(3) $y = x^5 - 5x^4 + 5x^3 + 1, [-1, 2]$；

(4) $y = 3^x, [-1, 4]$.

11. 求下列函数的凹凸区间与拐点：

(1) $y = x^3 - 5x^2 + 3x - 5$；

(2) $y = \ln(1 + x^2)$；

(3) $y = xe^{-x}$ ；

(4) $y = x + \sqrt[3]{x}$.

12. 求下列曲线的渐近线：

(1) $y = e^{-\frac{1}{x}}$ ；

(2) $y = \dfrac{1}{(x+2)^3}$ ；

(3) $y = \tan x$ ；

(4) $y = \dfrac{3x^2 - 2x + 3}{x - 1}$.

13. 对下列函数进行讨论，并画出它们的图形：

(1) $y = 2x^3 - 3x^2$ ；

(2) $y = x^4 - 2x^2 - 5$ ；

(3) $y = x + \dfrac{1}{x}$ ；

(4) $y = xe^{-x}$.

14. 设有一根长为 L 的铁丝，将其分成两段，分别围成圆形与正方形，若记它们的面积分别为 s_1 与 s_2 ，试证当 $s_1 + s_2$ 最小时，$\dfrac{s_1}{s_2} = \dfrac{\pi}{4}$.

15. 肌肉或皮下注射后，血中药物的浓度 c 与时间 t 的函数关系是

$$c = \frac{A}{a_2 - a_1}(e^{-a_1 t} - e^{-a_2 t}) \quad (A > 0, 0 < a_1 < a_2)$$

问 t 为何值时，血中的药物浓度达到最大值.

16. 按 1mg/kg 体重的比率给小白鼠注射磺胺药物后，计算在不同时间内血液中磺胺药物的浓度可用方程

$$y = -1.06 + 2.59x - 0.77x^2$$

表示，这里 x 表示注射后经历的时间（单位：分）的常用对数，y 表示血液中磺胺浓度 mg/100mL 值的常用对数，求 y 的最大值.

第三章 PPT

第四章

不 定 积 分

微积分学，包括前面已学过的微分学和现在要讨论的积分学．积分学包括不定积分和定积分两类基本问题．本章介绍不定积分，先由微分学的反问题引出不定积分的概念，再给出不定积分的性质，最后讨论不定积分的计算．

§4-1 不定积分的概念与性质

4-1.1 原函数

微分学所研究的基本问题是已知一个函数 $f(x)$，要求它的导数 $f'(x)$ 或微分 $f'(x)\mathrm{d}x$．例如，已知路程 $s=s(t)$，求速度 $v=s'(t)$．不定积分所研究的是与此相反的问题，就是已知速度 $v=s'(t)$，求路程 $s=s(t)$，即已知一个函数的导数或微分，要求原来函数——称为原函数，这是积分学的第一个基本问题．下面给出原函数的定义．

定义 1 设 $F(x)$ 与 $f(x)$ 是定义在某区间上的函数，如果在该区间上有 $F'(x)=f(x)$ 或 $\mathrm{d}F(x)=f(x)\mathrm{d}x$，则称 $F(x)$ 是 $f(x)$ 在这区间上的一个**原函数**；

例如，在区间 $(-\infty, +\infty)$ 上，$(x^2)'=2x$，所以 x^2 是 $2x$ 在 $(-\infty, +\infty)$ 上的一个原函数，同理，$\ln x$ 是 $\dfrac{1}{x}$ 在 $(0, +\infty)$ 上的一个原函数，$\sin x$ 是 $\cos x$ 在 $(-\infty, +\infty)$ 上的一个原函数，不难看出，$\sin x+10$，$\sin x-4\dfrac{1}{2}$ 也都是 $\cos x$ 在 $(-\infty, +\infty)$ 上的原函数．

读者会问，如果在区间 (a, b) 上 $f(x)$ 有原函数，那么原函数一共有多少？显然，若 $F(x)$ 是 $f(x)$ 的一个原函数，即 $F'(x)=f(x)$，因 $[F(x)+C]'=f(x)$（C 为任意常数），所以 $F(x)+C$ 也一定是 $f(x)$ 的原函数．由此可知：如果 $f(x)$ 有一个原函数 $F(x)$，则它一定有无穷多个原函数 $F(x)+C$．读者又会提出另一个问题：函数族 $F(x)+C$ 是否包含了 $f(x)$ 的全体原函数呢？回答是肯定的．事实上，设 $\Phi(x)$ 是 $f(x)$ 的任意一个原函数，那么 $\Phi'(x)=f(x)$，但已知 $F'(x)=f(x)$，所以 $\Phi'(x)=F'(x)$，于是根据 §3-1 的拉格朗日中值定理的推论 2 知

$$\Phi(x) - F(x) = C$$

即

$$\Phi(x) = F(x) + C$$

因此，若 $F(x)$ 是 $f(x)$ 的一个原函数，则原函数族 $F(x)+C$ 包含了原函数的全体，它们彼此之间只相差一个常数．

4-1.2 不定积分的概念

定义 2 函数 $f(x)$ 的任意一个原函数的全体 $F(x)+C$ 叫做 $f(x)$ 的**不定积分**，记作

$$\int f(x)\mathrm{d}x$$

其中符号 "$\int$" 叫做**积分号**，它表示积分运算；$f(x)\mathrm{d}x$ 叫做**被积表达式**；$f(x)$ 叫做**被积函数**；x 叫做**积分变量**.

据上面定义可知，若 $F(x)$ 是 $f(x)$ 的一个原函数，则 $f(x)$ 的不定积分 $\int f(x)\mathrm{d}x$ 就是它的原函数的全体 $F(x)+C$，即

$$\int f(x)\mathrm{d}x = F(x)+C$$

其中任意常数 C 叫做**积分常数**. 因此，求不定积分只需求出任何一个原函数，然后再加上任意常数 C 就行了.

例如，
$$\int \cos x\,\mathrm{d}x = \sin x + C$$

$$\int x^n\mathrm{d}x = \frac{1}{n+1}x^{n+1}+C \quad (n\neq -1)$$

$$\int \frac{1}{1+x^2}\mathrm{d}x = \arctan x + C$$

求已知函数的原函数的方法称为**不定积分法**或简称**积分法**. 由于求原函数（或不定积分）与求导数是两种互逆的运算，我们就说积分法是微分法的逆运算.

4-1.3 不定积分的几何意义

若 $F(x)$ 是 $f(x)$ 的一个原函数，$y=F(x)$ 的图形为曲线 AB（图 4-1），它称为函数 $f(x)$ 的**积分曲线**. 对于 $y=\int f(x)\mathrm{d}x = F(x)+C$ 的图形，由于它们在点（x_0, $F(x_0)+C$）处的切线斜率均为 $F'(x_0)=f(x_0)$，因而这些曲线在点（x_0，$F(x_0)+C$）处的切线是互相平行的. 所以

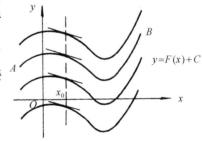

图 4-1

$$y = \int f(x)\mathrm{d}x = F(x)+C$$

的图形，可由曲线 AB 沿 y 轴方向平行移动一段距离 $|C|$，当 $C>0$ 时，曲线往上移动 C 个单位；当 $C<0$ 时，曲线往下移动 $-C$ 个单位，从而得到无穷多条积分曲线，这些积分曲线称为 $f(x)$ 的**积分曲线族**.

4-1.4 不定积分的简单性质

性质 1 由定义知
$$\frac{\mathrm{d}}{\mathrm{d}x}\int f(x)\mathrm{d}x = f(x) \quad \text{或} \quad \mathrm{d}\int f(x)\mathrm{d}x = f(x)\mathrm{d}x$$

也就是说，一个函数积分后导数，等于这个函数.

性质 2 由定义可知

$$\int f'(x)\mathrm{d}x = f(x)+C \quad \text{或}\int \mathrm{d}f(x) = f(x)+C$$

这说明，一个函数微分后积分，等于这个函数加上任意常数.

性质 3 如果 $\int f(x)\mathrm{d}x = F(x)+C,u$ 为 x 的任何可微函数，则有

$$\int f(u)\mathrm{d}u = F(u) + C$$

此性质称为积分形式的不变性,它可由微分形式不变性推之.

性质 4 $\int [f(x) \pm g(x)]\mathrm{d}x = \int f(x)\mathrm{d}x \pm \int g(x)\mathrm{d}x.$

证 将上式右端求导得

$$\left[\int f(x)\mathrm{d}x \pm \int g(x)\mathrm{d}x\right]' = \left[\int f(x)\mathrm{d}x\right]' \pm \left[\int g(x)\mathrm{d}x\right]'$$
$$= f(x) \pm g(x)$$

这表明 $\left[\int f(x)\mathrm{d}x \pm \int g(x)\mathrm{d}x\right]$ 是 $f(x) \pm g(x)$ 的原函数的全体,于是

$$\int [f(x) \pm g(x)]\mathrm{d}x = \int f(x)\mathrm{d}x \pm \int g(x)\mathrm{d}x$$

这个性质说明,函数代数和的不定积分等于它们不定积分的代数和.

性质 5 设 k 是常数,且 $k \neq 0$,则

$$\int kf(x)\mathrm{d}x = k\int f(x)\mathrm{d}x$$

证明类同性质 4. 这个性质说明常数因子可从积分号内提出.

性质 1 和性质 2 表明,对函数连续施行微分运算与积分运算(次序不论),结果是两种运算互相抵消,这正反映了这两种运算是一对互逆运算.

§4-2 不定积分的基本公式

4-2.1 基本公式

我们已经知道,求不定积分是求导数的逆运算,因此把过去的求微分的基本公式逆过来,就得到相应的不定积分的基本公式.

基本积分公式表:

(1) $\int 0\mathrm{d}x = C$;

(2) $\int \mathrm{d}x = x + C$;

(3) $\int x^{\alpha}\mathrm{d}x = \dfrac{1}{\alpha+1}x^{\alpha+1} + C (\alpha \neq -1)$;

(4) $\int \dfrac{1}{x}\mathrm{d}x = \ln|x| + C$ [①];

(5) $\int a^{x}\mathrm{d}x = \dfrac{a^{x}}{\ln a} + C$;

(6) $\int \mathrm{e}^{x}\mathrm{d}x = \mathrm{e}^{x} + C$;

(7) $\int \cos x\mathrm{d}x = \sin x + C$;

(8) $\int \sin x\mathrm{d}x = -\cos x + C$;

(9) $\int \sec^{2}x\mathrm{d}x = \tan x + C$;

(10) $\int \csc^{2}x\mathrm{d}x = -\cot x + C$;

(11) $\int \sec x\tan x\mathrm{d}x = \sec x + C$;

(12) $\int \csc x\cot x\mathrm{d}x = -\csc x + C$;

---

① 当 $x > 0$ 时,$\ln|x| = \ln x$ 的导数为 $\dfrac{1}{x}$,即 $\int \dfrac{1}{x}\mathrm{d}x = \ln x + C$;当 $x < 0$ 时,$\ln|x| = \ln(-x)$ 的导数为 $\dfrac{1}{x}$,即 $\int \dfrac{1}{x}\mathrm{d}x = \ln(-x) + C$. 所以,不论 $x > 0$ 或 $x < 0$,都有 $\int \dfrac{\mathrm{d}x}{x} = \ln|x| + C$.

(13) $\int \dfrac{1}{\sqrt{1-x^2}} \mathrm{d}x = \arcsin x + C$; (14) $\int \dfrac{1}{1+x^2} \mathrm{d}x = \arctan x + C.$

4-2.2 直接积分法

直接运用或经过适当恒等变换后运用基本积分公式和不定积分的性质进行积分的方法,称为**直接积分法**.

例1 求 $\int \sqrt[3]{x}\,(x^2+4)\mathrm{d}x.$

解
$$\text{原式} = \int (x^{\frac{7}{3}} + 4x^{\frac{1}{3}})\mathrm{d}x = \int x^{\frac{7}{3}}\mathrm{d}x + \int 4x^{\frac{1}{3}}\mathrm{d}x$$
$$= \frac{3}{10}x^{\frac{10}{3}} + C_1 + 4 \times \frac{3}{4}x^{\frac{4}{3}} + C_2$$
$$= \frac{3}{10}x^{\frac{10}{3}} + 3x^{\frac{4}{3}} + C$$
$$= \frac{3}{10}x^3\sqrt[3]{x} + 3x\sqrt[3]{x} + C$$

注意1 凡在分项积分后每个不定积分的结果都含有任意常数,但由于任意常数之和仍是任意常数,因此只要总的写一个任意常数即可.

注意2 检验积分结果正确与否,只要把结果求导,看导数是否等于被积函数. 若相等,积分正确,否则不正确. 例如,对例 1 结果求导有

$$\left(\frac{3}{10}x^3\sqrt[3]{x} + 3x\sqrt[3]{x} + C\right)' = \left(\frac{3}{10}x^{\frac{10}{3}} + 3x^{\frac{4}{3}} + C\right)'$$
$$= x^{\frac{7}{3}} + 4x^{\frac{1}{3}} = \sqrt[3]{x}\,(x^2+4)$$

求导后正好等于被积函数,故积分正确.

例2 求 $\int \dfrac{(x-1)^3}{x^2}\mathrm{d}x.$

解
$$\text{原式} = \int \frac{x^3 - 3x^2 + 3x - 1}{x^2}\mathrm{d}x = \int \left(x - 3 + \frac{3}{x} - \frac{1}{x^2}\right)\mathrm{d}x$$
$$= \int x\mathrm{d}x - 3\int \mathrm{d}x + 3\int \frac{1}{x}\mathrm{d}x - \int \frac{1}{x^2}\mathrm{d}x$$
$$= \frac{1}{2}x^2 - 3x + 3\ln|x| + \frac{1}{x} + C$$

例3 求 $\int \dfrac{x^4}{1+x^2}\mathrm{d}x.$

解
$$\text{原式} = \int \frac{x^4 - 1 + 1}{1+x^2}\mathrm{d}x = \int (x^2 - 1)\mathrm{d}x + \int \frac{1}{1+x^2}\mathrm{d}x$$
$$= \frac{1}{3}x^3 - x + \arctan x + C$$

例4 求 $\int \dfrac{1+2x^2}{x^2(1+x^2)}\mathrm{d}x.$

解
$$\text{原式} = \int \frac{1+x^2+x^2}{x^2(1+x^2)}\mathrm{d}x = \int \frac{1}{x^2}\mathrm{d}x + \int \frac{1}{1+x^2}\mathrm{d}x$$
$$= -\frac{1}{x} + \arctan x + C$$

例 5 求 $\displaystyle\int \frac{1}{\sin^2 x \cos^2 x}\,\mathrm{d}x$.

解
$$原式 = \int \frac{\sin^2 x + \cos^2 x}{\sin^2 x \cos^2 x}\,\mathrm{d}x = \int \sec^2 x\,\mathrm{d}x + \int \csc^2 x\,\mathrm{d}x$$
$$= \tan x - \cot x + C$$

例 6 求 $\displaystyle\int \sin^2 \frac{t}{2}\,\mathrm{d}t$.

解
$$原式 = \int \frac{1}{2}(1 - \cos t)\,\mathrm{d}t = \frac{1}{2}\int \mathrm{d}t - \frac{1}{2}\int \cos t\,\mathrm{d}t = \frac{t}{2} - \frac{1}{2}\sin t + C$$

例 7 求 $\displaystyle\int \left(\sqrt{4a^2 x} + \mathrm{e}^{\frac{1}{2}x+4} - \tan^2 x\right)\mathrm{d}x \quad (a > 0)$.

解
$$原式 = \int 2ax^{\frac{1}{2}}\,\mathrm{d}x + \int \mathrm{e}^4 (\sqrt{\mathrm{e}})^x\,\mathrm{d}x - \int (\sec^2 x - 1)\,\mathrm{d}x$$
$$= 2a \cdot \frac{2}{3}x^{\frac{3}{2}} + \mathrm{e}^4 \cdot \frac{(\sqrt{\mathrm{e}})^x}{\ln(\sqrt{\mathrm{e}})} - (\tan x - x) + C$$
$$= \frac{4a}{3}x\sqrt{x} + 2\mathrm{e}^{\frac{1}{2}x+4} - \tan x + x + C$$

§4-3 两种积分法

4-3.1 换元积分法

利用不定积分的简单性质及基本公式,虽然能求出一些函数的不定积分,但毕竟是有限的,许多不定积分不能用直接积分法解决. 例如, $\displaystyle\int \cos 2x\,\mathrm{d}x$, $\displaystyle\int x\mathrm{e}^{x^2}\,\mathrm{d}x$, $\displaystyle\int \sqrt{1-x^2}\,\mathrm{d}x$, $\displaystyle\int \ln x\,\mathrm{d}x$ 等,就不会求了. 因此,我们需要进一步掌握其他积分法则,以便求出更多的初等函数的积分. 本节将介绍基本的积分法:换元积分法和分部积分法,现在先讨论换元积分法.

所谓换元积分就是将积分变量作适当的变换,使被积式化成与某一基本公式相同的形式,从而求得原函数. 它是把复合函数求导法则反过来使用的一种积分法.

换元积分法按其应用方式的不同分为两种,分别称为第一类换元法及第二类换元法.

一、第一类换元法(凑微分法)

首先考察两个例子.

例 1 求 $\displaystyle\int 2x\sin x^2\,\mathrm{d}x$.

解
$$原式 = \int \sin x^2 \cdot (x^2)'\,\mathrm{d}x = \int \sin x^2\,\mathrm{d}x^2$$
$$\xrightarrow{\text{令}\,u=x^2} \int \sin u\,\mathrm{d}u = -\cos u + C \xrightarrow{\text{代回}} -\cos x^2 + C$$

例 2 求 $\displaystyle\int \frac{1}{x-1}\,\mathrm{d}x$.

解
$$原式 = \int \frac{1}{x-1}(x-1)'\,\mathrm{d}x = \int \frac{1}{x-1}\,\mathrm{d}(x-1)$$
$$\xrightarrow{\text{令}\,x-1=u} \int \frac{1}{u}\,\mathrm{d}u = \ln |u| + C = \ln |x-1| + C$$

以上两例说明,当遇到的不定积分 $\displaystyle\int f(x)\,\mathrm{d}x$ 无法直接应用基本积分公式时,可考虑引入一

个新的变量 u，使 $u=\varphi(x)$，把对 x 的积分化为对 u 的积分. 如果对 u 的积分可以应用基本公式求出来，则最后再把 $u=\varphi(x)$ 代回，即可得所求的结果.

具体地说，被积函数 $f(x)$ 能分离成 $g[\varphi(x)]\cdot\varphi'(x)$ 的形式. 其中 $u=\varphi(x)$ 在某区间上可导，$g(u)$ 具有原函数 $G(u)$，则可以从 $\int g[\varphi(x)]\varphi'(x)\mathrm{d}x$ 的被积式中，凑 $\varphi'(x)\mathrm{d}x=\mathrm{d}\varphi(x)$ 变成新的微分，并令 $\varphi(x)=u$，然后对以积分变量为 u 的函数进行积分，即

$$\int f(x)\mathrm{d}x \xlongequal{\text{分离}} \int g[\varphi(x)]\varphi'(x)\mathrm{d}x$$

$$\xlongequal{\text{凑微分}} \int g[\varphi(x)]\mathrm{d}\varphi(x)$$

$$\xlongequal[\text{换元}]{\text{令}\,u=\varphi(x)} \int g(u)\mathrm{d}u$$

$$\xlongequal{\text{求积分}} G(u)+C$$

$$\xlongequal{\text{代回}\,u=\varphi(x)} G[\varphi(x)]+C$$

这种方法称为第一类换元法（凑微分法）.

事实上，由复合函数的求导法则可得

$$\frac{\mathrm{d}\{G[\varphi(x)]+C\}}{\mathrm{d}x}=\frac{\mathrm{d}\{G[\varphi(x)]\}}{\mathrm{d}x}=\frac{\mathrm{d}G(u)}{\mathrm{d}u}\cdot\frac{\mathrm{d}u}{\mathrm{d}x}=g(u)\cdot\frac{\mathrm{d}u}{\mathrm{d}x}$$

$$=g[\varphi(x)]\varphi'(x)=f(x)$$

这就证明了上述公式.

例 3 求 $\int\sin 2x\mathrm{d}x$.

解

$$\int\sin 2x\mathrm{d}x=\frac{1}{2}\int\sin 2x(2x)'\mathrm{d}x=\frac{1}{2}\int\sin 2x\mathrm{d}(2x)$$

$$\xlongequal{\text{令}\,u=2x}\frac{1}{2}\int\sin u\mathrm{d}u$$

$$=-\frac{1}{2}\cos u+C$$

$$=-\frac{1}{2}\cos 2x+C$$

另一种解法：

$$\int\sin 2x\mathrm{d}x=\int 2\sin x\cos x\mathrm{d}x$$

$$=2\int\sin x(\sin x)'\mathrm{d}x=2\int\sin x\mathrm{d}(\sin x)$$

$$\xlongequal{\text{令}\,u=\sin x}2\int u\mathrm{d}u$$

$$=u^2+C$$

$$=\sin^2 x+C$$

这两种不同的换元，其结果在形式上不一样，但实际上，$-\frac{1}{2}\cos 2x=-\frac{1}{2}(1-2\sin^2 x)=-\frac{1}{2}+\sin^2 x$，两结果之间只相差一个常数 $-\frac{1}{2}$. 因此，只要结果正确，没有必要把它们化为相同的形式.

在运算比较熟练之后，不必把中间的代换过程 $u=\varphi(x)$ 明确地写出来.

例 4　求 $\int \tan x \mathrm{d}x$.

解
$$\int \tan x \mathrm{d}x = \int \frac{\sin x}{\cos x}\ \mathrm{d}x = -\int \frac{(\cos x)'}{\cos x}\mathrm{d}x$$

$$= -\int \frac{\mathrm{d}(\cos x)}{\cos x} = -\ln|\cos x| + C$$

例 5　求 $\int \frac{\ln x}{x}\ \mathrm{d}x$.

解
$$\int \frac{\ln x}{x}\ \mathrm{d}x = \int \ln x \mathrm{d}(\ln x) = \frac{1}{2}(\ln x)^2 + C$$

例 6　求 $\int \frac{1}{x^2 + a^2}\ \mathrm{d}x (a \neq 0)$.

解
$$原式 = \frac{1}{a^2}\int \frac{\mathrm{d}x}{1 + \left(\frac{x}{a}\right)^2} = \frac{1}{a}\int \frac{\mathrm{d}\left(\frac{x}{a}\right)}{1 + \left(\frac{x}{a}\right)^2} = \frac{1}{a}\arctan \frac{x}{a} + C$$

例 7　求 $\int \frac{1}{x^2 - a^2}\ \mathrm{d}x (a \neq 0)$.

解
$$原式 = \frac{1}{2a}\int \left(\frac{1}{x-a} - \frac{1}{x+a}\right)\mathrm{d}x$$

$$= \frac{1}{2a}\left[\int \frac{\mathrm{d}(x-a)}{x-a} - \int \frac{\mathrm{d}(x+a)}{x+a}\right]$$

$$= \frac{1}{2a}\ln\left|\frac{x-a}{x+a}\right| + C$$

例 8　求 $\int \frac{\mathrm{d}x}{\sqrt{a^2 - x^2}} (a > 0)$.

解
$$原式 = \int \frac{\mathrm{d}\left(\frac{x}{a}\right)}{\sqrt{1 - \left(\frac{x}{a}\right)^2}} = \arcsin \frac{x}{a} + C$$

例 9　求 $\int \frac{1}{\sin x}\ \mathrm{d}x$.

解
$$原式 = \int \frac{\mathrm{d}\left(\frac{x}{2}\right)}{\sin \frac{x}{2}\cos \frac{x}{2}} = \int \frac{\mathrm{d}\left(\frac{x}{2}\right)}{\tan \frac{x}{2}\cos^2 \frac{x}{2}}$$

$$= \int \frac{1}{\tan \frac{x}{2}}\ \mathrm{d}\left(\tan \frac{x}{2}\right) = \ln\left|\tan \frac{x}{2}\right| + C$$

答案的另一形式：

$$原式 = \ln|\tan \frac{x}{2}| + C = \ln\left|\frac{\sin x}{1 + \cos x}\right| + C = \ln|\csc x - \cot x| + C$$

例 10　求 $\int \sec x \mathrm{d}x$.

解法 1
$$\int \sec x \mathrm{d}x = \int \frac{1}{\cos x}\ \mathrm{d}x = \int \frac{\cos x}{\cos^2 x}\ \mathrm{d}x$$

$$= \int \frac{\mathrm{d}(\sin x)}{1 - \sin^2 x} = -\int \frac{\mathrm{d}(\sin x)}{\sin^2 x - 1}$$

$$= -\frac{1}{2} \ln \left| \frac{\sin x - 1}{\sin x + 1} \right| + C$$

答案的另一形式：

$$原式 = -\ln \left| \frac{\sin x - 1}{\sin x + 1} \right|^{\frac{1}{2}} + C = \ln \left| \frac{\sin x + 1}{\sin x - 1} \right|^{\frac{1}{2}} + C$$

$$= \ln \left| \frac{(1 + \sin x)^2}{1 - \sin^2 x} \right|^{\frac{1}{2}} + C$$

$$= \ln \left| \frac{1 + \sin x}{\cos x} \right| + C$$

$$= \ln | \sec x + \tan x | + C$$

解法 2
$$原式 = \int \frac{\sec x (\sec x + \tan x)}{\sec x + \tan x} \mathrm{d}x$$

$$= \int \frac{\sec^2 x + \sec x \tan x}{\sec x + \tan x} \mathrm{d}x = \int \frac{\mathrm{d}(\sec x + \tan x)}{\sec x + \tan x}$$

$$= \ln | \sec x + \tan x | + C$$

例 11　求 $\displaystyle\int \frac{\mathrm{d}x}{x^2 + 6x + 10}$.

解
$$原式 = \int \frac{\mathrm{d}(x + 3)}{(x + 3)^2 + 1} = \arctan(x + 3) + C$$

例 12　求 $\displaystyle\int \frac{\mathrm{d}x}{\sqrt{2 + 6x - 9x^2}}$.

解　$\displaystyle 原式 = \int \frac{\mathrm{d}x}{\sqrt{3 - (3x - 1)^2}} = \frac{1}{3} \int \frac{\mathrm{d}(3x - 1)}{\sqrt{(\sqrt{3})^2 - (3x - 1)^2}} = \frac{1}{3} \arcsin \frac{3x - 1}{\sqrt{3}} + C$

例 13　求 $\displaystyle\int \tan^3 x \mathrm{d}x$.

解
$$\int \tan^3 x \mathrm{d}x = \int \tan x (\sec^2 x - 1) \mathrm{d}x$$

$$= \int \tan x \cdot \sec^2 x \mathrm{d}x - \int \tan x \mathrm{d}x$$

$$= \int \tan x \mathrm{d}(\tan x) + \int \frac{\mathrm{d}(\cos x)}{\cos x}$$

$$= \frac{1}{2} \tan^2 x + \ln | \cos x | + C$$

例 14　求 $\displaystyle\int \sin^3 x \cos^5 x \mathrm{d}x$.

解
$$原式 = -\int (1 - \cos^2 x) \cos^5 x \mathrm{d}(\cos x)$$

$$= \int (\cos^7 x - \cos^5 x) \mathrm{d}(\cos x)$$

$$= \frac{1}{8} \cos^8 x - \frac{1}{6} \cos^6 x + C$$

例 15　求 $\displaystyle\int \sin \alpha x \cdot \sin \beta x \mathrm{d}x$.

解
$$原式 = -\frac{1}{2}\int[\cos(\alpha+\beta)x - \cos(\alpha-\beta)x]dx$$

$$= -\frac{1}{2}\left[\frac{1}{\alpha+\beta}\sin(\alpha+\beta)x - \frac{1}{\alpha-\beta}\sin(\alpha-\beta)x\right] + C$$

$$= \frac{1}{2(\alpha-\beta)}\sin(\alpha-\beta)x - \frac{1}{2(\alpha+\beta)}\sin(\alpha+\beta)x + C$$

通过以上例题,我们可以看到第一换元法中关键的一步是把被积表达式 $f(x)dx$ 分离成两部分的乘积,一部分是中间变量 $u=\varphi(x)$ 的函数,即 $g(\varphi(x))=g(u)$;另一部分是中间变量 $u=\varphi(x)$ 的微分,即 $\varphi'(x)dx=d\varphi(x)=du$,就是所说的凑微分.

常见的凑微分法可归纳为如下类型:

(1) $\int f(ax+b)dx = \frac{1}{a}\int f(ax+b)d(ax+b) \quad (a\neq 0)$;

(2) $\int x^{\alpha-1}f(x^{\alpha})dx = \frac{1}{\alpha}\int f(x^{\alpha})d(x^{\alpha}) \quad (\alpha\neq 0)$;

(3) $\int \frac{f(\ln x)}{x}dx = \int f(\ln x)d(\ln x)$;

(4) $\int f(\sin x)\cos x dx = \int f(\sin x)d\sin x$;

(5) $\int e^x f(e^x)dx = \int f(e^x)d(e^x)$;

(6) $\int \frac{f(\tan x)}{\cos^2 x}dx = \int f(\tan x)d(\tan x)$;

(7) $\int \frac{f(\arctan x)}{1+x^2}dx = \int f(\arctan x)d(\arctan x)$;

(8) $\int \frac{f(\arcsin x)}{\sqrt{1-x^2}}dx = \int f(\arcsin x)d(\arcsin x)$.

二、第二类换元法

前面在介绍第一类换元法时,把 $\int f(x)dx$ 中的 $f(x)$ 先改写成 $g(\varphi(x))\varphi'(x)$ 然后作变换 $\varphi(x)=u$,从而转化为计算积分 $\int g(u)du$. 但有时还会遇到积分 $\int f(x)dx$ 不能由直接法与凑微分法求出,为此我们通过变换 $x=\psi(u)$,把积分 $\int f(x)dx$ 转化为积分 $\int f(\psi(u))\psi'(u)du$. 若后者较容易计算,那么积分后,再把 $u=\psi^{-1}(x)$ 代回. 此处 $\psi^{-1}(x)$ 是 $x=\psi(u)$ 的反函数,因此必须设 $\psi(u)$ 是单调,可导,且 $\psi'(u)\neq 0$,这种换元法称为第二类换元法,即

$$\int f(x)dx \xrightarrow{\;\;令\,x=\psi(u)\;\;} \int f(\psi(u))\psi'(u)du$$

$$\xrightarrow{\;\;求积分\;\;} F(u) + C$$

$$\xrightarrow{\;\;代回\,u=\psi^{-1}(x)\;\;} F(\psi^{-1}(x)) + C$$

例 16 求 $\int \frac{1}{1+\sqrt{x}}dx$.

解 设 $\sqrt{x}=u$,则 $x=u^2$,$\mathrm{d}x=2u\mathrm{d}u$,于是

$$\int\frac{\mathrm{d}x}{1+\sqrt{x}}=\int\frac{2u\mathrm{d}u}{1+u}=2\int\frac{1+u-1}{1+u}\ \mathrm{d}u$$

$$=2\left(\int\mathrm{d}u-\int\frac{\mathrm{d}u}{1+u}\right)=2(u-\ln|1+u|)+C$$

$$=2\left[\sqrt{x}-\ln(1+\sqrt{x})\right]+C$$

例 17 求 $\displaystyle\int\frac{x-1}{\sqrt[3]{3x+1}}\mathrm{d}x$.

解 设 $\sqrt[3]{3x+1}=u$,$u^3=3x+1$,则 $x=\dfrac{u^3-1}{3}$,$\mathrm{d}x=u^2\mathrm{d}u$,于是

$$原式=\int\frac{\dfrac{u^3-1}{3}-1}{u}u^2\mathrm{d}u=\frac{1}{3}\int(u^4-4u)\mathrm{d}u$$

$$=\frac{1}{15}u^5-\frac{2}{3}u^2+C=\frac{1}{15}(3x+1)^{\frac{5}{3}}-\frac{2}{3}(3x+1)^{\frac{2}{3}}+C$$

例 18 求 $\displaystyle\int\frac{\mathrm{d}x}{\sqrt{x}(1+\sqrt[3]{x})}$.

解 令 $x=u^6$,则 $\mathrm{d}x=6u^5\mathrm{d}u$,$\sqrt{x}=u^3$,$\sqrt[3]{x}=u^2$,于是

$$原式=\int\frac{6u^5\mathrm{d}u}{u^3(1+u^2)}=6\int\frac{u^2}{1+u^2}\mathrm{d}u$$

$$=6\int\frac{1+u^2-1}{1+u^2}\mathrm{d}u$$

$$=6u-6\arctan u+C=6\sqrt[6]{x}-6\arctan(\sqrt[6]{x})+C$$

例 19 求 $\displaystyle\int\sqrt{a^2-x^2}\mathrm{d}x$ $(a>0)$.

解 为了去掉根号作三角代换,设 $x=a\sin u$,$u\in\left[-\dfrac{\pi}{2},\dfrac{\pi}{2}\right]$,则

$$\sqrt{a^2-x^2}=a\cos u,\quad 而\ \mathrm{d}x=a\cos u\mathrm{d}u.$$

于是

$$\int\sqrt{a^2-x^2}\mathrm{d}x=a^2\int\cos^2 u\mathrm{d}u=a^2\int\frac{1+\cos 2u}{2}\mathrm{d}u$$

$$=\frac{a^2}{2}\left(u+\frac{1}{2}\sin 2u\right)+C=\frac{a^2}{2}(u+\sin u\cos u)+C$$

为了将新变量 u 还原成 x,可借助图 4-2 的直角三角形,得

$$\sin u=\frac{x}{a},\quad\cos u=\frac{\sqrt{a^2-x^2}}{a}$$

所以

$$\int\sqrt{a^2-x^2}\ \mathrm{d}x=\frac{x}{2}\sqrt{a^2-x^2}+\frac{a^2}{2}\arcsin\frac{x}{a}+C$$

这种方法叫三角代换法. 常用的变量代换有下面四种:

(1) 在 $\displaystyle\int R(x,\sqrt{a^2-x^2})\mathrm{d}x$ 中,可令 $x=a\sin u$ 或 $x=a\cos u$;

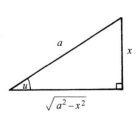

图 4-2

(2) 在 $\int R(x,\sqrt{a^2+x^2})\mathrm{d}x$ 中,可令 $x=a\tan u$ 或 $x=a\cot u$;

(3) 在 $\int R(x,\sqrt{x^2-a^2})\mathrm{d}x$ 中,可令 $x=a\sec u$ 或 $x=a\csc u$;

(4) 在 $\int R(x,\sqrt[n]{ax+b})\mathrm{d}x$ 中,可令 $\sqrt[n]{ax+b}=u$.

例 20　求 $\displaystyle\int\frac{3x-2}{x^2-2x+10}\mathrm{d}x$.

解
$$原式=\int\frac{3x-2}{(x-1)^2+3^2}\mathrm{d}x$$
设　$x-1=u,x=u+1,\mathrm{d}x=\mathrm{d}u$,于是
$$原式=\int\frac{3u+1}{u^2+3^2}\mathrm{d}u=\frac{3}{2}\int\frac{\mathrm{d}(u^2+3^2)}{u^2+3^2}+\int\frac{\mathrm{d}u}{u^2+3^2}$$
$$=\frac{3}{2}\ln|u^2+9|+\frac{1}{3}\arctan\frac{u}{3}+C$$
$$=\frac{3}{2}\ln|x^2-2x+10|+\frac{1}{3}\arctan\left(\frac{x-1}{3}\right)+C$$

例 21　求 $\displaystyle\int\frac{\mathrm{d}x}{\sqrt{x^2\pm a^2}}$.

解　利用欧拉代换式 $\sqrt{x^2\pm a^2}=u-x$,两边平方后得 $\pm a^2=u^2-2ux$,两边微分得
$0=2u\mathrm{d}u-2u\mathrm{d}x-2x\mathrm{d}u$,或 $u\mathrm{d}x=(u-x)\mathrm{d}u$,即,$\dfrac{\mathrm{d}x}{u-x}=\dfrac{\mathrm{d}u}{u}$,于是
$$原式=\int\frac{\mathrm{d}x}{u-x}=\int\frac{\mathrm{d}u}{u}=\ln|u|+C$$
$$=\ln\left|x+\sqrt{x^2\pm a^2}\right|+C$$

本例也可用三角变换方法来解,但较麻烦.

例 22　求 $\displaystyle\int\frac{\mathrm{d}x}{\sqrt{x^2+2x-15}}$.

解
$$原式=\int\frac{\mathrm{d}x}{\sqrt{(x+1)^2-4^2}}=\int\frac{\mathrm{d}(x+1)}{\sqrt{(x+1)^2-4^2}}$$
$$=\ln\left|x+1+\sqrt{(x+1)^2-16}\right|+C$$
$$=\ln\left|x+1+\sqrt{x^2+2x-15}\right|+C$$

例 23　求 $\displaystyle\int\frac{\mathrm{d}x}{x\sqrt{3x^2-2x-1}}$.

解　作倒数代换.设 $x=\dfrac{1}{u}$,$\mathrm{d}x=-\dfrac{1}{u^2}\mathrm{d}u$,于是
$$原式=\int\frac{1}{\dfrac{1}{u}\sqrt{\dfrac{3}{u^2}-\dfrac{2}{u}-1}}\left(-\frac{\mathrm{d}u}{u^2}\right)=\int\frac{-\mathrm{d}u}{\sqrt{3-2u-u^2}}$$
$$=-\int\frac{1}{\sqrt{4-(u+1)^2}}\mathrm{d}(u+1)=-\arcsin\frac{u+1}{2}+C$$
$$=-\arcsin\frac{x+1}{2x}+C$$

例 24 求 $\displaystyle\int \frac{\mathrm{d}x}{x\sqrt{4-x^2}}$.

解法 1 设 $\sqrt{4-x^2}=t$，则 $x=\sqrt{4-t^2}$，$\mathrm{d}x=\dfrac{-t}{\sqrt{4-t^2}}\mathrm{d}t$，于是

$$\text{原式} = \int \frac{-t\mathrm{d}t}{\sqrt{4-t^2}\cdot t\cdot\sqrt{4-t^2}} = \int \frac{\mathrm{d}t}{t^2-4} = \frac{1}{4}\ln\left|\frac{t-2}{t+2}\right|+C$$

$$= \frac{1}{4}\ln\left|\frac{\sqrt{4-x^2}-2}{\sqrt{4-x^2}+2}\right|+C$$

解法 2 设 $x=2\sin t$，则 $\mathrm{d}x=2\cos t\mathrm{d}t$，$\sqrt{4-x^2}=2\cos t$，于是

$$\text{原式} = \int \frac{2\cos t\mathrm{d}t}{2\sin t\cdot 2\cos t} = \frac{1}{2}\int \frac{\mathrm{d}t}{\sin t} = \frac{1}{2}\ln\left|\tan\frac{t}{2}\right|+C$$

$$= \frac{1}{2}\ln\left|\tan\left(\frac{1}{2}\arcsin\frac{x}{2}\right)\right|+C$$

解法 3 设 $x=\dfrac{1}{t}$，则 $\mathrm{d}x=-\dfrac{1}{t^2}\mathrm{d}t$，于是

$$\text{原式} = \int \frac{-\frac{1}{t^2}\mathrm{d}t}{\frac{1}{t}\sqrt{4-\left(\frac{1}{t}\right)^2}} = -\int \frac{\mathrm{d}t}{\sqrt{4t^2-1}} = -\frac{1}{2}\int \frac{\mathrm{d}t}{\sqrt{t^2-\left(\frac{1}{2}\right)^2}}$$

$$= -\frac{1}{2}\ln\left|t+\sqrt{t^2-\frac{1}{4}}\right|+C = -\frac{1}{2}\ln\left|\frac{1}{x}+\sqrt{\left(\frac{1}{x}\right)^2-\frac{1}{4}}\right|+C$$

$$= -\frac{1}{2}\ln\left|\frac{2+\sqrt{4-x^2}}{2x}\right|+C$$

4-3.2 分部积分法

换元积分法能够解决很大一类积分问题，但有些积分用换元法还不能计算，如 $\displaystyle\int x\ln x\mathrm{d}x$，$\displaystyle\int x\mathrm{e}^x\mathrm{d}x$，$\displaystyle\int \mathrm{e}^x\sin x\mathrm{d}x$ 等，这种积分的被积函数是两种不同类型的函数的乘积. 既然积分法是微分法的逆运算，我们就可把函数乘积的微分公式转化为函数乘积的积分公式.

设函数 $u=u(x)$ 及 $v=v(x)$ 具有连续导数，则由函数乘积的微分公式得

$$\mathrm{d}(u\cdot v) = u\mathrm{d}v+v\mathrm{d}u$$

移项得

$$u\mathrm{d}v=\mathrm{d}(u\cdot v)-v\mathrm{d}u$$

两边积分

$$\int u\mathrm{d}v=uv-\int v\mathrm{d}u$$

这个公式就叫做**分部积分公式**.

运用此公式时，关键是把被积表达式 $f(x)\mathrm{d}x$ 分成 u 和 $\mathrm{d}v$ 两部分乘积的形式，即

$$\int f(x)\mathrm{d}x = \int u(x)v'(x)\mathrm{d}x = \int u(x)\mathrm{d}v(x)$$

然后再使用公式

$$\int u\mathrm{d}v = uv-\int v\mathrm{d}u$$

单从形式上看,似乎看不出这个公式会给我们带来什么好处,然而当不定积分 $\int v\mathrm{d}u$ 比较容易求得时,通过该公式就易求得 $\int u\mathrm{d}v$,所以这起到了化难为易的作用.

例 25 求 $\int x\mathrm{e}^x\mathrm{d}x$.

解 令 $u=x,\mathrm{d}v=\mathrm{e}^x\mathrm{d}x=\mathrm{d}\mathrm{e}^x$,那么 $\mathrm{d}u=\mathrm{d}x,v=\mathrm{e}^x$. 所以

$$\int x\mathrm{e}^x\mathrm{d}x = \int x\mathrm{d}\mathrm{e}^x = x\mathrm{e}^x - \int \mathrm{e}^x\mathrm{d}x = x\mathrm{e}^x - \mathrm{e}^x + C = (x-1)\mathrm{e}^x + C$$

在选择 u,v 时,有两点值得注意:

(1) 选择 u 时,应使 u' 比 u 简单;

(2) 选择 $\mathrm{d}v$,使 v 比较容易求出,尤其要使 $\int v\mathrm{d}u$ 容易求出.

因此,一般当被积函数是多项式与指数函数的积或多项式与正(余)弦函数的乘积时,选择多项式为 u,这样经过求 $\mathrm{d}u$,可以降低多项式的次数.

例 26 求 $\int x^2\cos x\mathrm{d}x$.

解
$$原式 = \int x^2\mathrm{d}\sin x = x^2\sin x - \int \sin x\mathrm{d}(x^2)$$
$$= x^2\sin x - 2\int x\sin x\mathrm{d}x = x^2\sin x + 2\int x\mathrm{d}(\cos x)$$
$$= x^2\sin x + 2x\cos x - 2\int \cos x\mathrm{d}x$$
$$= x^2\sin x + 2x\cos x - 2\sin x + C$$
$$= (x^2-2)\sin x + 2x\cos x + C$$

当被积函数是对数函数或反三角函数与其他函数的乘积时,一般可选对数函数或反三角函数为 u,经过求 $\mathrm{d}u$ 将其转化为代数函数形式.

例 27 (1) 求 $\int \ln x\mathrm{d}x$; (2) 求 $\int x\arctan x\mathrm{d}x$.

解 (1) $\int \ln x\mathrm{d}x = x\ln x - \int x\mathrm{d}(\ln x) = x\ln x - \int \mathrm{d}x = x\ln x - x + C$

(2)
$$原式 = \frac{1}{2}\int \arctan x\mathrm{d}x^2 = \frac{1}{2}x^2\arctan x - \frac{1}{2}\int x^2\mathrm{d}(\arctan x)$$
$$= \frac{1}{2}x^2\arctan x - \frac{1}{2}\int \frac{x^2}{1+x^2}\mathrm{d}x$$
$$= \frac{1}{2}x^2\arctan x - \frac{1}{2}(x - \arctan x) + C$$
$$= \frac{1}{2}(x^2+1)\arctan x - \frac{1}{2}x + C$$

当被积函数是指数函数与正(余)弦函数的乘积时,两者均可选为 u,可根据具体问题灵活选取.

例 28 求 $\int \mathrm{e}^x\sin x\mathrm{d}x$.

解
$$原式 = \int e^x d(-\cos x) = -e^x \cos x + \int \cos x\, de^x$$
$$= -e^x \cos x + \int e^x \cos x\, dx$$
$$= -e^x \cos x + \int e^x d(\sin x)$$
$$= -e^x \cos x + e^x \sin x - \int \sin x\, de^x$$
$$= e^x(\sin x - \cos x) - \int e^x \sin x\, dx$$

上式右端第二项即为所求的积分 $\int e^x \sin x\, dx$，把它移到等式左边去，两端再除以 2，即得

$$\int e^x \sin x\, dx = \frac{1}{2}(\sin x - \cos x)e^x + C$$

当然上式也可将被积表达式写成 $\sin x\, de^x$，运用分部积分公式，结果是一样的.

在很多不定积分计算中，需把换元积分法与分部积分法结合起来使用，这就需要根据问题来选择好两法的运算顺序. 如果选得不当，会给计算带来极大的麻烦，甚至算不出来.

例 29 求 $\int \sin^2 \sqrt{u}\, du$.

解 先用换元法去掉根号. 设 $\sqrt{u}=t, u=t^2, du=2t\, dt$，
$$原式 = \int \sin^2 t \cdot 2t\, dt = 2\int t\sin^2 t\, dt$$
$$= 2\int \frac{t(1-\cos 2t)}{2}\, dt = \int (t - t\cos 2t)\, dt$$
$$= \frac{1}{2}t^2 - \int t\cos 2t\, dt$$

再使用分部积分法.
$$原式 = \frac{1}{2}t^2 - \int t\, d\left(\frac{1}{2}\sin 2t\right)$$
$$= \frac{1}{2}t^2 - \frac{1}{2}t\sin 2t + \frac{1}{2}\int \sin 2t\, dt$$
$$= \frac{1}{2}t^2 - \frac{1}{2}t\sin 2t - \frac{1}{4}\cos 2t + C$$
$$= \frac{1}{2}u - \frac{1}{2}\sqrt{u}\sin 2\sqrt{u} - \frac{1}{4}\cos 2\sqrt{u} + C$$

例 30 求 $\int \sqrt{x^2 \pm a^2}\, dx$.

解
$$原式 = x\sqrt{x^2 \pm a^2} - \int x\, d\sqrt{x^2 \pm a^2}$$
$$= x\sqrt{x^2 \pm a^2} - \int \frac{x^2\, dx}{\sqrt{x^2 \pm a^2}}$$
$$= x\sqrt{x^2 \pm a^2} - \int \frac{x^2 \pm a^2 \mp a^2}{\sqrt{x^2 \pm a^2}}\, dx$$

$$= x\sqrt{x^2 \pm a^2} - \int \sqrt{x^2 \pm a^2}\,\mathrm{d}x \pm a^2 \int \frac{\mathrm{d}x}{\sqrt{x^2 \pm a^2}}$$

移项后再两端除以 2,得

$$\int \sqrt{x^2 \pm a^2}\,\mathrm{d}x = \frac{1}{2}\left(x\sqrt{x^2 \pm a^2} \pm a^2 \int \frac{\mathrm{d}x}{\sqrt{x^2 \pm a^2}} \right)$$

$$= \frac{x}{2}\sqrt{x^2 \pm a^2} \pm \frac{a^2}{2}\ln\left| x + \sqrt{x^2 \pm a^2} \right| + C$$

例 31 求 $\int (x+1)\sqrt{x^2 - 2x + 5}\,\mathrm{d}x$.

解 原式 $= \dfrac{1}{2}\displaystyle\int \sqrt{x^2 - 2x + 5}\,\mathrm{d}(x^2 - 2x + 5) + 2\int \sqrt{x^2 - 2x + 5}\,\mathrm{d}x$

$$= \frac{1}{3}\sqrt{(x^2 - 2x + 5)^3} + 2\int \sqrt{(x-1)^2 + 2^2}\,\mathrm{d}x$$

$$= \frac{1}{3}\sqrt{(x^2 - 2x + 5)^3} + 2\left(\frac{x-1}{2}\sqrt{x^2 - 2x + 5} \right.$$

$$\left. + \frac{2^2}{2}\ln\left| x - 1 + \sqrt{x^2 - 2x + 5} \right| \right) + C$$

$$= \frac{1}{3}\sqrt{(x^2 - 2x + 5)^3} + (x-1)\sqrt{x^2 - 2x + 5}$$

$$+ 4\ln\left| x - 1 + \sqrt{x^2 - 2x + 5} \right| + C$$

$$= \frac{1}{3}\sqrt{x^2 - 2x + 5}\,(x^2 + x + 2)$$

$$+ 4\ln\left| x - 1 + \sqrt{x^2 - 2x + 5} \right| + C$$

上面积分例题中,有 10 个典型例题可作为积分基本公式,它们是

(1) $\displaystyle\int \frac{\mathrm{d}x}{x^2 - a^2} = \frac{1}{2a}\ln\left| \frac{x-a}{x+a} \right| + C\,(a \neq 0)$;

(2) $\displaystyle\int \frac{\mathrm{d}x}{x^2 + a^2} = \frac{1}{a}\arctan\frac{x}{a} + C\,(a \neq 0)$;

(3) $\displaystyle\int \frac{\mathrm{d}x}{\sqrt{a^2 - x^2}} = \arcsin\frac{x}{a} + C\,(a > 0)$;

(4) $\displaystyle\int \sqrt{a^2 - x^2}\,\mathrm{d}x = \frac{x}{2}\sqrt{a^2 - x^2} + \frac{a^2}{2}\arcsin\frac{x}{a} + C\,(a > 0)$;

(5) $\displaystyle\int \frac{\mathrm{d}x}{\sqrt{x^2 \pm a^2}} = \ln\left| x + \sqrt{x^2 \pm a^2} \right| + C$;

(6) $\displaystyle\int \sqrt{x^2 \pm a^2}\,\mathrm{d}x = \frac{x}{2}\sqrt{x^2 \pm a^2} \pm \frac{a^2}{2}\ln\left| x + \sqrt{x^2 \pm a^2} \right| + C$;

(7) $\displaystyle\int \frac{\mathrm{d}x}{\sin x} = \int \csc x\,\mathrm{d}x = \ln\left| \tan\frac{x}{2} \right| + C = \ln|\csc x - \cot x| + C$;

(8) $\displaystyle\int \frac{1}{\cos x}\,\mathrm{d}x = \int \sec x\,\mathrm{d}x = \ln|\sec x + \tan x| + C$.

(9) $\displaystyle\int \tan x\,\mathrm{d}x = -\ln|\cos x| + C$;

(10) $\int \cot x\, \mathrm{d}x = \ln|\sin x| + C.$

*§4-4 有理函数与三角函数有理式的积分

本节将介绍两类特殊类型的初等函数——有理函数和三角函数的有理式的不定积分. 对于有理函数, 可按一定的步骤进行分解后求得其不定积分; 有理三角函数经变换可转化为有理函数的积分.

4-4.1 有理函数的积分

有理函数是指由两个多项式的商所表示的函数, 即具有如下形式的函数:

$$\frac{P(x)}{Q(x)} = \frac{a_0 x^n + a_1 x^{n-1} + \cdots + a_{n-1} x + a_n}{b_0 x^m + b_1 x^{m-1} + \cdots + b_{m-1} x + b_m} \tag{4-1}$$

其中 m 和 n 都是非负整数; $a_0, a_1, a_2, \cdots, a_n$ 及 $b_0, b_1, b_2, \cdots, b_m$ 都是实数, 并且 $a_0 \neq 0, b_0 \neq 0$, 当有理函数(4-1)的分子多项式的次数 n 小于其分母多项式的次数 m, 即 $n < m$ 时, 称这有理函数是真分式; 而当 $n \geq m$ 时, 称这有理函数是假分式.

利用多项式的除法, 总可以将一个假分式化成一个多项式和一个真分式之和的形式, 如

$$\frac{x^3 + x + 1}{x^2 + 1} = x + \frac{1}{x^2 + 1}$$

多项式的积分容易求得, 而要计算真分式的积分需要用到真分式的下列性质:

如果多项式 $Q(x)$ 在实数范围内能分解成一次因式和二次质因式的乘积, 如

$$Q(x) = b_0 (x-a)^\alpha \cdots (x-b)^\beta (x^2 + px + q)^\lambda \cdots (x^2 + rx + s)^\mu$$

(其中 $p^2 - 4q < 0, \cdots, r^2 - 4s < 0$), 那么真分式 $\dfrac{P(x)}{Q(x)}$ 可以分解成如下部分分式之和:

$$\begin{aligned}
\frac{P(x)}{Q(x)} =\ & \frac{A_1}{(x-a)^\alpha} + \frac{A_2}{(x-a)^{\alpha-1}} + \cdots + \frac{A_\alpha}{x-a} + \cdots \\
& + \frac{B_1}{(x-b)^\beta} + \frac{B_2}{(x-b)^{\beta-1}} + \cdots + \frac{B_\beta}{x-b} \\
& + \frac{M_1 x + N_1}{(x^2+px+q)^\lambda} + \frac{M_2 x + N_2}{(x^2+px+q)^{\lambda-1}} + \cdots + \frac{M_\lambda x + N_\lambda}{x^2+px+q} + \cdots \\
& + \frac{R_1 x + S_1}{(x^2+rx+s)^\mu} + \frac{R_2 x + S_2}{(x^2+rx+s)^{\mu-1}} + \cdots + \frac{R_\mu x + S_\mu}{x^2+rx+s}
\end{aligned} \tag{4-2}$$

其中 $A_i, \cdots, B_i, M_i, N_i, \cdots, R_i$ 及 S_i 等都是常数. 例如, 真分式

$$\frac{x+3}{x^2 - 5x + 6} = \frac{x+3}{(x-2)(x-3)}$$

可分解成

$$\frac{x+3}{(x-2)(x-3)} = \frac{A}{x-2} + \frac{B}{x-3}$$

其中 A, B 为待定常数, 可用如下的方法求出待定系数.

方法 1 两端去分母后, 得

$$x + 3 = A(x-3) + B(x-2) \tag{4-3}$$

或

$$x + 3 = (A+B)x - (3A+2B)$$

等式两端 x 的系数和常系数分别相等,于是有

$$\begin{cases} A+B=1 \\ -(3A+2B)=3 \end{cases}$$

从而解得 $A=-5, B=6$.

方法 2 在恒等式(4-3)中,代入特殊的 x 值,从而求出待定的常数. 在式(4-3)中令 $x=2$,得 $A=-5$;令 $x=3$,得 $B=6$. 同样得到

$$\frac{x+3}{(x-2)(x-3)} = \frac{-5}{x-2} + \frac{6}{x-3}$$

又如,真分式 $\dfrac{1}{x(x-1)^2}$ 可分解成

$$\frac{1}{x(x-1)^2} = \frac{A}{x} + \frac{B}{(x-1)^2} + \frac{C}{x-1}$$

再求待定系数 A, B, C. 两端去分母后,得

$$1 = A(x-1)^2 + Bx + Cx(x-1) \tag{4-4}$$

在式(4-4)中,令 $x=0$,得 $A=1$;令 $x=1$,得 $B=1$,把 A, B 的值代入式(4-4),并令 $x=2$,得 $1=1+2+2C$,即 $C=-1$,所以

$$\frac{1}{x(x-1)^2} = \frac{1}{x} + \frac{1}{(x-1)^2} - \frac{1}{x-1}$$

再如,真分式 $\dfrac{1}{(1+2x)(1+x^2)}$ 可分解成

$$\frac{1}{(1+2x)(1+x^2)} = \frac{A}{1+2x} + \frac{Bx+C}{1+x^2}$$

两端去分母后,得

$$1 = A(1+x^2) + (Bx+C)(1+2x)$$

或

$$1 = (A+2B)x^2 + (B+2C)x + C + A \tag{4-5}$$

比较式(4-5)两端 x 的各同次幂的系数及常数项,有

$$\begin{cases} A+2B=0 \\ B+2C=0 \\ A+C=1 \end{cases}$$

可解得 $A=\dfrac{4}{5}, B=-\dfrac{2}{5}, C=\dfrac{1}{5}$. 于是

$$\frac{1}{(1+2x)(1+x^2)} = \frac{\dfrac{4}{5}}{1+2x} + \frac{-\dfrac{2}{5}x + \dfrac{1}{5}}{1+x^2}$$

下面举几个有理真分式的积分例子.

例 1 求 $\displaystyle\int \frac{x^3-x^2-x+3}{x^2-1} \mathrm{d}x$.

解 利用多项式除法,

$$\frac{x^3-x^2-x+3}{x^2-1} = x-1 + \frac{2}{x^2-1}$$

而

$$\frac{2}{x^2-1} = \frac{2}{(x-1)(x+1)} = \frac{1}{x-1} - \frac{1}{x+1}$$

所以

$$\int \frac{x^3 - x^2 - x + 3}{x^2 - 1} dx = \int (x-1) dx + \int \frac{1}{x-1} dx - \int \frac{1}{x+1} dx$$

$$= \frac{1}{2}(x-1)^2 + \ln|x-1| - \ln|x+1| + C$$

例 2 求 $\int \frac{1}{x(x-1)^2} dx$.

解 因为

$$\frac{1}{x(x-1)^2} = \frac{1}{x} + \frac{1}{(x-1)^2} - \frac{1}{x-1}$$

所以

$$\int \frac{1}{x(x-1)^2} dx = \int \left[\frac{1}{x} + \frac{1}{(x-1)^2} - \frac{1}{x-1} \right] dx$$

$$= \int \frac{1}{x} dx - \int \frac{1}{x-1} dx + \int \frac{1}{(x-1)^2} dx$$

$$= \ln|x| - \ln|x-1| - \frac{1}{x-1} + C$$

例 3 求 $\int \frac{1}{(1+2x)(1+x^2)} dx$.

解 因为

$$\frac{1}{(1+2x)(1+x^2)} = \frac{\frac{4}{5}}{1+2x} + \frac{-\frac{2}{5}x + \frac{1}{5}}{1+x^2}$$

所以

$$\int \frac{1}{(1+2x)(1+x^2)} dx = \int \left(\frac{\frac{4}{5}}{1+2x} + \frac{-\frac{2}{5}x + \frac{1}{5}}{1+x^2} \right) dx$$

$$= \frac{2}{5} \int \frac{2dx}{1+2x} - \frac{1}{5} \int \frac{2x dx}{1+x^2} + \frac{1}{5} \int \frac{1}{1+x^2} dx$$

$$= \frac{2}{5} \int \frac{1}{1+2x} d(1+2x) - \frac{1}{5} \int \frac{1}{1+x^2} d(1+x^2) + \frac{1}{5} \int \frac{1}{1+x^2} dx$$

$$= \frac{2}{5} \ln|1+2x| - \frac{1}{5} \ln(1+x^2) + \frac{1}{5} \arctan x + C$$

4-4.2 三角函数有理式的积分

形如 $\int R(\cos x, \sin x) dx$ 的积分,称为三角函数有理式积分,其中 $R(u,v)$ 表示变量 u,v 的有理函数,$R(\cos x, \sin x)$ 称为三角有理函数,如 $\frac{1+\sin x}{\sin x(1+\cos x)}$、$\frac{2\tan x}{\sin x + \sec x}$、$\frac{\cot x}{\sin x \cdot \cos x + 1}$ 等都是三角函数有理式. 处理这类积分的基本思想是通过三角学中万能代换公式,将之变为有理函数的积分.

例 4 求 $\int \frac{1+\sin x}{\sin x(1+\cos x)} dx$

解 $\sin x$ 与 $\cos x$ 都可以用 $\tan \frac{x}{2}$ 的有理式表示,即

$$\sin x = 2\sin\frac{x}{2}\cos\frac{x}{2} = \frac{2\tan\frac{x}{2}}{\sec^2\frac{x}{2}} = \frac{2\tan\frac{x}{2}}{1+\tan^2\frac{x}{2}}$$

$$\cos x = \cos^2\frac{x}{2} - \sin^2\frac{x}{2} = \frac{1-\tan^2\frac{x}{2}}{\sec^2\frac{x}{2}} = \frac{1-\tan^2\frac{x}{2}}{1+\tan^2\frac{x}{2}}$$

所以如果作变换 $u = \tan\frac{x}{2}$,那么

$$\sin x = \frac{2u}{1+u^2}, \quad \cos x = \frac{1-u^2}{1+u^2}$$

而 $x = 2\arctan u$,从而

$$\mathrm{d}x = \frac{2}{1+u^2}\mathrm{d}u$$

于是

$$\int \frac{1+\sin x}{\sin x(1+\cos x)}\mathrm{d}x = \int \frac{\left(1+\dfrac{2u}{1+u^2}\right)\dfrac{2\mathrm{d}u}{1+u^2}}{\dfrac{2u}{1+u^2}\left(1+\dfrac{1-u^2}{1+u^2}\right)} = \frac{1}{2}\int\left(u+2+\frac{1}{u}\right)\mathrm{d}u$$

$$= \frac{1}{2}\left(\frac{u^2}{2}+2u+\ln|u|\right)+C$$

$$= \frac{1}{4}\tan^2\frac{x}{2}+\tan\frac{x}{2}+\frac{1}{2}\ln\left|\tan\frac{x}{2}\right|+C$$

例 5 求 $\displaystyle\int \frac{\mathrm{d}x}{5-3\cos x}$.

解 令 $u = \tan\frac{x}{2}$,则 $\mathrm{d}x = \dfrac{2}{1+u^2}\mathrm{d}u$,$\cos x = \dfrac{1-u^2}{1+u^2}$,于是

$$\int \frac{\mathrm{d}x}{5-3\cos x} = \int \frac{\dfrac{2}{1+u^2}\mathrm{d}u}{5-3\dfrac{1-u^2}{1+u^2}} = \int \frac{\mathrm{d}u}{1+4u^2} = \frac{1}{2}\arctan 2u + C$$

$$= \frac{1}{2}\arctan\left(2\tan\frac{x}{2}\right)+C$$

变量代换 $u = \tan\dfrac{x}{2}$ 对三角函数有理式的积分都可以使用,事实上,

$$\int R(\sin x,\cos x)\mathrm{d}x = \int R\left(\frac{2u}{1+u^2},\frac{1-u^2}{1+u^2}\right)\frac{2}{1+u^2}\mathrm{d}u \tag{4-6}$$

即化为 u 的有理函数的积分,不过,这会导致复杂的计算,因此这种代换有时不一定是最简便的代换,对于某些三角函数有理式的积分,可根据被积函数的特点,通过其他方法,将积分求出来.

例 6 求 $\displaystyle\int \frac{\cos x\sin x}{1+\cos^4 x}\mathrm{d}x$.

解 用凑微分法,得

$$\int \frac{\cos x\sin x}{1+\cos^4 x}\mathrm{d}x = -\int \frac{\cos x\mathrm{d}\cos x}{1+\cos^4 x} = -\frac{1}{2}\int \frac{\mathrm{d}\cos^2 x}{1+\cos^4 x}$$

$$= -\frac{1}{2}\arctan(\cos^2 x)+C$$

有理函数积分法的解题程序一般是:第一步用多项式除法,把被积函数化为一个整式与一个真分式之和;第二步把真分式分解成部分分式之和.所谓部分分式是指:分母为质因式或质因式的若干次幂,而分子的次数低于分母的次数;而对于三角有理式积分考虑如下步骤:①尽量使分母简单,或分子分母同乘以某个因子把分母化为 $\sin^k x$(或 $\cos^k x$)的单项式,或将分母整个看成一项;②利用倍角或积化和差公式达到降幂的目的;③用万能代换可把三角有理式化为有理函数的积分,但有时积分很繁琐,此时,通过其他方法将积分求出来.

本章结束之际,还需说明两点:①由于积分运算是微分运算的逆运算,因此积分的计算比导数的计算来得灵活、复杂、技巧性强.为了使用的方便,往往把常用的积分公式汇集起来编成表,即积分表.现在流传较广的有 B. O. Peirce 的积分表(徐桂芳译).一般的高等数学书后附有简单不定积分表,读者可参阅.②不是所有的初等函数的积分都可以求出来的,如下列不定积分:

$$\int e^{-x^2}\,dx, \quad \int \frac{\sin x}{x}\,dx, \quad \int \sin x^2\,dx$$

$$\int \frac{dx}{\ln x}, \quad \int \sqrt{1-R\sin^2 x}\,dx, \quad \int \frac{dx}{\sqrt{1+x^3}}$$

虽然积分存在,但它们都是求不出来的,即原函数不能用初等函数表示.由此看出,初等函数的导数仍是初等函数,但初等函数的不定积分却不一定是初等函数,可以超出初等函数的范围.

习 题 四

1. 下列函数对中,哪些对是同一函数的原函数?

(1) $\frac{1}{2}x^{\frac{2}{3}}$ 与 $\frac{1}{3}\sqrt{x^3}$; (2) $-\frac{1}{2}\cos 2x$ 与 $\sin^2 x$; (3) $\ln x$ 与 $\ln(ax)$;

(4) e^{2x+1} 与 $2e^{x+1}$; (5) $\ln(1+x^2)$ 与 $\arctan x$; (6) $\arcsin x$ 与 $-\arccos x$.

2. 用直接积分法求下列不定积分:

(1) $\int \sqrt[n]{x^m}\,dx\,(m,n$ 为正整数$)$; (2) $\int \frac{5}{\sqrt{1-x^2}}\,dx$;

(3) $\int x(4x^2-4x-1)\,dx$; (4) $\int \frac{x^3-3x^2+2x+4}{x^2}\,dx$;

(5) $\int \frac{\sqrt{x}-x^3 e^x+5x^2}{x^3}\,dx$; (6) $\int (x^{\frac{1}{2}}-x^{\frac{-1}{2}})^2\,dx$;

(7) $\int \frac{x+5}{\sqrt{x}}\,dx$; (8) $\int (\cos x-a^x+\csc^2 x)\,dx$;

(9) $\int \left(\sec^2 x+\frac{2}{1+x^2}+\sin x\right)dx$; (10) $\int \frac{x^3+1}{x+1}\,dx$;

(11) $\int \frac{1+x+x^2}{x(1+x^2)}\,dx$; (12) $\int (\sqrt{x}+1)(\sqrt{x^3}-1)\,dx$;

(13) $\int \frac{\sqrt{1+x^2}}{\sqrt{1-x^4}}\,dx$; (14) $\int \frac{\cos 2x}{\cos x-\sin x}\,dx$;

(15) $\int \frac{\cos 2x}{\sin^2 x}\,dx$; (16) $\int \cot^2 x\,dx$;

(17) $\int \cos^2 \frac{t}{2}\,dt$; (18) $\int \left(\sin \frac{t}{2}-\cos \frac{t}{2}\right)^2 dt$.

3. 先在括号内凑微分,再变量代换(把凑成微分的函数设为 u).

(1) $\frac{2\,dx}{\sqrt{2x+1}}=\frac{1}{\sqrt{2x+1}}\,d(\quad)=(\quad)\,du$;

(2) $\dfrac{x\mathrm{d}x}{1+x^2} = \dfrac{1}{2(1+x^2)}\mathrm{d}(\quad) = (\quad)\mathrm{d}u$;

(3) $\dfrac{1}{\sqrt{x}}\cos\sqrt{x}\,\mathrm{d}x = 2\cos\sqrt{x}\,\mathrm{d}(\quad) = (\quad)\mathrm{d}u$;

(4) $\dfrac{-1}{x^2}\mathrm{e}^{\frac{1}{x}}\mathrm{d}x = \mathrm{e}^{\frac{1}{x}}\mathrm{d}(\quad) = (\quad)\mathrm{d}u$;

(5) $-\sin x\mathrm{e}^{\cos x}\mathrm{d}x = \mathrm{e}^{\cos x}\mathrm{d}(\quad) = (\quad)\mathrm{d}u$;

(6) $\tan x \cdot \sec^2 x\mathrm{d}x = \tan x\mathrm{d}(\quad) = (\quad)\mathrm{d}u$;

(7) $\dfrac{\mathrm{d}x}{x\ln x} = \dfrac{1}{\ln x}\mathrm{d}(\quad) = (\quad)\mathrm{d}u$;

(8) $\dfrac{\mathrm{e}^x}{1+\mathrm{e}^x}\mathrm{d}x = \dfrac{1}{1+\mathrm{e}^x}\mathrm{d}(\quad) = (\quad)\mathrm{d}u$;

(9) $\dfrac{\mathrm{d}x}{(\arcsin x)^2\sqrt{1-x^2}} = \dfrac{1}{(\arcsin x)^2}\mathrm{d}(\quad) = (\quad)\mathrm{d}u$;

(10) $\dfrac{\sqrt{\arctan x}}{1+x^2}\mathrm{d}x = \sqrt{\arctan x}\,\mathrm{d}(\quad) = (\quad)\mathrm{d}u$.

4. 利用第一类换元法求下列不定积分：

(1) $\displaystyle\int\cos 2x\mathrm{d}x$;

(2) $\displaystyle\int(1+x)^6\mathrm{d}x$;

(3) $\displaystyle\int\dfrac{1}{\sqrt{3x-1}}\mathrm{d}x$;

(4) $\displaystyle\int\dfrac{1}{1-x}\mathrm{d}x$;

(5) $\displaystyle\int\dfrac{1}{5+x^2}\mathrm{d}x$;

(6) $\displaystyle\int\dfrac{1}{\sqrt{2-t^2}}\mathrm{d}t$;

(7) $\displaystyle\int\dfrac{\mathrm{d}x}{\sqrt{6x-9x^2}}$;

(8) $\displaystyle\int\dfrac{\mathrm{d}x}{x^2-6x+5}$;

(9) $\displaystyle\int\dfrac{1}{9-x^2}\mathrm{d}x$;

(10) $\displaystyle\int\sin 3x \cdot \sin 5x\mathrm{d}x$;

(11) $\displaystyle\int\sin^4 x\mathrm{d}x$;

(12) $\displaystyle\int x\sqrt{1+x^2}\,\mathrm{d}x$;

(13) $\displaystyle\int\dfrac{x\mathrm{d}x}{(2x^2-3)^{10}}$;

(14) $\displaystyle\int\dfrac{x\mathrm{d}x}{x^2+4x+5}$;

(15) $\displaystyle\int\dfrac{x^2\mathrm{d}x}{1+x^6}$;

(16) $\displaystyle\int\dfrac{3x^3}{1-x^4}\mathrm{d}x$;

(17) $\displaystyle\int\dfrac{\mathrm{d}x}{\sqrt{x}(1+x)}$;

(18) $\displaystyle\int\dfrac{\mathrm{e}^{\frac{1}{x}}}{x^2}\mathrm{d}x$;

(19) $\displaystyle\int\mathrm{e}^{\cos x}\sin x\mathrm{d}x$;

(20) $\displaystyle\int\dfrac{\sin x}{\cos^3 x}\mathrm{d}x$;

(21) $\displaystyle\int\dfrac{\cot\theta}{\sqrt{\sin\theta}}\mathrm{d}\theta$;

(22) $\displaystyle\int\cos^3 x\mathrm{d}x$;

(23) $\displaystyle\int\dfrac{\mathrm{d}x}{\cos^2 x\sqrt{\tan x}}$;

(24) $\displaystyle\int\tan^3 x \cdot \sec x\mathrm{d}x$;

(25) $\displaystyle\int\dfrac{\sin x+\cos x}{\sqrt[3]{\sin x-\cos x}}\mathrm{d}x$;

(26) $\displaystyle\int(\ln x)^3\dfrac{\mathrm{d}x}{x}$;

(27) $\displaystyle\int\dfrac{\mathrm{d}x}{x\sqrt{1+\ln x}}$;

(28) $\displaystyle\int\dfrac{\mathrm{d}x}{x\ln x(\ln\ln x)}$;

(29) $\displaystyle\int\dfrac{1}{\mathrm{e}^x}\mathrm{d}x$;

(30) $\displaystyle\int\mathrm{e}^\theta\cos\mathrm{e}^\theta\mathrm{d}\theta$;

(31) $\displaystyle\int\dfrac{1}{1+\mathrm{e}^x}\mathrm{d}x$;

(32) $\displaystyle\int\dfrac{\mathrm{e}^x-\mathrm{e}^{-x}}{\mathrm{e}^x+\mathrm{e}^{-x}}\mathrm{d}x$;

(33) $\displaystyle\int\dfrac{\mathrm{d}x}{\arcsin x\sqrt{1-x^2}}$;

(34) $\displaystyle\int\dfrac{(\arctan x)^2}{1+x^2}\mathrm{d}x$;

(35) $\displaystyle\int\dfrac{\arctan\sqrt{x}}{\sqrt{x}(1+x)}\mathrm{d}x$;

(36) $\displaystyle\int\dfrac{\mathrm{e}^{\arctan x}+x\ln(1+x^2)}{1+x^2}\mathrm{d}x$.

5. 利用第二类换元法求下列不定积分：

(1) $\displaystyle\int\dfrac{1}{\sqrt{x}(1+x)}\mathrm{d}x$;

(2) $\displaystyle\int\dfrac{x}{\sqrt[3]{1-x}}\mathrm{d}x$;

(3) $\displaystyle\int x\sqrt{3-x}\,\mathrm{d}x$;

(4) $\displaystyle\int\dfrac{1}{1+\sqrt{2x}}\mathrm{d}x$;

(5) $\displaystyle\int\dfrac{\sqrt[3]{x}}{x(\sqrt{x}+\sqrt[3]{x})}\mathrm{d}x$;

(6) $\displaystyle\int\dfrac{\sqrt{1-x^2}}{x^2}\mathrm{d}x$;

(7) $\displaystyle\int \frac{x^2}{\sqrt{a^2-x^2}}\mathrm{d}x$;　　(8) $\displaystyle\int \frac{\mathrm{d}x}{(x^2+a^2)^{3/2}}$;　　(9) $\displaystyle\int \frac{x^3}{\sqrt{(1+x^2)^3}}\mathrm{d}x$;

(10) $\displaystyle\int \frac{1}{x\sqrt{x^2-1}}\mathrm{d}x$;　　(11) $\displaystyle\int \frac{\sqrt{x^2-9}}{x}\mathrm{d}x$;　　(12) $\displaystyle\int \frac{1}{\sqrt{1+\mathrm{e}^x}}\mathrm{d}x$.

6. 利用分部积分法求下列不定积分：

(1) $\displaystyle\int x\sin 2x\,\mathrm{d}x$;　　　　　(2) $\displaystyle\int x\mathrm{e}^{-x}\mathrm{d}x$;

(3) $\displaystyle\int (x^2+1)\cos x\,\mathrm{d}x$;　　(4) $\displaystyle\int x^2 2^x\mathrm{d}x$;

(5) $\displaystyle\int \frac{x}{\cos^2 x}\mathrm{d}x$;　　　　(6) $\displaystyle\int \frac{\ln x}{x^2}\mathrm{d}x$;

(7) $\displaystyle\int x^5\ln x\,\mathrm{d}x$;　　　　　(8) $\displaystyle\int \ln(x+\sqrt{1+x^2})\mathrm{d}x$;

(9) $\displaystyle\int x^2\arctan x\,\mathrm{d}x$;　　(10) $\displaystyle\int \arccos x\,\mathrm{d}x$;

(11) $\displaystyle\int \frac{\cos x}{\mathrm{e}^x}\mathrm{d}x$;　　　　(12) $\displaystyle\int \mathrm{e}^x\sin^2 x\,\mathrm{d}x$;

(13) $\displaystyle\int \sin(\ln x)\mathrm{d}x$;　　　(14) $\displaystyle\int x^2 f''(x)\mathrm{d}x \cdot (F'(x)=f(x))$.

7. 兼用换元积分法与分部积分法求下列不定积分：

(1) $\displaystyle\int \mathrm{e}^{\sqrt{x}}\mathrm{d}x$;　　　　　(2) $\displaystyle\int \sin\sqrt{x-1}\,\mathrm{d}x$;

(3) $\displaystyle\int \sqrt{x-1}\cdot\ln x\,\mathrm{d}x$;　　(4) $\displaystyle\int \sin x\cdot\mathrm{e}^{\sqrt{\cos x}}\mathrm{d}x$;

(5) $\displaystyle\int \mathrm{e}^{\arcsin x}\mathrm{d}x$;　　　　(6) $\displaystyle\int \frac{\sin\frac{1}{x}}{x^3}\mathrm{d}x$;

(7) $\displaystyle\int \ln(1+\sqrt{\tan x})\sec^2 x\,\mathrm{d}x$.

*8. 求下列有理函数和三角函数有理式的不定积分：

(1) $\displaystyle\int \frac{x^3+1}{x^3-5x^2+6x}\mathrm{d}x$;　　　(2) $\displaystyle\int \frac{2x+6}{(x^2-1)(x^2+1)^2}\mathrm{d}x$;

(3) $\displaystyle\int \frac{2x+1}{(x^2+1)(1-x+x^2)}\mathrm{d}x$;　　(4) $\displaystyle\int \frac{1-x^7}{x(1+x^7)}\mathrm{d}x$;

(5) $\displaystyle\int \frac{\mathrm{d}x}{8-4\sin x+7\cos x}$;　　(6) $\displaystyle\int \frac{\mathrm{d}x}{(2+\cos x)\sin x}$.

第四章 PPT

第五章

定积分及其应用

第四章已经讨论了积分学中的不定积分,本章将讨论积分学中的另一个基本问题,即定积分问题. 我们不仅要理解它的概念、性质和计算方法,而且还要学会应用定积分解决一些实际问题.

§5-1　定积分的概念

5-1.1　两个实际问题

一、曲边梯形的面积

这里曲边梯形是指由三条直线 $x=a,x=b,y=0$ 和连续曲线 $y=f(x)(a\leqslant x\leqslant b)$(假定 $f(x)>0$)所围成的图形,如图 5-1 所示.

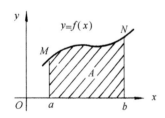

图 5-1

为讨论曲边梯形的面积,我们先将曲边梯形分割成许多小曲边梯形,每个小曲边梯形的面积可用相应的小矩形的面积来近似代替. 把这些小矩形的面积累加起来,就得到曲边梯形面积的近似值. 当分割无限细分时,这个近似值就无限地接近于所求的曲边梯形面积.

上述解决问题的思路可归结为四步:

(1)**分割**,即把曲边梯形分割为 n 个小曲边梯形. 用分点

$$a=x_0<x_1<x_2<\cdots<x_{i-1}<x_i<\cdots<x_{n-1}<x_n=b$$

把区间 $[a,b]$ 分成 n 个小区间,每个小区间的长度为 $\Delta x_i=x_i-x_{i-1}(i=1,2,\cdots,n)$,过每个分点作 x 轴的垂线,这些垂线与曲线 $y=f(x)$ 相交,将曲边梯形分成 n 个小曲边梯形,如图5-2所示.

(2)**近似代替**,即用小矩形近似代替小曲边梯形,从而求出各小曲边梯形的面积近似值.

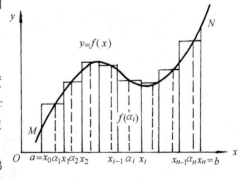

图 5-2

在每个小区间 $[x_{i-1},x_i](i=1,\cdots,n)$ 上任取一点 α_i,以函数值 $f(\alpha_i)$ 为高、Δx_i 为底的矩形面积 $f(\alpha_i)\Delta x_i$ 是相应区间上小曲边梯形面积 ΔA_i 的近似值,$\Delta A_i\approx f(\alpha_i)\Delta x_i$.

(3)**求和**,即求出曲边梯形面积 A 的近似值.

将这 n 个小矩形面积加起来,得到 $[a,b]$ 区间上曲边梯形 $aMNb$ 面积的近似值.

$$A = \sum_{i=1}^{n} \Delta A_i \approx \sum_{i=1}^{n} f(\alpha_i) \Delta x_i$$

（4）**求极限**，便可得到曲边梯形面积 A 的精确值.

记 $\lambda = \max\{\Delta x_i \mid i = 1, 2, \cdots, n\}$，表示所有小区间长度的最大值.

当 $\lambda \to 0$ 时（此时必有 $n \to \infty$），如果这个和式极限存在，我们就得到了曲边梯形的面积 A，

$$A = \lim_{\lambda \to 0} \sum_{i=1}^{n} f(\alpha_i) \Delta x_i$$

二、变速直线运动的路程

如果物体做匀速直线运动，其速度 $v(t)$ 是个常量，则物体在时间 t 内所经过的路程是 $s = vt$.

对于变速直线运动，速度 $v(t)$ 不是常量而是随时间变化的. 因此不能直接使用上面的公式来计算. 但是，我们可以仿照解决上一问题的思路进行计算.

（1）**分割**，即分总路程为 n 段小路程. 用分点

$$a = t_0 < t_1 < t_2 < \cdots < t_{i-1} < t_i < \cdots < t_{n-1} < t_n = b$$

将时间间隔 $[a, b]$ 分成 n 个小段，每个小段时间长为 $\Delta t_i = t_i - t_{i-1}$（$i = 1, 2, \cdots, n$），相应的路程为 Δs_i.

（2）**近似代替**，在极短的时间间隔 Δt_i 内，物体运动速度的变化也很小，近似匀速，用其中任意时刻的瞬时速度 $v(\alpha_i)$（$t_{i-1} \leqslant \alpha_i \leqslant t_i$）作为这小段时间内的速度近似值，那么物体在这一小段时间内经过的路程 Δs_i 的近似值为

$$\Delta s_i \approx v(\alpha_i) \Delta t_i$$

（3）**求和**，即求出总路程 s 的近似值，这只要把各个小段路程的近似值相加.

因此，在时间间隔 $[a, b]$ 内，物体所经过的路程为

$$s = \sum_{i=1}^{n} \Delta s_i \approx \sum_{i=1}^{n} v(\alpha_i) \Delta t_i$$

（4）**求极限**，便可得到总路程 s 的精确值.

记 $\lambda = \max\{\Delta t_i \mid i = 1, 2, \cdots, n\}$，当 $\lambda \to 0$ 时（此时必有 $n \to \infty$），如果这个和式极限存在，就可以得到变速直线运动物体所经过的路程

$$s = \lim_{\lambda \to 0} \sum_{i=1}^{n} v(\alpha_i) \Delta t_i$$

5-1.2　定积分的概念

一、定积分的定义

以上两例实际情况尽管不同，但是从解决问题的基本思路及数量关系上看却有共同的本质，都归结为一种特殊的和式的极限. 类似的实际问题还很多，为此，我们把它们在数量关系上的共性抽象出来，引入下述定积分的定义.

定义　设函数 $f(x)$ 在区间 $[a, b]$ 上连续，用分点

$$a = x_0 < x_1 < x_2 < \cdots < x_{i-1} < x_i < \cdots < x_{n-1} < x_n = b$$

把区间 $[a, b]$ 任意分为 n 个长为

$$\Delta x_i = x_i - x_{i-1} \quad (i = 1, 2, \cdots, n)$$

的小区间. 在每小区间 $[x_{i-1}, x_i]$ 上任取一点 $\alpha_i (x_{i-1} \leqslant \alpha_i \leqslant x_i)$,作和式

$$\sum_{i=1}^{n} f(\alpha_i) \Delta x_i$$

当 $\lambda = \max\{\Delta x_i \mid i = 1, 2, \cdots, n\} \to 0$ 时,如果上式极限存在,则称这个极限为 $f(x)$ 在 $[a, b]$ 上的**定积分**,记为

$$\int_a^b f(x)\mathrm{d}x = \lim_{\lambda \to 0} \sum_{i=1}^{n} f(\alpha_i) \Delta x_i \tag{5-1}$$

其中 x 称为**积分变量**;$f(x)$ 称为**被积函数**,$f(x)\mathrm{d}x$ 称为**被积式**,$[a, b]$ 称为**积分区间**,a 与 b 分别称为定积分的**下限**和**上限**.

根据以上定义,对于上面的两个实际问题,我们就得到:

曲边梯形的面积 A 等于表示曲边的函数 $y = f(x)$ 在其底边区间上的定积分,即

$$A = \int_a^b f(x)\mathrm{d}x$$

变速直线运动物体在时间 $[a, b]$ 内经过的路程 s,等于其速度 $v = v(t)$ 在时间区间上的定积分,即

$$s = \int_a^b v(t)\mathrm{d}t$$

几点说明:

(1) 定积分表示的是一个数,称为定积分的值. 这个数只取决于积分区间及被积函数,与积分变量的记号无关. 例如前述的路程问题,若把时间变量记作 x,则

$$s = \int_a^b v(t)\mathrm{d}t = \int_a^b v(x)\mathrm{d}x$$

(2) 当函数 $f(x)$ 在闭区间 $[a, b]$ 上连续时,定积分定义中的和式的极限必存在,即定积分 $\int_a^b f(x)\mathrm{d}x$ 为唯一确定的有限值. 与小区间 Δx_i 的分法、α_i 的选择无关. 因此,为便于求出和式极限,通常采用等分区间并取各小区间端点作为 α_i 的做法,这样不仅便于求出和式极限,而且当 $n \to \infty$ 时即可有 $\lambda \to 0$.

例如,求定积分 $\int_0^b x^2 \mathrm{d}x (b > 0)$.

如图 5-3 所示,由于被积函数 $f(x) = x^2$ 在 $[0, b]$ 区间上是连续的,故定积分存在. 将区间 $[0, b]$ 分成 n 等份,分点为

$$x_i = \frac{b}{n} i \quad (i = 1, 2, \cdots, n)$$

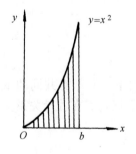

各小区间长相等,记为 $\Delta x = \Delta x_i = \dfrac{b}{n}$.

取 $\alpha_i = x_i$,得

$$\begin{aligned}
\sum_{i=1}^{n} f(\alpha_i) \Delta x_i &= \sum_{i=1}^{n} \left(\frac{b}{n}i\right)^2 \cdot \frac{b}{n} \\
&= (1^2 + 2^2 + \cdots + n^2) \frac{b^3}{n^3} \\
&= \frac{n(n+1)(2n+1)}{6} \cdot \frac{b^3}{n^3} \\
&= \frac{b^3}{6}\left(1 + \frac{1}{n}\right)\left(2 + \frac{1}{n}\right)
\end{aligned}$$

图 5-3

当 $n \to \infty$ 时，$\Delta x = \dfrac{b}{n} \to 0$，所以

$$\int_0^b x^2 \mathrm{d}x = \lim_{n\to\infty} \sum_{i=1}^n \left(\frac{b}{n}i\right)^2 \cdot \frac{b}{n} = \lim_{n\to\infty} \frac{b^3}{6}\left(1+\frac{1}{n}\right)\left(2+\frac{1}{n}\right) = \frac{1}{3}b^3$$

（3）为了今后应用上的方便，我们规定：

$$\int_a^a f(x)\mathrm{d}x = 0$$

$$\int_a^b f(x)\mathrm{d}x = -\int_b^a f(x)\mathrm{d}x$$

二、定积分的几何意义

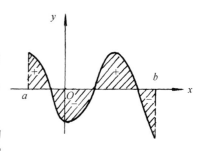

在区间 $[a,b]$ 上，当函数 $f(x) > 0$ 时，$\int_a^b f(x)\mathrm{d}x$ 表示曲边梯形的面积；当函数 $f(x) < 0$ 时，函数曲线在 x 轴的下方，$\int_a^b f(x)\mathrm{d}x$ 是一个负数，它的绝对值等于曲边梯形的面积．

当函数 $f(x)$ 可正可负时，函数图形的某些部分在 x 轴的上方，其他部分在 x 轴的下方，所以定积分的值是曲线在 x 轴上方图形的面积减去 x 轴下方图形的面积所得的差值，如图 5-4 所示．

图 5-4

§5-2 定积分的简单性质

设 $f(x)$ 和 $g(x)$ 都是闭区间 $[a,b]$ 上的连续函数，k 为常数．

性质 1 常数因子可提到积分号外．

$$\int_a^b kf(x)\mathrm{d}x = k\int_a^b f(x)\mathrm{d}x$$

因为

$$\int_a^b kf(x)\mathrm{d}x = \lim_{\lambda\to 0} \sum_{i=1}^n kf(\alpha_i)\Delta x_i$$

$$= k\lim_{\lambda\to 0} \sum_{i=1}^n f(\alpha_i)\Delta x_i = k\int_a^b f(x)\mathrm{d}x$$

性质 2 函数代数和的积分等于它们积分的代数和．

$$\int_a^b [f(x) \pm g(x)]\mathrm{d}x = \int_a^b f(x)\mathrm{d}x \pm \int_a^b g(x)\mathrm{d}x$$

因为

$$\int_a^b [f(x) \pm g(x)]\mathrm{d}x = \lim_{\lambda\to 0} \sum_{i=1}^n [f(\alpha_i) \pm g(\alpha_i)]\Delta x_i$$

$$= \lim_{\lambda\to 0} \sum_{i=1}^n f(\alpha_i)\Delta x_i \pm \lim_{\lambda\to 0} \sum_{i=1}^n g(\alpha_i)\Delta x_i$$

$$= \int_a^b f(x)\mathrm{d}x \pm \int_a^b g(x)\mathrm{d}x$$

性质 3 若在区间 $[a,b]$ 上 $f(x) \equiv K$,则

$$\int_a^b f(x)\mathrm{d}x = \int_a^b K\mathrm{d}x = K\int_a^b \mathrm{d}x = K(b-a)$$

当 $f(x) \equiv 1$ 时,则 $\int_a^b f(x)\mathrm{d}x = \int_a^b \mathrm{d}x = b-a$.

性质 4 定积分的区间可加性.

若 c 是 $[a,b]$ 内的任一点,则

$$\int_a^b f(x)\mathrm{d}x = \int_a^c f(x)\mathrm{d}x + \int_c^b f(x)\mathrm{d}x$$

因为作积分和时,无论将 $[a,b]$ 如何划分,积分和的极限总是不变的,所以在划分区间时可以让 c 永远是一个分点,则

$$\sum_{[a,b]} f(\alpha_i)\Delta x_i = \sum_{[a,c]} f(\alpha_i)\Delta x_i + \sum_{[c,b]} f(\alpha_i)\Delta x_i$$

在 $[a,b]$ 区间上,$\lambda \to 0$ 时,在 $[a,c]$ 和 $[c,b]$ 区间上也有同样情况. 故

$$\int_a^b f(x)\mathrm{d}x = \int_a^c f(x)\mathrm{d}x + \int_c^b f(x)\mathrm{d}x$$

性质 5 如果在区间 $[a,b]$ 上,$f(x) \leqslant g(x)$,则

$$\int_a^b f(x)\mathrm{d}x \leqslant \int_a^b g(x)\mathrm{d}x \quad (a < b)$$

证 因为 $f(x) \leqslant g(x)$,所以 $f(\alpha_i) \leqslant g(\alpha_i)$,又由于 $\Delta x_i > 0$,故 $f(\alpha_i)\Delta x_i \leqslant g(\alpha_i)\Delta x_i$ $(i=1, 2,\cdots,n)$,从而有

$$\sum_{i=1}^n f(\alpha_i)\Delta x_i \leqslant \sum_{i=1}^n g(\alpha_i)\Delta x_i$$

令 $\lambda \to 0$,上式两端取极限,即得证.

性质 6 设在区间 $[a,b]$ 上 $(a < b)$,函数 $f(x)$ 的最大值和最小值分别是 M 和 m,则

$$m(b-a) \leqslant \int_a^b f(x)\mathrm{d}x \leqslant M(b-a)$$

证 因为 $m \leqslant f(x) \leqslant M$,由性质 5,得

$$\int_a^b m\mathrm{d}x \leqslant \int_a^b f(x)\mathrm{d}x \leqslant \int_a^b M\mathrm{d}x$$

再由性质 3,得

$$m(b-a) \leqslant \int_a^b f(x)\mathrm{d}x \leqslant M(b-a)$$

利用性质 6,根据被积函数在积分区间上的最大值和最小值,可以估计积分值的大致范围.

性质 7 积分中值定理.

定理(积分中值定理) 设函数 $f(x)$ 在闭区间 $[a,b]$ 上连续,则在 $[a,b]$ 上至少存在一点 ξ,使

$$\int_a^b f(x)\mathrm{d}x = f(\xi)(b-a)$$

或可写作

$$\frac{1}{b-a}\int_a^b f(x)\mathrm{d}x = f(\xi)$$

这个定理我们不加证明了,但其几何意义十分明显,如图 5-5所示. 它表明,在 $[a,b]$ 上至少存在一点 ξ,使以 $f(\xi)$ 为高、$b-a$ 为底的矩形 $aCDb$ 的面积等于曲边梯形 $aABb$ 的面积.

由此可见,$f(\xi)$ 具有函数 $f(x)$ 在区间 $[a,b]$ 上的平均值的意义.

定义 $f(\xi)$ 称为函数 $f(x)$ 在 $[a,b]$ 上的**平均值**. 也常写作

$$\bar{y} = \frac{1}{b-a}\int_a^b f(x)\mathrm{d}x$$

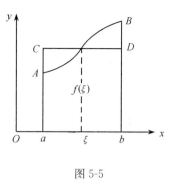

图 5-5

§5-3　定积分的计算

根据定义计算定积分的值,显然是很麻烦的,有时也是很困难的. 因此,必须寻找简便的方法来计算定积分. 本节将通过揭示定积分与不定积分的关系,给出定积分的一般计算方法.

5-3.1　牛顿-莱布尼茨公式

连续函数的定积分 $\int_a^b f(x)\mathrm{d}x$ 取决于被积函数 $f(x)$ 及积分区间 $[a,b]$,被积函数确定之后,它就由积分区间来确定. 现在假定下限 a 为定值,而上限是变动的,它将是一个以上限为变量的函数,即

$$\Phi(x) = \int_a^x f(t)\mathrm{d}t \quad (a \leqslant x \leqslant b)$$

通常称这个函数为**积分上限函数**.

我们先来考察它的导数. 给 x 以增量 Δx,则 $\Phi(x)$ 在点 $x+\Delta x$ 的函数值为

$$\Phi(x+\Delta x) = \int_a^{x+\Delta x} f(t)\mathrm{d}t$$

因此函数的增量为

$$\Delta\Phi = \Phi(x+\Delta x) - \Phi(x) = \int_a^{x+\Delta x} f(t)\mathrm{d}t - \int_a^x f(t)\mathrm{d}t$$

由定积分的性质知这个增量又可写作

$$\Delta\Phi = \int_a^{x+\Delta x} f(t)\mathrm{d}t + \int_x^a f(t)\mathrm{d}t = \int_x^{x+\Delta x} f(t)\mathrm{d}t$$

根据积分中值定理有

$$\Delta\Phi = \int_x^{x+\Delta x} f(t)\mathrm{d}t = f(\xi)\Delta x \quad (x \leqslant \xi \leqslant x+\Delta x)$$

上式两边各除以 Δx,取 $\Delta x \to 0$ 时的极限,则有

$$\lim_{\Delta x\to 0}\frac{\Delta\Phi}{\Delta x} = \lim_{\Delta x\to 0}\frac{f(\xi)\Delta x}{\Delta x} = \lim_{\Delta x\to 0}f(\xi) = f(x)$$

亦即

$$\Phi'(x) = f(x)$$

由此可知,$\Phi(x)$ 是 $f(x)$ 的一个原函数. 从图 5-6 可见上述过程的几何意义.

现设 $F(x)$ 也是 $f(x)$ 的任意一个原函数,那么由第三章的拉格朗日定理的推论 2 知,$\Phi(x)$

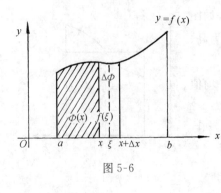

图 5-6

与 $F(x)$ 只差一个常数,即

$$\Phi(x) = F(x) + C$$

C 为任意常数. 于是

$$\int_a^x f(t)\mathrm{d}t = F(x) + C$$

以 $x=a$ 代入,得 $0=F(a)+C$,即 $C=-F(a)$,因此

$$\int_a^x f(t)\mathrm{d}t = F(x) - F(a)$$

再令 $x=b$,则有

$$\int_a^b f(t)\mathrm{d}t = F(b) - F(a)$$

根据以上推证,我们得到积分学的基本公式如下:

定理 1 如果 $F(x)$ 是连续函数 $f(x)$ 在 $[a,b]$ 上的一个原函数,则

$$\int_a^b f(x)\mathrm{d}x = F(b) - F(a) \tag{5-2}$$

公式(5—2)称为**牛顿-莱布尼茨公式**,它揭示了定积分与不定积分(或原函数)之间的联系. 表明:一个在 $[a,b]$ 区间上连续的函数的定积分的值,等于它的任意一个原函数在该区间上的增量. 我们常用下面的记号:

$$F(b) - F(a) = \left[F(x)\right]_a^b = F(x)\big|_a^b$$

来表示这个增量.

例 1 计算 $\displaystyle\int_0^b x^2 \mathrm{d}x$.

解
$$\int_0^b x^2\mathrm{d}x = \left[\frac{x^3}{3}\right]_0^b = \frac{b^3}{3} - 0 = \frac{b^3}{3}$$

可见与前面例题用定义求得的结果完全一致.

例 2 计算 $\displaystyle\int_0^{\frac{\pi}{2}} (3x + \sin x)\mathrm{d}x$.

解
$$\int_0^{\frac{\pi}{2}} (3x + \sin x)\mathrm{d}x = 3\int_0^{\frac{\pi}{2}} x\mathrm{d}x + \int_0^{\frac{\pi}{2}} \sin x\mathrm{d}x = \frac{3}{2}x^2\bigg|_0^{\frac{\pi}{2}} + (-\cos x)\bigg|_0^{\frac{\pi}{2}}$$
$$= \frac{3}{2}\left[\left(\frac{\pi}{2}\right)^2 - 0\right] + \left(-\cos\frac{\pi}{2}\right) - (-\cos 0) = \frac{3}{8}\pi^2 + 1$$

5-3.2 定积分的换元积分法和分部积分法

由牛顿-莱布尼茨公式,定积分的计算问题可转化为求被积函数的原函数及其增量的问题. 而求不定积分常用换元积分法与分部积分法. 因此,可以把换元积分法及分部积分法移植到定积分计算中来.

定理 2 设函数 $f(x)$ 在区间 $[a,b]$ 上连续,函数 $x=\varphi(t)$ 在 $[\alpha,\beta]$ 上单值且有连续导数. 当 $\alpha \leqslant t \leqslant \beta$ 时,有 $\varphi(t) \in [a,b]$,且 $\varphi(\alpha)=a,\varphi(\beta)=b$,则

$$\int_a^b f(x)\mathrm{d}x = \int_\alpha^\beta f(\varphi(t))\varphi'(t)\mathrm{d}t \tag{5-3}$$

证 设 $F(x)$ 是 $f(x)$ 的一个原函数,即 $F'(x)=f(x)$,由复合函数的求导法则知,$F(\varphi(t))$

是 $f(\varphi(t))\varphi'(t)$ 的原函数. 于是,由式(5-2),得

$$\int_a^b f(x)\mathrm{d}x = F(x)\Big|_a^b = F(b)-F(a)$$

$$\int_a^\beta f(\varphi(t))\varphi'(t)\mathrm{d}t = F(\varphi(\beta))-F(\varphi(\alpha)) = F(b)-F(a)$$

即

$$\int_a^b f(x)\mathrm{d}x = \int_a^\beta f(\varphi(t))\varphi'(t)\mathrm{d}t$$

这个公式称为**定积分的换元公式**.

定理 3　设函数 $u(x),v(x)$ 在 $[a,b]$ 上有连续导数,则

$$\int_a^b u(x)v'(x)\mathrm{d}x = u(x)v(x)\Big|_a^b - \int_a^b v(x)u'(x)\mathrm{d}x$$

证　由函数乘积的导数公式知

$$[u(x)\cdot v(x)]' = u'(x)\cdot v(x)+u(x)\cdot v'(x)$$

于是

$$\int_a^b [u'(x)v(x)+u(x)v'(x)]\mathrm{d}x = u(x)v(x)\Big|_a^b$$

即

$$\int_a^b u(x)v'(x)\mathrm{d}x = u(x)v(x)\Big|_a^b - \int_a^b v(x)u'(x)\mathrm{d}x$$

或写作

$$\int_a^b u(x)\mathrm{d}v(x) = u(x)v(x)\Big|_a^b - \int_a^b v(x)\mathrm{d}u(x)$$

这个公式称为**定积分的分部积分公式**.

例 3　计算 $\displaystyle\int_0^a \sqrt{a^2-x^2}\,\mathrm{d}x\ (a>0)$.

解　令 $x=a\sin t$. 当 $x=0$ 时,$t=0$;当 $x=a$ 时,$t=\dfrac{\pi}{2}$. 于是

$$\int_0^a \sqrt{a^2-x^2}\,\mathrm{d}x = a^2\int_0^{\frac{\pi}{2}}\cos^2 t\,\mathrm{d}t = \frac{a^2}{2}\int_0^{\frac{\pi}{2}}(1+\cos 2t)\mathrm{d}t$$

$$= \frac{a^2}{2}\Big[t+\frac{1}{2}\sin 2t\Big]_0^{\frac{\pi}{2}} = \frac{\pi a^2}{4}$$

例 4　计算　$\displaystyle\int_0^4 \frac{\mathrm{d}x}{1+\sqrt{x}}$

解　令 $\sqrt{x}=t$ 或 $x=t^2(t\geqslant 0)$. 当 $x=0$ 时,$t=0$;$x=4$ 时,$t=2$,于是

$$\int_0^4 \frac{\mathrm{d}x}{1+\sqrt{x}} = 2\int_0^2 \frac{t}{1+t}\mathrm{d}t = 2[t-\ln|1+t|]_0^2 = 4-2\ln 3$$

从以上两个例子可以看出,应用定积分的换元法,在变量变换的同时,要相应地变换积分的上、下限. 这样求得新被积函数的原函数后,直接代入改变后的上、下限再相减就行了.

例 5 计算 $\displaystyle\int_0^1 x\mathrm{e}^x\mathrm{d}x$.

解 $\displaystyle\int_0^1 x\mathrm{e}^x\mathrm{d}x = x\mathrm{e}^x\,|_0^1 - \int_0^1 \mathrm{e}^x\mathrm{d}x = \mathrm{e} - \mathrm{e}^x\,|_0^1 = 1$.

例 6 计算 $\displaystyle\int_0^{\frac{\pi}{2}} x^2 \sin x\mathrm{d}x$.

解
$$
\begin{aligned}
\int_0^{\frac{\pi}{2}} x^2 \sin x\mathrm{d}x &= -\int_0^{\frac{\pi}{2}} x^2\mathrm{d}\cos x = -x^2\cos x\,|_0^{\frac{\pi}{2}} + 2\int_0^{\frac{\pi}{2}} x\cos x\mathrm{d}x \\
&= 2\int_0^{\frac{\pi}{2}} x\mathrm{d}\sin x = 2\left(x\sin x\,|_0^{\frac{\pi}{2}} - \int_0^{\frac{\pi}{2}} \sin x\mathrm{d}x\right) \\
&= 2\left(\frac{\pi}{2} + \cos x\,|_0^{\frac{\pi}{2}}\right) = \pi - 2
\end{aligned}
$$

从以上两例可见,应用定积分的分部积分法,可先将运算中已积出的部分用上、下限代入,未积出的部分仍然是一个定积分,其上、下限不变,这样使得运算过程清晰简洁.

§5-4 定积分的应用

定积分是解决科技和工程上许多数学问题的有力工具,在医药学上也有着广泛的应用. 本节将前面所讲的定积分的理论用于实际,并使读者学会运用微元法分析解决实际问题,提高分析问题和解决问题的能力.

§5-1 中已给出一种把实际问题抽象为定积分的方法,解决实际问题采用了四个步骤:首先将所求的量(设为 A)分为 n 个部分量($\Delta A_i, i=1,\cdots,n$)之和;其次,列出部分量的近似表达式 $\Delta A_i \approx f(\alpha_i)\Delta x_i(x_{i-1}\leqslant\alpha_i\leqslant x_i)$,随之求和得到所求量的近似表达式

$$
A = \sum_{i=1}^{n} \Delta A_i \approx \sum_{i=1}^{n} f(\alpha_i)\Delta x_i
$$

最后取近似表达式的极限得到所求量的精确值——定积分的值. 这种方法通常称作**元素相加法**. 在实际应用中,为了得到所求的量,往往把上面的四个步骤简化为下列两步:

第一步,在积分区间 $[a,b]$ 中取一任意值 x,在变量 x 处取 x 的微小改变量 $\mathrm{d}x$,考虑小区间 $[x,x+\mathrm{d}x]$ 上所对应的部分 ΔA,如果 ΔA 可以用所求量的微分 $\mathrm{d}A$ 近似代替,而 $\mathrm{d}A$ 又可以表示为 x 的一个连续函数 $f(x)$ 与 $\mathrm{d}x$ 的乘积,即

$$
\Delta A \approx \mathrm{d}A = f(x)\mathrm{d}x
$$

第二步,把部分量"累加"(积分)起来,便得到所求量

$$
A = \int_a^b f(x)\mathrm{d}x \tag{5-4}
$$

$\mathrm{d}A$ 称为**微元**,这种方法称为**微元法**.

例如,对曲边梯形求面积的问题,应用微元法将如下处理:首先在 $[a,b]$ 上任取一点 x,在点 x 给一个小增量 $\mathrm{d}x$,则在 $[x,x+\mathrm{d}x]$ 上的面积微元 $\mathrm{d}A$ 就是高为 $f(x)$,宽为 $\mathrm{d}x$ 的矩形面积,即

$$
\mathrm{d}A = f(x)\mathrm{d}x
$$

再将每一点 x 的面积微元 $\mathrm{d}A$ 从 a 到 b 连续累加起来,即为由 a 到 b 的定积分,求得的就是曲边梯形的面积

$$A = \int_a^b \mathrm{d}A = \int_a^b f(x)\mathrm{d}x$$

5-4.1 平面图形的面积

一、直角坐标系情形

由定积分的几何意义知,在直角坐标系中,曲边梯形的面积可归结为曲线 $f(x)$ 在底边 $[a,b]$ 上的定积分. 而任意平面图形的面积,总可以转化为求若干个曲边梯形面积的代数和. 因此,在实际计算时,首先画出所求图形的草图,以便判定所求图形是由哪些曲边梯形构成的以及各部分定积分值的符号,再正确列出式子进行计算.

例 1 计算由抛物线 $y = x^2 + 1$ 与直线 $y = 3 - x$ 所围成的图形面积.

解 由所给的抛物线方程和直线方程组成的方程组

$$\begin{cases} y = x^2 + 1 \\ y = 3 - x \end{cases}$$

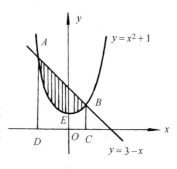

图 5-7

求解得它们的交点 $A(-2,5)$,$B(1,2)$,画出如图 5-7 所示的草图,观察草图可知,所求面积可看成是梯形 $ABCD$ 的面积与曲边梯形 $AEBCD$ 的面积之差. 因此有

$$A = \int_{-2}^1 (3 - x)\mathrm{d}x - \int_{-2}^1 (x^2 + 1)\mathrm{d}x$$

$$= \int_{-2}^1 (-x^2 - x + 2)\mathrm{d}x$$

$$= \left[-\frac{x^3}{3} - \frac{x^2}{2} + 2x \right]_{-2}^1$$

$$= \frac{7}{6} - \left(-\frac{10}{3} \right) = \frac{9}{2}$$

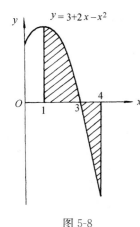

图 5-8

例 2 计算由 $y = 3 + 2x - x^2$,$y = 0$,$x = 1$ 及 $x = 4$ 围成的图形面积.

解 $y = 3 + 2x - x^2$ 是顶点为 $(1,4)$、开口向下过 $(3,0)$ 点的抛物线,如图 5-8 所示. 因此所求面积

$$A = \int_1^3 (3 + 2x - x^2)\mathrm{d}x + \left| \int_3^4 (3 + 2x - x^2)\mathrm{d}x \right|$$

$$= \left[3x + x^2 - \frac{x^3}{3} \right]_1^3 + \left| \left[3x + x^2 - \frac{x^3}{3} \right]_3^4 \right|$$

$$= \frac{16}{3} + \left| -\frac{7}{3} \right| = \frac{23}{3}$$

例 3 计算椭圆 $\dfrac{x^2}{a^2} + \dfrac{y^2}{b^2} = 1$ 的面积.

解 由图 5-9 可知,椭圆关于坐标轴与原点对称,故只需求出在第一象限中那部分的面积,再乘以 4 即可得整个椭圆面积.

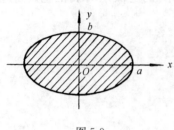

图 5-9

$$A = 4 \int_0^a \frac{b}{a} \sqrt{a^2 - x^2} \, dx$$

$$= \frac{4b}{a} \left[\frac{x}{2} \sqrt{a^2 - x^2} + \frac{a^2}{2} \arcsin \frac{x}{a} \right]_0^a$$

$$= \frac{4b}{a} \cdot \frac{\pi a^2}{4} = \pi ab$$

例 4 求抛物线 $y^2 = 2x$ 与直线 $y = x - 4$ 所围成的图形面积.

解 由所给的抛物线方程和直线方程联立求解得交点 $A(8, 4)$, $B(2, -2)$, 画出如图 5-10 所示的草图.

在这个例题中, 将 y 轴上的区间 $[-2, 4]$ 看做曲边梯形的底可简化计算. 所求的面积 A 是直线 $x = y + 4$ 和抛物线 $x = \frac{y^2}{2}$ 分别与直线 $y = -2$, $y = 4$, $x = 0$ 所围成的图形面积之差, 即

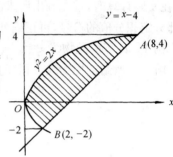

图 5-10

$$A = \int_{-2}^4 \left(y + 4 - \frac{y^2}{2} \right) dy = \left(\frac{y^2}{2} + 4y - \frac{y^3}{6} \right) \Big|_{-2}^4 = 18$$

二、极坐标系情形

如果曲线由极坐标方程 $r = r(\theta)$ $(\alpha \leqslant \theta \leqslant \beta)$ 表示, 如图 5-11 所示. 求该曲线与射线 $\theta = \alpha$, $\theta = \beta$ $(\alpha < \beta)$ 所围成的曲边扇形 OEF 面积.

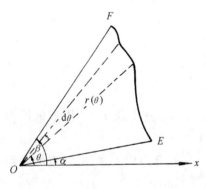

图 5-11

在 $[\alpha, \beta]$ 区间上任取一个角 θ, 给 θ 一个小增量 $d\theta$, 则与之对应的面积微元 dA 应是半径为 $r(\theta)$、中心角为 $d\theta$ 的小扇形面积, 即

$$dA = \frac{1}{2} r^2(\theta) d\theta$$

再将面积微元由 α 到 β 连续累加起来, 即得

$$A = \frac{1}{2} \int_\alpha^\beta r^2(\theta) d\theta \qquad (5-5)$$

这就是极坐标系中平面图形面积的计算公式.

例 5 求极轴 $\theta = 0$ 与阿基米德螺线 $r = a\theta$ $(a > 0)$ 一圈所围成的面积 A, 如图 5-12 所示.

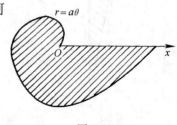

图 5-12

解 始边 $\alpha = 0$, 终边 $\beta = 2\pi$. 故

$$A = \frac{1}{2} \int_0^{2\pi} (a\theta)^2 d\theta = \frac{a^2}{2} \int_0^{2\pi} \theta^2 d\theta$$

$$= \frac{a^2}{2} \left[\frac{1}{3} \theta^3 \right]_0^{2\pi} = \frac{4}{3} a^2 \pi^3$$

5-4.2　旋转体的体积

设旋转体是由曲线 $y=f(x)$、直线 $x=a,x=b$ 以及 x 轴围成的曲边梯形绕 x 轴旋转而成的,如图 5-13 所示,现要求此旋转体的体积 V.

在区间 $[a,b]$ 上任取一点 x,取一个小增量 $\mathrm{d}x$,则在该小段的体积微元 $\mathrm{d}V$ 近似于以 $f(x)$ 为底半径、以 $\mathrm{d}x$ 为高的圆柱体体积,即

$$\mathrm{d}V = \pi f^2(x)\mathrm{d}x$$

再将体积微元由 a 到 b 连续累加起来,即得绕 x 轴生成的旋转体体积

$$V = \pi \int_a^b f^2(x)\mathrm{d}x \tag{5-6}$$

如果旋转体是由曲线 $x=\varphi(y)$、直线 $y=c,y=d$ 以及 y 轴围成的曲边梯形绕 y 轴旋转而生成(图 5-14),可仿照前面的做法,在区间 $[c,d]$ 上任取一点 y,求出体积微元

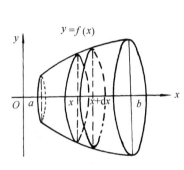

图 5-13

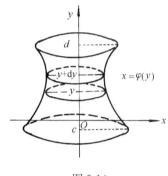

图 5-14

$$\mathrm{d}V = \pi \varphi^2(y)\mathrm{d}y$$

再将体积微分由 c 到 d 连续累加起来,即得绕 y 轴生成的旋转体体积

$$V = \pi \int_c^d \varphi^2(y)\mathrm{d}y \tag{5-7}$$

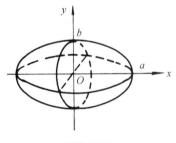

图 5-15

例 6　求椭圆 $\dfrac{x^2}{a^2}+\dfrac{y^2}{b^2}=1$ 绕 x 轴旋转所得椭球体的体积.

解　如图 5-15 所示,由于所给椭圆关于坐标轴对称,所以先求曲边梯形 bOa 绕 x 轴旋转所成的体积,再将它乘以 2 就可以了.

$$V = 2\pi \int_0^a b^2\left(1-\frac{x^2}{a^2}\right)\mathrm{d}x = 2\pi b^2\left[x-\frac{x^3}{3a^2}\right]_0^a = \frac{4}{3}\pi ab^2$$

例 7　试计算反应罐椭圆封头部分的药液的体积(图 5-16).

在生产实践中为提高药品质量和确保安全,往往需要准确算出反应罐内药液的体积. 为此,首先需要计算反应罐椭圆封头的部分体积.

解　如图 5-17 建立坐标系,液面高度为 $h(0<h\leqslant b)$ 时,封头内药液的体积为 $V(h)$.

由图可见,反应罐椭圆封头表面是平面 xOy 上的椭圆曲线 $\dfrac{x^2}{a^2}+\dfrac{y^2}{b^2}=1$ 绕 Oy 轴旋转形成的椭球面.

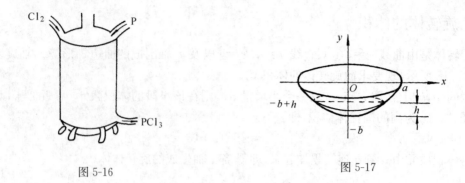

图 5-16   图 5-17

所以

$$V(h) = \int_{-b}^{-b+h} \pi x^2 \mathrm{d}y = \pi \int_{-b}^{-b+h} a^2 \left(1 - \frac{y^2}{b^2}\right) \mathrm{d}y$$

$$= \pi a^2 \left[y - \frac{y^3}{3b^2}\right]_{-b}^{-b+h} = \pi a^2 \cdot \frac{3bh^2 - h^3}{3b^2}$$

$$= \frac{\pi a^2}{3b^2} h^2 (3b - h)$$

* 5-4.3 平面曲线的弧长

一、平面曲线弧长的概念

在实际问题中,往往需要求曲线的弧长. 我们可以用定积分的概念和方法来建立平面曲线弧长的概念,并且计算弧长.

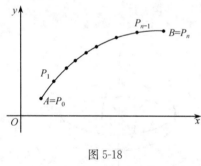

图 5-18

如图 5-18 所示,在弧 $\overset{\frown}{AB}$ 上任取分点 $A = P_0, P_1, \cdots,$ $P_{n-1}, P_n = B$,依次连接相邻分点得一内接折线. 折线的长为 $\sum\limits_{i=1}^{n} \overline{P_{i-1}P_i}$,当分点无限增加且 $\max \overline{P_{i-1}P_i} \to 0$ 时,如果 $\sum\limits_{i=1}^{n} \overline{P_{i-1}P_i}$ 极限存在(与点 P_i 的选取无关),则此极限称为曲线弧 $\overset{\frown}{AB}$ 的弧长. 下面分几种情况讨论弧长的计算问题.

二、参数方程情况

设有曲线弧 $\overset{\frown}{AB}$,其参数方程为

$$x = \varphi(t), y = \psi(t) \quad (\alpha \leqslant t \leqslant \beta)$$

其中 $\varphi(t), \psi(t)$ 在 $[\alpha, \beta]$ 上具有连续导数. 现在来计算曲线弧 $\overset{\frown}{AB}$ 的长度.

取参数 t 为积分变量,它的变化区间为 $[\alpha, \beta]$,相应于 $[\alpha, \beta]$ 上任一小区间 $[t, t+\mathrm{d}t]$ 的小弧段的长度 ΔS 近似等于对应的弦的长度 $\sqrt{(\Delta x)^2 + (\Delta y)^2}$,而

$$\Delta x = \varphi(t + \mathrm{d}t) \sim \varphi(t) \approx \mathrm{d}x = \varphi'(t)\mathrm{d}t$$

$$\Delta y = \psi(t + \mathrm{d}t) - \psi(t) \approx \mathrm{d}y = \psi'(t)\mathrm{d}t$$

所以 ΔS 的近似值(弧微分)即弧长微元为

$$\mathrm{d}S = \sqrt{(\mathrm{d}x)^2 + (\mathrm{d}y)^2} = \sqrt{\varphi'^2(t)(\mathrm{d}t)^2 + \psi'^2(t)(\mathrm{d}t)^2}$$

$$= \sqrt{\varphi'^2(t) + \psi'^2(t)}\, \mathrm{d}t$$

于是所求弧长为

$$S = \int_a^\beta \sqrt{\varphi'^2(t) + \psi'^2(t)}\, dt \qquad (5\text{-}8)$$

例 8 求星形线

$$\begin{cases} x = a\cos^3 t \\ y = a\sin^3 t \end{cases} \quad (a>0)$$

的周长.

解 星形线的图像见图 5-19. 由对称性可知,所求周长为第一象限内曲线弧长的 4 倍. 由于 $x' = \varphi'(t) = -3a\cos^2 t\sin t$, $y' = \psi'(t) = 3a\cos t\sin^2 t$,由式(5-8)得

$$S = 4\int_0^{\frac{\pi}{2}} 3a\sqrt{\cos^4 t\sin^2 t + \cos^2 t\sin^4 t}\, dt$$

$$= 12a\int_0^{\frac{\pi}{2}} \cos t\sin t\, dt = 6a$$

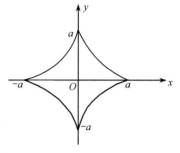

图 5-19

三、直角坐标情形

设曲线弧 $\overset{\frown}{AB}$ 由直角坐标方程

$$y = f(x) \quad (a \leqslant x \leqslant b)$$

给出,其中 $f(x)$ 在 $[a,b]$ 上具有一阶连续导数,此时方程可看做参数方程的特殊情况,即取 x 为参数,参数方程为

$$\begin{cases} x = x \\ y = f(x) \end{cases} \quad (a \leqslant x \leqslant b)$$

从而所求的弧长为

$$S = \int_a^b \sqrt{1 + y'^2}\, dx \qquad (5\text{-}9)$$

例 9 求抛物线 $y = x^2 (0 \leqslant x \leqslant 2)$ 的弧长 S.

解 $$y' = 2x, \quad \sqrt{1+y'^2} = \sqrt{1+4x^2}$$

所以

$$S = \int_0^2 \sqrt{1+4x^2}\, dx = \frac{1}{2}\int_0^2 \sqrt{1+(2x)^2}\, d(2x)$$

$$= \frac{1}{4}\left[2x \cdot \sqrt{1+4x^2} + \ln(2x + \sqrt{1+4x^2})\right]_0^2$$

$$= \sqrt{17} + \frac{1}{4}\ln(4 + \sqrt{17})$$

四、极坐标情形

设曲线弧由极坐标方程

$$r = r(\theta) \quad (\alpha \leqslant \theta \leqslant \beta)$$

给出,其中 $r(\theta)$ 在 $[\alpha,\beta]$ 上具有连续导数,则由直角坐标与极坐标的关系得

$$\begin{cases} x = r(\theta)\cos\theta \\ y = r(\theta)\sin\theta \end{cases} \quad (\alpha \leqslant \theta \leqslant \beta)$$

这就是以极角 θ 为参数的曲线弧的参数方程. 于是弧长微元为

$$dS = \sqrt{x'^2(\theta) + y'^2(\theta)}\, d\theta = \sqrt{r^2(\theta) + r'^2(\theta)}\, d\theta$$

从而所求弧长为

$$S = \int_\alpha^\beta \sqrt{r^2(\theta) + r'^2(\theta)}\, d\theta \tag{5-10}$$

例 10　求心形线 $r = a(1 + \cos\theta)\ (a > 0)$ 相应于 θ 从 0 到 2π 一段(图 5-20)的弧长.

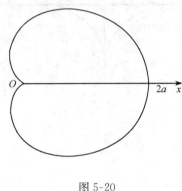

图 5-20

解

$$\frac{dr}{d\theta} = -a\sin\theta$$

$$r^2 + \left(\frac{dr}{d\theta}\right)^2 = a^2 [(1+\cos\theta)^2 + \sin^2\theta]$$

$$= 2a^2(1+\cos\theta) = 4a^2 \cos^2\frac{\theta}{2}$$

当 $0 \le \theta \le \pi$ 时,

$$\cos\frac{\theta}{2} \ge 0$$

由对称性得弧长为

$$S = 2\int_0^\pi 2a\cos\frac{\theta}{2}\, d\theta = 8a$$

5-4.4　函数在区间上的平均值

我们过去计算的平均值,通常是指有限个数值的算术平均值:

$$\overline{y} = \frac{1}{n}\sum_{i=1}^n y_i$$

但在科技和工程中,常常要求计算连续函数在某区间上所取得一切值的平均值,如求气温在一昼夜间的平均温度、化学反应的平均速度等. 在 §5-2 中我们已经给出了连续函数在区间 $[a,b]$ 上平均值的定义:

$$\overline{y} = \frac{1}{b-a}\int_a^b f(x)\, dx$$

下面来看具体应用.

例 11　口服某药后,血药浓度 $c(t)$($\mu g/mL$)随时间 t(小时)的变化规律为 $c(t) = 20(e^{-0.15t} - e^{-1.5t})$,试计算 2～4 小时之间血药浓度的平均值 $\overline{c}$.

解

$$\overline{c} = \frac{1}{4-2}\int_2^4 20(e^{-0.15t} - e^{-1.5t})\, dt$$

$$= 10\left[-\frac{1}{0.15}e^{-0.15t} + \frac{1}{1.5}e^{-1.5t}\right]_2^4$$

$$= 10\left[\frac{1}{1.5}(e^{-6} - e^{-3}) + \frac{1}{0.15}(e^{-0.3} - e^{-0.6})\right] \approx 12.484\,(\mu g/mL)$$

5-4.5　变力所做的功

由物理学得知,物体在变力 f 作用下沿直线运动,产生的位移为 s. 在极小的时间间隔 dt

内,可认为 f 的大小和方向都不变,产生的位移为 ds,对物体做的功微元为

$$dW = f\cos\theta ds$$

式中,θ 为力与位移的夹角,当物体由位移 s_1 运动到位移 s_2 时,变力 f 做的总功为

$$W = \int_{s_1}^{s_2} f\cos\theta ds \tag{5-11}$$

上式表明,变力所做的功等于力对位移的积分.

如力的方向与物体运动方向一致,则

$$W = \int_{s_1}^{s_2} f ds$$

如果 f 是一个恒力,并且力的方向与物体运动的方向一致,则此力对物体做功为

$$W = f \cdot s$$

下面通过具体例子来计算变力对物体做的功.

例 12　将一根弹簧从原来长度拉长了 s,计算拉力所做的功.

解　如图 5-21 所示,设弹簧一端固定,在其未变形时右端位置为坐标原点 O,现将弹簧右端从 O 点拉长到 M 点,$OM = s$.

根据力学中的弹性定律:在一定限度内,将弹簧拉长所需之力 f 与弹簧伸长的长度 x 成正比,即

$$f = kx$$

其中常数 k 为弹性系数.

在 $[0,s]$ 上任取一点 x,给 x 一个小增量 dx,则在该处对应的功微元应是

$$dW = kx dx$$

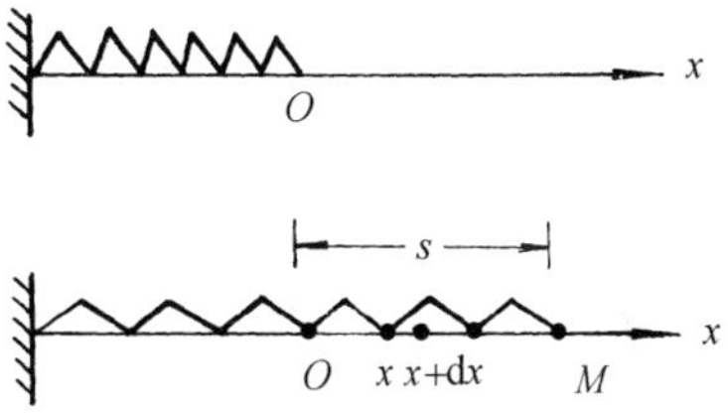

图 5-21

因而拉力在 $[0,s]$ 上所做的功为

$$W = \int_0^s kx dx = \frac{k}{2} x^2 \Big|_0^s = \frac{k}{2} s^2$$

例 13　内燃机、蒸汽机都是由气体推动活塞而使机器运转,在设计气缸时,要考虑做功的能力. 现在求气体容积由 V_1(活塞在 s_1 处)膨胀至 V_2(活塞在 s_2 处)时对活塞所做的功(图 5-22).

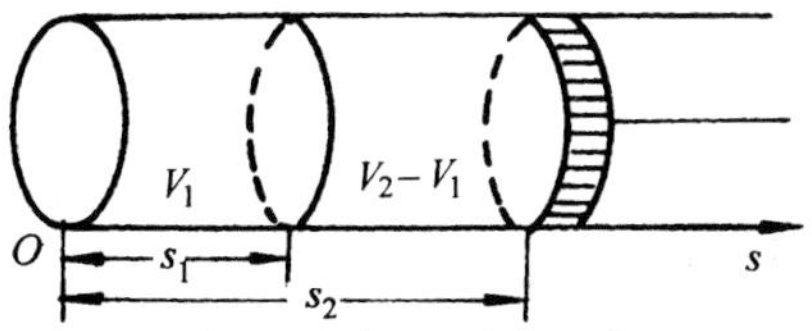

解　设活塞的横截面面积为 A,气体推动活塞的压强为 P,则作用在活塞面上的力为

$$f = PA$$

如图选取坐标轴,力 f 在区间 $[s_1, s_2]$ 上的任一微小区间 $[s, s+ds]$ 上的做功微元是

$$dW = PA ds = P dV$$

图 5-22

因而所求气体膨胀所做的功为

$$W = \int_{s_1}^{s_2} f ds = \int_{V_1}^{V_2} P dV$$

在物理化学中,有四种最常用的理想过程,即等压过程、等温过程、绝热过程和等容过程. 对其中的等温过程

$$PV = c(\text{常数}), \quad 即 \quad P = \frac{c}{V}$$

于是有

$$W = \int_{V_1}^{V_2} P \mathrm{d}V = \int_{V_1}^{V_2} \frac{c}{V} \mathrm{d}V = c \ln \frac{V_2}{V_1}$$

如果 P_1 与 P_2 表示过程开始与终了时的气体压强,由于 $P_1V_1 = P_2V_2 = c$,即 $\dfrac{P_1}{P_2} = \dfrac{V_2}{V_1}$,因此等温过程中的气体膨胀所做的功也可写为

$$W = P_1V_1 \ln \frac{P_1}{P_2}$$

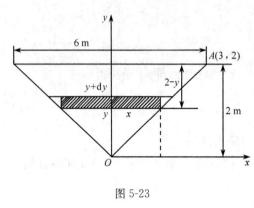

图 5-23

例 14 一圆锥形容器高为 $2\mathrm{m}$,底半径为 $3\mathrm{m}$. 计算将容器内盛满的水全部抽出需做的功.

解 这是一个克服重力做功问题. 思路是将水全部抽出的过程,应看做是从水的表面到底部将水一层一层的抽出. 由于每一层的水的深度不同,所以抽取每层水到容器外的位移也不同.

如图 5-23 建立坐标系,以水深 y 为积分变量,$y \in [0, 2]$. 在区间 $[0, 2]$ 上任取一小区间 $[y, y + \mathrm{d}y]$,这时水所受的重力近似为

$$\mathrm{d}G = \rho g \mathrm{d}V = \rho g \pi x^2 \mathrm{d}y$$

这里 ρ 为水的密度,g 是重力加速度. 直线 AO 的方程为

$$x = \frac{3}{2} y$$

这层水抽出容器外的位移是 $2 - y$,外力方向与位移方向一致,大小与重力相等,则功微元为

$$\mathrm{d}W = \mathrm{d}G(2 - y) = \rho g \pi x^2 (2 - y) \mathrm{d}y$$

因而外力将水全部抽出做的功为

$$W = \int_0^2 \rho g \pi x^2 (2 - y) \mathrm{d}y = \frac{9}{4} \rho g \pi \int_0^2 (2y^2 - y^3) \mathrm{d}y$$
$$= 3\rho g \pi \approx 9.23 \times 10^4 (\mathrm{J})$$

5-4.6　液体的静压力

由实验可知,在液体表面下深度相同的地方,液体向各方向的压强相等. 在深度 h 处的液体压强为

$$P = \rho g h$$

其中 ρ 为液体的密度.

如果有一面积为 A 的平板水平放置在深为 h 的液体中,则平板一侧受到的垂直于表面方向的压力大小为

$$F = PA = \rho g h A$$

如果平板铅直放置在液体中,由于深度不同点的压强不同,平板一侧所受的压力随深度的不同而变化着,这是一个定积分的问题.

如图 5-24 所示,设平板四周由曲线 $y = f(x)$,$x = a$,$x = b$ 及 x 轴围成. 在区间 $[a, b]$ 上任取一个小区间 $[x, x + \mathrm{d}x]$,这个小区间上各点的压强近似为 $P = \rho g x$,小区间对应的面积微元近似为 $\mathrm{d}A = f(x)\mathrm{d}x$,则面积微元所受液体压力微元的近似值为

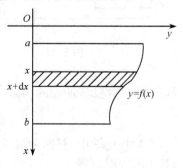

图 5-24

$$\mathrm{d}F = P \cdot \mathrm{d}A = \rho g x f(x) \mathrm{d}x$$

平板一侧所受的压力为

$$F = \int_a^b \rho g x f(x) \mathrm{d}x \qquad (5\text{-}12)$$

例 15　在水坝中有一等腰三角形闸门,如图 5-25 所示. 长为 3m 的边 BC 平行于水面,且距水面为 4m,高 DA 为 2m,求这闸门所受的压力.

解　如图 5-25 建立坐标系. 由直线方程两点式知直线 AC 的方程为

$$y = \frac{3}{4}(6 - x)$$

在水面下深度 $OM = x$ 处,三角形闸门的宽度为 $2MN = 2y = \frac{3}{2}(6-x)$. 再取高度 $\mathrm{d}x$,得阴影部分的水平横条,其上所受压力微元为

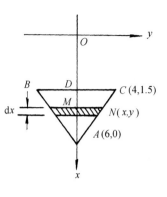

图 5-25

$$\mathrm{d}F = \rho g x \cdot \frac{3}{2}(6-x)\mathrm{d}x$$

因而这闸门所受的压力是

$$F = \int_4^6 \frac{3}{2} \rho g x (6-x) \mathrm{d}x = \frac{3 \rho g}{2} \int_4^6 (6x - x^2) \mathrm{d}x$$

$$= \frac{3}{2} \rho g \left[3x^2 - \frac{x^3}{3} \right]_4^6 = 14 \rho g \approx 1.37 \times 10^5 (\mathrm{N})$$

§5-5　广义积分和 Γ 函数

5-5.1　广义积分

前面引入定积分的定义时,我们假定被积函数在积分区间 $[a,b]$ 上连续,而且 a 与 b 都是有限值. 但在实际问题中,却会遇到积分的上、下限为无穷大或被积函数在积分区间上无界的情况. 例如,静电场中若场源为点电荷时,距场源为 r_0 处的电势是场强函数 $\dfrac{kQ}{r^2}$ 从 r_0 到 $+\infty$ 的积分 $\int_{r_0}^{+\infty} \dfrac{kQ}{r^2} \mathrm{d}r$;再如,当求半径为 R 的圆周长时,需计算积分 $\int_0^R \dfrac{\mathrm{d}x}{\sqrt{R^2 - x^2}}$,其被积函数在上限 R 处无界. 由此,需要把定积分的定义推广到这两种情况上来,就形成了广义积分的概念.

一、连续函数在无限区间上的积分

定义 1　设函数 $f(x)$ 在区间 $[a, +\infty)$ 上连续,如果极限 $\lim\limits_{b \to +\infty} \int_a^b f(x)\mathrm{d}x (a < b)$ 存在,就称此极限值为 $f(x)$ 在无限区间 $[a, +\infty)$ 上的**广义积分**. 记作

$$\int_a^{+\infty} f(x)\mathrm{d}x = \lim_{b \to +\infty} \int_a^b f(x)\mathrm{d}x$$

这时称广义积分 $\int_a^{+\infty} f(x)\mathrm{d}x$ 存在或收敛. 如果 $\lim\limits_{b \to +\infty} \int_a^b f(x)\mathrm{d}x$ 不存在,就称 $\int_a^{+\infty} f(x)\mathrm{d}x$ 不存在或发散.

利用牛顿-莱布尼茨公式,易知

$$\int_a^{+\infty} f(x)\mathrm{d}x = \lim_{b\to+\infty} F(b) - F(a) = F(x)\Big|_a^{+\infty}$$

这里仍保持定积分的记法,其中 $F(x)$ 是 $f(x)$ 在 $[a, +\infty)$ 上的一个原函数,而 $F(+\infty)$ 表示 $F(x)$ 当 $x\to+\infty$ 时的极限值.

类似地,可以定义 $f(x)$ 在 $(-\infty, b]$ 及 $(-\infty, +\infty)$ 上的广义积分:

$$\int_{-\infty}^b f(x)\mathrm{d}x = \lim_{a\to-\infty} \int_a^b f(x)\mathrm{d}x$$

$$\int_{-\infty}^{+\infty} f(x)\mathrm{d}x = \int_{-\infty}^c f(x)\mathrm{d}x + \int_c^{+\infty} f(x)\mathrm{d}x$$

其中 $c\in(-\infty, +\infty)$.

对于广义积分 $\int_{-\infty}^{+\infty} f(x)\mathrm{d}x$,其收敛的充要条件是

$$\int_{-\infty}^c f(x)\mathrm{d}x \text{ 与 } \int_c^{+\infty} f(x)\mathrm{d}x$$

都收敛.

例 1 求下列积分:

(1) $\displaystyle\int_{-\infty}^{+\infty} \frac{\mathrm{d}x}{1+x^2}$; (2) $\displaystyle\int_1^{+\infty} \frac{\mathrm{d}x}{x}$.

解 (1) $\displaystyle\int_{-\infty}^{+\infty} \frac{\mathrm{d}x}{1+x^2} = \arctan x\Big|_{-\infty}^{+\infty} = \frac{\pi}{2} - \left(-\frac{\pi}{2}\right) = \pi$.

(2) $\displaystyle\int_1^{+\infty} \frac{\mathrm{d}x}{x} = \ln x\Big|_1^{+\infty} = +\infty$,发散.

例 2 设静脉注射某药所得血药浓度 C 随时间 t 变化的曲线符合函数

$$C = C_0 \mathrm{e}^{-kt} \quad (k > 0)$$

其中 C_0 是初始血药浓度;k 为体内的消除速度常数. 试求 $C\text{-}t$(药时)曲线下的总面积 AUC.

解
$$AUC = \int_0^{+\infty} C_0 \mathrm{e}^{-kt}\mathrm{d}t = \lim_{b\to+\infty} \int_0^b C_0 \mathrm{e}^{-kt}\mathrm{d}t$$
$$= \lim_{b\to+\infty} C_0 \left[\frac{-1}{k}\mathrm{e}^{-kt}\right]_0^b = \frac{C_0}{k}$$

二、无界函数的积分

定义 2 设函数 $f(x)$ 在 $[a, b)$ 内连续,且 $\lim\limits_{x\to b^-} f(x) = \infty$. 如果极限

$$\lim_{b'\to b^-} \int_a^{b'} f(x)\mathrm{d}x \quad (a < b' < b)$$

存在,就称此极限为**无界函数 $f(x)$ 在 $[a, b]$ 上的广义积分**,记作

$$\int_a^b f(x)\mathrm{d}x = \lim_{b'\to b^-} \int_a^{b'} f(x)\mathrm{d}x$$

这时就称**广义积分 $\int_a^b f(x)\mathrm{d}x$ 收敛**;否则称**广义积分 $\int_a^b f(x)\mathrm{d}x$ 发散**.

若函数 $f(x)$ 在 a 的右边附近无界,则可按上面方法类似处理.

若 $F(x)$ 是函数 $f(x)$ 的一个原函数,则无界函数的广义积分可用

$$\int_a^b f(x)\mathrm{d}x = \lim_{b'\to b^-} F(b') - F(a)$$

及

$$\int_a^b f(x)\mathrm{d}x = F(b) - \lim_{a' \to a^+} F(a')$$

来计算. 仍用定积分的记法,记为

$$\int_a^b f(x)\mathrm{d}x = F(x)\Big|_a^b$$

例 3 计算 $\int_0^R \dfrac{\mathrm{d}x}{\sqrt{R^2 - x^2}}$.

解 因为被积函数在 $x=R$ 处无界,所以

$$\int_0^R \frac{\mathrm{d}x}{\sqrt{R^2 - x^2}} = \int_0^R \frac{\mathrm{d}\left(\frac{x}{R}\right)}{\sqrt{1 - \left(\frac{x}{R}\right)^2}} = \lim_{R' \to R^-} \arcsin\frac{x}{R}\Big|_0^{R'}$$

$$= \lim_{R' \to R^-} \arcsin\frac{R'}{R} - \arcsin 0 = \arcsin 1 = \frac{\pi}{2}$$

5-5.2 Γ 函数

定义 3 由积分 $\Gamma(\alpha) = \displaystyle\int_0^{+\infty} x^{\alpha-1}\mathrm{e}^{-x}\mathrm{d}x\,(\alpha > 0)$ 所确定的函数称为 **Γ 函数**.

Γ 函数在自然科学、工程技术方面应用广泛. 下面介绍它的一些性质.

(1) $\Gamma(1)=1$. 因为

$$\Gamma(1) = \int_0^{+\infty} \mathrm{e}^{-x}\mathrm{d}x = -\mathrm{e}^{-x}\Big|_0^{+\infty} = 0 - (-1) = 1$$

(2) $\Gamma(\alpha+1)=\alpha\Gamma(\alpha)$ $(\alpha > 0)$. 因为

$$\Gamma(\alpha+1) = \int_0^{+\infty} x^a \mathrm{e}^{-x}\mathrm{d}x = -\int_0^{+\infty} x^a \mathrm{d}(\mathrm{e}^{-x})$$

$$= -x^a \mathrm{e}^{-x}\Big|_0^{+\infty} + \int_0^{+\infty} \mathrm{e}^{-x}\mathrm{d}(x^a)$$

$$= \int_0^{+\infty} \mathrm{e}^{-x} \cdot \alpha x^{\alpha-1}\mathrm{d}x = \alpha\int_0^{+\infty} x^{\alpha-1}\mathrm{e}^{-x}\mathrm{d}x = \alpha\Gamma(\alpha)$$

该式通常称为递推公式. 特别地,当 α 为正整数 n 时,有

$$\Gamma(n+1) = n\Gamma(n) = n(n-1)\Gamma(n-1)$$

$$= n(n-1) \cdot \cdots \cdot 3 \cdot 2 \cdot 1 \cdot \Gamma(1) = n!$$

因此容易推得 $\Gamma(n)$ 的值. 当 α 为任意正数时,总可存在 n,使 $n < \alpha < n+1$,那么由递推公式可推出

$$\Gamma(\alpha+1) = \alpha\Gamma(\alpha) = \alpha(\alpha-1) \cdot \cdots \cdot (\alpha-n)\Gamma(\alpha-n)$$

而 $0 < \alpha-n < 1$,所以只要知道了 Γ 函数在 $[0,1]$ 之间的值,就可以求出 $\Gamma(\alpha)$ 的值,而 Γ 函数在 $[0,1]$ 上的值有表可查,故任一正实数的 Γ 函数值都可求得.

(3) $\Gamma(\alpha) \cdot \Gamma\left(\alpha+\dfrac{1}{2}\right) = \dfrac{\sqrt{\pi}\,\Gamma(2\alpha)}{2^{2\alpha-1}}$. (证略.)

(4) $\Gamma(\alpha) \cdot \Gamma(1-\alpha) = \dfrac{\pi}{\sin\pi\alpha}$. (证略.)

当 $\alpha = \dfrac{1}{2}$ 时, 由性质 (3)、(4) 均可得到 $\Gamma\left(\dfrac{1}{2}\right) = \sqrt{\pi}$, 即

$$\int_0^{+\infty} x^{-\frac{1}{2}}\mathrm{e}^{-x}\mathrm{d}x = \sqrt{\pi}$$

习 题 五

1. 就定积分的定义思考如下问题:

(1) 在定积分定义 $\int_a^b f(x)\mathrm{d}x = \lim\limits_{\lambda \to 0} \sum\limits_{i=1}^n f(\alpha_i)\Delta x_i$ 中,"$\lambda \to 0$"可否改为"$n \to \infty$"(即分点无限增多)?

(2) 定积分定义中的"两个任意"指什么? $f(x)$ 满足什么条件时,两个任意下的极限 $\lim\limits_{\lambda \to 0} \sum\limits_{i=1}^n f(\alpha_i)\Delta x_i$ 存在(即定积分存在)?

2. 用定积分表示下列问题中的量值:

(1) 圆 $x^2 + y^2 = a^2$ 的面积;

(2) 抛物线 $y = \dfrac{1}{2}x^2$,直线 $x = 3$ 及 x 轴所围图形的面积;

(3) 长 $L\mathrm{m}$,离棒左端 $x\mathrm{m}$ 处的线密度为 $\rho(x) = \dfrac{1}{\sqrt{x+1}}$ kg/m 的棒的质量;

(4) 质量 m 关于时间 t 的减少率为 $\dfrac{\mathrm{d}m}{\mathrm{d}t} = f(t) = -0.06t$ 的葡萄糖代谢在 t_0 到 t_1 一段时间内减少的质量 m.

3. 根据定积分的性质比较下列积分的大小:

(1) $\int_0^1 x^2 \mathrm{d}x$ 与 $\int_0^1 x^3 \mathrm{d}x$; 　　　　(2) $\int_1^2 \ln^2 x\mathrm{d}x$ 与 $\int_1^2 \ln x\mathrm{d}x$;

(3) $\int_0^1 \mathrm{e}^x \mathrm{d}x$ 与 $\int_0^1 \mathrm{e}^{-x} \mathrm{d}x$; 　　　(4) $\int_0^{\frac{\pi}{2}} \sin x\mathrm{d}x$ 与 $\int_0^{\frac{\pi}{2}} x\mathrm{d}x$.

4. 估计下列各积分值:

(1) $\int_1^4 (x^2 + 1)\mathrm{d}x$; 　　　　　(2) $\int_{\frac{\pi}{4}}^{\frac{5\pi}{4}} (1 + \sin^2 x)\mathrm{d}x$;

(3) $\int_{\mathrm{e}}^{\mathrm{e}^2} (\ln^2 x + 5)\mathrm{d}x$; 　　　(4) $\int_0^{\frac{1}{2}} \mathrm{e}^{x^2 - x}\mathrm{d}x$.

5. 求下列导数:

(1) $\dfrac{\mathrm{d}}{\mathrm{d}x} \int_1^x \ln t\mathrm{d}t$; 　　　　　(2) $\dfrac{\mathrm{d}}{\mathrm{d}x} \int_x^b \mathrm{e}^{-t^2}\mathrm{d}t$;

(3) $\begin{cases} x = \int_0^t \sin u\mathrm{d}u, \\ y = \int_0^t \cos u\mathrm{d}u, \end{cases}$ 求 $\dfrac{\mathrm{d}y}{\mathrm{d}x}$;

(4) 求由 $\int_0^y \mathrm{e}^t\mathrm{d}t + \int_0^x \cos t\mathrm{d}t = 0$ 所确定的隐函数 $y = y(x)$ 对 x 的导数 $\dfrac{\mathrm{d}y}{\mathrm{d}x}$.

6. 求下列极限:

(1) $\lim\limits_{x \to 0} \dfrac{\int_0^x \ln(1+t)\mathrm{d}t}{\sin x}$; 　　　(2) $\lim\limits_{x \to 0} \dfrac{\int_0^x (1 - \cos t)\mathrm{d}t}{x^3}$;

(3) $\lim\limits_{x \to \frac{\pi}{2}} \dfrac{\int_{\frac{\pi}{2}}^x \sin^2 t\mathrm{d}t}{x - \dfrac{\pi}{2}}$; 　　(4) $\lim\limits_{x \to 0} \dfrac{1 - \cos x}{\int_x^0 \ln(1+t)\mathrm{d}t}$.

7. 求下列定积分:

(1) $\int_{-2}^{1} \dfrac{1}{(11+5x)^3} \mathrm{d}x$;　　　(2) $\int_{1}^{2} \dfrac{\mathrm{e}^{\frac{1}{x}}}{x^2} \mathrm{d}x$;　　　(3) $\int_{1}^{\mathrm{e}^2} \dfrac{1}{x\sqrt{1+\ln x}} \mathrm{d}x$;

(4) $\int_{0}^{\pi} \sqrt{\sin x - \sin^3 x}\, \mathrm{d}x$;　　(5) $\int_{0}^{1} \dfrac{1}{1+\mathrm{e}^x} \mathrm{d}x$;　　(6) $\int_{-2}^{0} \dfrac{1}{x^2+2x+2} \mathrm{d}x$;

(7) $\int_{1}^{5} \dfrac{\sqrt{x-1}}{x} \mathrm{d}x$;　　　　　(8) $\int_{-1}^{1} \dfrac{x}{\sqrt{5-4x}} \mathrm{d}x$;

(9) $\int_{\frac{\sqrt{2}}{2}}^{1} \dfrac{\sqrt{1-x^2}}{x^2} \mathrm{d}x$;　　　　(10) $\int_{1}^{\sqrt{3}} \dfrac{1}{x^2\sqrt{1+x^2}} \mathrm{d}x$;

(11) $\int_{-2}^{-\sqrt{2}} \dfrac{1}{x\sqrt{x^2-1}} \mathrm{d}x$;　　(12) $\int_{0}^{2} f(x)\mathrm{d}x$, 其中 $f(x)=\begin{cases} x+1, & x\leqslant 1, \\ \dfrac{1}{2}x^2, & x>1. \end{cases}$

8. 试证明:

(1) 若在 $[-a, a]$ 上 $f(x)$ 连续且为偶函数, 则 $\int_{-a}^{a} f(x)\mathrm{d}x = 2\int_{0}^{a} f(x)\mathrm{d}x$;

(2) 若在 $[-a, a]$ 上 $f(x)$ 连续且为奇函数, 则 $\int_{-a}^{a} f(x)\mathrm{d}x = 0$.

9. 利用函数的奇偶性计算下列定积分:

(1) $\int_{-\pi}^{\pi} x^4 \cdot \sin x\, \mathrm{d}x$;　　　　　(2) $\int_{-\frac{\pi}{2}}^{\frac{\pi}{2}} 2\cos^2\theta\, \mathrm{d}\theta$;

(3) $\int_{-\frac{1}{2}}^{\frac{1}{2}} \dfrac{(\arcsin x)^2}{\sqrt{1-x^2}} \mathrm{d}x$;　　　(4) $\int_{-3}^{3} \dfrac{x^3\sin^2 x}{x^4+2x^2+1} \mathrm{d}x$.

10. 计算下列定积分:

(1) $\int_{0}^{\frac{\pi}{2}} x^2\cos 2x\, \mathrm{d}x$;　　　(2) $\int_{0}^{1} x\mathrm{e}^{-x}\, \mathrm{d}x$;　　　(3) $\int_{1}^{\mathrm{e}} x\ln x\, \mathrm{d}x$;

(4) $\int_{\frac{\pi}{4}}^{\frac{\pi}{3}} \dfrac{x}{\cos^2 x} \mathrm{d}x$;　　　(5) $\int_{1}^{4} \dfrac{\ln x}{\sqrt{x}} \mathrm{d}x$;　　　(6) $\int_{0}^{\frac{\pi}{2}} \mathrm{e}^{2x}\cos x\, \mathrm{d}x$;

(7) $\int_{0}^{\frac{\sqrt{3}}{2}} \arcsin x\, \mathrm{d}x$.

11. 求由下列曲线所围的图形的面积:

(1) $y=\cos x, x=\dfrac{\pi}{6}, x=\pi$ 及 x 轴所围图形的面积;

(2) $y=x^2-4x+5, x=3, x=5$ 及 x 轴所围图形的面积;

(3) $y=\ln x, y=\ln a, y=\ln b (b>a>0)$ 及 y 轴所围图形的面积 (提示: 选 y 为积分变量);

(4) $y=x^3$ 与 $y=2x$ 所围图形的面积;

(5) $y=\mathrm{e}^x, y=\mathrm{e}^{-x}$ 及 $x=1$ 所围图形的面积;

(6) $y=\dfrac{1}{2}x^2$ 分割 $x^2+y^2\leqslant 8$ 成两部分图形的各自的面积;

(7) $y=x^2, y=x$ 及 $y=2x$ 所围图形的面积;

(8) 两个椭圆 $\dfrac{x^2}{3}+\dfrac{y^2}{1}=1$ 与 $\dfrac{x^2}{1}+\dfrac{y^2}{3}=1$ 的公共部分面积.

12. 求由下列曲线所围的图形的面积:
    (1) 圆 $r = 2a\cos\theta$ 所围图形的面积;
    (2) 心形线 $r = a(1+\cos\theta)$ 所围图形的面积;
    (3) 三叶线 $r = a\sin3\theta$ 所围图形的面积.

13. 求下列旋转体的体积:
    (1) 由 $y = x^2$ 与 $x = y^2$ 所围图形绕坐标轴旋转生成的体积;
    (2) 由 $xy = a(a>0)$, $x = a$, $x = 2a$ 与 x 轴所围图形绕坐标轴旋转生成的体积;
    (3) 由 $y = x^2 - 2x$, $x = 1$, $x = 3$ 与 x 轴所围图形绕 y 轴旋转生成的体积;
    (4) $x^2 + (y-5)^2 = 16$ 所围图形绕 x 轴旋转生成的体积.

*14. 求下列曲线的弧长:
    (1) 曲线 $y = \sqrt{x^3}$ $(0 \leqslant x \leqslant 4)$ 的弧长;
    (2) 旋轮线(摆线) $\begin{cases} x = a(t - \sin t) \\ y = a(1 - \cos t) \end{cases}$ $(0 \leqslant t \leqslant 2\pi)$ 一拱的长度 $(a>0)$;
    (3) 阿基米德螺线 $r = a\theta$ $(0 \leqslant \theta \leqslant \pi, a>0)$ 的弧长.

15. 求下列函数在指定区间上的平均值:
    (1) $y = 2x^2 + 3x + 3$ 在 $[1, 4]$ 上的平均值;
    (2) $y = \dfrac{2}{\sqrt[3]{x^2}}$ 在 $[1, 8]$ 上的平均值;
    (3) 某化学反应的速率为 $v = ak\mathrm{e}^{-kt}$,其中 a、k 是常数,求反应在 $[0, t_0]$ 内的平均速率.

16. 一物体由静止开始做匀加速直线运动,加速度为 a,若介质的阻力与速度平方成正比,比例系数为 k,求物体由 $s=0$ 到 $s=L$ 时克服阻力所做的功.

*17. 长为 L,质量为 M 的均匀细杆位于 x 轴 $[0, L]$ 区间上,今将点 A $(2L, 0)$ 处一质量为 m 的质点移到 B $(3L, 0)$ 处,求克服细杆对质点的引力所做的功.

18. 有一圆台形水桶盛满了水,如果桶高为 3m,其上下底的半径分别为 1m 与 2m,试计算将桶中水吸尽所耗费的功.

19. 求水对铅直壁的压力,该壁的形状为半圆形,半径为 am,且直径与水面相齐.

20. 有一等腰梯形闸门,上下底边各长 10m 与 6m,高为 8m,上底边与水面相距 2m,求闸门一侧受的压力.

21. 一金属棒长 3m,离棒左端 xm 处的线密度为 $\rho(x) = \dfrac{1}{\sqrt{x+1}}$ (kg/m),问 x 为何值时,$[0, x]$ 一段的质量为全棒质量的一半?

22. 一镭针 AB 长为 $l$cm,其上均匀分布着 $m$mg 的镭,试求镭针对下列 P 点的放射强度(放射强度与镭量成正比,与距离平方成反比):
    (1) P 点在 AB 延长线上距针的近端 B 的距离为 $a$cm;
    (2) P 点在 B 的正上方,距 B 的距离为 $a$cm;
    (3) P 点在 AB 垂直平分线上,与 AB 相距 $a$cm.

23. 计算下列广义积分:
    (1) $\displaystyle\int_{-\infty}^{1} \mathrm{e}^x \mathrm{d}x$;   (2) $\displaystyle\int_{0}^{+\infty} \mathrm{e}^x \mathrm{d}x$;
    (3) $\displaystyle\int_{\mathrm{e}}^{+\infty} \dfrac{1}{x\,(\ln x)^2} \mathrm{d}x$;   (4) $\displaystyle\int_{0}^{+\infty} \mathrm{e}^{-x}\sin x\,\mathrm{d}x$;
    (5) $\displaystyle\int_{-\infty}^{+\infty} \dfrac{1}{x^2 + 2x + 2} \mathrm{d}x$;   (6) $\displaystyle\int_{0}^{1} \dfrac{1}{\sqrt{1 - x^2}} \mathrm{d}x$;
    (7) $\displaystyle\int_{0}^{2} \dfrac{1}{x^2 - 4x + 3} \mathrm{d}x$.

第五章 PPT

第六章

空间解析几何

解析几何是用代数的方法研究几何问题的. 在平面解析几何中, 我们通过坐标法把平面上的点与一对有序的数对应起来, 进一步把平面上的图形和方程联系起来, 从而可以用代数方法研究几何问题. 空间解析几何也是按照类似的方法建立起来的, 用来研究空间图形的形状、性质及相互位置关系. 它是多元微积分的基础.

本章首先建立空间直角坐标系, 介绍向量代数的基本知识, 以向量为工具来讨论空间平面和直线. 最后简单介绍空间曲面和空间曲线.

§6-1 空间直角坐标系

6-1.1 空间直角坐标系的建立

在空间确定一点 O, 过 O 点作互相垂直的三条数轴 x, y, z, 如图 6-1 构成空间直角坐标系 $O\text{-}xyz$. O 称为 **坐标原点**, x, y, z 叫做 **坐标轴**, 并分别称为 x 轴 (横轴)、y 轴 (纵轴)、z 轴 (竖轴). 每两个坐标轴所决定的平面 xOy、yOz、zOx 称为 **坐标平面**. 空间直角坐标系分为右手系和左手系. 我们采用右手系, 即当 x 轴正向按右手握拳方向以 $\dfrac{\pi}{2}$ 的角度转向 y 轴正向时, 拇指的指向就是 z 轴的正向.

过空间任一点 P 作三个平面分别与三个坐标轴垂直且交于点 A, B 和 C (图 6-2), 若有向线段 OA、OB 和 OC 的值分别为 x、y 和 z, 则空间点 P 对应这样三个有顺序的一组数; 反之, 三个有顺序的一组数 x, y, z 可以确定唯一的一点 P. 这样, 空间的任一点与有序数组之间就建立了一一对应关系, 我们称这个有序数组为空间点 P 的坐标, 记为 P (x, y, z). 显然, 原点的坐标为 $(0, 0, 0)$; x 轴, y 轴, z 轴上点的坐标分别为 $(x, 0, 0)$, $(0, y, 0)$, $(0, 0, z)$; 在坐标平面 xOy、yOz、zOx 上点的坐标分别为 $(x, y, 0)$, $(0, y, z)$, $(x, 0, z)$.

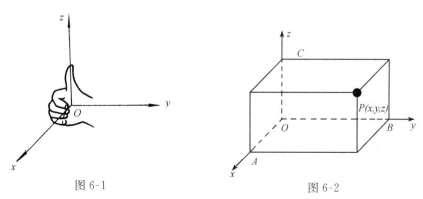

图 6-1　　　　　　　　　　　　图 6-2

建立空间直角坐标系后, 整个空间被 xOy 面、yOz 面、zOx 面三个坐标面分成八个部分，每一部分称为一个卦限；xOy 面的上半空间依次叫做第 Ⅰ、Ⅱ、Ⅲ、Ⅳ 卦限，xOy 面的下半空间依次叫做第 Ⅴ、Ⅵ、Ⅶ、Ⅷ 卦限（图 6-3）.

我们可用下面的方法求得点 P 的坐标或已知点 P 的坐标描出它在直角坐标系里的位置（图 6-4）.

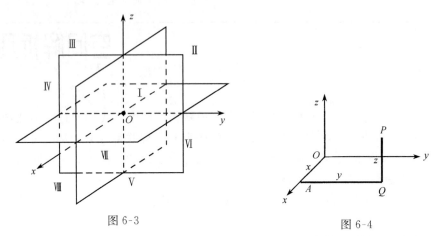

图 6-3

图 6-4

先由点 P 作 xOy 平面的垂线交于一点 Q，然后从 Q 点作 x 轴的垂线交于 A 点，于是有向线段 OA、AQ 和 QP 的值，显然是与 P 的坐标一致，即

$$OA=x, \quad AQ=y, \quad QP=z$$

反之，若已知点 P 的坐标为 $(x，y，z)$，求它的位置，可在直角坐标系 $O\text{-}xyz$ 内，根据 P 的坐标作出在坐标轴上及平行于坐标轴的有向线段 OA、AQ、QP，即得 P 点的位置.

6-1.2 空间两点间的距离

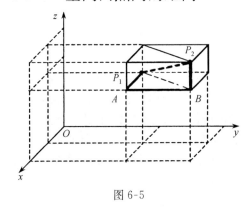

图 6-5

设 P_1 $(x_1，y_1，z_1)$ 和 P_2 $(x_2，y_2，z_2)$ 为已知的空间两点（图 6-5）. 为了求它们的距离，过 P_1，P_2 各作三个平面分别平行于三个坐标面，这六个平面形成一个以 P_1P_2 为对角线的长方体，它们的各棱平行于坐标轴，容易看出 $P_1A=|x_2-x_1|$，$AB=|y_2-y_1|$，$BP_2=|z_2-z_1|$，根据勾股定理，有

$$|P_1P_2|=\sqrt{(P_1B)^2+(BP_2)^2}$$
$$=\sqrt{(P_1A)^2+(AB)^2+(BP_2)^2}$$

所以

$$|P_1P_2|=\sqrt{(x_2-x_1)^2+(y_2-y_1)^2+(z_2-z_1)^2} \tag{6-1}$$

这就是空间任意两点的距离公式.

特别地，任一点 P $(x，y，z)$ 与原点 O $(0，0，0)$ 之间的距离为

$$|OP|=\sqrt{x^2+y^2+z^2}$$

例 1 求证以 P_1 $(0，0，2)$，P_2 $(3，0，2)$，P_3 $(2，-2，3)$ 三点为顶点的三角形是一个等腰三角形.

证 因为

$$|P_1P_2|^2 = (3-0)^2 + (0-0)^2 + (2-2)^2 = 9$$
$$|P_1P_3|^2 = (2-0)^2 + (-2-0)^2 + (3-2)^2 = 9$$

所以 $|P_1P_2| = |P_1P_3|$，即三角形 $P_1P_2P_3$ 是等腰三角形.

例 2 在 z 轴上求与两点 A（-4，1，7）和 B（3，5，-2）等距离的点.

解 因为所求的点 M 在 z 轴上，所以设该点为 M（0，0，z），依题意有
$$|MA| = |MB|$$
即
$$\sqrt{(0+4)^2 + (0-1)^2 + (z-7)^2} = \sqrt{(3-0)^2 + (5-0)^2 + (-2-z)^2}$$

两边去根号，解得 $z = \dfrac{14}{9}$，所以，所求的点为 $M\left(0，0，\dfrac{14}{9}\right)$.

§6-2 向 量 代 数

6-2.1 向量及其坐标表示

一、向量的概念

在自然科学中经常遇到的量有两类，一类是只有大小没有方向的量，这类量叫做**数量**（或**标量**）. 如长度、面积、体积、质量、密度、功、能等都是数量；另一类是既有大小又有方向的量，这类量叫做**向量**（或**矢量**），如力、力矩、位移、速度、加速度等都是向量.

数量可以用一个实数表示它的大小，而向量则有几何表示及坐标表示（或代数表示）两种，本节先介绍向量的几何表示.

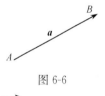

图 6-6

我们用一条有方向的线段表示向量，线段的长度表示大小，箭头的指向表示向量的方向. 如图 6-6 表示，以 A 为起点，B 为终点的向量，记为 $\overrightarrow{AB}$ 有时也用一个小写字母 a 来表示，记为 $\vec{a}$ 或 $\boldsymbol{a}$.

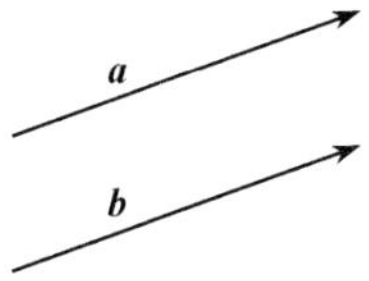

向量的大小称为**向量的模**，如向量 $\overrightarrow{AB}$，$\boldsymbol{a}$ 的模记为 $|\overrightarrow{AB}|$，$|\boldsymbol{a}|$. 模等于 1 的向量称为**单位向量**. 模等于零的向量称为**零向量**. 零向量的方向是任意的.

一些实际问题中，遇到的向量往往与其起点无关，只需考虑它的大小与方向，这种向量称为**自由向量**. 在这个意义下，一个向量经过平移仍是原来的向量. 若两个向量 $\boldsymbol{a}$ 与 $\boldsymbol{b}$，它们大小相等且方向相同，则称它们相等（图 6-7），记为

图 6-7

$$\boldsymbol{a} = \boldsymbol{b}$$

二、向量的加减法

空间任意两个向量 $\boldsymbol{a}$、$\boldsymbol{b}$，经过平移，把它们的起点放在一起，它们必在同一平面上，因此总可以把它们看做同一平面上的向量，这两个向量的加法运算，可以用平行四边形法则进行(图 6-8). 所谓平行四边形法则，就是设 $\boldsymbol{a} = \overrightarrow{OA}$，$\boldsymbol{b} = \overrightarrow{OB}$，以 $\overrightarrow{OA}$，$\overrightarrow{OB}$ 为邻边作平行四边形 $OACB$，那么对角线向量 $\boldsymbol{c} = \overrightarrow{OC}$ 就称为 $\boldsymbol{a}$ 与 $\boldsymbol{b}$ 的和，记作
$$\boldsymbol{c} = \boldsymbol{a} + \boldsymbol{b}$$

两个向量的加法也可依三角形法则进行，即将向量 $\boldsymbol{b}$ 的起点平移放到向量 $\boldsymbol{a}$ 的终点，则以 $\boldsymbol{a}$ 的起点为起点，以 $\boldsymbol{b}$ 的终点为终点的向量 $\boldsymbol{c}$，就是向量 $\boldsymbol{a}$ 与 $\boldsymbol{b}$ 的和（图 6-9），$\boldsymbol{c} = \boldsymbol{a} + \boldsymbol{b}$. 显然向量加法的三角形法则与四边形法则是等价的.

向量的加法有下列运算规律：

(1) $a+b=b+a$（交换律）；

(2) $(a+b)+c=a+(b+c)$（结合律）；

(3) $a+0=a$.

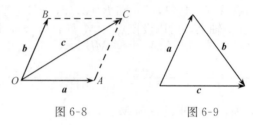

图 6-8   图 6-9

在实际问题中，还经常遇到大小相等而方向相反的向量，称与 a 大小相等而方向相反的向量为 a 的**负向量**（或**逆向量**），记作 $-a$. 例如在图 6-8 中 $\overrightarrow{BO}=-b$.

有了负向量的概念，就可以定义两个向量 a 与 b 的差，即

$$a-b=a+(-b)$$

按向量加法的三角形法则，差向量 $c-a$ 的求法如下：把向量 a 与 c 的起点平移放在一起，则由 a 的终点到 c 的终点的向量，就是差向量 $c-a=b$，如图 6-9 所示.

特别地，根据向量的减法概念，有

$$a+(-a)=0$$

三、向量与数量的乘法

向量与数量相乘的定义如下：

定义 1 数量 λ 与向量 a 的乘积，记为 λa，它是这样一个向量：当 $\lambda>0$ 时与 a 同向；当 $\lambda<0$ 时与 a 反向：而它的模是 $|a|$ 的 $|\lambda|$ 倍，即 $|\lambda a|=|\lambda||a|$. 当 $\lambda=0$ 时，λa 是零向量，即 $\lambda a=0$.

根据向量与数量乘法的定义，如果与非零向量 a 同向的单位向量是 a^0，则

$$a=|a|a^0$$

从而

$$a^0=\frac{a}{|a|}$$

上式说明一个非零向量除以它的模所得的向量，是一个与原向量同向的单位向量，因此可用 a^0 表示 a 的方向.

向量与数量的乘法由下列运算规律：

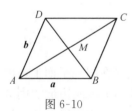

图 6-10

(1) $\lambda(\mu a)=(\lambda\mu)a=\mu(\lambda a)$（结合律）；

(2) $(\lambda+\mu)a=\lambda a+\mu a$（分配律），$\lambda(a+b)=\lambda a+\lambda b$（分配律）.

例 1 在平行四边形 $ABCD$ 中，设 $\overrightarrow{AB}=a$，$\overrightarrow{AD}=b$，试用 a 和 b 表示向量 $\overrightarrow{MA}$，$\overrightarrow{MB}$，$\overrightarrow{MC}$ 和 $\overrightarrow{MD}$，这里 M 是平行四边形对角线的交点（图 6-10）.

解 由于平行四边形的对角线互相平分，所以

$$a+b=2\overrightarrow{AM}$$

即

$$-(a+b)=2\overrightarrow{MA}$$

于是

$$\overrightarrow{MA}=-\frac{1}{2}(a+b)$$

因为 $\overrightarrow{MC}=-\overrightarrow{MA}$，所以 $\overrightarrow{MC}=\dfrac{1}{2}$ $(a+b)$．又因 $b-a=2\overrightarrow{MD}$，所以 $\overrightarrow{MD}=\dfrac{1}{2}$ $(b-a)$．由于

$\overrightarrow{MB}=-\overrightarrow{MD}$，所以 $\overrightarrow{MB}=\dfrac{1}{2}$ $(a-b)$．

四、向量的坐标表示

空间向量除了用几何表示它的大小和方向外，还可以用坐标表示（或代数表示）．

我们知道空间任一向量经过平移总可以把它的起点放在原点，设向量的终点坐标为 P $(x，y，z)$，则向量 $\overrightarrow{OP}$（图 6-11）由向量加法得

$$\overrightarrow{OP}=\overrightarrow{OD}+\overrightarrow{DP}=\overrightarrow{OA}+\overrightarrow{AD}+\overrightarrow{DP}=\overrightarrow{OA}+\overrightarrow{OB}+\overrightarrow{OC}$$

上式中向量 $\overrightarrow{OA}$，$\overrightarrow{OB}$，$\overrightarrow{OC}$ 叫做向量 $\overrightarrow{OP}$ 在坐标轴上的分向量．

我们在坐标轴 Ox，Oy，Oz 上以 O 为起点分别取三个单位向量，其方向与坐标轴正向一致，并分别以 i，j，k 来表示，这三个单位向量叫做**基本单位向量**．由图 6-11 以及向量与数量的乘法概念，知

$$\overrightarrow{OA}=xi，\qquad \overrightarrow{OB}=yj，\qquad \overrightarrow{OC}=zk$$

于是

$$\overrightarrow{OP}=xi+yj+zk$$

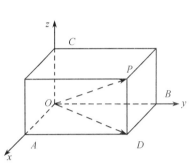

图 6-11

其中 x，y，z 是点 P 的坐标，也叫做向量 $\overrightarrow{OP}$ 的坐标．故称上式为向量 $\overrightarrow{OP}$ 的坐标表达式，并简记为

$$\overrightarrow{OP}=(x，y，z)$$

例如，向量 $\overrightarrow{OP}=-7i+9j+k$ 又可表示为 $\overrightarrow{OP}=(-7，9，1)$．

利用向量的坐标，可作两个向量的加法、减法及向量与数量乘法的运算如下：

设

$$\overrightarrow{OP_1}=(x_1，y_1，z_1)，\qquad \overrightarrow{OP_2}=(x_2，y_2，z_2)$$

即

$$\overrightarrow{OP_1}=x_1i+y_1j+z_1k，\qquad \overrightarrow{OP_2}=x_2i+y_2j+z_2k$$

则有

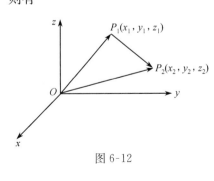

图 6-12

$$\overrightarrow{OP_1}+\overrightarrow{OP_2}=(x_1+x_2)\ i+(y_1+y_2)\ j+(z_1+z_2)\ k$$
$$=(x_1+x_2，y_1+y_2，z_1+z_2)\qquad(6\text{-}2)$$

对于减法及数乘向量，则有

$$\overrightarrow{OP_2}-\overrightarrow{OP_1}=(x_2-x_1，y_2-y_1，z_2-z_1)$$
$$\overrightarrow{P_1P_2}=\overrightarrow{OP_2}-\overrightarrow{OP_1}=(x_2-x_1)\ i+(y_2-y_1)\ j+(z_2-z_1)\ k$$

即空间任一向量的坐标，等于其终点和起点的相应坐标之差（图 6-12）．

$$m\cdot\overrightarrow{OP_1}=(mx_1，my_1，mz_1)$$

例 2　设 $a=3i+2j-k$，$b=2i-3j+4k$．求 $a-b$ 及 $3a-2b$．

解
$$a-b=(3i+2j-k)-(2i-3j+4k)$$
$$=(3-2)\ i+(2+3)\ j+(-1-4)\ k$$
$$=i+5j-5k=(1，5，-5)$$
$$3a-2b=3\ (3i+2j-k)-2\ (2i-3j+4k)$$

$$= (9\boldsymbol{i}+6\boldsymbol{j}-3\boldsymbol{k}) - (4\boldsymbol{i}-6\boldsymbol{j}+8\boldsymbol{k})$$
$$= (9-4)\ \boldsymbol{i}+\ (6+6)\ \boldsymbol{j}+\ (-3-8)\ \boldsymbol{k}$$
$$=5\boldsymbol{i}+12\boldsymbol{j}-11\boldsymbol{k}=(5,\ 12,\ -11)$$

向量可以用它的模及方向表示（即几何表示），也可以用它的坐标表示（或代数表示），那么如何用向量的坐标表示向量的模和方向呢？

任给一向量 $\boldsymbol{a}=(x,\ y,\ z)$，由图 6-13 知

$$|\boldsymbol{a}| = |\overrightarrow{OM}| = \sqrt{OP^2+OQ^2+OR^2}=\sqrt{x^2+y^2+z^2}$$

这就是向量 $\boldsymbol{a}$ 的模的坐标表示式. 事实上，$\boldsymbol{a}$ 的模的坐标表示式就是空间任一点与原点的距离公式.

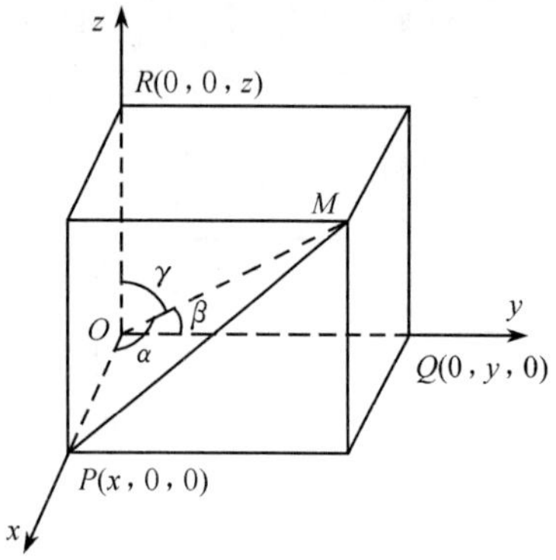

由图 6-13 还可以看出，向量 $\boldsymbol{a}$ 的方向还可以由这向量与三条坐标轴正向的夹角 α、β、γ 完全确定. 称 α、β、γ 为向量 $\boldsymbol{a}$ 的方向角，其中

$$0\leqslant\alpha\leqslant\pi,\qquad 0\leqslant\beta\leqslant\pi,\qquad 0\leqslant\gamma\leqslant\pi,$$

因为

$$\angle MOP=\alpha,\qquad 且\ MP\perp OP,$$

所以

$$x=|\boldsymbol{a}|\cos\alpha$$

同理，

$$y=|\boldsymbol{a}|\cos\beta,\qquad z=|\boldsymbol{a}|\cos\gamma$$

称 $\cos\alpha$，$\cos\beta$，$\cos\gamma$ 为向量 $\boldsymbol{a}$ 的方向余弦.

由上面的关系式，得

图 6-13

$$\cos\alpha=\frac{x}{|\boldsymbol{a}|}=\frac{x}{\sqrt{x^2+y^2+z^2}}$$
$$\cos\beta=\frac{y}{|\boldsymbol{a}|}=\frac{y}{\sqrt{x^2+y^2+z^2}}$$
$$\cos\gamma=\frac{z}{|\boldsymbol{a}|}=\frac{z}{\sqrt{x^2+y^2+z^2}}$$

上式称为方向余弦的坐标表示式.

从方向余弦的坐标表示式可知，若给出向量的坐标，则它的方向余弦就能完全确定. 反之，若给出向量的方向余弦，则向量的方向也就能完全确定. 且有

$$\cos^2\alpha+\cos^2\beta+\cos^2\gamma=1 \tag{6-3}$$

这表明：向量 $(\cos\alpha,\ \cos\beta,\ \cos\gamma)$ 的模为 1，即以向量 $\boldsymbol{a}$ 的方向余弦为坐标的向量是与 $\boldsymbol{a}$ 同向的单位向量 $\boldsymbol{a}^0$. 同时，向量的三个方向角 α，β，γ 是互相制约的，三者必须满足式（6-3）.

例 3 已知向量 $\boldsymbol{a}$ 与三个坐标轴的夹角相等，求向量 $\boldsymbol{a}$ 的方向余弦.

解 设向量 $\boldsymbol{a}$ 与三个坐标轴的夹角分别为 α，β，γ. 由题设可知

$$\alpha=\beta=\gamma$$

因为

$$\cos^2\alpha+\cos^2\beta+\cos^2\gamma=1$$

所以

$$3\cos^2\alpha=1$$

因而

$$\cos\alpha=\pm\frac{1}{\sqrt{3}}$$

也就是

$$\cos\alpha=\cos\beta=\cos\gamma=\pm\frac{1}{\sqrt{3}}$$

因此，向量 a 的方向余弦为

$$\cos\alpha=\cos\beta=\cos\gamma=\frac{1}{\sqrt{3}}$$

或

$$\cos\alpha=\cos\beta=\cos\gamma=-\frac{1}{\sqrt{3}}$$

6-2.2　向量的数量积

在物理学中，当物体受力 F 作用，而得到的位移 S 时，F 所做的功为

$$W=|F|\cos(\overset{\frown}{F,\ S})\cdot|S|=|F|\ |S|\cos(\overset{\frown}{F,\ S})$$

把它从物理问题抽象出来，给出两向量的数量积定义.

定义2　两个向量 a 和 b 的模及它们的夹角余弦的乘积，叫做向量 a 和 b 的数量积，记作 $a\cdot b$，即

$$a\cdot b=|a|\cdot|b|\cos(\overset{\frown}{a,\ b})$$

数量积又称为点积（也称为内积）.

根据这个定义，上述问题中力所做的功 W 是力 F 与位移 S 的数量积，即

$$W=F\cdot S$$

由数量积的定义可知，数量积是两个向量的一种乘积，是一个实数，不是向量.

定理1　两个非零向量互相垂直的充分必要条件是它们的数量积等于零.

对于两个非零向量 a，b 来说，如果它们互相垂直，那么

$$a\cdot b=|a|\cdot|b|\cos\frac{\pi}{2}=0$$

反之，如果 $a\cdot b=0$，那么 $\cos(\overset{\frown}{a,\ b})=0$，从而 $(\overset{\frown}{a,\ b})=\frac{\pi}{2}$，故 a 与 b 互相垂直.

特别地，有 i，j，k 是互相垂直的基本单位向量，所以

$$i\cdot i=j\cdot j=k\cdot k=1,$$
$$i\cdot j=j\cdot k=k\cdot i=0$$

数量积有下列运算规律（证明从略）：

（1）$a\cdot b=b\cdot a$（交换律）；

（2）$\lambda(a\cdot b)=(\lambda a)\cdot b=a\cdot(\lambda b)$（结合律）；

（3）$(a+b)\cdot c=a\cdot c+b\cdot c$（分配律）.

现在来推导数量积的坐标表达式.

设 $a=x_1i+y_1j+z_1k$，$b=x_2i+y_2j+z_2k$，则

$$\begin{aligned}a\cdot b&=(x_1i+y_1j+z_1k)\cdot(x_2i+y_2j+z_2k)\\&=x_1x_2i\cdot i+y_1x_2j\cdot i+z_1x_2k\cdot i+x_1y_2i\cdot j+y_1y_2j\cdot j\\&\quad+z_1y_2k\cdot j+x_1z_2i\cdot k+y_1z_2j\cdot k+z_1z_2k\cdot k\end{aligned}$$

因此，可以得到

$$a\cdot b=x_1x_2+y_1y_2+z_1z_2$$

这就是两个向量的数量积的坐标表达式，表明两向量的数量积等于两向量相应坐标乘积

之和.

显然，根据向量的数量积定义，又可推出

$$\cos(\widehat{\boldsymbol{a}, \boldsymbol{b}}) = \frac{\boldsymbol{a} \cdot \boldsymbol{b}}{|\boldsymbol{a}| |\boldsymbol{b}|} = \frac{x_1 x_2 + y_1 y_2 + z_1 z_2}{\sqrt{x_1^2 + y_1^2 + z_1^2} \sqrt{x_2^2 + y_2^2 + z_2^2}}$$

这就是两个非零向量夹角余弦的坐标表示式.

由此，我们又得到两个非零向量 $\boldsymbol{a} = (x_1, y_1, z_1)$，$\boldsymbol{b} = (x_2, y_2, z_2)$ 互相垂直的充要条件为

$$x_1 x_2 + y_1 y_2 + z_1 z_2 = 0$$

例4 用向量证明三角形的余弦定理.

证 如图 6-14 所示，记 $|\boldsymbol{a}| = a$，$|\boldsymbol{b}| = b$，$|\boldsymbol{c}| = c$，注意到 $\boldsymbol{a} = \boldsymbol{b} - \boldsymbol{c}$，则

$$|\boldsymbol{a}|^2 = \boldsymbol{a} \cdot \boldsymbol{a} = (\boldsymbol{b} - \boldsymbol{c}) \cdot (\boldsymbol{b} - \boldsymbol{c})$$
$$= \boldsymbol{b} \cdot \boldsymbol{b} + \boldsymbol{c} \cdot \boldsymbol{c} - 2\boldsymbol{b} \cdot \boldsymbol{c} = |\boldsymbol{b}|^2 + |\boldsymbol{c}|^2 - 2|\boldsymbol{b}||\boldsymbol{c}|\cos\varphi$$

即

$$a^2 = b^2 + c^2 - 2bc\cos\varphi$$

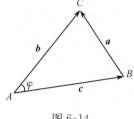

图 6-14

例5 已知三点 $A\,(1, 1, 1)$，$B\,(2, 2, 1)$，$C\,(2, 1, 2)$，求 $\overrightarrow{AB}$ 和 $\overrightarrow{AC}$ 的夹角.

解 先求出向量 $\overrightarrow{AB}$ 和 $\overrightarrow{AC}$ 的坐标，

$$\overrightarrow{AB} = (2-1, 2-1, 1-1) = (1, 1, 0)$$
$$\overrightarrow{AC} = (2-1, 1-1, 2-1) = (1, 0, 1)$$

然后利用公式

$$\cos\varphi = \frac{\overrightarrow{AB} \cdot \overrightarrow{AC}}{|\overrightarrow{AB}| |\overrightarrow{AC}|}$$

来求 $\overrightarrow{AB}$ 和 $\overrightarrow{AC}$ 的夹角 φ. 因为

$$\overrightarrow{AB} \cdot \overrightarrow{AC} = 1 \times 1 + 1 \times 0 + 0 \times 1 = 1$$
$$|\overrightarrow{AB}| = \sqrt{1^2 + 1^2 + 0^2} = \sqrt{2}$$
$$|\overrightarrow{AC}| = \sqrt{1^2 + 0^2 + 1^2} = \sqrt{2}$$

所以

$$\cos\varphi = \frac{1}{\sqrt{2}\sqrt{2}} = \frac{1}{2}$$

因而

$$\varphi = \frac{\pi}{3}$$

也就是 $\overrightarrow{AB}$ 和 $\overrightarrow{AC}$ 的夹角为 $\frac{\pi}{3}$.

6-2.3 向量的向量积

前面讨论了两个向量的数量积，但在实际问题中还会遇到两个向量的另一种乘积叫**向量积**.

定义3 由向量 $\boldsymbol{a}$ 与 $\boldsymbol{b}$ 确定一个新向量 $\boldsymbol{c}$，使 $\boldsymbol{c}$ 满足：

(1) $\boldsymbol{c}$ 的大小为

$$|\boldsymbol{c}| = |\boldsymbol{a}| |\boldsymbol{b}| \sin(\widehat{\boldsymbol{a}, \boldsymbol{b}})$$

(2) $\boldsymbol{c}$ 的方向垂直于 $\boldsymbol{a}$ 和 $\boldsymbol{b}$ 所确定的平面，且其方向按由 $\boldsymbol{a}$ 到 $\boldsymbol{b}$ 的"右手法则"确定（图 6-15）. 这样确定的向量 $\boldsymbol{c}$ 称为 $\boldsymbol{a}$ 与 $\boldsymbol{b}$ 的向量积，记作

$$\boldsymbol{c} = \boldsymbol{a} \times \boldsymbol{b}$$

向量积又称为**叉积**（也称为**外积**）.

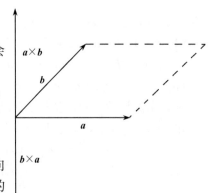

图 6-15

定理 2 两个非零向量 a，b 平行的充分必要条件是它们的向量积等于零.

由向量积定义可以得到，对于两个非零向量 a 与 b 来说，如果 $a \times b = 0$，由于 $|a| \neq 0$，$|b| \neq 0$，必有 $\sin(\stackrel{\frown}{a, b}) = 0$，于是 $(\stackrel{\frown}{a, b}) = 0$ 或 π，即 a 与 b 平行；反之，如果 a 与 b 平行，那么 $(\stackrel{\frown}{a, b}) = 0$ 或 π，于是 $|a \times b| = 0$，即得 $a \times b = 0$.

特别地，基本单位向量 i，j，k 满足下列关系式：

$$i \times i = 0, \quad j \times j = 0, \quad k \times k = 0$$
$$i \times j = k, \quad j \times i = -k, \quad j \times k = i, \quad k \times j = -i$$
$$k \times i = j, \quad i \times k = -j$$

向量积有下列运算规律（证明从略）：

(1) $a \times b = -(b \times a)$；

(2) $a \times (b + c) = a \times b + a \times c$（分配律）；

(3) $\lambda(a \times b) = (\lambda a) \times b = a \times (\lambda b)$（与数乘的结合律）.

根据向量积定义，显然有

$$a \times a = 0$$

向量积的模有着明显的几何意义.

$$|a \times b| = |a| \, |b| \sin(\stackrel{\frown}{a, b})$$

就是以 a，b 为邻边的平行四边形的面积.

下面来推导向量积的坐标表达式.

设

$$a = x_1 i + y_1 j + z_1 k, \quad b = x_2 i + y_2 j + z_2 k,$$

则

$$
\begin{aligned}
a \times b &= (x_1 i + y_1 j + z_1 k) \times (x_2 i + y_2 j + z_2 k) \\
&= x_1 x_2 (i \times i) + y_1 x_2 (j \times i) + z_1 x_2 (k \times i) + x_1 y_2 (i \times j) + y_1 y_2 (j \times j) \\
&\quad + z_1 y_2 (k \times j) + x_1 z_2 (i \times k) + y_1 z_2 (j \times k) + z_1 z_2 (k \times k)
\end{aligned}
$$

所以

$$a \times b = (y_1 z_2 - z_1 y_2) i + (z_1 x_2 - x_1 z_2) j + (x_1 y_2 - y_1 x_2) k$$

为了便于记忆，把上式写成行列式形式，即

$$a \times b = \begin{vmatrix} i & j & k \\ x_1 & y_1 & z_1 \\ x_2 & y_2 & z_2 \end{vmatrix}$$

这就是向量积的坐标表达式.

由于两个非零向量 a 与 b 平行的充分必要条件是 $a \times b = 0$，故由上式，又可得到两非零向量平行的充分必要条件为

$$y_1 z_2 - z_1 y_2 = 0, \quad z_1 x_2 - x_1 z_2 = 0, \quad x_1 y_2 - y_1 x_2 = 0$$

或写成比例式为

$$\frac{x_1}{x_2} = \frac{y_1}{y_2} = \frac{z_1}{z_2}$$

也就是说，两个非零向量平行的充要条件是它们的对应坐标成比例.

例 6 求垂直于向量 $a = (2, 2, 1)$ 和 $b = (4, 5, 3)$ 的单位向量.

解 由向量积定义知，$a \times b$ 是垂直于 a 和 b 的向量. 而

$$a \times b = \begin{vmatrix} i & j & k \\ 2 & 2 & 1 \\ 4 & 5 & 3 \end{vmatrix} = i - 2j + 2k$$

$$|a \times b| = \sqrt{1^2 + (-2)^2 + 2^2} = 3$$

又由单位向量的定义知，所求的单位向量为

$$\frac{a \times b}{|a \times b|} = \frac{1}{3}i - \frac{2}{3}j + \frac{2}{3}k = \left(\frac{1}{3}, -\frac{2}{3}, \frac{2}{3}\right)$$

同样

$$-\frac{1}{3}i + \frac{2}{3}j - \frac{2}{3}k = \left(-\frac{1}{3}, \frac{2}{3}, -\frac{2}{3}\right)$$

也是所求的单位向量.

例 7 已知三点 A $(1, 2, 3)$，B $(2, -1, 5)$，C $(3, 2, -5)$，求以这三点为顶点的三角形的面积.

解 $\triangle ABC$ 的面积是以 $\overrightarrow{AB}$，$\overrightarrow{AC}$ 为邻边所构成的平行四边形面积的一半，而平行四边形的面积等于 $|\overrightarrow{AB} \times \overrightarrow{AC}|$. 由于

$$\overrightarrow{AB} = (2-1, -1-2, 5-3) = (1, -3, 2)$$
$$\overrightarrow{AC} = (3-1, 2-2, -5-3) = (2, 0, -8)$$

$$\overrightarrow{AB} \times \overrightarrow{AC} = \begin{vmatrix} i & j & k \\ 1 & -3 & 2 \\ 2 & 0 & -8 \end{vmatrix} = (24, 12, 6)$$

而

$$|\overrightarrow{AB} \times \overrightarrow{AC}| = \sqrt{24^2 + 12^2 + 6^2} = 6\sqrt{21}$$

因此

$$\triangle ABC \text{ 的面积} = \frac{1}{2}|\overrightarrow{AB} \times \overrightarrow{AC}| = \frac{6\sqrt{21}}{2} = 3\sqrt{21}$$

§6-3 空间的平面与直线

6-3.1 空间平面及其方程

我们首先用向量建立一个平面的方程；若一向量（非零向量）垂直于一平面，则称这向量为该平面的**法线向量**，显然，法线向量垂直于平面上每一向量.

如果已知平面上的一点 M_0 (x_0, y_0, z_0) 和它的一个法线向量 $n = (A, B, C)$，则此平面的位置就完全确定了，现在我们来建立这个平面的方程.

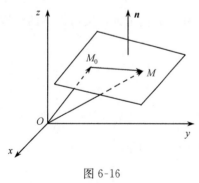

图 6-16

设 M (x, y, z) 是平面上任一点（图 6-16），在平面上作向量 $\overrightarrow{M_0M}$，则 $n \perp \overrightarrow{M_0M}$，根据两向量垂直的条件，有

$$n \cdot \overrightarrow{M_0M} = 0$$

由于

$$\overrightarrow{M_0M} = \overrightarrow{OM} - \overrightarrow{OM_0} = (x-x_0, y-y_0, z-z_0)$$

所以上式成为

$$A(x-x_0) + B(y-y_0) + C(z-z_0) = 0 \quad (6-4)$$

这就是以 $n = (A, B, C)$ 为法向量，过已知点 M_0 的平面的方程，称它为平面的点法式方程.

下面我们来讨论平面的一般方程；整理式（6-4）得

$$Ax + By + Cz - (Ax_0 + By_0 + Cz_0) = 0$$

令

$$D = -(Ax_0 + By_0 + Cz_0)$$

则方程（6-4）就变为

$$Ax + By + Cz + D = 0$$

现在我们来证明任何一个三元一次方程

$$Ax + By + Cz + D = 0 \tag{6-5}$$

都表示空间一平面，其中 A，B，C 不同时为零.

设（x_0，y_0，z_0）是方程（6-5）的一组解，即

$$Ax_0 + By_0 + Cz_0 + D = 0$$

则

$$D = -(Ax_0 + By_0 + Cz_0)$$

将这个等式代入式（6-5），可得

$$A(x - x_0) + B(y - y_0) + C(z - z_0) = 0$$

已知这方程是过点（x_0，y_0，z_0）并且法线向量为（A，B，C）的平面方程，所以式（6-5）表示空间平面.

这样我们把方程（6-5）叫做平面的一般式方程，其中 x，y，z 的系数 A，B，C 就是该平面的法线向量的坐标. 即 $\boldsymbol{n} = (A, B, C)$.

下面讨论几种特殊平面方程.

（1）若 $D = 0$，则方程变成

$$Ax + By + Cz = 0$$

它表示平面通过原点，由此可知当 $D \neq 0$ 时，平面不通过原点.

（2）若 A，B，C 都不为零，且 $D \neq 0$，此时方程变成

$$\frac{x}{-D/A} + \frac{y}{-D/B} + \frac{z}{-D/C} = 1$$

令

$$a = \frac{-D}{A}, \qquad b = \frac{-D}{B}, \qquad c = \frac{-D}{C}$$

则有

$$\frac{x}{a} + \frac{y}{b} + \frac{z}{c} = 1 \tag{6-6}$$

式（6-6）叫做平面的截距式方程，而 a，b，c 称为平面在 x，y，z 三轴的截距. 此时，平面与 x，y，z 三坐标轴分别交于（a，0，0）、（0，b，0）、（0，0，c）（图 6-17）.

（3）若 A，B，C 中有一个为零，且 $D \neq 0$，则方程变成

$Ax + By + D = 0$ 此时平面平行于 z 轴；

$Ax + Cz + D = 0$ 此时平面平行于 y 轴；

$By + Cz + D = 0$ 此时平面平行于 x 轴.

特殊地，又当 $D = 0$ 时，平面分别通过 z 轴、y 轴、x 轴.

（4）若 A，B，C 中有两个为零，且 $D \neq 0$，则方程变成

$Ax + D = 0$，此时平面平行于 yOz 坐标面；

$By + D = 0$，此时平面平行于 xOz 坐标面；

$Cz + D = 0$，此时平面平行于 xOy 坐标面.

（5）若 A，B，C 中有两个为零，且 $D = 0$，则方程变成

$z = 0$ 表示 xOy 坐标面；

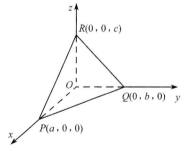

图 6-17

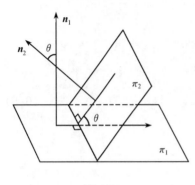

图 6-18

$y=0$ 表示 xOz 坐标面；

$x=0$ 表示 yOz 坐标面.

空间两平面的相互位置一般有相交、垂直、平行等关系，设 π_1，π_2 两平面的方程分别为

$$A_1x+B_1y+C_1z+D_1=0$$
$$A_2x+B_2y+C_2z+D_2=0$$

它们的法向量分别是 $n_1=(A_1，B_1，C_1)$，$n_2=(A_2，B_2，C_2)$，由图 6-18 看出，两平面的交角就是它们法向量的交角，因此根据前述两向量之间的关系，可得两平面之间的关系如下：

两平面相交，设两平面的交角为 θ，那么

$$\cos\theta=\cos\,(\overset{\frown}{n_1，n_2})=\frac{n_1 \cdot n_2}{|n_1|\,|n_2|}=\frac{A_1A_2+B_1B_2+C_1C_2}{\sqrt{A_1^2+B_1^2+C_1^2}\,\sqrt{A_2^2+B_2^2+C_2^2}}$$

这就是两平面夹角的公式；

两平面垂直的充要条件是

$$A_1A_2+B_1B_2+C_1C_2=0$$

两平面平行（不重合）的充要条件是

$$\frac{A_1}{A_2}=\frac{B_1}{B_2}=\frac{C_1}{C_2}\left(\neq\frac{D_1}{D_2}\right)$$

作为平行的特例，两平面重合的充要条件为

$$\frac{A_1}{A_2}=\frac{B_1}{B_2}=\frac{C_1}{C_2}=\frac{D_1}{D_2}$$

例 1 已知两点 M（2，-1，2）与 N（8，-7，5），求通过点 N 且与线段 MN 垂直的平面方程.

解 由于所求平面与线段 MN 垂直，所以向量 $\overrightarrow{MN}$ 可作它的法向量 n，即

$$n=\overrightarrow{MN}=(8-2，-7+1，5-2)=(6，-6，3)$$

又因为这平面过点 N（8，-7，5），所以所求平面方程为

$$6\,(x-8)-6\,(y+7)+3\,(z-5)=0$$

整理得

$$2x-2y+z-35=0$$

例 2 求过三点 M_1（2，-1，4），M_2（-1，3，-2）和 M_3（0，2，3）的平面的方程.

解法 1 先找出这平面的法向量 n，由于法向量 n 与向量 $\overrightarrow{M_1M_2}$，$\overrightarrow{M_1M_3}$ 都垂直，而

$$\overrightarrow{M_1M_2}=(-3，4，-6)，\quad \overrightarrow{M_1M_3}=(-2，3，-1)$$

所以可取它们的向量积为 n：

$$n=\overrightarrow{M_1M_2}\times\overrightarrow{M_1M_3}=\begin{vmatrix} i & j & k \\ -3 & 4 & -6 \\ -2 & 3 & -1 \end{vmatrix}=14i+9j-k$$

即

$$n=(14，9，-1)$$

根据平面的点法式方程，得所求平面的方程为

$$14\,(x-2)+9\,(y+1)-(z-4)=0$$

即

$$14x+9y-z-15=0$$

解法 2 设所求的平面方程为

$$Ax+By+Cz+D=0$$

由于点 M_1，M_2，M_3 都在平面上，故点 M_1，M_2，M_3 的坐标均满足上述方程，即

$$\begin{cases} 2A-B+4C+D=0 \\ -A+3B-2C+D=0 \\ 2B+3C+D=0 \end{cases}$$

解方程组得

$$\begin{cases} A=14 \\ B=9 \\ C=-1 \\ D=-15 \end{cases}$$

同样，可得所求的平面方程仍然是

$$14x+9y-z-15=0$$

例 3　求过点 $(1，-2，1)$，且与两平面 $x-2y+z-3=0$ 和 $x+y-z+2=0$ 垂直的平面方程.

解　设所求平面方程为

$$A(x-1)+B(y+2)+C(z-1)=0$$

因为所求平面的法向量 $\boldsymbol{n}$ 同时垂直于两已知平面的法向量 $\boldsymbol{n}_1=(1，-2，1)$ 和 $\boldsymbol{n}_2=(1，1，-1)$，因此可取

$$\boldsymbol{n}=\boldsymbol{n}_1\times\boldsymbol{n}_2=\begin{vmatrix} \boldsymbol{i} & \boldsymbol{j} & \boldsymbol{k} \\ 1 & -2 & 1 \\ 1 & 1 & -1 \end{vmatrix}=(1，2，3)$$

于是，得所求平面方程为

$$(x-1)+2(y+2)+3(z-1)=0$$

即

$$x+2y+3z=0$$

6-3.2　空间直线及其方程

空间直线 L 可以看成是两个平面 π_1 和 π_2 的交线. 如果两个相交的平面 π_1 和 π_2 的方程分别为 $A_1x+B_1y+C_1z+D_1=0$ 和 $A_2x+B_2y+C_2z+D_2=0$，那么空间直线可以用两个平面的联立方程表示，即方程组

$$\begin{cases} A_1x+B_1y+C_1z+D_1=0 \\ A_2x+B_2y+C_2z+D_2=0 \end{cases}$$

叫做**直线的一般式方程**.

因为通过空间一直线的平面有无限多个，所以只要在这无限多平面中任意选取两个，把它们的方程联立起来，所得的方程组就表示直线 L. 因此，任意两个同解的三元一次方程组都表示同一条直线.

如果一个非零向量平行于一条已知直线，这个向量就叫做这条直线的**方向向量**，容易知道，直线上任一向量都平行于该直线的方向向量.

我们知道，过空间一点可作而且只能作一条直线平行于一已知直线，所以当直线 L 上一点 $M_0(x_0，y_0，z_0)$ 和它的方向向量 $\boldsymbol{s}=(l，m，n)$ 为已知时，直线 L 的位置就完全确定了，下面我们来建立直线的方程.

设点 $M(x，y，z)$ 是直线 L 上的任一点，那么向量 $\overrightarrow{M_0M}$ 与 L 的方向向量 $\boldsymbol{s}$ 平行，所以两向量的对应坐标成比例，由于

$$\overrightarrow{M_0M}=(x-x_0，y-y_0，z-z_0)，\quad \boldsymbol{s}=(l，m，n)$$

从而有

$$\frac{x-x_0}{l}=\frac{y-y_0}{m}=\frac{z-z_0}{n}$$

该方程组叫做**直线的标准式方程**.

由于两平面的交线与这两平面的法向量 $\boldsymbol{n}_1$，$\boldsymbol{n}_2$ 都垂直，所以交线的方向向量为

$$\boldsymbol{s}=\boldsymbol{n}_1\times\boldsymbol{n}_2=\begin{vmatrix} \boldsymbol{i} & \boldsymbol{j} & \boldsymbol{k} \\ A_1 & B_1 & C_1 \\ A_2 & B_2 & C_2 \end{vmatrix}. \tag{6-7}$$

直线 L 上的点的坐标 x，y，z 还可以用参变量 t 的函数来表示，如设

$$\frac{x-x_0}{l}=\frac{y-y_0}{m}=\frac{z-z_0}{n}=t$$

则有

$$\begin{cases} x=x_0+lt \\ y=y_0+mt \\ z=z_0+nt \end{cases}$$

该方程组叫做**直线的参数方程**.

两点可以确定一条直线，现假设直线 L 通过两点 M_1（x_1，y_1，z_1）与 M_2（x_2，y_2，z_2）. 此时取 L 的方向向量

$$\boldsymbol{s}=\overrightarrow{M_1M_2}=(x_2-x_1,\ y_2-y_1,\ z_2-z_1)$$

根据直线的标准方程，得该直线 L 的方程为

$$\frac{x-x_1}{x_2-x_1}=\frac{y-y_1}{y_2-y_1}=\frac{z-z_1}{z_2-z_1}$$

这就是直线 L 的**两点式方程**.

两直线的方向向量的夹角叫做**两直线的夹角**. 设有直线 L_1

$$\frac{x-x_1}{l_1}=\frac{y-y_1}{m_1}=\frac{z-z_1}{n_1}$$

和直线 L_2

$$\frac{x-x_2}{l_2}=\frac{y-y_2}{m_2}=\frac{z-z_2}{n_2}.$$

由于直线 L_1 的方向向量为 $\boldsymbol{s}_1=(l_1,\ m_1,\ n_1)$，直线 L_2 的方向向量为 $\boldsymbol{s}_2=(l_2,\ m_2,\ n_2)$，按两向量的夹角的余弦公式，直线 L_1 和直线 L_2 的夹角 φ 可用

$$\cos\varphi=\frac{l_1l_2+m_1m_2+n_1n_2}{\sqrt{l_1^2+m_1^2+n_1^2}\sqrt{l_2^2+m_2^2+n_2^2}}$$

来确定. 这就是空间两直线的夹角公式.

由两向量垂直、平行的条件我们可以得到下列结论：

两直线 L_1，L_2 互相垂直的充要条件是

$$l_1l_2+m_1m_2+n_1n_2=0$$

两直线 L_1，L_2 互相平行的充要条件是

$$\frac{l_1}{l_2}=\frac{m_1}{m_2}=\frac{n_1}{n_2}$$

例 4 求过点（1，−2，4）且与平面 $2x-3y+z-4=0$ 垂直的直线的方程.

解 因为所求直线垂直于已知平面，所以可以取已知平面的法线向量（2，−3，1）作为所求直线的方向向量，由此可得所求直线的方程为

$$\frac{x-1}{2}=\frac{y+2}{-3}=\frac{z-4}{1}$$

例 5　求过点 $(-3,2,5)$ 且与两平面 $x-4z=3$ 和 $2x-y-5z=1$ 的交线平行的直线的方程.

解　设所求直线的方向向量为 $s=(l,m,n)$. 因为所求直线与两平面的交线平行, 也就是说直线的方向向量一定同时与两平面的法线向量垂直, 由式 (6-7) 得

$$s=n_1\times n_2=\begin{vmatrix} i & j & k \\ 1 & 0 & -4 \\ 2 & -1 & -5 \end{vmatrix}=-4i-3j-k$$

即

$$s=(l,m,n)=(-4,-3,-1)$$

因而所求直线的方程为

$$\frac{x+3}{4}=\frac{y-2}{3}=\frac{z-5}{1}$$

例 6　求直线 $\dfrac{x-2}{1}=\dfrac{y-3}{1}=\dfrac{z-4}{2}$ 与平面 $2x+y+z-6=0$ 的交点.

解　所给直线的参数方程为

$$x=2+t,\qquad y=3+t,\qquad z=4+2t$$

代入平面方程中, 得

$$2(t+2)+(3+t)+(4+2t)-6=0$$

解上列方程, 得 $t=-1$, 把求得的 t 值代入直线的参数方程中, 即得所求交点的坐标为

$$x=1,\qquad y=2,\qquad z=2$$

例 7　求过点 $(2,1,3)$ 且与直线 $\dfrac{x+1}{3}=\dfrac{y-1}{2}=\dfrac{z}{-1}$ 垂直相交的直线的方程.

解　先作一平面过点 $(2,1,3)$ 且垂直于已知直线, 那么这平面的方程应为

$$3(x-2)+2(y-1)-(z-3)=0$$

再求已知直线与这平面的交点. 已知直线的参数方程为

$$x=-1+3t,\qquad y=1+2t,\qquad z=-t$$

将此式代入上式中, 求得 $t=\dfrac{3}{7}$, 从而求得交点为 $\left(\dfrac{2}{7},\dfrac{13}{7},-\dfrac{3}{7}\right)$.

由于所求直线过点 $(2,1,3)$ 及 $\left(\dfrac{2}{7},\dfrac{13}{7},-\dfrac{3}{7}\right)$, 根据直线的两点式方程, 得所求直线的方程为

$$\frac{x-2}{\dfrac{2}{7}-2}=\frac{y-1}{\dfrac{13}{7}-1}=\frac{z-3}{-\dfrac{3}{7}-3}$$

即

$$\frac{x-2}{2}=\frac{y-1}{-1}=\frac{z-3}{4}.$$

最后讨论一下直线与平面的夹角问题.

直线 L 和它在平面 π 内的投影直线 L' 的夹角 φ $\left(0\leqslant\varphi<\dfrac{\pi}{2}\right)$ 称为直线 L 与平面 π 的夹角 (图 6-19).

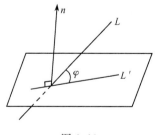

图 6-19

设 L 的方向向量为 $s=(l,m,n)$, 平面 π 的法向量 $n=(A,B,C)$. L 和 π 夹角 $\varphi=\dfrac{\pi}{2}-(\widehat{s,n})$ 或者 $\varphi=(\widehat{s,n})-\dfrac{\pi}{2}$, 因此

$$\sin\varphi=|\cos(\widehat{s,n})|=\frac{|Al+Bm+Cn|}{\sqrt{A^2+B^2+C^2}\cdot\sqrt{l^2+m^2+n^2}}$$

当 L 和 π 垂直时，有 $s \parallel n$，从而

$$\frac{A}{l} = \frac{B}{m} = \frac{C}{n}$$

当 L 和 π 平行时，有 $s \perp n$，从而 $Al + Bm + Cn = 0$，进而当 L 和 π 再有一个公共点时，则 L 在 π 内.

§6-4　空间的曲面与曲线

6-4.1　空间曲面及其方程

在空间解析几何中，任何曲面都可以看成点的几何轨迹，在这样的意义下，如果曲面 S 与方程

$$F(x, y, z) = 0$$

有下述关系：

(1) 曲面 S 上任一点的坐标都满足方程；

(2) 不在曲面 S 上的点的坐标都不满足方程；

那么此方程就叫做曲面 S 的方程，而曲面 S 就叫做该方程的图形.

这样，关于曲面的研究就转化为对它的方程的解析性质的研究. 举例说明如何建立曲面方程.

例 1　建立球心在点 $M_0(x_0, y_0, z_0)$，半径为 R 的球面的方程.

解　设 M 是球面上的任一点，那么 $|M_0M| = R$. 由于

$$|M_0M| = \sqrt{(x-x_0)^2 + (y-y_0)^2 + (z-z_0)^2}$$

所以

$$\sqrt{(x-x_0)^2 + (y-y_0)^2 + (z-z_0)^2} = R$$

即

$$(x-x_0)^2 + (y-y_0)^2 + (z-z_0)^2 = R^2$$

这就是以 $M_0(x_0, y_0, z_0)$ 为球心，R 为半径的球面方程.

例 2　设有点 $A(1, 2, 3)$ 和 $B(2, -1, 4)$，求垂直平分线段 AB 的平面方程.

解　由题意知道，所求的平面就是与 A 和 B 等距离的点的几何轨迹. 设所求平面上的任意一点为 $M(x, y, z)$，由于 $|AM| = |BM|$，所以

$$\sqrt{(x-1)^2 + (y-2)^2 + (z-3)^2} = \sqrt{(x-2)^2 + (y+1)^2 + (z-4)^2}$$

等式两边平方，然后化简得

$$2x - 6y + 2z - 7 = 0$$

这就是所求的平面方程.

6-4.2　二次曲面

曲面可以用它的点的坐标所满足的方程来表示. 反之，变量 x，y 和 z 间的方程一般地可以表示作为点的几何轨迹的曲面. 因此在空间解析几何中关于曲面的研究，有下列两个基本问题：

(1) 已知一曲面，建立这曲面的方程.

(2) 已知坐标 x，y 和 z 的一个方程，研究这方程所表示的曲面的形状.

下面讨论一些特殊类型的二次曲面.

一、球面

方程

$$\sqrt{(x-x_0)^2+(y-y_0)^2+(z-z_0)^2}=R$$

即

$$(x-x_0)^2+(y-y_0)^2+(z-z_0)^2=R^2$$

是空间点 $P(x,y,z)$ 到定点 $P_0(x_0,y_0,z_0)$ 的距离等于定长 $R(R>0)$ 的点的全体. 由立体几何知其是以 P_0 为球心,半径为 R 的球面.

特别地,当 $x_0=y_0=z_0=0$ 时,球心在原点(图 6-20),而球面方程为

$$x^2+y^2+z^2=R^2$$

$z=\sqrt{R^2-x^2-y^2}$ 与 $z=-\sqrt{R^2-x^2-y^2}$ 分别为上半球面和下半球面方程.

球面方程的一般形式为

$$x^2+y^2+z^2+Ax+By+Cz+D=0$$

其中 $A^2+B^2+C^2-4D>0$,上述方程经配方可写成

$$\left(x+\frac{A}{2}\right)^2+\left(y+\frac{B}{2}\right)^2+\left(z+\frac{C}{2}\right)^2=\left(\frac{\sqrt{A^2+B^2+C^2-4D}}{2}\right)^2$$

是一个以点 $\left(-\frac{A}{2},-\frac{B}{2},-\frac{C}{2}\right)$ 为球心,以

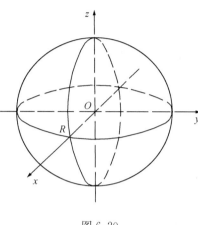

图 6-20

$\dfrac{\sqrt{A^2+B^2+C^2-4D}}{2}$ 为半径的球面.

二、柱面

若方程只含 x, y 而缺 z,如 $F(x,y)=0$,在平面直角坐标系 xOy 中表示一条曲线 L;在空间直角坐标系 $O\text{-}xyz$ 中表示一曲面;它由平行于 z 轴的直线沿曲线 L 移动而产生. 该曲面称为柱面,xOy 面上的曲线 L:$F(x,y)=0$ 叫做它的**准线**. 平行于 z 轴的直线叫做它的**母线**.

同理,只含 x, z 而缺 y 的方程 $G(x,z)=0$ 和只含 y, z 而缺 x 的方程 $H(y,z)=0$ 分别表示母线平行于 y 轴和 x 轴的柱面.

常见的母线平行于 z 轴的柱面,有

椭圆柱面:$\dfrac{x^2}{a^2}+\dfrac{y^2}{b^2}=1$(图 6-21). 特别地,当 $a=b$ 时,为圆柱面.

抛物柱面:$y^2=2px$($p>0$)(图 6-22).

双曲柱面:$\dfrac{x^2}{a^2}-\dfrac{y^2}{b^2}=-1$(图 6-23).

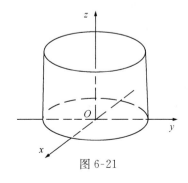

图 6-21

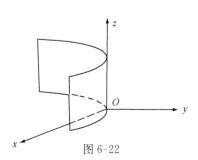

图 6-22

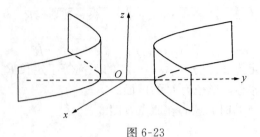

图 6-23

三、椭球面

由方程

$$\frac{x^2}{a^2}+\frac{y^2}{b^2}+\frac{z^2}{c^2}=1 \tag{6-8}$$

所表示的曲面叫做**椭球面**. 其中 $a>0$；$b>0$；$c>0$. 由方程（6-8）可知

$$\frac{x^2}{a^2}\leqslant 1,\qquad \frac{y^2}{b^2}\leqslant 1,\qquad \frac{z^2}{c^2}\leqslant 1$$

即

$$|x|\leqslant a,\qquad |y|\leqslant b,\qquad |z|\leqslant c$$

这说明椭球面（6-8）完全包含在一个以原点 O 为中心的长方体内，这长方体的六个面的方程为 $x=\pm a$，$y=\pm b$，$z=\pm c$. a，b，c 叫做椭球面的半轴.

为了知道这一曲面的形状，先求出它与三个坐标面的交线

$$\begin{cases}\dfrac{x^2}{a^2}+\dfrac{y^2}{b^2}=1,\\ z=0,\end{cases}\qquad \begin{cases}\dfrac{y^2}{b^2}+\dfrac{z^2}{c^2}=1,\\ x=0,\end{cases}\qquad \begin{cases}\dfrac{x^2}{a^2}+\dfrac{z^2}{c^2}=1\\ y=0\end{cases}$$

这些交线都是**椭圆**.

再看这曲面与平行于 xOy 的平面 $z=z_1$（$|z_1|\leqslant c$）的交线

$$\begin{cases}\dfrac{x^2}{\dfrac{a^2}{c^2}(c^2-z_1^2)}+\dfrac{y^2}{\dfrac{b^2}{c^2}(c^2-z_1^2)}=1\\ \\ z=z_1\end{cases}$$

这是平面 $z=z_1$ 内的**椭圆**，它的两个半轴分别等于 $\dfrac{a}{c}\sqrt{c^2-z_1^2}$ 与 $\dfrac{b}{c}\sqrt{c^2-z_1^2}$. 当 z_1 变动时，这种椭圆的中心都在 z 轴上，当 $|z_1|$ 由 0 逐渐增大到 c，椭圆截口由大到小，最后缩成一点.

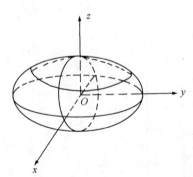

图 6-24

同理，以平面 $y=y_1$（$|y_1|\leqslant b$），或 $x=x_1$（$|x_1|\leqslant a$）去截椭球面，分别可得到与上述类似的结果.

综合上述讨论，可知椭球面（6-8）的形状如图 6-24 所示，如果 $a=b$，而 $a\neq c$，那么方程（6-8）变为

$$\frac{x^2+y^2}{a^2}+\frac{z^2}{c^2}=1$$

这方程表示一个由 xOz 平面上（或 yOz 平面上）的椭圆

$$\frac{x^2}{a^2}+\frac{z^2}{c^2}=1\qquad \left(或\frac{y^2}{a^2}+\frac{z^2}{c^2}=1\right)$$

绕 z 轴旋转而成的曲面，叫做**旋转椭球面**.

如果 $a=b=c$，那么方程（6-8）变为

$$x^2+y^2+z^2=a^2$$

方程表示一个球心在原点 O，半径为 a 的球面，所以，可以说球面是椭球面的一种特殊情形.

四、椭圆抛物面

由方程

$$\frac{x^2}{a^2}+\frac{y^2}{b^2}=z \tag{6-9}$$

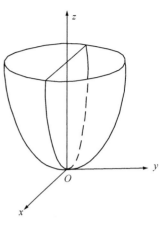

所表示的曲面叫做**椭圆抛物面**. 方程（6-9）的图形如图 6-25 所示. 其中 $a>0$，$b>0$.

如果 $a=b$，那么方程（6-9）变为

$$x^2+y^2=a^2z \tag{6-10}$$

方程（6-10）是由 xOz 平面上的抛物线 $x^2=a^2z$（或由 yOz 平面上的抛物线 $y^2=a^2z$）绕 z 轴旋转而成的旋转曲面，这曲面叫做**旋转抛物面**.

图 6-25

五、双曲抛物面

由方程

$$-\frac{x^2}{a^2}+\frac{y^2}{b^2}=z \tag{6-11}$$

所表示的曲面叫做**双曲抛物面或马鞍面**. 其中 $a>0$，$b>0$. 方程表明曲面关于平面 $x=0$、平面 $y=0$ 以及 z 轴都是对称的；用平面 $z=h$ 去截，得截线方程

$$\begin{cases}-\dfrac{x^2}{a^2}+\dfrac{y^2}{b^2}=h\\ z=h\end{cases}$$

为双曲线，当 $h=0$ 时，截线是一对相交的直线

$$\begin{cases}y=\pm\dfrac{b}{a}x\\ z=0\end{cases}$$

而截线

$$\begin{cases}y^2=b^2z+\dfrac{b^2l^2}{a^2}\\ x=l\end{cases}$$

特别地，

$$\begin{cases}y^2=b^2z\\ x=0\end{cases}$$

是开口向上的抛物线；
截线

$$\begin{cases}-x^2=a^2z-\dfrac{a^2k^2}{b^2}\\ y=k\end{cases}$$

特别地，

$$\begin{cases}-x^2=a^2z\\ y=0\end{cases}$$

是开口向下的抛物线，此曲线由双曲线、抛物线交织而成（图 6-26）.

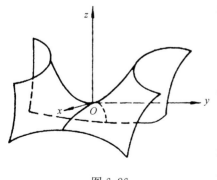

图 6-26

六、单叶双曲面和双叶双曲面

由方程

$$\frac{x^2}{a^2}+\frac{y^2}{b^2}-\frac{z^2}{c^2}=1 \tag{6-12}$$

或

$$\frac{x^2}{a^2}-\frac{y^2}{b^2}+\frac{z^2}{c^2}=1$$

或

$$-\frac{x^2}{a^2}+\frac{y^2}{b^2}+\frac{z^2}{c^2}=1$$

所表示的曲面叫做**单叶双曲面**. 其中 $a>0$，$b>0$，$c>0$. 单叶双曲面（6-12）的形状如图 6-27 所示.

由方程

$$\frac{x^2}{a^2}-\frac{y^2}{b^2}+\frac{z^2}{c^2}=-1$$

或

$$\frac{x^2}{a^2}+\frac{y^2}{b^2}-\frac{z^2}{c^2}=-1 \tag{6-13}$$

或

$$-\frac{x^2}{a^2}+\frac{y^2}{b^2}+\frac{z^2}{c^2}=-1$$

所表示的曲面叫做**双叶双曲面**，方程（6-13）的图形如图 6-28 所示.

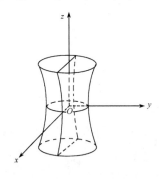

图 6-27

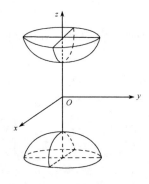

图 6-28

七、二次锥面

由方程

$$\frac{x^2}{a^2}+\frac{y^2}{b^2}-\frac{z^2}{c^2}=0 \tag{6-14}$$

或

$$\frac{x^2}{a^2}-\frac{y^2}{b^2}+\frac{z^2}{c^2}=0$$

或

$$-\frac{x^2}{a^2}+\frac{y^2}{b^2}+\frac{z^2}{c^2}=0$$

所决定的曲面都叫做**二次锥面**. 其中 $a>0$，$b>0$，$c>0$，方程 (6-14)表示的形状如图 6-29 所示.

例 3 方程 $x^2+y^2=R^2$ 表示怎样的曲面？

解 方程 $x^2+y^2=R^2$ 在 xOy 面上表示圆心在原点 O、半径为 R 的圆. 在空间直角坐标系中，这方程不含竖坐标 z，即不论空间点 (x, y, z) 的竖坐标 z 怎样，只要它的横坐标 x 和纵坐标 y 能满足这方程，那么这些点就在这曲面上，这就是说，凡是通过 xOy 平面内圆 $x^2+y^2=R^2$ 上一点且平行于 z 轴的直线都在这曲面上，因此，这曲面可以看成是由平行于 z 轴的直线沿 xOy 平面上的圆 $x^2+y^2=R^2$ 移动而形成的，这曲面叫做**圆柱面**（图 6-30），xOy 平面上的圆叫做它的**准线**.

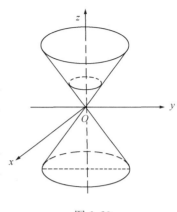

图 6-29

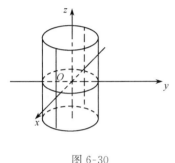

图 6-30

6-4.3 空间曲线及其方程

我们可以把空间曲线可以看做两个曲面的交线，设
$$F(x, y, z)=0 \text{ 和 } G(x, y, z)=0$$
是两个曲面的方程，它们相交于一条曲线，因为交线上任何点的坐标同时满足这两个曲面的方程，所以应满足方程组
$$\begin{cases} F(x, y, z)=0 \\ G(x, y, z)=0 \end{cases}$$

因此，曲线可以用方程组来表示. 方程组叫做**空间曲线的一般方程**.

例 4 方程组
$$\begin{cases} z=\sqrt{a^2-x^2-y^2} \\ x^2-ax+y^2=0 \end{cases}$$
表示怎样的曲线？

解 方程组中第一个方程表示球心在坐标原点，半径为 a 的上半球面，第二个方程表示母线平行于 z 轴的圆柱面，它的准线是 xOy 面上的圆，这圆的圆心在点 $\left(\dfrac{a}{2}, 0\right)$，半径为 $\dfrac{a}{2}$. 方程组就表示上述半球面与圆柱面的交线，如图 6-31 所示.

空间曲线也可以用参数方程来表示：一般地，对于空间曲线 C 来说，C 上动点 M 的坐标 x，y，z 可以用参变量 t 的函数来表达，形如
$$\begin{cases} x=x(t) \\ y=y(t) \\ z=z(t) \end{cases}$$
当给定 $t=t_1$ 时，就得到 C 上的一个点 (x_1, y_1, z_1)，随着 t 的变动就可以得到曲线 C 上的全部点，方程组叫做**空间曲线的参数方程**.

例 5 方程组
$$\begin{cases} x=\cos t \\ y=\sin t \\ z=2t \end{cases}$$
所表示的曲线，其图形如图 6-32 所示，这条空间曲线叫做圆柱螺旋线. 从方程组前两式可看

出，由曲线上任一点 M 向 xOy 平面引垂线，其垂足 M' 的坐标为 $(\cos t, \sin t, 0)$，它在 xOy 平面上以 1 为半径，以原点 O 为圆心的圆周上，而高 $MM'=2t$.

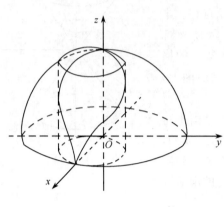

图 6-31

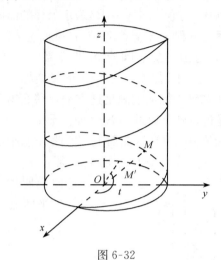

图 6-32

习 题 六

1. 指出下列各点所在空间直角坐标系中的位置：

$A(1,2,3)$，$B(2,3,-4)$，$C(2,-3,-4)$，$D(-2,-3,1)$，$E(0,4,3)$，$F(3,4,0)$，$M(3,0,0)$，$P(0,-1,0)$

2. 求点 $A(4,-3,5)$ 到坐标原点、到各坐标轴、到各坐标面的距离.

3. 试证以三点 $A(4,1,9)$、$B(10,-1,6)$、$C(2,4,3)$ 为顶点的三角形是等腰直角三角形.

4. 在 yOz 坐标面上，求与三个已知点 $A(3,1,2)$、$B(4,-2,-2)$ 和 $C(0,5,1)$ 等距离的点.

5. 给定两点 $M_1(2,5,-3)$ 和 $M_2(3,-2,5)$，设在线段 M_1M_2 上一点 M 满足 $\overrightarrow{M_1M}=3\overrightarrow{MM_2}$，求向量 $\overrightarrow{OM}$ 的坐标表示.

6. 已知两点 $M_1(4,\sqrt{2},1)$ 和 $M_2(3,0,2)$，计算向量 $\overrightarrow{M_1M_2}$ 的模、方向余弦和方向角.

7. 已知 $\boldsymbol{a}=(1,2,3)$，$\boldsymbol{b}=(0,1,2)$，求：

$$\boldsymbol{a}\cdot\boldsymbol{b},\quad \boldsymbol{a}\times\boldsymbol{b},\quad (\boldsymbol{a}+\boldsymbol{b})\cdot(\boldsymbol{a}-\boldsymbol{b}),\quad (\boldsymbol{a}+\boldsymbol{b})\times(\boldsymbol{a}-\boldsymbol{b})$$

8. m 分别为何值时，$\boldsymbol{a}=(2,3,-2)$ 与 $\boldsymbol{b}=\left(1,\dfrac{3}{2},m\right)$ 平行和垂直.

9. 已知三点 $A(1,-1,2)$，$B(3,3,1)$ 和 $C(3,1,3)$，试求：

(1) 与 $\overrightarrow{AB}$，$\overrightarrow{BC}$ 同时垂直的单位向量；

(2) $\triangle ABC$ 的面积.

10. 指出下列各平面的特殊位置：

(1) $x+\dfrac{y}{2}+\dfrac{z}{3}=1$；　　　　(2) $x-2y+3z=0$；

(3) $x=0$；　　　　　　　　(4) $3y-1=0$；

(5) $2x-3y-6=0$；　　　　(6) $x-\sqrt{3}y=0$；

(7) $y+z=1$；　　　　　　(8) $x-2z=0$.

11. 求满足下列条件的平面方程：

 (1) 过点 $(-2,7,3)$，且平行于平面 $x-4y+5z-1=0$；

 (2) 经过原点且垂直于两平面 $2x-y+5z+3=0$ 及 $x+3y-z-7=0$；

 (3) 通过两点 $M_1(1,1,1)$ 和 $M_2(0,1,-1)$ 且垂直于平面 $x+y+z=0$；

 (4) 过三点 $M_1(1,1,-1)$，$M_2(-2,-2,2)$ 和 $M_3(1,-1,2)$；

 (5) 过点 $(1,2,3)$，且在各坐标轴上的截距相等；

 (6) 通过 z 轴和点 $(-3,1,-2)$；

 (7) 平行于 x 轴且经过两点 $(4,0,-2)$ 和 $(5,1,7)$．

12. 求满足下列条件的直线方程：

 (1) 经过两点 $(1,2,1)$ 和 $(1,2,3)$；

 (2) 经过点 $(0,-3,2)$ 且与两点 $(3,4,-7)$ 和 $(2,7,-6)$ 的连线平行；

 (3) 过点 $(0,2,4)$ 且与两平面 $x+2z=1$ 和 $y-3z=2$ 平行；

 (4) 过点 $(2,-3,4)$ 且与平面 $3x-y+2z=4$ 垂直．

13. 用标准方程及参数方程表示下列直线：

$$\begin{cases} x-y+z=1 \\ 2x+y+z=4 \end{cases}.$$

14. 求下列图形间的夹角或夹角的余弦：

 (1) 平面 $\pi_1:2x+y+z-4=0$ 与平面 $\pi_2:x-y+2z-3=0$ 的夹角；

 (2) 平面 $\pi:2x-2y+z+5=0$ 与各坐标面的夹角的余弦；

 (3) 直线 $L_1:\dfrac{x-1}{1}=\dfrac{y}{-4}=\dfrac{z+3}{1}$ 与直线 $L_2:\begin{cases} x=2t \\ y=-2-2t \\ z=-t \end{cases}$ 的夹角；

 (4) 直线 $L:\begin{cases} x+y+3z=0 \\ x-y-z=0 \end{cases}$ 与平面 $\pi:x-y-z+1=0$ 的夹角．

* 15. 求满足下列条件的平面方程或直线方程：

 (1) 通过两相交直线 $\begin{cases} x+y+z=0 \\ 2x-y+3z=0 \end{cases}$ 和 $3x=2y=z$ 的平面方程；

 (2) 通过点 $(3,1,-2)$ 与直线 $\dfrac{x-4}{5}=\dfrac{y+3}{2}=\dfrac{z}{1}$ 的平面方程；

 (3) 过点 $(1,2,1)$ 且与两直线 $\begin{cases} x+2y-z+1=0 \\ x-y+z-1=0 \end{cases}$ 和 $\begin{cases} 2x-y+z=0 \\ x-y+z=0 \end{cases}$ 平行的平面方程；

 (4) 过点 $(1,-2,5)$ 且与两平面 $x-3z=4$ 和 $y+2z=3$ 平行的直线方程；

 (5) 过点 $(-1,0,4)$，平行于平面 $3x-4y+z-10=0$ 且与直线 $\dfrac{x+1}{3}=\dfrac{y-3}{1}=\dfrac{z}{2}$ 相交的直线方程．

16. 求下列曲面方程：

 (1) 过三点 $A(1,1,0),B(1,0,1),C(0,1,1)$ 的单位球面方程；

 (2) 到两定点 $A(0,c,0)$ 与 $B(0,-c,0)$ 的距离之和为定长 $2a$ 的动点的轨迹方程；

 (3) xOy 面上的椭圆 $9x^2+4y^2=36$ 绕 x 轴旋转一周所得的旋转曲面的方程；

 (4) zOx 面上的抛物线 $z^2=5x$ 绕 x 轴旋转一周所得的旋转曲面的方程；

(5) yOz 面上的双曲线 $\dfrac{z^2}{4} - y^2 = 1$ 绕 z 轴旋转一周所得的旋转曲面的方程；

(6) xOy 面上的直线 $y = x$ 绕 y 轴旋转一周所得的旋转曲面的方程.

17. 指出下列方程表示的是什么曲面？

(1) $x^2 + y^2 + z^2 - 2x + 4y + 2z = 0$；　　　(2) $x^2 + y^2 + 2z^2 = 1$；

(3) $x^2 + y^2 + 2z^2 = 0$；　　　(4) $x^2 + y^2 - 2z^2 = 0$；

(5) $x^2 + y^2 - 2z^2 = 1$；　　　(6) $x^2 - y^2 - 2z^2 = 1$；

(7) $x^2 + 2y^2 = z$；　　　(8) $-x^2 + 2y^2 = z$；

(9) $x^2 + y^2 - 1 = 0$；　　　(10) $x^2 - y^2 = 1$；

(11) $x^2 + 2y^2 = 1$；.　　　(12) $xyz = 0$.

18. 指出下列方程组表示的是什么曲线？

(1) $\begin{cases} x^2 + y^2 + z^2 = 25, \\ z = 3; \end{cases}$　　　(2) $\begin{cases} x^2 + z^2 = 4, \\ x + y = 1; \end{cases}$

(3) $\begin{cases} y = \sqrt{x^2 + z^2}, \\ x - y + 1 = 0; \end{cases}$　　　(4) $\begin{cases} z^2 = 3(x^2 + y^2), \\ x = 2; \end{cases}$

(5) $\begin{cases} x^2 + y^2 + z^2 = R^2 \quad (R > 0), \\ x^2 + y^2 = R^2; \end{cases}$　　　(6) $\begin{cases} z = x^2 + y^2, \\ z = h \quad (h > 0); \end{cases}$

(7) $\begin{cases} z = \sqrt{2a^2 - x^2 - y^2} \quad (a > 0), \\ z = \sqrt{x^2 + y^2}; \end{cases}$　　　(8) $\begin{cases} x = a\cos t \quad (a > 0), \\ y = a\sin t \quad (a > 0), \\ z = bt \quad (b > 0). \end{cases}$

第六章 PPT

第七章

多元函数微分学

§7-1　多元函数的基本概念

7-1.1　多元函数的概念

前面我们已经学完了一元函数的微积分学,我们会求直线上质点运动的速度和加速度,会求曲线的切线的斜率,会计算平面图形的面积和旋转体的体积,会求变力沿直线所做的功等.但这还远远不够,事实上,研究一元函数就是研究只有一个因素确定的事物.然而,世界上的事物往往是由多方面的因素决定的,比如自然现象总离不开空间和时间,空间因素一般用空间点的坐标即有序数组 (x,y,z) 来表达,这里就有三个变量,加上时间变量 t,因此,一般物理量常常依赖于四个变量 x、y、z、t,在许多问题中,常常需要考虑更多的变量.例如,

(1) 一定质量的理想气体的压强 P 与绝对温度 T 和体积 V 之间的关系遵循气态方程:

$$P=\frac{RT}{V}$$

其中,R 是与该气体有关的常数.对于给定的一种气体,如果知道 T 和 V 的值,根据气态方程,我们就能唯一地确定一个 P 值,这里便有两个独立变量 T 和 V.

(2) 药代动力学是研究药物在体内的吸收、分布、代谢和排泄规律的一门科学,在一次快速静脉注射给药的情况下,许多药物的动力学过程可用一室模型来模拟,给药后任一时刻的血药浓度 C_t 与时间 t 和给药剂量 X 的关系为

$$C_t=\frac{X}{V}\mathrm{e}^{-kt}$$

其中 V 是表观分布容积常数,k 是消除速率常数.可见,变量 C_t 是由 X 和 t 两个变量决定的,对 X 和 t 的每一组值,通过上述关系式都可确定一个 C_t 值.

以上两个例子的具体内容虽不相同,但撇开各自的具体意义,其共同本质是:两个变量取定一对数值,按照一定的对应法则,就有另一个变量的一个值与之对应,由此抽象出二元函数的概念.

定义 1　设在某一过程中有三个变量 x、y 和 z,如果对于变量 x、y 在其变化范围 D 内的每一对值 (x,y),按照法则 f 有唯一确定的值 $z\in\mathbf{R}$ 与之对应,那么这种法则就规定了一个**函数**:

$$f:D\rightarrow\mathbf{R}$$
$$(x,y)\rightarrow z=f(x,y)$$

其中 x、y 称为**自变量**,z 称为**因变量**,D 为**定义域**.D 中任一对数 (x,y) 在法则 f 下的对应值 z,称为 f 在点 (x,y) 的函数值,记作 $z=f(x,y)$.

函数 f 的函数值的全体
$$f(D)=\{z\,|\,z=f(x,y),(x,y)\in D\}$$
称为函数 f 的**值域**,也常简称为**二元函数**,且和一元函数一样,定义域 D、对应法则 f 是确定函数的两个要素,从而也常用
$$z=f(x,y),\quad (x,y)\in D$$
来表示定义在 D 上以 x、y 为自变量的二元函数 f,或习惯上也说 z 是自变量 x、y 的函数.

二元函数的定义域一般情况下是一个平面区域. 所谓区域是指一条或几条曲线所围成的平面上的一部分,这些曲线称为区域的边界,包括边界的区域称为**闭区域**,不包括边界的区域称为**开区域**,只包含部分边界的区域既非开域也非闭域.

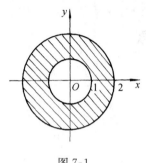

图 7-1

类似地,可定义三元函数 $u=f(x,y,z)$ 及 n 元函数. 二元及二元以上的函数称为多元函数.

确定多元函数定义域的方法与一元函数相仿.

例 1　矩形的面积 A 作为其长 x 和宽 y 的函数是 $A=xy$,其定义域为 $D=\{(x,y)\,|\,x>0,y>0\}$,因为边长总是正的.

例 2　求函数 $z=\sqrt{x^2+y^2-1}+\sqrt{4-x^2-y^2}$ 的定义域.
因为根号内不能为负,所以
$$1\leqslant x^2+y^2\leqslant 4$$
是一包括边界的环形域,如图 7-1 所示.

例 3　确定函数
$$f(x,y)=\sqrt{4-(x^2+y^2)}+\arcsin y+\frac{1}{x^2+y^2}$$
的定义域.

解　要使函数有意义,自变量 x,y 必须满足不等式组
$$\begin{cases}4-(x^2+y^2)\geqslant 0\\ |y|\leqslant 1\\ x^2+y^2\neq 0\end{cases}$$
即
$$\begin{cases}0<x^2+y^2\leqslant 4\\ |y|\leqslant 1\end{cases}$$
如图 7-2 所示,不包含原点 $(0,0)$.

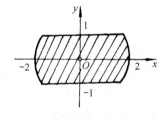

图 7-2

例 4　正如常数可以看做一元函数一样,一元函数可以看做特殊的二元函数. 例如,
$$z=\ln(1-x^2)$$

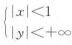

如图 7-3 所示.

作为二元函数,定义域是带形域:
$$\begin{cases}|x|<1\\ |y|<+\infty\end{cases}$$

在一元函数微积分中,我们已经看到,建立函数与平面曲线之间的联系,使得我们可以借助于几何直观来解决微积分学中的问题(如微分中值定理). 也使我们能用微积分方法来研究几何问题. 例如,求曲线的切线,计算平面图形的面积等. 基于同样的理由,我们来考虑二元函数的几何表示.

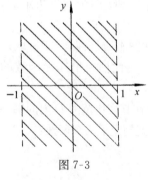

图 7-3

设给定一个二元函数 $z=f(x,y),(x,y)\in D$,取定一个空间直角坐标系 $O\text{-}xyz$,在 xOy 平面上画出函数的定义域 D,在 D 内任取一点 $P(x,y)$,按 $z=f(x,y)$ 有空间的一点 $M(x,y,z)$ 与

之对应,如图7-4所示,当点 P 取遍定义域 D 的每一点时,对应点 M 的全体就是二元函数 $z = f(x,y)$ 的图形.一般说来,二元函数的图形是空间的一张曲面,而 D 恰好就是这个曲面在 xOy 平面上的投影,如在第六章中我们知道:

二元函数 $z = \sqrt{R^2 - x^2 - y^2}$ 的图形是以原点为球心、以 R 为半径的上半球面;二元函数 $z = a - x - y$ 的图形是在 x,y 和 z 轴上截距都是 a 的平面.

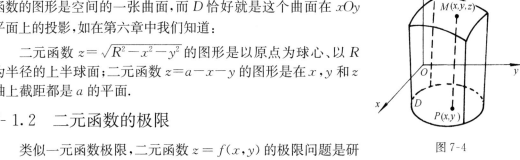

图 7-4

7-1.2　二元函数的极限

类似一元函数极限,二元函数 $z = f(x,y)$ 的极限问题是研究当自变量 $x \to x_0$ 且同时 $y \to y_0$,亦即点 $P(x,y) \to P_0(x_0,y_0)$ 时,函数值 $f(x,y)$ 的变化趋势,对此有以下定义.

定义 2　若函数 $z = f(x,y)$ 在点 $P_0(x_0,y_0)$ 的某个邻域内有定义(点 (x_0,y_0) 可以除外),$P(x,y)$ 是 $P_0(x_0,y_0)$ 邻域内的点,如果当 P 以任意的方式无限地接近于点 P_0 时,$f(x,y)$ 无限地接近于某一个常数 A,那么我们就说当 $(x,y) \to (x_0,y_0)$(或 $\rho = \sqrt{(x-x_0)^2 + (y-y_0)^2} \to 0$)时,函数 $f(x,y)$ 以 A 为极限,记作

$$\lim_{(x,y) \to (x_0,y_0)} f(x,y) = A \quad \text{或} \lim_{\substack{x \to x_0 \\ y \to y_0}} f(x,y) = A \text{ 或 } f(x,y) \to A(\rho \to 0)$$

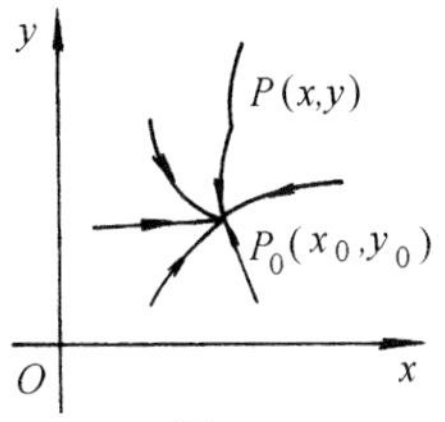

注意　在一元函数 $f(x) \to A(x \to x_0)$ 中,虽然自变量也以任何方式趋向于 x_0,但 x 的变化只局限于 x 轴或从 x_0 的左侧或从 x_0 的右侧或跳动于 x_0 的左右两侧,而在 $f(x,y) \to A(P(x,y) \to P_0(x_0,y_0))$ 中,点 P 可从任意方向和任意路径,即任意方式趋向于 P_0,如图7-5所示.因此二元函数极限要比一元函数极限复杂得多,这里我们不作详细讨论,需要指出的是,如果点 P 沿两个不同的路径趋向于 P_0 时,$f(x,y)$ 分别趋向于两个不同的值,那么就可以肯定 P 趋向于 P_0 时,函数 $f(x,y)$ 的极限不存在.

图 7-5

例 5　求 $\lim\limits_{\substack{x \to 0 \\ y \to 0}} \dfrac{x^2 y}{x^2 + y^2}$.

解　因为

$$x^2 \leqslant x^2 + y^2$$

所以

$$\left| \frac{x^2 y}{x^2 + y^2} \right| = \frac{x^2 |y|}{x^2 + y^2} \leqslant |y|$$

显然,不论 (x,y) 以何种方式趋于 $(0,0)$,$|y|$ 都趋于 0.于是,由定义 2 知

$$\lim_{\substack{x \to 0 \\ y \to 0}} \frac{x^2 y}{x^2 + y^2} = 0$$

例 6　证明函数 $f(x,y) = \dfrac{xy^2}{x^2 + y^4}$ 在点 $(0,0)$ 没有极限.

证　如果

$$\lim_{\substack{x \to 0 \\ y \to 0}} \frac{xy^2}{x^2 + y^4} = A$$

那么,$f(x,y)$ 当 P 沿任何路径趋于 $(0,0)$ 时都应趋于 A.特别地,当 P 沿曲线 $y = x$ 和 $y = \sqrt{x}$ 趋于 $(0,0)$ 时,$f(x,y)$ 应趋于 A,然而事实上,

$$\lim_{\substack{x \to 0 \\ y = x \to 0}} f(x,y) = \lim_{x \to 0} \frac{x^3}{x^2 + x^4} = 0$$

$$\lim_{\substack{x \to 0 \\ y=\sqrt{x} \to 0}} f(x,y) = \lim_{x \to 0} \frac{x \cdot (\sqrt{x})^2}{x^2 + (\sqrt{x})^4} = \lim_{x \to 0} \frac{x^2}{2x^2} = \frac{1}{2}$$

二者不相等,这说明了 $\lim\limits_{\substack{x \to 0 \\ y \to 0}} \dfrac{xy^2}{x^2+y^4}$ 不存在.

关于二元函数极限的运算,由定义不难看出,一元函数极限的运算法则都可以直接应用,这里我们不再一一列出和证明.

例 7 求极限 $\lim\limits_{(x,y) \to (1,0)} \dfrac{\ln(x+e^y)}{\sqrt{x^2+y^2}}$.

解 因为

$$\lim_{(x,y) \to (1,0)} \ln(x+e^y) = \ln 2$$

$$\lim_{(x,y) \to (1,0)} \sqrt{x^2+y^2} = 1 \neq 0$$

于是

$$\lim_{(x,y) \to (1,0)} \frac{\ln(x+e^y)}{\sqrt{x^2+y^2}} = \frac{\lim\limits_{(x,y) \to (1,0)} \ln(x+e^y)}{\lim\limits_{(x,y) \to (1,0)} \sqrt{x^2+y^2}} = \frac{\ln 2}{1} = \ln 2$$

7- 1.3 二元函数的连续性

与一元函数一样,从定义 2 可知,$f(x,y)$ 在 (x_0,y_0) 处的极限与函数 $f(x,y)$ 在 (x_0,y_0) 处有无定义没有关系. 即便有定义,极限值 $\lim\limits_{(x,y) \to (x_0,y_0)} f(x,y)$ 与 $f(x_0,y_0)$ 之间也没有必然联系,但是,谈到连续性,情形就不是这样了.

定义 3 设函数 $z = f(x,y)$ 在点 $P_0(x_0,y_0)$ 的某个邻域内有定义. 如果 $\lim\limits_{(x,y) \to (x_0,y_0)} f(x,y) = f(x_0,y_0)$,就称函数 $f(x,y)$ 在点 P_0 连续. 如果 $f(x,y)$ 在区域 D 的每一点都连续,就称 $f(x,y)$ 在区域 D 连续.

与一元函数连续性一样,二元函数的连续的条件包括三个方面,请读者自己分析.

结合二元函数的几何表示,我们可以把函数 $f(x,y)$ 在 (x_0,y_0) 处连续直观地想象为曲面 $z = f(x,y)$ 在这点与附近是连接着的. 如果 $f(x,y)$ 在 (x_0,y_0) 处不连续,就称 $f(x,y)$ 在 (x_0,y_0) 处间断,对应的曲面 $z = f(x,y)$ 在 (x_0,y_0) 处有个"眼". 例如,函数

$$f(x,y) = \begin{cases} \dfrac{xy^2}{x^2+y^4}, & x,y \text{ 不全为零} \\ 0, & x=y=0 \end{cases}$$

在原点间断,因为 $\lim\limits_{\substack{x \to 0 \\ y \to 0}} f(x,y)$ 不存在(参考例 6). 间断点也可以形成直线或曲线,如 $z = \dfrac{x+y}{y^2-2x}$ 的间断点形成 xoy 平面内的曲线 $y^2=2x$.

二元连续函数的运算法则与一元连续函数类似,由极限运算法则不难证明连续的二元函数的和、差、积、商(分母不为零)都是连续函数;二元连续函数的复合函数是连续函数. 这里不一一列举和证明.

二元初等函数也是指可用一个解析式表示的函数,它是由常数和基本初等函数经过有限次四则运算与复合而成. 例如,

$$\frac{\sin y + x^2 e^y}{x \sin(x^2 + y^2)}, \quad \frac{x^2 - y^2 + 1}{1 + x^2}, \quad e^{x+y} \ln(1 + x^2 + y^2)$$

等都是二元初等函数.

显然,一切二元初等函数在其有定义的区域内都是连续的.

从而,初等函数在其定义域内某点的极限就等于这个函数在该点的函数值,如

$$\lim_{\substack{x \to \sqrt{\frac{\pi}{2}} \\ y \to 0}} \frac{\sin y + x^2 e^y}{x \sin(x^2 + y^2)} = \frac{0 + \left(\sqrt{\frac{\pi}{2}}\right)^2 \cdot e^0}{\sqrt{\frac{\pi}{2}} \cdot \sin\left(\frac{\pi}{2} + 0\right)} = \sqrt{\frac{\pi}{2}}$$

§7-2　多元函数的偏导数

7-2.1　偏导数的概念与计算

在研究一元函数时,函数关于自变量的变化率是一个十分重要的概念. 对于二元函数,同样也有变化率的问题. 先看两个实例.

例 1　$P = R\dfrac{T}{V}$,其中 V 是气体的体积,T 是绝对温度,R 是常数,P 是压强. 显然 P 是 T, V 的二元函数.

如果在等温($T = $ 常数) 条件下压缩气体,就要考察压强关于体积的变化率. 在等容($V = $ 常数) 过程中,就是研究压强关于温度的变化率. 在实际问题中,对于二元函数通常固定一个自变量,求函数关于另一个自变量的变化率. 具体地说,在等温过程中,函数 P 关于 V 的变化率是

$$R \frac{\dfrac{T}{V + \Delta V} - \dfrac{T}{V}}{\Delta V} = R \frac{-T\Delta V}{(V + \Delta V) \cdot V \cdot \Delta V} = -\frac{RT}{V(V + \Delta V)}$$

当 $\Delta V \to 0$ 时的极限值,即为 $-\dfrac{RT}{V^2}$.

例 2　在许多实际问题中,需要考虑多元函数沿着某特定方向(不一定沿坐标轴)的变化率. 例如,热空气是向着温度下降得最快的方向流动的,所以研究热传导问题时,就要涉及温度沿着某个方向的变化率.

关于二元函数的变化率的例子很多,这里不再多举.

如上所述,对于多元函数,实际问题往往要求我们突出其中某一个因素(自变量),而把其余的自变量暂时固定下来,当作常数,来考察作为一元函数的变化率. 这便是偏导数的概念.

定义　设函数 $z = f(x, y)$ 在点 (x_0, y_0) 的某个邻域内有定义. 固定 $y = y_0$,给 x 增量 Δx,相应地,函数 z 有增量 $\Delta_x z = f(x_0 + \Delta x, y_0) - f(x_0, y_0)$,称为 z 关于 x 的偏增量. 如果极限

$$\lim_{\Delta x \to 0} \frac{\Delta_x z}{\Delta x} = \lim_{\Delta x \to 0} \frac{f(x_0 + \Delta x, y_0) - f(x_0, y_0)}{\Delta x}$$

存在,就称其为函数 $f(x, y)$ 在点 (x_0, y_0) 处对 x 的偏导数,记作

$$\left.\frac{\partial z}{\partial x}\right|_{\substack{x = x_0 \\ y = y_0}}, \quad \left.\frac{\partial f}{\partial x}\right|_{\substack{x = x_0 \\ y = y_0}}, \quad \left.z_x'\right|_{\substack{x = x_0 \\ y = y_0}} \quad 或 \quad f_x'(x_0, y_0)$$

同样,在 (x_0, y_0) 处 $f(x, y)$ 关于 y 的偏导数记作

$$\left.\frac{\partial z}{\partial y}\right|_{\substack{x = x_0 \\ y = y_0}}, \left.\frac{\partial f}{\partial y}\right|_{\substack{x = x_0 \\ y = y_0}}, \quad \left.z_y'\right|_{\substack{x = x_0 \\ y = y_0}} \quad 或 \quad f_y'(x_0, y_0)$$

$$= \lim_{\Delta y \to 0} \frac{\Delta_y z}{\Delta y} = \lim_{\Delta y \to 0} \frac{f(x_0, y_0 + \Delta y) - f(x_0, y_0)}{\Delta y}$$

我们用符号 ∂ 代替一元函数中微分常用的 d,以示区别.

如果函数 $f(x,y)$ 在区域 D 内的每点 (x,y) 处 $f_x'(x,y)$ 与 $f_y'(x,y)$ 都存在,就说函数 $f(x, y)$ 在区域 D 内偏导数存在. 与一元函数类似,$f_x'(x,y)$ 与 $f_y'(x,y)$ 在区域 D 内仍是 x,y 的二元函数,分别叫做 $f(x,y)$ 对 x 和对 y 的偏导函数,记作

$$\frac{\partial z}{\partial x}, \quad \frac{\partial f}{\partial x}, \quad z_x' \quad \text{或 } f_x'(x,y)$$

$$\frac{\partial z}{\partial y}, \quad \frac{\partial f}{\partial y}, \quad z_y' \quad \text{或 } f_y'(x,y)$$

容易看出,$f(x,y)$ 在 $P_0(x_0, y_0)$ 的偏导数 $f_x'(x_0, y_0)$,$f_y'(x_0, y_0)$ 就是偏导函数 $f_x'(x,y)$, $f_y'(x,y)$ 在 P_0 的函数值. 在不发生混淆的情况下,我们也简称偏导函数为偏导数.

三元及三元以上的函数的偏导数可仿照定义.

由偏导数的定义可知,要求多元函数对某一自变量的偏导数只需把它看成只是这个自变量的函数,而把其余的自变量都当作常数,直接用一元函数的求导方法和公式可求出对该变量的偏导数.

例 3 $z = x^3 + 2x^2 y^3 + e^x y$,求 $z_x'|_{(0,0)}$,$z_y'|_{(1,1)}$.

解 把 y 看做常数,对 x 求导,得

$$z_x' = 3x^2 + 4xy^3 + e^x y$$

所以

$$z_x'|_{(0,0)} = 0$$

把 x 看做常数,对 y 求导,得

$$z_y' = 6x^2 y^2 + e^x$$

所以

$$z_y'|_{(1,1)} = 6 + e$$

例 4 求 $\theta = \arctan \dfrac{y}{x}$ 的偏导数.

解 先求 $\dfrac{\partial \theta}{\partial x}$,把 y 看做常数,求导得

$$\frac{\partial \theta}{\partial x} = \frac{1}{1 + \left(\frac{y}{x}\right)^2} \cdot \frac{\partial}{\partial x}\left(\frac{y}{x}\right) = \frac{1}{1 + \left(\frac{y}{x}\right)^2}\left(-\frac{y}{x^2}\right) = -\frac{y}{x^2 + y^2}$$

同样,可得

$$\frac{\partial \theta}{\partial y} = \frac{1}{1 + \left(\frac{y}{x}\right)^2} \cdot \frac{1}{x} = \frac{x}{x^2 + y^2}$$

例 5 从理想气体的状态方程

$$PV = RT \quad (R \text{ 为常数})$$

验证在热力学上有用的公式

$$\frac{\partial P}{\partial V} \cdot \frac{\partial V}{\partial T} \cdot \frac{\partial T}{\partial P} = -1$$

证　因为 $P=\dfrac{RT}{V}$,故 $\dfrac{\partial P}{\partial V}=-\dfrac{RT}{V^2}$. 又 $V=\dfrac{RT}{P}$,故 $\dfrac{\partial V}{\partial T}=\dfrac{R}{P}$. 又 $T=\dfrac{PV}{R}$,故 $\dfrac{\partial T}{\partial P}=\dfrac{V}{R}$. 于是

$$\frac{\partial P}{\partial V}\cdot\frac{\partial V}{\partial T}\cdot\frac{\partial T}{\partial P}=-\frac{RT}{V^2}\cdot\frac{R}{P}\cdot\frac{V}{R}=-\frac{RT}{PV}=-1$$

7-2.2　偏导数的几何意义

　　和一元微分学一样,推动多元函数理论发展的也有两大方面. 一是物理方面,如解析力学、流体力学、电磁学等向我们提出许多问题;一是几何学方面,它也向我们提出要求,如怎样求曲面的切平面和法线? 怎样求一般立体的体积等.
就二元函数来看一下偏导数的几何意义.

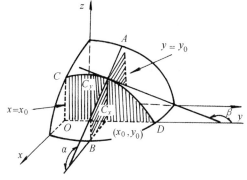

　　在空间直角坐标系中,二元函数 $z=f(x,y)$ 的图形是一个曲面 Σ. 按定义,$f(x,y)$ 在 (x_0,y_0) 的偏导数 $f_x'(x_0,y_0)$ 是固定 $y=y_0$ 后一元函数 $z=f(x,y_0)$ 在 x_0 的导数. 显然 $z=f(x,y_0)$ 是一条曲线 C_x,它是由曲面 Σ 和平面 $y=y_0$ 相截而成的. 由一元函数导数的几何意义知 $f_x'(x_0,y_0)$ 是曲线 C_x 在 (x_0,y_0,z_0) 处切线的斜率 $\tan\alpha$,如图 7-6 所示.

图 7-6

　　同样,偏导数 $f_y'(x_0,y_0)$ 是曲线 C_y 在 (x_0,y_0,z_0) 点的切线的斜率 $\tan\beta$.

7-2.3　偏导数与连续的关系

　　我们知道,对于一元函数,可导必连续,但对于二元函数,即使在某点的两个偏导数都存在且相同,也不能保证函数 f 在点 $P_0(x_0,y_0)$ 连续,这是因为这两个偏导数的存在只能保证点 $P(x,y)$ 沿着平行于坐标轴的方向趋向于 $P_0(x_0,y_0)$ 时,函数值 $f(x,y)$ 趋向于 $f(x_0,y_0)$,但不能保证点 P 按任何方式趋于 P_0 时,函数值 $f(x,y)$ 都趋于 $f(x_0,y_0)$,如函数

$$z=f(x,y)=\begin{cases}\dfrac{xy^2}{x^2+y^4}, & x、y\text{ 不同时为零}\\[2mm] 0, & x=y=0\end{cases}$$

在点 $(0,0)$ 对 x 和 y 的偏导数分别为

$$f_x'(0,0)=\lim_{\Delta x\to0}\frac{f(0+\Delta x,0)-f(0,0)}{\Delta x}=\lim_{\Delta x\to0}\frac{0-0}{\Delta x}=0$$

$$f_y'(0,0)=\lim_{\Delta y\to0}\frac{f(0,0+\Delta y)-f(0,0)}{\Delta y}=\lim_{\Delta y\to0}\frac{0-0}{\Delta y}=0$$

但由 7-1.2 的例 6 可知函数 f 在点 $(0,0)$ 的极限不存在,因此不连续.

　　可见两个偏导数都存在的二元函数未必连续. 这是多元函数与一元函数的一个本质区别.

7-2.4　高阶偏导数

　　注意到二元函数 $z=f(x,y)$ 的偏导数 $f_x'(x,y),f_y'(x,y)$ 还是 x,y 的二元函数.

　　如果偏导数 $f_x'(x,y),f_y'(x,y)$ 又有对 x 和对 y 的偏导数

$$\frac{\partial}{\partial x}\left(\frac{\partial z}{\partial x}\right), \quad \frac{\partial}{\partial y}\left(\frac{\partial z}{\partial x}\right), \quad \frac{\partial}{\partial x}\left(\frac{\partial z}{\partial y}\right), \quad \frac{\partial}{\partial y}\left(\frac{\partial z}{\partial y}\right)$$

则称它们为函数 z 的**二阶偏导数**，并记作

$$\frac{\partial^2 z}{\partial x^2}=f_{xx}''(x,y)=\frac{\partial}{\partial x}\left(\frac{\partial z}{\partial x}\right), \quad \frac{\partial^2 z}{\partial x \partial y}=f_{xy}''(x,y)=\frac{\partial}{\partial y}\left(\frac{\partial z}{\partial x}\right)$$

$$\frac{\partial^2 z}{\partial y \partial x}=f_{yx}''(x,y)=\frac{\partial}{\partial x}\left(\frac{\partial z}{\partial y}\right), \quad \frac{\partial^2 z}{\partial y^2}=f_{yy}''(x,y)=\frac{\partial}{\partial y}\left(\frac{\partial z}{\partial y}\right)$$

其中 $\dfrac{\partial^2 z}{\partial y \partial x}, \dfrac{\partial^2 z}{\partial x \partial y}$ 称为 z 的二阶混合偏导数. 二阶偏导数仍是 x,y 的二元函数，同样可定义三阶及三阶以上的偏导数．我们把二阶及二阶以上的偏导数统称为**高阶偏导数**. 相应地，$\dfrac{\partial z}{\partial x}$、$\dfrac{\partial z}{\partial y}$ 称为 z 的**一阶偏导数**.

从上面定义可见，求高阶偏导数只需一次一次地求偏导数，一般不需特殊的技巧.

例 6 求 $z=x^y(x>0)$ 的二阶偏导数.

解
$$\frac{\partial z}{\partial x}=yx^{y-1}, \quad \frac{\partial z}{\partial y}=x^y \ln x$$

因此

$$\frac{\partial^2 z}{\partial x^2}=\frac{\partial}{\partial x}(yx^{y-1})=y(y-1)x^{y-2}$$

$$\frac{\partial^2 z}{\partial x \partial y}=\frac{\partial}{\partial y}(yx^{y-1})=x^{y-1}+yx^{y-1}\ln x$$

$$\frac{\partial^2 z}{\partial y \partial x}=\frac{\partial}{\partial x}(x^y \ln x)=x^{y-1}+yx^{y-1}\ln x$$

$$\frac{\partial^2 z}{\partial y^2}=\frac{\partial}{\partial y}(x^y \ln x)=x^y \ln x \ln x=x^y \ln^2 x \quad (x>0)$$

其中 $\dfrac{\partial^2 z}{\partial x \, \partial y}=\dfrac{\partial^2 z}{\partial y \, \partial x}$，这说明混合偏导数与对 x、y 的求导次序无关．可以证明：当二阶混合偏导数连续时，求导结果与求导次序无关.

例 7 验证函数 $u=\dfrac{1}{\sqrt{t}}\,\mathrm{e}^{-\frac{x^2}{4t}}(t>0)$ 满足方程

$$\frac{\partial u}{\partial t}=\frac{\partial^2 u}{\partial x^2}$$

证
$$\frac{\partial u}{\partial t}=-\frac{1}{2t\sqrt{t}}\,\mathrm{e}^{-\frac{x^2}{4t}}+\frac{1}{\sqrt{t}}\cdot\mathrm{e}^{-\frac{x^2}{4t}}(-x^2)\cdot\left(-\frac{1}{4t^2}\right)$$

$$=\frac{1}{2t\sqrt{t}}\,\mathrm{e}^{-\frac{x^2}{4t}}\left(\frac{x^2}{2t}-1\right)$$

$$\frac{\partial u}{\partial x}=-\frac{x}{2t\sqrt{t}}\,\mathrm{e}^{-\frac{x^2}{4t}}$$

$$\frac{\partial^2 u}{\partial x^2}=-\frac{1}{2t\sqrt{t}}\left[\mathrm{e}^{-\frac{x^2}{4t}}+x\mathrm{e}^{-\frac{x^2}{4t}}\cdot\left(-\frac{x}{2t}\right)\right]$$

$$=\frac{1}{2t\sqrt{t}}\,\mathrm{e}^{-\frac{x^2}{4t}}\left(\frac{x^2}{2t}-1\right)$$

可见 u 满足方程

$$\frac{\partial u}{\partial t}=\frac{\partial^2 u}{\partial x^2}$$

§7-3 多元函数的全微分及其应用

7-3.1 全增量与全微分的概念

前面我们利用偏增量给出了偏导数的概念. 如果在点 (x,y) 分别给 x、y 增量 Δx、Δy,则二元函数 $z=f(x,y)$ 有增量

$$f(x+\Delta x,y+\Delta y)-f(x,y)$$

称为 $z=f(x,y)$ 在点 (x,y) 的全增量,记为 Δz.

在一元函数微分学中,函数 $y=f(x)$ 的微分定义为

若 $f'(x_0)$ 存在,则 $\Delta y=f'(x_0)\cdot\Delta x+\alpha\Delta x$,其中 $\alpha\to0$(当 $\Delta x\to0$ 时), $f'(x_0)\cdot\Delta x$ 是 Δy 的线性主要部分,称为 $y=f(x)$ 在 x_0 的微分,记为 $\mathrm{d}y$,$\mathrm{d}y$ 与 Δy 只相差一个 Δx 的高阶无穷小.

类似地,我们定义二元函数 $z=f(x,y)$ 的全微分如下:

如果 $z=f(x,y)$,在点 (x,y) 的全增量 Δz 可表示为

$$\Delta z=A\cdot\Delta x+B\cdot\Delta y+\alpha\cdot\rho$$

其中 A,B 只与 x,y 有关而与 $\Delta x,\Delta y$ 无关. $\rho=\sqrt{(\Delta x)^2+(\Delta y)^2}$,当 $\rho\to0$ 时,$\alpha\to0$,那么称函数 z 在 (x,y) 可微,$A\cdot\Delta x+B\cdot\Delta y$ 称为函数 z 在 (x,y) 的全微分,记作

$$\mathrm{d}z=A\cdot\Delta x+B\cdot\Delta y$$

自然地,考虑二元函数可微与可导的关系.

若 $z=f(x,y)$ 在 (x,y) 可微,则

$$\Delta z=f(x+\Delta x,y+\Delta y)-f(x,y)$$
$$=A\cdot\Delta x+B\cdot\Delta y+\alpha\cdot\rho$$

特别地,取 $\Delta y=0$,则 $\Delta z=A\cdot\Delta x+\alpha|\Delta x|$,令 $\Delta x\to0$ 可得

$$\lim_{\Delta x\to0}\frac{\Delta z}{\Delta x}=A=f'_x(x,y)$$

同理,

$$\lim_{\Delta y\to0}\frac{\Delta z}{\Delta y}=B=f'_y(x,y)$$

即:若 $z=f(x,y)$ 在点 (x,y) 可微,则 $f'_x(x,y)$、$f'_y(x,y)$ 存在,且

$$\mathrm{d}z=f'_x(x,y)\cdot\Delta x+f'_y(x,y)\cdot\Delta y$$

x、y 是自变量,易见 $\Delta x=\mathrm{d}x$,$\Delta y=\mathrm{d}y$. 因此,若 $z=f(x,y)$ 在 (x,y) 可微,则

$$\mathrm{d}z=f'_x(x,y)\mathrm{d}x+f'_y(x,y)\mathrm{d}y$$

或

$$\mathrm{d}z=\frac{\partial f}{\partial x}\mathrm{d}x+\frac{\partial f}{\partial y}\mathrm{d}y$$

其中 $\frac{\partial f}{\partial x}\mathrm{d}x$、$\frac{\partial f}{\partial y}\mathrm{d}y$ 分别称为 z 在 (x,y) 对 x、y 的偏微分,故全微分等于各偏微分之和.

显然:①$\mathrm{d}z$ 是 $\Delta x,\Delta y$ 的线性函数;②当 $\rho\to0$ 时,$\mathrm{d}z$ 与 Δz 只相差一个较 ρ 为高阶无穷小. 因此,常常可用 $\mathrm{d}z$ 代替 Δz 作近似计算使计算简单且误差很小.

值得注意的是偏导数存在未必可微,但可以证明:当 $z=f(x,y)$ 的两个偏导数连续时,f 可微,即:若 z'_x、z'_y 连续,则 $\mathrm{d}z=z'_x\,\mathrm{d}x+z'_y\,\mathrm{d}y$.

例1 求二元函数 $z=xy^2+x^2y$ 在点 $(1,1)$ 当 $\Delta x=0.01,\Delta y=-0.01$ 时的全增量和全微分.

解 $\Delta z=(1+0.01)\times[1+(-0.01)]^2+(1+0.01)^2\times[1+(-0.01)]$

$\qquad -(1\times1^2+1^2\times1)=-0.0002$

又因为 $\dfrac{\partial z}{\partial x}=y^2+2xy,\dfrac{\partial z}{\partial y}=2xy+x^2$ 在点 $(1,1)$ 连续,所以

$$dz=\frac{\partial z}{\partial x}dx+\frac{\partial z}{\partial y}dy=3\times0.01+3\times(-0.01)=0$$

例2 求 $z=\arctan(x+y)$ 在点 $(0,2)$ 的全微分.

解 $$\frac{\partial z}{\partial x}=\frac{1}{1+(x+y)^2},\qquad \frac{\partial z}{\partial y}=\frac{1}{1+(x+y)^2}$$

所以

$$dz=\frac{1}{1+2^2}dx+\frac{1}{1+2^2}dy=\frac{1}{5}(dx+dy)$$

例3 求三元函数 $u=\ln xyz$ 的全微分.

解 $$du=\frac{\partial u}{\partial x}dx+\frac{\partial u}{\partial y}dy+\frac{\partial u}{\partial z}dz$$

$$=\frac{1}{xyz}yzdx+\frac{1}{xyz}xzdy+\frac{1}{xyz}xydz$$

$$=\frac{1}{x}dx+\frac{1}{y}dy+\frac{1}{z}dz$$

7-3.2 全微分在近似计算上的应用

一元函数中曾用微分来进行近似计算和误差估计,对于二元函数,同样可用微分作近似计算和误差估计. 事实上,由全微分定义,当二元函数 $z=f(x,y)$ 在点 $P_0(x_0,y_0)$ 的两个偏导数 $f_x'(x,y)$、$f_x'(x,y)$ 连续,且 $|\Delta x|$、$|\Delta y|$ 都较小时,有

$$\Delta z=f(x_0+\Delta x,y_0+\Delta y)-f(x_0,y_0)$$

$$\approx dz=f_x'(x_0,y_0)\Delta x+f_y'(x_0,y_0)\Delta y$$

也可以写成

$$f(x_0+\Delta x,y_0+\Delta y)\approx f(x_0,y_0)+f_x'(x_0,y_0)\Delta x+f_y'(x_0,y_0)\Delta y \qquad (7\text{-}1)$$

用这个公式可以求出函数的近似值,如果已知自变量 x、y 的绝对误差(限)分别为 δ_x、δ_y,即

$$|\Delta x|=|x-x_0|<\delta_x,\qquad |\Delta y|=|y-y_0|<\delta_y$$

则 z 的绝对误差(限)为

$$|\Delta z|\approx|dz|=|f_x'(x_0,y_0)\Delta x+f_y'(x_0,y_0)\Delta y|$$

$$\leqslant|f_x'(x_0,y_0)||\Delta x|+|f_y'(x_0,y_0)||\Delta y|$$

$$<|f_x'(x_0,y_0)|\delta_x+|f_y'(x_0,y_0)|\delta_y$$

即 z 的绝对误差限为

$$\delta_z=|f_x'(x_0,y_0)|\delta_x+|f_y'(x_0,y_0)|\delta_y \qquad (7\text{-}2)$$

z 的相对误差限为

$$\frac{\delta_z}{|z_0|}=\left|\frac{f_x'(x_0,y_0)}{z_0}\right|\delta_x+\left|\frac{f_y'(x_0,y_0)}{z_0}\right|\delta_y \qquad (7\text{-}3)$$

三元及三元以上的函数类似结论成立.

例 4 应用公式 $S = \frac{1}{2} ab\sin C$ 计算某三角形面积,现已测得 $a = 12.50$、$b = 8.30$、$C = 30°$,在测量 a、b 时,误差为 ± 0.01,C 的误差为 $\pm 0.1°$. 求用此公式计算三角形面积 S 时的绝对误差与相对误差.

解 由题意,测量中 a,b 及 C 的绝对误差限分别为

$$\delta_a = |\Delta a| = 0.01, \quad \delta_b = |\Delta b| = 0.01, \quad \delta_C = |\Delta C| = 0.1° = \frac{\pi}{1800}$$

由于

$$|\Delta S| \approx |dS| = \left| \frac{\partial S}{\partial a} \Delta a + \frac{\partial S}{\partial b} \Delta b + \frac{\partial S}{\partial C} \Delta C \right|$$

$$\leqslant \left| \frac{\partial S}{\partial a} \right| |\Delta a| + \left| \frac{\partial S}{\partial b} \right| |\Delta b| + \left| \frac{\partial S}{\partial C} \right| |\Delta C|$$

$$= \frac{1}{2} |b\sin C| |\Delta a| + \frac{1}{2} |a\sin C| |\Delta b| + \frac{1}{2} |ab\cos C| |\Delta C|$$

将各数据代入上式经计算可得 S 的绝对误差为

$$|\Delta S| \approx 0.13$$

因为

$$S = \frac{1}{2} ab\sin C = \frac{1}{2} \times 12.50 \times 8.30 \times \frac{1}{2} \approx 25.94$$

所以 S 的相对误差为

$$\left| \frac{\Delta S}{S} \right| \approx \frac{0.13}{25.94} \approx 0.5\%$$

例 5 求 $(1.04)^{2.02}$ 的近似值.

解法 1 令 $f(x, y) = x^y$. 我们让所求 $(1.04)^{2.02} = f(x_0 + \Delta x, y_0 + \Delta y)$,易知取 $(x_0, y_0) = (1, 2)$,$\Delta x = 0.04$,$\Delta y = 0.02$,从而有

$$f(1, 2) = 1^2 = 1, \quad f'_x(1, 2) = yx^{y-1}|_{(1,2)} = 2 \times 1^{2-1} = 2$$

$$f'_y(1, 2) = x^y \ln x|_{(1,2)} = 1^2 \times \ln 1 = 0$$

$$(1.04)^{2.02} \approx f(1, 2) + f'_x(1, 2)\Delta x + f'_y(1, 2)\Delta y$$

$$= 1 + 2 \times 0.04 + 0 \times 0.02 = 1.08$$

解法 2 令 $f(x, y) = (1+x)^{2+y}$. 要求

$$(1.04)^{2.02} = (1 + x_0 + \Delta x)^{2+y_0+\Delta y}$$

取

$$x_0 = 0, \quad y_0 = 0, \quad \Delta x = 0.04, \quad \Delta y = 0.02$$

可得

$$(1.04)^{2.02} \approx f(0, 0) + f'_x(0, 0)\Delta x + f'_y(0, 0)\Delta y = 1.08$$

通常,$f(x_0, y_0)$ 应较 $f(x_0 + \Delta x, y_0 + \Delta y)$ 容易求得.

§7-4 多元复合函数与隐函数的微分法

7-4.1 连锁法则

多元复合函数在实际问题中是经常要遇到的. 例如,一个矩形金属薄片加热时,其边长 x、y 随着温度 T 变化而变化,即 $x = x(T)$,$y = y(T)$,于是矩形面积 A 作为 T 的函数就是一个复

合函数. 又如，在实际问题中，并不总是宜于使用直角坐标系，有时使用极坐标系更为方便些. 在平面上，直角坐标 (x,y) 与极坐标 (r,θ) 的关系是 $x=r\cos\theta, y=r\sin\theta$，这样，$f(x,y)$ 作为 r 和 θ 的函数，就是复合函数.

一般地，设 z 是 u、v 的二元函数，$z=f(u,v)$，而 u、v 又是 x、y 的二元函数，$u=\varphi(x,y)$，$v=\psi(x,y)$，于是 z 通过中间变量 u、v 构成自变量 x、y 的复合函数.

多元复合函数的求导，比一元情况稍复杂一些，也称为连锁法则.

定理（连锁法则）　如果函数 $u=\varphi(x,y)$、$v=\psi(x,y)$ 在点 (x,y) 有连续偏导数 u'_x、u'_y、v'_x、v'_y，函数 $z=f(u,v)$ 在 (x,y) 的对应点 (u,v) 有连续偏导数 z'_u、z'_v，则函数 $z=f[\varphi(x,y),\psi(x,y)]$ 在点 (x,y) 有连续偏导数，且

$$\frac{\partial z}{\partial x}=\frac{\partial z}{\partial u}\cdot\frac{\partial u}{\partial x}+\frac{\partial z}{\partial v}\cdot\frac{\partial v}{\partial x} \tag{7-4}$$

$$\frac{\partial z}{\partial y}=\frac{\partial z}{\partial u}\cdot\frac{\partial u}{\partial y}+\frac{\partial z}{\partial v}\cdot\frac{\partial v}{\partial y} \tag{7-5}$$

证　根据偏导数定义，固定 y，给 x 增量 Δx，则相应地函数 $u=\varphi(x,y)$、$v=\psi(x,y)$ 分别有增量 Δu、Δv，而函数 $z=f[\varphi(x,y),\psi(x,y)]$ 有增量 Δz

因为　$z=f(u,v)$ 在 (x,y) 的对应点 (u,v) 有连续偏导数，所以

$$\Delta z=\frac{\partial z}{\partial u}\cdot\Delta u+\frac{\partial z}{\partial v}\cdot\Delta v+\alpha\cdot\rho$$

其中 $\rho=\sqrt{(\Delta u)^2+(\Delta v)^2}$，且当 $\rho\to 0$ 时，$\alpha\to 0$，从而

$$\frac{\Delta z}{\Delta x}=\frac{\partial z}{\partial u}\cdot\frac{\Delta u}{\Delta x}+\frac{\partial z}{\partial v}\cdot\frac{\Delta v}{\Delta x}+\frac{\alpha\cdot\rho}{\Delta x}$$

又因为 $\Delta y=0$，$\varphi(x,y)$、$\psi(x,y)$ 在 (x,y) 有连续偏导数，所以

$$\Delta u=\frac{\partial u}{\partial x}\cdot\Delta x+o(\Delta x),\quad \Delta v=\frac{\partial v}{\partial x}\cdot\Delta x+o(\Delta x)$$

从而当 $\Delta x\to 0$ 时，可得 $\dfrac{\alpha\cdot\rho}{\Delta x}\to 0$，于是

$$\lim_{\Delta x\to 0}\frac{\Delta z}{\Delta x}=\frac{\partial z}{\partial u}\lim_{\Delta x\to 0}\frac{\Delta u}{\Delta x}+\frac{\partial z}{\partial v}\lim_{\Delta x\to 0}\frac{\Delta v}{\Delta x}$$

即

$$\frac{\partial z}{\partial x}=\frac{\partial z}{\partial u}\cdot\frac{\partial u}{\partial x}+\frac{\partial z}{\partial v}\cdot\frac{\partial v}{\partial x}$$

同理可证

$$\frac{\partial z}{\partial y}=\frac{\partial z}{\partial u}\cdot\frac{\partial u}{\partial y}+\frac{\partial z}{\partial v}\cdot\frac{\partial v}{\partial y}$$

例 1　求 $z=e^{xy}\sin(x+y)$ 的偏导数.

解　令 $u=xy, v=x+y$，则 $z=e^u\sin v$，根据连锁法则得

$$\frac{\partial z}{\partial x}=\frac{\partial z}{\partial u}\cdot\frac{\partial u}{\partial x}+\frac{\partial z}{\partial v}\cdot\frac{\partial v}{\partial x}=(e^u\sin v)\cdot y+(e^u\cos v)\cdot 1$$

$$=e^{xy}[y\sin(x+y)+\cos(x+y)]$$

$$\frac{\partial z}{\partial y}=\frac{\partial z}{\partial u}\cdot\frac{\partial u}{\partial y}+\frac{\partial z}{\partial v}\cdot\frac{\partial v}{\partial y}=(e^u\sin v)\cdot x+(e^u\cos v)\cdot 1$$

$$=e^{xy}[x\sin(x+y)+\cos(x+y)]$$

例 2　设 $z=f(x,y)$ 的两个偏导数都连续，且 $x=r\cos\theta, y=r\sin\theta$，求 z 对 r 及 θ 的偏导数.

解　根据连锁法则得

$$\frac{\partial z}{\partial r}=\frac{\partial z}{\partial x}\cos\theta+\frac{\partial z}{\partial y}\cdot\sin\theta$$

$$\frac{\partial z}{\partial \theta} = \frac{-\partial z}{\partial x} r \sin\theta + \frac{\partial z}{\partial y} r \cos\theta$$

为了让大家更熟练地运用连锁法则,有必要说明的是,当中间变量或自变量不是两个时,公式仍适用. 如,若 $z = f(u,v,w), u = \varphi(x,y), v = \psi(x,y), w = \omega(x,y)$ 都有连续偏导数,则

$$\frac{\partial z}{\partial x} = \frac{\partial z}{\partial u} \cdot \frac{\partial u}{\partial x} + \frac{\partial z}{\partial v} \cdot \frac{\partial v}{\partial x} + \frac{\partial z}{\partial w} \cdot \frac{\partial w}{\partial x} \tag{7-6}$$

$$\frac{\partial z}{\partial y} = \frac{\partial z}{\partial u} \cdot \frac{\partial u}{\partial y} + \frac{\partial z}{\partial v} \cdot \frac{\partial v}{\partial y} + \frac{\partial z}{\partial w} \cdot \frac{\partial w}{\partial y} \tag{7-7}$$

特别地,当中间变量不止一个而自变量只有一个时,复合函数是一元函数,其导数称为全导数,求法仍是连锁法则. 如:若 $z = f(u,v)$ 有连续偏导数,而 $u = \varphi(x)$、$v = \psi(x)$ 可导,则

$$\frac{\mathrm{d}z}{\mathrm{d}x} = \frac{\partial f}{\partial u} \cdot \frac{\mathrm{d}u}{\mathrm{d}x} + \frac{\partial f}{\partial v} \cdot \frac{\mathrm{d}v}{\mathrm{d}x} \tag{7-8}$$

例 3　设 $z = \mathrm{e}^{u^2 + v^2 + w^2}, u = x + y$、$v = x - y$、$w = x^2 \sin y$,求 $\dfrac{\partial z}{\partial x}$、$\dfrac{\partial z}{\partial y}$.

解
$$\begin{aligned}
\frac{\partial z}{\partial x} &= \frac{\partial z}{\partial u} \cdot \frac{\partial u}{\partial x} + \frac{\partial z}{\partial v} \cdot \frac{\partial v}{\partial x} + \frac{\partial z}{\partial w} \cdot \frac{\partial w}{\partial x} \\
&= \mathrm{e}^{u^2 + v^2 + w^2} (2u \cdot 1 + 2v \cdot 1 + 2w \cdot 2x \sin y) \\
&= 2\mathrm{e}^{u^2 + v^2 + w^2} (u + v + 2wx \sin y) \\
&= 4\mathrm{e}^{(2x^2 + 2y^2 + x^4 \sin^2 y)} \cdot (x + x^3 \sin^2 y) \\
\frac{\partial z}{\partial y} &= \frac{\partial z}{\partial u} \cdot \frac{\partial u}{\partial y} + \frac{\partial z}{\partial v} \cdot \frac{\partial v}{\partial y} + \frac{\partial z}{\partial w} \cdot \frac{\partial w}{\partial y} \\
&= \mathrm{e}^{u^2 + v^2 + w^2} [2u \cdot 1 + 2v \cdot (-1) + 2wx^2 \cos y] \\
&= 2\mathrm{e}^{u^2 + v^2 + w^2} (u - v + wx^2 \cos y) \\
&= 2\mathrm{e}^{(2x^2 + 2y^2 + x^4 \sin^2 y)} \cdot (2y + x^4 \sin y \cos y)
\end{aligned}$$

例 4　设 $z = f(x,y)$ 的两个偏导数连续,且 $x = \mathrm{e}^t$、$y = \sin t$,求 $\dfrac{\mathrm{d}z}{\mathrm{d}t}$.

解
$$\frac{\mathrm{d}z}{\mathrm{d}t} = \frac{\partial z}{\partial x} \cdot \frac{\mathrm{d}x}{\mathrm{d}t} + \frac{\partial z}{\partial y} \cdot \frac{\mathrm{d}y}{\mathrm{d}t} = \frac{\partial z}{\partial x} \mathrm{e}^t + \frac{\partial z}{\partial y} \cdot \cos t$$

例 5　设 $u = f(x,y,t)$ 有连续的偏导数,且 $x = \varphi(s,t)$、$y = \psi(s,t)$ 有连续偏导数,求 $\dfrac{\partial u}{\partial s}$、$\dfrac{\partial u}{\partial t}$.

解　如果不管具体情况直接套连锁法则,会将导数符号混淆,如

$$\frac{\partial u}{\partial t} = \frac{\partial u}{\partial x} \cdot \frac{\partial x}{\partial t} + \frac{\partial u}{\partial y} \cdot \frac{\partial y}{\partial t} + \frac{\partial u}{\partial t}$$

事实上,前后两个 $\dfrac{\partial u}{\partial t}$ 不是一回事!原因是两组变量 x、y、t 和 s、t 中都有 t,这就有必要标明偏导数是对哪一组变量所求,写出来就是

$$\left(\frac{\partial u}{\partial t}\right)_{(s,t)} = \left(\frac{\partial u}{\partial x}\right)_{(x,y,t)} \cdot \left(\frac{\partial x}{\partial t}\right)_{(s,t)} + \left(\frac{\partial u}{\partial y}\right)_{(x,y,t)} \cdot \left(\frac{\partial y}{\partial t}\right)_{(s,t)} + \left(\frac{\partial u}{\partial t}\right)_{(x,y,t)}$$

但这样写不免麻烦,不妨写作

$$\frac{\partial u}{\partial t} = \frac{\partial f}{\partial x} \cdot \frac{\partial \varphi}{\partial t} + \frac{\partial f}{\partial y} \cdot \frac{\partial \psi}{\partial t} + \frac{\partial f}{\partial t}$$

$$\begin{aligned}
\frac{\partial u}{\partial s} &= \frac{\partial f}{\partial x} \cdot \frac{\partial \varphi}{\partial s} + \frac{\partial f}{\partial y} \cdot \frac{\partial \psi}{\partial s} + \frac{\partial f}{\partial t} \cdot 0 \\
&= \frac{\partial f}{\partial x} \cdot \frac{\partial \varphi}{\partial s} + \frac{\partial f}{\partial y} \cdot \frac{\partial \psi}{\partial s}
\end{aligned} \tag{7-9}$$

7-4.2 隐函数的微分法

对由方程

$$F(x,y)=0$$

所确定的隐函数,如何求它的导数? 下面根据多元复合函数的求导法,导出隐函数的导数公式.

隐函数存在定理 1 设函数 $F(x,y)$ 在点 $P(x_0,y_0)$ 的某一邻域内具有连续的偏导数,并且 $F(x_0,y_0)=0$,$F_y'(x_0,y_0)\neq 0$,则方程 $F(x,y)=0$ 在点 (x_0,y_0) 的某一邻域内恒能唯一确定一个连续且具有连续导数的函数 $y=f(x)$,它满足条件 $y_0=f(x_0)$,并有

$$\frac{dy}{dx}=-\frac{F_x'}{F_y'} \tag{7-10}$$

这个定理不作证明,仅就公式作如下推导:

将方程 $F(x,y)=0$ 所确定的函数 $y=f(x)$ 代入 $F(x,y)=0$ 中,得恒等式

$$F[(x,f(x))]\equiv 0$$

上式两端对 x 求导,

$$\frac{\partial F}{\partial x}+\frac{\partial F}{\partial y}\cdot\frac{dy}{dx}=0$$

由于 F_y' 连续,且 $F_y'(x_0,y_0)\neq 0$,所以存在 (x_0,y_0) 的一个邻域,在这个邻域内 $F_y'(x,y)\neq 0$,于是

$$\frac{dy}{dx}=-\frac{F_x'}{F_y'}$$

例 6 求由方程 $x^2+y^2-1=0$ 所确定的隐函数 y 的一阶导数.

解 设 $F(x,y)=x^2+y^2-1$,$F_x'=2x$,$F_y'=2y$. 由式(7-10)得

$$\frac{dy}{dx}=-\frac{2x}{2y}=-\frac{x}{y}$$

隐函数存在定理还可以推广到多元函数.

隐函数存在定理 2 设函数 $F(x,y,z)$ 在点 $P(x_0,y_0,z_0)$ 的某一邻域内具有连续的偏导数,并且 $F(x_0,y_0,z_0)=0$,$F_z'(x_0,y_0,z_0)\neq 0$,则方程

$$F(x,y,z)=0$$

在点 (x_0,y_0,z_0) 的某一邻域内恒能唯一确定一个连续且具有连续偏导数的函数 $z=f(x,y)$,它满足条件 $z_0=f(x_0,y_0)$,并有

$$\frac{\partial z}{\partial x}=-\frac{F_x'}{F_z'},\quad \frac{\partial z}{\partial y}=-\frac{F_y'}{F_z'} \tag{7-11}$$

这个定理也不作证明,仅就公式作如下推导:

将方程 $F(x,y,z)=0$ 所确定的函数 $z=f(x,y)$ 代入 $F(x,y,z)=0$ 中,得恒等式

$$F[(x,y,f(x,y)]\equiv 0$$

上述恒等式分别对 x、y 求导,得

$$F_x'+F_z'\frac{\partial z}{\partial x}=0,\quad F_y'+F_z'\frac{\partial z}{\partial y}=0$$

由于 F_z' 连续,并且 $F_z'(x_0,y_0,z_0)\neq 0$,所以存在点 (x_0,y_0,z_0) 的一个邻域,在这个邻域内 $F_z'(x,y,z)\neq 0$,得

$$\frac{\partial z}{\partial x}=-\frac{F_x'}{F_z'},\quad \frac{\partial z}{\partial y}=-\frac{F_y'}{F_z'}$$

例7　求由方程 $x^2+y^2+z^2-1=0$ 所确定的隐函数 z 的一阶导数和 $\dfrac{\partial^2 z}{\partial x^2}$.

解　设 $F(x,y,z)=x^2+y^2+z^2-1$，$F'_x=2x$，$F'_y=2y$，$F'_z=2z$. 应用式(7-11)，得

$$\frac{\partial z}{\partial x}=-\frac{F'_x}{F'_z}=-\frac{2x}{2z}=-\frac{x}{z}, \quad \frac{\partial z}{\partial y}=-\frac{F'_y}{F'_z}=-\frac{2y}{2z}=-\frac{y}{z}$$

$$\frac{\partial^2 z}{\partial x^2}=-\frac{z-xz'_x}{z^2}=-\frac{z-x\left(-\dfrac{x}{z}\right)}{z^2}=-\frac{z^2+x^2}{z^3}$$

7-4.3　全微分形式不变性

若以 u、v 为自变量的函数 $z=f(u,v)$ 可微，则其全微分

$$\mathrm{d}z=\frac{\partial z}{\partial u}\mathrm{d}u+\frac{\partial z}{\partial v}\mathrm{d}v \tag{7-12}$$

如果 u、v 又是 x、y 的可微函数 $u=\varphi(x,y)$、$v=\psi(x,y)$，则通过中间变量 u、v 使 z 成为 x、y 的可微函数：$z=f[\varphi(x,y),\psi(x,y)]$，其全微分为

$$\mathrm{d}z=\frac{\partial z}{\partial x}\mathrm{d}x+\frac{\partial z}{\partial y}\mathrm{d}y=\left(\frac{\partial z}{\partial u}\cdot\frac{\partial u}{\partial x}+\frac{\partial z}{\partial v}\cdot\frac{\partial v}{\partial x}\right)\mathrm{d}x+\left(\frac{\partial z}{\partial u}\cdot\frac{\partial u}{\partial y}+\frac{\partial z}{\partial v}\cdot\frac{\partial v}{\partial y}\right)\mathrm{d}y$$

$$=\frac{\partial z}{\partial u}\left(\frac{\partial u}{\partial x}\mathrm{d}x+\frac{\partial u}{\partial y}\mathrm{d}y\right)+\frac{\partial z}{\partial v}\left(\frac{\partial v}{\partial x}\mathrm{d}x+\frac{\partial v}{\partial y}\mathrm{d}y\right)$$

因为 $u=\varphi(x,y)$、$v=\psi(x,y)$ 是 x、y 的可微函数，故

$$\mathrm{d}u=\frac{\partial u}{\partial x}\mathrm{d}x+\frac{\partial u}{\partial y}\mathrm{d}y, \quad \mathrm{d}v=\frac{\partial v}{\partial x}\mathrm{d}x+\frac{\partial v}{\partial y}\mathrm{d}y$$

于是

$$\mathrm{d}z=\frac{\partial z}{\partial u}\mathrm{d}u+\frac{\partial z}{\partial v}\mathrm{d}v \tag{7-13}$$

式(7-13)表明当 u、v 是中间变量时所得复合函数的全微分与 u、v 是自变量时全微分的形式(7-12)完全一样，这就是与一元函数一阶微分形式不变性相应的多元函数的一阶全微分形式不变性.

全微分的形式不变性给复合函数的求导运算带来很大方便. 常用的微分公式

$$\mathrm{d}(u\pm v)=\mathrm{d}u\pm\mathrm{d}v$$

$$\mathrm{d}(uv)=u\mathrm{d}v+v\mathrm{d}u$$

$$\mathrm{d}\left(\frac{u}{v}\right)=\frac{v\mathrm{d}u-u\mathrm{d}v}{v^2} \quad (v\neq0)$$

等，当 u、v 是自变量时，不难验证，而当 u、v 为另一组变量的可微函数时，由全微分形式不变性，这些公式仍然成立. 因此，它们较之相应的导数公式含义更广，因而也更灵活.

例8　设 $z=\arctan\dfrac{x}{x^2+y^2}$，求其偏导数.

解　先求 $\mathrm{d}z$，

$$\mathrm{d}z=\frac{\mathrm{d}\left(\dfrac{x}{x^2+y^2}\right)}{1+\left(\dfrac{x}{x^2+y^2}\right)^2}=\frac{(x^2+y^2)\mathrm{d}x-x\mathrm{d}(x^2+y^2)}{(x^2+y^2)^2+x^2}$$

$$= \frac{(x^2+y^2)\mathrm{d}x - x(2x\mathrm{d}x + 2y\mathrm{d}y)}{(x^2+y^2)^2 + x^2}$$

$$= \frac{(y^2-x^2)\mathrm{d}x - 2xy\mathrm{d}y}{(x^2+y^2)^2 + x^2} = \frac{y^2-x^2}{(x^2+y^2)+x^2}\mathrm{d}x - \frac{2xy}{(x^2+y^2)^2+x^2}\mathrm{d}y$$

再由全微分性质知

$$\frac{\partial z}{\partial x} = \frac{y^2-x^2}{(x^2+y^2)^2+x^2}, \quad \frac{\partial z}{\partial y} = \frac{-2xy}{(x^2+y^2)^2+x^2}$$

例 9 设 $u = f(x,y,z), y = \varphi(x,t), t = \psi(x,z)$ 都有连续偏导数,求 $\frac{\partial u}{\partial x}$.

解 此例中,中间变量和自变量相混,若用连锁法则来做,必须小心才不致出错. 若用全微分性质来做,就不必顾虑这些了,只要一层一层地把全微分求出来:

$$\mathrm{d}u = \frac{\partial f}{\partial x}\mathrm{d}x + \frac{\partial f}{\partial y}\mathrm{d}y + \frac{\partial f}{\partial z}\mathrm{d}z$$

$$= \frac{\partial f}{\partial x}\mathrm{d}x + \frac{\partial f}{\partial y}\left(\frac{\partial \varphi}{\partial x}\mathrm{d}x + \frac{\partial \varphi}{\partial t}\mathrm{d}t\right) + \frac{\partial f}{\partial z}\mathrm{d}z$$

$$= \frac{\partial f}{\partial x}\mathrm{d}x + \frac{\partial f}{\partial y}\left[\frac{\partial \varphi}{\partial x}\mathrm{d}x + \frac{\partial \varphi}{\partial t}\left(\frac{\partial \psi}{\partial x}\mathrm{d}x + \frac{\partial \psi}{\partial z}\mathrm{d}z\right)\right] + \frac{\partial f}{\partial z}\mathrm{d}z$$

$$= \left[\frac{\partial f}{\partial x} + \frac{\partial f}{\partial y}\left(\frac{\partial \varphi}{\partial x} + \frac{\partial \varphi}{\partial t} \cdot \frac{\partial \psi}{\partial x}\right)\right]\mathrm{d}x + \left(\frac{\partial f}{\partial z} + \frac{\partial f}{\partial y} \cdot \frac{\partial \varphi}{\partial t} \cdot \frac{\partial \psi}{\partial z}\right)\mathrm{d}z$$

最后因 x、z 是自变量,知 $\mathrm{d}x$ 的系数就是 $\frac{\partial u}{\partial x}$,即

$$\frac{\partial u}{\partial x} = \frac{\partial f}{\partial x} + \frac{\partial f}{\partial y}\left(\frac{\partial \varphi}{\partial x} + \frac{\partial \varphi}{\partial t} \cdot \frac{\partial \psi}{\partial x}\right)$$

读者可以用连锁法则计算对照一下,看哪种方法更简便一些.

§7-5 多元函数的极值及其求法

在第三章里,我们以一元函数微分学为工具解决了许多属于一元函数的极值和最值问题. 在实际应用中常常出现多元函数的极值和最值问题,下面只就二元函数的情形讨论极值的概念和求法.

7-5.1 多元函数的极值

定义 设二元函数 $z = f(x,y)$ 在点 $M_0(x_0, y_0)$ 的某邻域内有定义. 如果对 M_0 附近异于 M_0 的任一点 $M(x,y)$ 都有

$$f(x,y) < f(x_0, y_0) \quad (f(x,y) > f(x_0, y_0))$$

则称 $z = f(x,y)$ 在点 M_0 有**极大(小)值** $f(x_0, y_0)$,点 M_0 叫做函数 z 的**极大(小)值点**.

极大值和极小值统称为**极值**,使函数取得极值的点叫做**极值点**.

例如,$z = x^2 + y^2 + 1$ 在 $(0,0)$ 有极小值 1,如图 7-7(a)所示. $z = 2 - x^2 - y^2$ 在 $(0,0)$ 点有极大值 2,如图 7-7(b)所示. 而 $z = -\frac{x^2}{a^2} + \frac{y^2}{b^2}$ 在 $(0,0)$ 点既不取得极大值也不取得极小值,如图 6-26所示.

应该注意到,二元函数的极值也是局部性的概念,不可与函数在整个区域上的最大(小)值相混淆,后者是整体性的概念.

怎样求二元函数的极值呢? 我们借助于一元函数极值的求法.

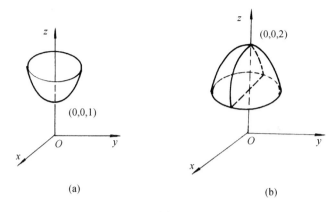

图 7- 7

定理 1（必要条件）　如果函数 $z=f(x,y)$ 在 $M_0(x_0,y_0)$ 的某邻域内有偏导数,且在 M_0 取得极值,则

$$f'_x(x_0,y_0)=0, \quad f'_y(x_0,y_0)=0$$

证　考虑一元函数 $\varphi(x)=f(x,y_0)$. 既然 $f(x,y)$ 在 (x_0,y_0) 处有极值,$\varphi(x)$ 必然在 x_0 处有极值. 根据一元函数取极值的必要条件知

$$\varphi'(x_0)=0 \quad 即 \quad f'_x(x_0,y_0)=0$$

同理,

$$f'_y(x_0,y_0)=0$$

使函数 $z=f(x,y)$ 的两个偏导数都等于零的点叫做 z 的**驻点**. 定理 1 就是说可导函数的极值点必是驻点. 但是,驻点未必是极值点,如函数 $z=-\dfrac{x^2}{a^2}+\dfrac{y^2}{b^2}$ 有驻点 $(0,0)$,但 $(0,0)$ 既不是它的极大值点也不是它的极小值点.

对于有偏导数的函数 $z=f(x,y)$,可以先求其驻点,再用下面定理 2 进一步判断其是否为极值点.

定理 2（充分条件）　设 $z=f(x,y)$ 在点 $M_0(x_0,y_0)$ 的某邻域内有一阶、二阶连续偏导数,且 (x_0,y_0) 是其驻点. 若记

$$A=f''_{xx}(x_0,y_0), \quad B=f''_{xy}(x_0,y_0), \quad C=f''_{yy}(x_0,y_0)$$

则

(1)当 $AC-B^2>0$ 时,z 在 M_0 有极值,且当 $A>0$ 时是极小值,$A<0$ 时是极大值;

(2)当 $AC-B^2<0$ 时,z 在 M_0 处无极值;

(3)当 $AC-B^2=0$ 时,不能确定.

定理 2 的证明从略.

定理 1 和定理 2 明确地给出了具有连续偏导数的二元函数的极值的求法.

例 1　求函数 $z=x^3-xy+y^2-x+y$ 的极值.

解　函数 z 在整个 xoy 面上具有连续的偏导数.

(1)求驻点,令 $\dfrac{\partial z}{\partial x}=0$、$\dfrac{\partial z}{\partial y}=0$,即

$$\begin{cases} 3x^2-y-1=0 \\ -x+2y+1=0 \end{cases}$$

解得

$$x_1=\frac{1}{2}, \quad y_1=-\frac{1}{4}; \quad x_2=-\frac{1}{3}, \quad y_2=-\frac{2}{3}$$

故 z 有两个驻点 $\left(\dfrac{1}{2}, -\dfrac{1}{4}\right)$，$\left(-\dfrac{1}{3}, -\dfrac{2}{3}\right)$.

（2）求二阶偏导数，

$$z''_{xx}=6x, \quad z''_{xy}=-1, \quad z''_{yy}=2$$

（3）用定理 2 判断，对驻点 $\left(\dfrac{1}{2}, -\dfrac{1}{4}\right)$ 有 $A=3, B=-1, C=2$，因此 $AC-B^2=5>0$ 且 $A>0$，所以 $\left(\dfrac{1}{2}, -\dfrac{1}{4}\right)$ 是极小值点，极小值 $z=-\dfrac{7}{16}$；对驻点 $\left(-\dfrac{1}{3}, -\dfrac{2}{3}\right)$ 有 $A=-2, B=-1$，$C=2$，因此 $AC-B^2=-5<0$，从而 $\left(-\dfrac{1}{3}, -\dfrac{2}{3}\right)$ 不是极值点.

值得指出的是如果函数有不可导点，则不可导点可能是极值点，如函数 $z=(x-1)^{\frac{2}{3}}+(y-2)^{\frac{2}{3}}$ 在点 $M_0(1,2)$ 处没有偏导数，但 $(1,2)$ 是它的极小值点，极小值为 0. 这是在求函数极值时应该注意的.

7-5.2 多元函数的最值

函数的最大值（最小值）是指在所讨论的范围内的最大的（最小的）函数值. 显然，函数的最大值（最小值）是极大值（极小值）和边界极值（如果包括边界）中最大（最小）者. 这里，边界极值是指函数在所讨论区域的边界上的极值. 下面通过两个例题说明最值的求法和应用.

通常，在实际问题中，如果由其实际意义可知函数 $f(x,y)$ 在某个区域 D 内必有最大（小）值，而 $f(x,y)$ 在 D 内只有一个驻点，则这个驻点处的函数值为所求最大（小）值.

例 2 设有三个质点位于 (x_1, y_1)、(x_2, y_2)、(x_3, y_3)，它们的质量依次是 m_1、m_2、m_3，寻找点 (x,y) 使这三个质点对于它的转动惯量

$$I=f(x,y)=\sum_{i=1}^{3} m_i\left[(x-x_i)^2+(y-y_i)^2\right]$$

最小.

解 首先求驻点，解方程组

$$\begin{cases} f'_x(x,y)=2\displaystyle\sum_{i=1}^{3} m_i(x-x_i)=0 \\ f'_y(x,y)=2\displaystyle\sum_{i=1}^{3} m_i(y-y_i)=0 \end{cases}$$

得唯一解

$$\bar{x}=\frac{m_1 x_1+m_2 x_2+m_3 x_3}{m_1+m_2+m_3}, \quad \bar{y}=\frac{m_1 y_1+m_2 y_2+m_3 y_3}{m_1+m_2+m_3}$$

显然 $f(x,y)$ 是非负的，且当 (x,y) 无限远离原点时，$f(x,y)$ 无限增大. 可见这个函数必在平面的某点处达到最小值. 而 $f(x,y)$ 没有不可导点且只有一个驻点，于是 $I=f(x,y)$ 在重心 $(\bar{x}, \bar{y})$ 处最小.

例 3 机体对某种药物的效应 E（以适当的单位度量）与给药量 x（单位）、给药后经过的时间 t（小时）有如下关系：

$$E=x^2(a-x)t^2 e^{-t}$$

试求取得最大效应的药量与时间（其中 a 为常数，代表可允许给予的最大药量）.

解 $E'_x=\left[2x(a-x)+x^2(-1)\right]t^2 e^{-t}=(2a-3x)xt^2 e^{-t}$

$$E'_t = x^2(a-x)[2te^{-t}+t^2(-e^{-t})] = x^2(a-x)te^{-t}(2-t)$$

令 $E'_x=0$　得 $x=0,t=0,x=\dfrac{2}{3}a$. 令 $E'_t=0$　得 $x=0,t=0,x=a,t=2$. 当 $t=0,x=0$时不可能取得最大效应,而 $x=a$ 不适合 $E'_x=0$,所以 $t=2,x=\dfrac{2}{3}a$时取得最大效应.

7-5.3　多元函数的条件极值

上面讨论的极值问题,对于函数的自变量,除了限制在函数的定义域内以外,没有其它条件限制,所以有时也称为无条件极值. 但在实际问题中,有时会遇到对函数的自变量还有附加条件的极值问题.

例如,求表面积为 a^2 而体积为最大的长方体的体积问题. 设长方体的三棱的长为 x、y、z,则体积 $V=xyz$. 由于假定表面积为 a^2,所以自变量 x、y、z 还必须满足附加条件 $2(xy+yz+zx)=a^2$,像这种对自变量有附加条件的极值问题称为条件极值. 对于有些实际问题,可以把条件极值化为无条件极值,然后利用无条件极值的方法加以解决.

如上述问题,可由条件 $2(xy+yz+xz)=a^2$,将 z 表示成 x,y 的函数

$$z=\frac{a^2-2xy}{2(x+y)}$$

再把它代入 $V=xyz$ 中,于是问题就化为

$$V=\frac{xy}{2}\left(\frac{a^2-2xy}{x+y}\right)$$

的无条件极值.

但在很多情形下,将条件极值化为无条件极值,问题并不这样简单. 为此我们寻找一种直接求条件极值的方法,可以不必先把问题化到无条件极值的问题,这就是下面介绍的拉格朗日乘数法.

求函数

$$z=f(x,y)$$

在条件

$$\varphi(x,y)=0$$

下取得极值的必要条件.

如果函数 $z=f(x,y)$ 在 (x_0,y_0)取得所求的极值,那么首先有

$$\varphi(x_0,y_0)=0 \tag{7-14}$$

我们假定在 (x_0,y_0) 的某一邻域内 $f(x,y)$ 与 $\varphi(x,y)$ 均有连续的一阶偏导数,而 $\varphi'_y(x_0,y_0)\neq 0$. 由隐函数存在定理可知,方程 $\varphi(x,y)=0$ 确定一个连续且具有连续导数的函数 $y=\psi(x)$,将其代入 $z=f(x,y)$,结果得到一个变量 x 的函数

$$z=f[x,\psi(x)]$$

于是函数 $z=f(x,y)$ 在 (x_0,y_0)取得所求的极值,也就是相当于函数 $z=f[x,\psi(x)]$在 $x=x_0$ 取得极值. 由一元可导函数取得极值的必要条件知道

$$\frac{\mathrm{d}z}{\mathrm{d}x}\Big|_{x=x_0}=f'_x(x_0,y_0)+f'_y(x_0,y_0)\frac{\mathrm{d}y}{\mathrm{d}x}\Big|_{x=x_0}=0 \tag{7-15}$$

而由 $\varphi(x,y)=0$,用隐函数求导公式,有

$$\frac{\mathrm{d}y}{\mathrm{d}x}\Big|_{x=x_0}=-\frac{\varphi'_x(x_0,y_0)}{\varphi'_y(x_0,y_0)}$$

代入式(7- 15),得

$$f'_x(x_0,y_0) - f'_y(x_0,y_0)\frac{\varphi'_x(x_0,y_0)}{\varphi'_y(x_0,y_0)} = 0 \qquad (7\text{-}16)$$

式(7- 14)、式(7- 16)就是函数 $z=f(x,y)$ 在条件 $\varphi(x,y)=0$ 下在 (x_0,y_0) 取得极值的必要条件.

设 $\dfrac{f'_y(x_0,y_0)}{\varphi'_y(x_0,y_0)} = -\lambda$,上述必要条件就变为

$$\begin{cases} f'_x(x_0,y_0) + \lambda\varphi'_x(x_0,y_0) = 0 \\ f'_y(x_0,y_0) + \lambda\varphi'_y(x_0,y_0) = 0 \\ \varphi(x_0,y_0) = 0 \end{cases} \qquad (7\text{-}17)$$

容易看出式(7- 17)中的前两式的左端正是函数

$$L(x,y) = f(x,y) + \lambda\varphi(x,y)$$

的两个一阶偏导数在 (x_0,y_0) 的值,其中 λ 是一个待定常数.

由以上讨论得到下面的结论.

拉格朗日乘数法 要找函数 $z=f(x,y)$ 在条件 $\varphi(x,y)=0$ 下的可能极值点,可以先构成函数

$$L(x,y) = f(x,y) + \lambda\varphi(x,y)$$

其中 λ 为参数,求其对 x 与 y 的一阶偏导数,并使之为零,然后与方程 $\varphi(x,y)=0$ 联立起来:

$$\begin{cases} f'_x(x,y) + \lambda\varphi'_x(x,y) = 0 \\ f'_y(x,y) + \lambda\varphi'_y(x,y) = 0 \\ \varphi(x,y) = 0 \end{cases} \qquad (7\text{-}18)$$

由这方程组解出 x、y 及 λ,则其中 x、y 就是可能极值点的坐标. λ 称为**拉格朗日乘子**.

例 4 求表面积为 a^2 而体积为最大的长方体的体积.

解 设长方体的三棱长为 x、y、z,则问题转化为在条件

$$\varphi(x,y,z) = 2(xy + yz + zx) - a^2 = 0 \qquad (7\text{-}19)$$

下,求函数

$$V = xyz \quad (x>0, y>0, z>0)$$

的最大值. 构造函数

$$L(x,y,z) = xyz + \lambda(2xy + 2yz + 2zx - a^2)$$

求其对 x、y、z 的偏导数,并使之为零,再与式(7- 19)联立,得到

$$\begin{cases} yz + 2\lambda(y+z) = 0 \\ xz + 2\lambda(x+z) = 0 \\ xy + 2\lambda(y+x) = 0 \\ 2xy + 2yz + 2zx - a^2 = 0 \end{cases}$$

解得 $x=y=z=\dfrac{\sqrt{6}}{6}a$.

这是唯一可能的极值点,因为由问题本身可知最大值一定存在,所以这个可能的极值点就是最大值点,即表面积为 a^2 的长方体中,以棱长为 $\dfrac{\sqrt{6}}{6}a$ 的正方体的体积为最大,最大体积为 $V=\dfrac{\sqrt{6}}{36}a^3$.

习 题 七

1. 设函数 $f(x,y) = x^3 - 2xy + 3y^2$，试求：

   (1) $f(-2,3)$ ；　　　　　　　　　　(2) $f\left(\dfrac{1}{x},\dfrac{2}{y}\right)$ ；

   (3) $\dfrac{f(x,y+h) - f(x,y)}{h}$.

2. 确定下列函数的定义域，并画出定义域的图形：

   (1) $f(x,y) = \ln[(16 - x^2 - y^2)(x^2 + y^2 - 4)]$ ；

   (2) $f(x,y) = \sqrt{1-x^2} + \sqrt{y^2-1}$ ；　　(3) $z = \sqrt{1-(x^2+y^2)}$ ；

   (4) $z = \sqrt{x\sqrt{y}}$ ；　　　　　　　　(5) $z = ax + by + c$.

3. 证明下列极限不存在：

   (1) $\lim\limits_{\substack{x\to 0 \\ y\to 0}} \dfrac{x+y}{x-y}$ ；　　　(2) $\lim\limits_{\substack{x\to 0 \\ y\to 0}} \dfrac{x^4 y^4}{(x^2+y^4)^3}$ ；　　(3) $\lim\limits_{\substack{x\to 0 \\ y\to 0}} \dfrac{x^2 y^2}{x^2 y^2 + (x-y)^2}$.

4. 求下列极限：

   (1) $\lim\limits_{\substack{x\to 1 \\ y\to 2}} (3x^2 + 2xy - 1)$ ；　　　　(2) $\lim\limits_{\substack{x\to 1 \\ y\to 2}} \dfrac{3xy + x^2 y^2}{x+y}$ ；

   (3) $\lim\limits_{\substack{x\to 0 \\ y\to 0}} \dfrac{3}{x^2 + y^2}$ ；　　　　　(4) $\lim\limits_{\substack{x\to +\infty \\ y\to -\infty}} \dfrac{1}{x + |y|}$ ；

   (5) $\lim\limits_{\substack{x\to 0 \\ y\to 0}} \dfrac{xy}{\sqrt{xy+1} - 1}$ ；　　　(6) $\lim\limits_{\substack{x\to 0 \\ y\to 0}} (x^2 + y^2)\cos \dfrac{1}{x^2 + y^2}$ ；

   (7) $\lim\limits_{\substack{x\to 0 \\ y\to 3}} \dfrac{\sin xy}{x}$ ；　　　　　(8) $\lim\limits_{\substack{x\to 2 \\ y\to 0}} (1 + x^2 y)^{\frac{1}{xy}}$.

5. 求下列函数的间断点：

   (1) $z = \dfrac{y^2 + 2x}{y^2 - 2x}$ ；　　　　　(2) $z = \begin{cases} \dfrac{2xy}{x^2 + y^2}, & x^2 + y^2 \neq 0, \\ 0, & x = y = 0. \end{cases}$

6. 求下列函数的偏导数：

   (1) $z = x^3 + 2x^2 y - 5xy^2$ ；　　　(2) $z = \mathrm{e}^x(\cos y + \sin y)$ ；

   (3) $s = \dfrac{u^2 + v^2}{uv}$ ；　　　　　　(4) $z = \ln(\mathrm{e}^x + a^y)$ ；

   (5) $z = \arctan \dfrac{x+y}{1-xy}$ ；　　　(6) $z = \dfrac{1}{x^2 - y^2}\cos \dfrac{y}{x}$ ；

   (7) $z = x^{2y}$ ；　　　　　　　　(8) $z = \sqrt{\ln(xy)}$ ；

   (9) $u = x^{\frac{y}{z}}$ ；　　　　　　　(10) $u = \sqrt{x^2 + y^2 + z^2}$.

7. 设 $z = f(xy)$，f 为可微函数，求证：
$$x\left(\dfrac{\partial z}{\partial x}\right) - y\left(\dfrac{\partial z}{\partial y}\right) = 0$$

8．求下列函数的指定阶的偏导数：

(1) $z = y^x$，$\dfrac{\partial^2 z}{\partial x^2}$，$\dfrac{\partial^2 z}{\partial y^2}$，$\dfrac{\partial^2 z}{\partial x \partial y}$ ；

(2) $z = x^4 + y^4 - 4x^2 y^2$，$\dfrac{\partial^2 z}{\partial x^2}$，$\dfrac{\partial^2 z}{\partial y^2}$，$\dfrac{\partial^2 z}{\partial x \partial y}$ ；

(3) $z = x\ln(xy)$，$\dfrac{\partial^3 z}{\partial x^2 \partial y}$ ；

(4) $u = \mathrm{e}^{xyz}$，$\dfrac{\partial^3 u}{\partial x \partial y \partial z}$ ．

9．已知 $f(x,y) = \mathrm{e}^x \sin y$，求：$f_{xx}''(0,\pi)$，$f_{xy}''(0,\pi)$ 及 $f_{yy}''(0,\pi)$．

10．证明 $u = z\arctan\dfrac{x}{y}$ 满足 $\dfrac{\partial^2 u}{\partial x^2} + \dfrac{\partial^2 u}{\partial y^2} + \dfrac{\partial^2 u}{\partial z^2} = 0$．

11．求 $z = x + y^2$ 在 $(0,1)$ 处当 $\Delta x = 0.1, \Delta y = -0.3$ 时的全增量及全微分．

12．求 $z = \ln(xy)$ 在 $(2，1)$ 处的全微分．

13．求下列函数的全微分：

(1) $z = xy + \dfrac{x}{y}$ ；   (2) $z = \ln\sqrt{1 + x^2 + y^2}$ ；

(3) $z = \mathrm{e}^{x+y}\cos x \cos y$ ；   (4) $u = a^{xyz}\,(a > 0)$．

14．近似计算下列值：

(1) $\sqrt{1.01^2 + 1.99^2}$ ；   (2) $(1.04)^{2.02}$ ；   (3) $\sin 29° \tan 46°$．

15．求下列多元复合函数的导数或偏导数：

(1) $u = \arctan\dfrac{xy}{z}$，$y = \mathrm{e}^{ax}$，$z = (ax + 1)^2$，求 $\dfrac{\mathrm{d}u}{\mathrm{d}x}$ ；

(2) $z = u^2 \ln v$，$u = \dfrac{x}{y}$，$v = 3x - 2y$，求 $\dfrac{\partial z}{\partial x}$，$\dfrac{\partial z}{\partial y}$ ；

(3) $u = x^2 + y^2 + z^2$，$x = \sin(yz)$，求 $\dfrac{\partial u}{\partial y}$，$\dfrac{\partial u}{\partial z}$ ；

(4) $z = f(u,v,w)$，$u = x^2 y$，$v = y^2$，$w = y\sin x$，求 $\dfrac{\partial z}{\partial x}$，$\dfrac{\partial z}{\partial y}$（其中 f 具有一阶连续偏导数）；

(5) $z = (x + 2y)^{(2x+y)}$，求 $\dfrac{\partial z}{\partial x}$，$\dfrac{\partial z}{\partial y}$ ；

(6) $u = \ln(x + y + z)$，$z = \mathrm{e}^{xy}$，求 $\dfrac{\partial u}{\partial x}$，$\dfrac{\partial u}{\partial y}$ ；

(7) $z = f(x^2 - y^2, \mathrm{e}^{xy})$，求 $\dfrac{\partial z}{\partial x}$，$\dfrac{\partial z}{\partial y}$（其中 f 具有一阶连续偏导数）；

(8) $z = f(x + y, xy)$，求 $\dfrac{\partial^2 z}{\partial x \partial y}$（其中 f 具有二阶连续偏导数）．

16．设 $w = F(xy, yz)$，F 为有连续偏导数的二元函数，证明：

$$x\dfrac{\partial w}{\partial x} + z\dfrac{\partial w}{\partial z} = y\dfrac{\partial w}{\partial y}.$$

17. 求下列隐函数的导数或偏导数：

　　(1) 求由方程 $x + y = xe^y$ 所确定的隐函数 $y = y(x)$ 的导数 $\dfrac{dy}{dx}$；

　　(2) 设 $z = z(x, y)$ 由 $z^3 - 3xyz = a^3$ 所确定，求 $\dfrac{\partial z}{\partial x}, \dfrac{\partial z}{\partial y}$；

　　(3) $e^z = xyz$ 确定了 $z = z(x, y)$，求 $\dfrac{\partial z}{\partial x}, \dfrac{\partial z}{\partial y}$；

　　(4) 设 $z = z(x, y)$ 是由 $F(x + mz, y + nz) = 0$ 确定，其中 F 为可微函数，m、n 为常数，求 $m\dfrac{\partial z}{\partial x} + n\dfrac{\partial z}{\partial y}$.

18. 求下列函数的极值：

　　(1) $z = 4(x - y) - x^2 - y^2$；　　　　　　(2) $f(t, s) = (6t - t^2)(4s - s^2)$.

19. 求下列函数的条件极值：

　　(1) 函数 $z = xy$ 在附加条件 $x + y = 1$ 下的极值；

　　(2) 函数 $z = x^2 + y^2$ 在附加条件 $\dfrac{x}{a} + \dfrac{y}{b} = 1$ 下的极值.

20. 一圆柱体受压后变形，它的半径由 20cm 增大到 20.05cm，高度由 100cm 减少到 99cm，求此圆柱体体积变化的近似值.

21. 欲造一个容积等于定数 V_0 的无盖的长方形水池，应如何选择水池尺寸，方使它的用料最省（即表面积最小）？

22. 有一宽为 24cm 的长方形铁板，把它的两边折起来，做成一断面为等腰梯形的水槽，问折起来的各面的宽及其倾斜角为多少时，才能使水槽断面的面积最大？

23. 为了从水层逐次地提取三次酸，将苯的总体积 a 分成 x、y 和 z 三份，要使一定苯的用量得到最完全的提取，应使 $u = (a + kx)(a + ky)(a + kz)$ 最大，试问 x、y、z 三者之间有什么样的关系，u 才能最大？

24. 销售某医疗器械需作两种方式的广告宣传，当两种广告费分别为 x 和 y 时，利润函数为 $f(x, y) = \dfrac{80x}{5 + x} + \dfrac{40y}{10 + y} + 35$（单位：百万元），如两种广告费之和拟用 25（百万元），此时应如何分配两种广告费，方使利润最大？（提示：可用条件极值求解）

第七章 PPT

第八章

多元函数积分学

前面讨论过的定积分，是定义在闭区间上的一元函数的一种和式的极限. 根据实际问题的需要，还需把它推广为定义在区域或曲线上的多元函数的和式的极限，这便得到重积分、曲线积分的概念. 本章先讨论二重积分，再介绍曲线积分，最后给出格林公式及曲线积分与路径无关的条件.

§8-1 二重积分的概念及简单性质

8-1.1 二重积分的概念

一、两个实际问题

1. 曲顶柱体的体积

所谓曲顶柱体，指底是 xOy 坐标面上的区域 D，侧面是以 D 的边界曲线为准线而母线平行于 z 轴的柱面，顶是二元函数 $f(x, y)$ 表示的连续曲面（$z = f(x, y) \geqslant 0$）所围成的柱体(图 8-1). 下面我们就来讨论曲顶柱体的体积 V 的计算问题.

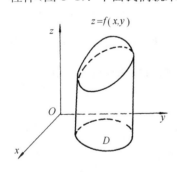

图 8-1

如柱体的顶部在平行于 xOy 坐标面的平面上，即它的高是不变的，那么体积可按"体积＝高×底面积"来计算. 现在顶部是曲面，它的高 $f(x, y)$ 随着点 (x, y) 在 D 上的变动而变动，其体积就不能直接用平顶的公式计算. 但如用类似于定积分中求曲边梯形面积的"分割、近似代替、求和、取极限"的方法，不难求得曲顶柱体的体积.

为求体积，先用一组曲线网把区域 D 任意分成 n 个小区域：

$$\Delta\sigma_1, \ \Delta\sigma_2, \ \cdots, \ \Delta\sigma_i, \ \cdots, \ \Delta\sigma_n$$

并用它们表示各个小区域的面积. 以各小区域的边界线为准线，作母线平行于 z 轴的柱面，这些柱面把原曲顶柱体分成 n 个小曲顶柱体. 再在每一个小区域 $\Delta\sigma_i (i=1, 2, \cdots, n)$ 上任取一点 $P_i(\xi_i, \eta_i)$，用高为 $f(\xi_i, \eta_i)$，底为 $\Delta\sigma_i$ 的小平顶柱体的体积 $f(\xi_i, \eta_i)\Delta\sigma_i$ 来近似表示相应的小曲顶柱体的体积 ΔV_i (图 8-2)，则 n 个小平顶柱体的体积之和 $\sum\limits_{i=1}^{n} f(\xi_i, \eta_i)\Delta\sigma_i$ 自然就成为所求曲顶柱体体积的近似值，即

$$V = \sum_{i=1}^{n} \Delta V_i \approx \sum_{i=1}^{n} f(\xi_i, \eta_i) \Delta\sigma_i$$

最后令 λ（$\lambda=\max\{d_i\mid i=1,2,\cdots,n\}$，$d_i$ 是 $\Delta\sigma_i$ 的直径[①]）趋于零，此时和式的极限就是曲顶柱体的体积 V，即

$$V=\lim_{\lambda\to 0}\sum_{i=1}^{n}f(\xi_i,\eta_i)\Delta\sigma_i$$

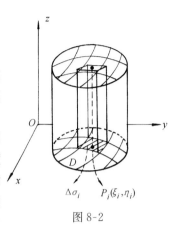

图 8-2

2. 平面薄片的质量

设有一个平面薄片，它在 xOy 平面上所占的区域为 D，在点 (x,y) 处的面密度为 $\rho=\rho(x,y)$（$\rho(x,y)\geqslant 0$，且在 D 上连续），现要计算该平面薄片的质量 M.

若平面薄片上的质量分布是均匀的，即面密度是常数，则薄片的质量可用"质量＝面密度×面积"来计算. 但现在面密度 $\rho(x,y)$ 是点 (x,y) 的函数，为此，薄片的质量就不能直接用上述公式来计算. 这里，我们仿照求曲顶柱体体积的方法去求之.

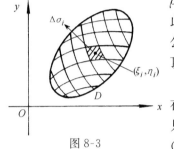

图 8-3

先把薄片所占的区域 D，任意分成 n 个小区域（图 8-3），再在每一个小区域 $\Delta\sigma_i$（$i=1,2,\cdots,n$）上任意取一点 (ξ_i,η_i)，只要小区域 $\Delta\sigma_i$（$i=1,2,\cdots,n$）的直径足够小，就可把 $\rho(\xi_i,\eta_i)\Delta\sigma_i$ 看成是相应小区域上的质量. 再通过求和、取极限，便得到所求平面薄片的质量 M，即

$$M=\lim_{\lambda\to 0}\sum_{i=1}^{n}\rho(\xi_i,\eta_i)\Delta\sigma_i$$

其中 λ 的意义同前.

上面两个问题的实际意义虽然不同，但都采用"**分割、近似代替、求和、取极限**"的方法，而最终又归结为同类形式的和式的极限. 在几何、物理、化学和工程技术中，有不少量都可归结成这类和式的极限，为此有抽象成一般概念的必要.

二、二重积分的定义

设函数 $f(x,y)$ 在闭区域 D 上连续，现将区域 D 任意分成 n 个小区域：

$$\Delta\sigma_1,\Delta\sigma_2,\cdots,\Delta\sigma_i,\cdots,\Delta\sigma_n$$

$\Delta\sigma_i$ 同时也表示相应小区域的面积. 在每一个小区域上任意取点 (ξ_i,η_i)，作乘积 $f(\xi_i,\eta_i)\Delta\sigma_i$ 的和式 $\sum_{i=1}^{n}f(\xi_i,\eta_i)\Delta\sigma_i$. 如各小区域直径中的最大者 λ 趋于零时，这个和式的极限存在，则称此极限为**函数 $f(x,y)$ 在区域 D 上的二重积分**，记作 $\iint\limits_{D}f(x,y)\mathrm{d}\sigma$，即

$$\iint\limits_{D}f(x,y)\mathrm{d}\sigma=\lim_{\lambda\to 0}\sum_{i=1}^{n}f(\xi_i,\eta_i)\Delta\sigma_i$$

其中 $f(x,y)$ 为<u>被积函数</u>，$f(x,y)\mathrm{d}\sigma$ 为<u>被积式</u>，$\mathrm{d}\sigma$ 为<u>面积微元</u>，x 与 y 为<u>积分变量</u>，D 为<u>积分区域</u>.

应该指出,当 $f(x,y)$ 在闭区域 D 上连续时,上述和式的极限与 D 分法以及点 (ξ_i,η_i) 的取法无关. 为方便起见,通常采用平行于坐标轴的两组直线去分割 D（图 8-4）. 此时 $\Delta\sigma_i$ 的面积为

[①] 一个闭区域的直径是指区域上任意两点间的距离的最大值.

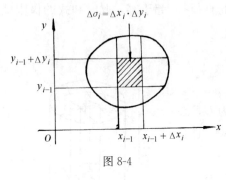

图 8-4

$$\Delta\sigma_i = \Delta x_i \Delta y_i$$

从而面积微元 $d\sigma$ 为

$$d\sigma = dxdy$$

于是二重积分又可记作

$$\iint_D f(x,y)dxdy$$

由二重积分的定义可知，平面薄片的质量就是它的面密度 $\rho(x,y)$ 在薄片所占的区域 D 上的二重积分，即

$$M = \iint_D \rho(x,y)d\sigma$$

由二重积分的定义同样可知，曲顶柱体的体积是曲顶的方程 $z=f(x,y)$ 在柱体底域 D 上的二重积分，即

$$V = \iint_D f(x,y)d\sigma$$

假如在 D 上，$f(x,y) \geqslant 0$，由二重积分的定义知 $\iint_D f(x,y)d\sigma \geqslant 0$，此时二重积分的值等于曲顶柱体体积；如 $f(x,y) \leqslant 0$，由二重积分的定义同样可知 $\iint_D f(x,y)d\sigma \leqslant 0$，此时二重积分的值等于曲顶柱体的体积的负值；如 $f(x,y)$ 在 D 的若干部分区域上是正的，在其他部分区域上是负的，此时二重积分等于位于 xOy 坐标面上方的柱体体积与位于下方的柱体体积之差，这就是二重积分的几何解释.

8-1.2 二重积分的简单性质

二重积分有类似定积分性质的性质，现简述如下.

性质 1 被积函数的常数因子可以提到二重积分号的外面，即

$$\iint_D kf(x,y)d\sigma = k\iint_D f(x,y)d\sigma \quad (k \text{ 为常数})$$

性质 2 两个函数代数和的二重积分，等于它们二重积分的代数和，即

$$\iint_D [f(x,y) \pm g(x,y)]d\sigma = \iint_D f(x,y)d\sigma \pm \iint_D g(x,y)d\sigma$$

性质 3 如果将 D 分成两个互不重叠的区域 D_1 与 D_2（图 8-5），则

$$\iint_D f(x,y)d\sigma = \iint_{D_1} f(x,y)d\sigma + \iint_{D_2} f(x,y)d\sigma$$

这个性质表示二重积分对于积分区域具有可加性.

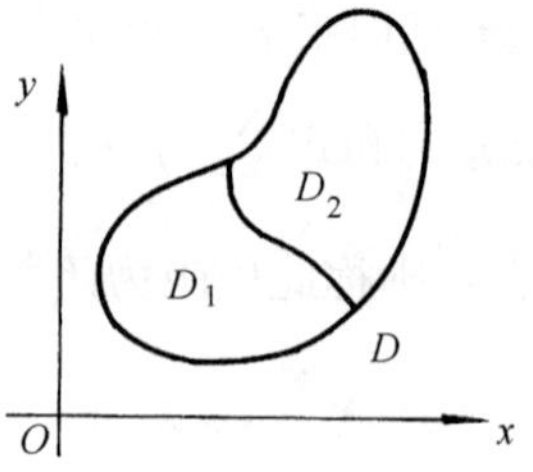

性质 4 如果在 D 上恒有 $f(x,y)=1$，那么

$$\iint_D f(x,y)d\sigma = \iint_D d\sigma = \sigma \quad (\sigma \text{ 是 } D \text{ 的面积})$$

这个性质的几何意义是显而易见的，因为高为 1 的平顶柱体的体积在数值上就等于柱体底域 D 的面积 σ.

性质 5（二重积分中值定理） 设函数 $f(x,y)$ 在闭区域 D 上连续，σ 是 D 的面积，则在 D 上至少存在一点 (ξ,η)，使得下式成立：

图 8-5

$$\iint\limits_{D} f(x,y)\mathrm{d}\sigma = f(\xi,\eta)\cdot\sigma$$

中值定理的几何意义是：对于曲顶柱体，一定存在一个以曲顶柱体的底为底，过其底上某一点 (ξ,η) 的那条高为高的平顶柱体，它的体积等于这曲顶柱体的体积.

以上五个性质可利用二重积分的定义与极限的性质直接推得，此处证明从略.

§8-2　二重积分的计算

8-2.1　直角坐标系中二重积分的计算方法

直接根据定义计算二重积分显然非常繁杂，有时甚至不可能，因此需要寻求计算二重积分的切实可行的方法. 考虑到二重积分总可以解释成曲顶柱体的体积，因此借助于曲顶柱体体积的计算来导出二重积分的计算法则. 法则的关键在于把二重积分化为两次定积分来计算.

下面讨论连续函数 $z = f(x,y) \geqslant 0$ 时，二重积分 $\iint\limits_{D} f(x,y)\mathrm{d}\sigma$ 的计算.

为讨论方便，先考虑区域 D 是一简单区域[①](图8-6)，设区域 D 与两平行线 $x=a, x=b$ 相切于 A, B 两点，与另两条平行直线 $y=c, y=d$ 相切于 C, E 两点. 点 A, B 把 D 的边界分成 ACB 与 AEB 两条曲线，它们的方程为

$$y = \varphi_1(x)　（曲线 ACB）$$
$$y = \varphi_2(x)　（曲线 AEB）$$

其中 $\varphi_1(x)$ 与 $\varphi_2(x)$ 是区间 $[a,b]$ 上的单值连续函数.

同样地，C, E 把区域 D 的边界分成 CAE 与 CBE 两条曲线，它们的方程为

$$x = \psi_1(y)　（曲线 CAE）$$
$$x = \psi_2(y)　（曲线 CBE）$$

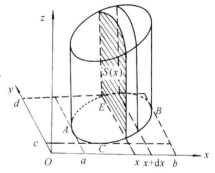

图 8-6

其中 $\psi_1(y)$ 与 $\psi_2(y)$ 是区间 $[c,d]$ 上的单值连续函数.

下面我们用"微元法"来求上述曲顶柱体的体积. 为此，在区间 $[a,b]$ 上任取一个微段 $[x, x+\mathrm{d}x]$，并在 x 与 $x+\mathrm{d}x$ 处各自作 x 轴的垂直平面，得到曲顶柱体的夹在这两个平行平面间的一小薄片(图8-6). 如用 $S(x)$ 表示 x 处的平面截割柱体所得的截面面积，那么小薄片的体积近似为 $\mathrm{d}V = S(x)\mathrm{d}x$，称为体积微元.

$S(x)$ 是一个以区间 $[\varphi_1(x), \varphi_2(x)]$ 为底，以 $z = f(x,y)$ 为曲边的曲边梯形的面积，故

$$S(x) = \int_{\varphi_1(x)}^{\varphi_2(x)} f(x,y)\mathrm{d}y$$

把上式代入 $\mathrm{d}V = S(x)\mathrm{d}x$，便得

$$\mathrm{d}V = \left[\int_{\varphi_1(x)}^{\varphi_2(x)} f(x,y)\mathrm{d}y\right]\mathrm{d}x$$

---

① xOy 平面上区域 D 的边界与平行于坐标轴的任一直线相交不多于两点，称 D 为简单区域.

最后,将每点 x 处的体积微元 $\mathrm{d}V$,从 $x=a$ 到 $x=b$ 无限累加,便得到曲顶柱体的体积 V:

$$V=\int_a^b S(x)\mathrm{d}x=\int_a^b\left[\int_{\varphi_1(x)}^{\varphi_2(x)}f(x,y)\mathrm{d}y\right]\mathrm{d}x$$

上式的右端实际上是一个先对 y,后对 x 的二次积分. 也就是说,先把 x 看做常量,$f(x,y)$ 看成是 y 的一元函数,对 y 从 $\varphi_1(x)$ 到 $\varphi_2(x)$ 进行第一次定积分. 所得结果显然是 x 的函数,再对 x 从 a 到 b 进行第二次定积分. 习惯上又常把上述二次积分写成

$$\int_a^b\mathrm{d}x\int_{\varphi_1(x)}^{\varphi_2(x)}f(x,y)\mathrm{d}y$$

这样，就得到了曲顶柱体的体积计算公式

$$V=\int_a^b\mathrm{d}x\int_{\varphi_1(x)}^{\varphi_2(x)}f(x,y)\mathrm{d}y$$

从而也就得到了二重积分的计算公式

$$\iint_D f(x,y)\mathrm{d}\sigma=\int_a^b\mathrm{d}x\int_{\varphi_1(x)}^{\varphi_2(x)}f(x,y)\mathrm{d}y \tag{8-1}$$

若互换 x 与 y 的位置,则可得二重积分的另一计算公式

$$\iint_D f(x,y)\mathrm{d}\sigma=\int_c^d\left[\int_{\psi_1(y)}^{\psi_2(y)}f(x,y)\mathrm{d}x\right]\mathrm{d}y$$
$$=\int_c^d\mathrm{d}y\int_{\psi_1(y)}^{\psi_2(y)}f(x,y)\mathrm{d}x \tag{8-2}$$

如果积分区域 D 如图 8-7 所示，则同样可推得公式 (8-1) 与公式 (8-2).

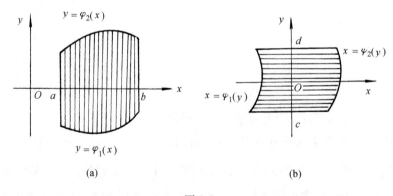

(a)   (b)

图 8-7

如果积分区域 D 不是简单区域如图 8-8 所示,则可把 D 分成若干个互不重叠的区域,使每一个部分区域都是简单区域. 根据二重积分对区域具有可加性的性质,分别在各部分区域上求出积分,然后再取它们之和即可.

如果积分区域是矩形域:$a\leqslant x\leqslant b,c\leqslant y\leqslant d$(图 8-9),则二次积分的上下限都是常数,即

$$\iint_D f(x,y)\mathrm{d}\sigma=\int_a^b\mathrm{d}x\int_c^d f(x,y)\mathrm{d}y=\int_c^d\mathrm{d}y\int_a^b f(x,y)\mathrm{d}x \tag{8-3}$$

如果被积函数 $f(x,y)$ 是两个单元函数 $g(x)$ 与 $h(y)$ 之积,且 D 是上述矩形域,则有

$$\iint\limits_D f(x,y)\mathrm{d}\sigma = \iint\limits_D g(x)h(y)\mathrm{d}\sigma = \left[\int_a^b g(x)\mathrm{d}x\right]\left[\int_c^d h(y)\mathrm{d}y\right] \tag{8-4}$$

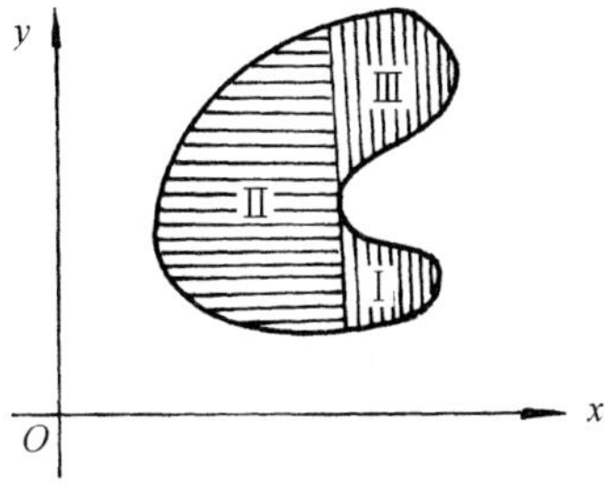

图 8-8 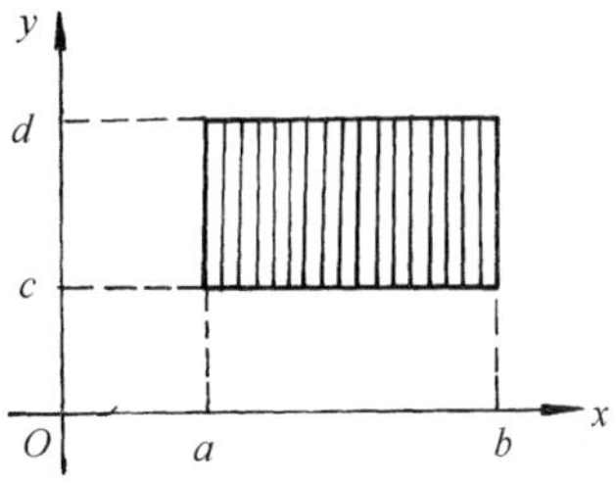　　　　　　　　　　　　　　图 8-9

这是因为

$$\iint\limits_D g(x)h(y)\mathrm{d}\sigma = \int_a^b \mathrm{d}x \int_c^d g(x)h(y)\mathrm{d}y$$

在先对 y 积分时，$g(x)$ 可视为常数，提到积分号的外面，而再对 x 积分时，$\int_c^d h(y)\mathrm{d}y$ 也作为常数，提到积分号外，于是就得到式（8-4）.

例 1　计算 $\iint\limits_D\left(1-\dfrac{x}{3}-\dfrac{y}{4}\right)\mathrm{d}\sigma$，其中 D 是矩形域：$-1\leqslant x\leqslant 1,-2\leqslant y\leqslant 2$.

解　如先对 y 后对 x 积分，则由式（8-3）得

$$\iint\limits_D\left(1-\frac{x}{3}-\frac{y}{4}\right)\mathrm{d}\sigma = \int_{-1}^1 \mathrm{d}x \int_{-2}^2 \left(1-\frac{x}{3}-\frac{y}{4}\right)\mathrm{d}y$$

$$= \int_{-1}^1 \left[y-\frac{xy}{3}-\frac{y^2}{8}\right]_{-2}^2 \mathrm{d}x = \int_{-1}^1 \left(4-\frac{4}{3}x\right)\mathrm{d}x$$

$$= 4\left[x-\frac{x^2}{6}\right]_{-1}^1 = 8$$

如先对 x 后对 y 积分，则有

$$\iint\limits_D\left(1-\frac{x}{3}-\frac{y}{4}\right)\mathrm{d}\sigma = \int_{-2}^2 \mathrm{d}y \int_{-1}^1 \left(1-\frac{x}{3}-\frac{y}{4}\right)\mathrm{d}x$$

$$= \int_{-2}^2 \left[x-\frac{x^2}{6}-\frac{xy}{4}\right]_{-1}^1 \mathrm{d}y = \int_{-2}^2 \left(2-\frac{y}{2}\right)\mathrm{d}y$$

$$= \left[2y-\frac{y^2}{4}\right]_{-2}^2 = 8$$

由本例可知，当 D 是矩形域时，先对 y 后对 x 的二次积分与先对 x 后对 y 的积分，在计算的难易程度上是差不多的，因此遇到矩形域上的积分时，积分次序可以任意选择.

从几何意义上讲，该二重积分是以矩形为底，以平面 $\dfrac{x}{3}+\dfrac{y}{4}+z=1$ 为顶，准线是 D 的边界，母线平行 z 轴的柱面为侧面所围的立体的体积，如图 8-10 所示.

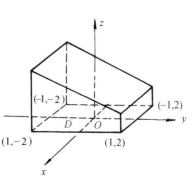

图 8-10

变通一下，如 $f(x,y)=y^2\sin^3 x$，D 仍是原矩形域：$-1\leqslant x\leqslant 1,-2\leqslant y\leqslant 2$，则二重积分为

$$\iint\limits_{D} f(x,y)\mathrm{d}\sigma = \int_{-1}^{1} \sin^3 x \mathrm{d}x \cdot \int_{-2}^{2} y^2 \mathrm{d}y$$

$$= 0 \cdot \frac{16}{3} = 0$$

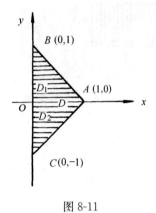

图 8-11

例 2 计算 $\iint\limits_{D}(x+y)\mathrm{d}\sigma$,其中 D 是图 8-11 阴影部分区域.

解 由直线方程的两点式可知 AB,AC 的方程分别为

$$x + y = 1 \quad (\text{直线 } AB)$$

$$x - y = 1 \quad (\text{直线 } AC)$$

$$\iint\limits_{D}(x+y)\mathrm{d}\sigma = \int_0^1 \mathrm{d}x \int_{x-1}^{1-x}(x+y)\mathrm{d}y$$

$$= \int_0^1 \left[xy + \frac{y^2}{2} \right]_{x-1}^{1-x} \mathrm{d}x = \int_0^1 (2x - 2x^2)\mathrm{d}x$$

$$= \left[x^2 - \frac{2x^3}{3} \right]_0^1 = \frac{1}{3}$$

本例如按式(8-2)先对 x 后对 y 积分去计算,则必须把区域 D 分成 D_1 与 D_2 两部分(图 8-11)考虑,计算就会麻烦些. 由此可见,虽说式(8-1)与式(8-2)都可以化二重积分为二次积分,但计算上存在一个难易的问题,自然要选一个计算较易的积分次序去计算.

例 3 试决定下列二重积分在化为二次积分时的积分次序（不具体计算积分）:

(1) $\iint\limits_{D_1} f(x,y)\mathrm{d}\sigma$,其中 D_1 是由 $y = x, y = \dfrac{x}{2}, y = 1$ 与 $y = 2$ 围成的区域.

(2) $\iint\limits_{D_2} f(x,y)\mathrm{d}\sigma$,其中 D_2 是由 $y = 1 - x^2, x = \dfrac{1}{2}, x = 0$ 与 $y = 0$ 围成的区域.

解 先作 D_1 与 D_2 的图形如图 8-12 所示.

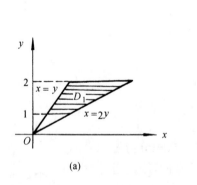

(a)

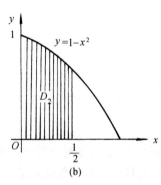

(b)

图 8-12

(1) 由 D_1 形状的特点知,取先对 x 后对 y 的积分次序,计算较为方便,即

$$\iint\limits_{D_1} f(x,y)\mathrm{d}\sigma = \int_1^2 \mathrm{d}y \int_y^{2y} f(x,y)\mathrm{d}x$$

(2) 又由 D_2 的形状知,取先对 y 后对 x 的积分次序,计算较为方便,即

$$\iint\limits_{D_2} f(x,y)\mathrm{d}\sigma = \int_0^{\frac{1}{2}} \mathrm{d}x \int_0^{1-x^2} f(x,y)\mathrm{d}y$$

例 4 更改二次积分 $\int_0^{\sqrt{3}}\mathrm{d}y\int_0^1 f(x,y)\mathrm{d}x + \int_{\sqrt{3}}^2\mathrm{d}y\int_0^{\sqrt{4-y^2}}f(x,y)\mathrm{d}x$ 的积分次序.

解
$$\int_0^{\sqrt{3}}\mathrm{d}y\int_0^1 f(x,y)\mathrm{d}x + \int_{\sqrt{3}}^2\mathrm{d}y\int_0^{\sqrt{4-y^2}}f(x,y)\mathrm{d}x$$

是取先对 x 后对 y 的积分次序的二次积分,其中的两个二次积分的积分区域分别为

$$D_1:\quad 0\leqslant x\leqslant 1,\quad 0\leqslant y\leqslant\sqrt{3}$$
$$D_2:\quad 0\leqslant x\leqslant\sqrt{4-y^2},\quad \sqrt{3}\leqslant y\leqslant 2$$

如图 8-13 所示.

现改成先对 y 后对 x 的积分,积分区域不必分两部分考虑,此时 $D=D_1+D_2$,可表示为

$$D:\quad 0\leqslant y\leqslant\sqrt{4-x^2},\quad 0\leqslant x\leqslant 1$$

于是,更改积分次序后的二次积分为

$$\int_0^1\mathrm{d}x\int_0^{\sqrt{4-x^2}}f(x,y)\mathrm{d}y$$

显然,后者计算要简便些.

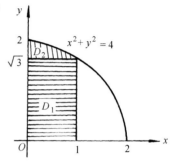

图 8-13

例 5 计算 $\iint\limits_D\dfrac{\sin y}{y}\mathrm{d}x\mathrm{d}y$,其中 D 是由 $y=x$ 与 $x=y^2$ 所围成的区域,如图8-14 所示.

解 就图形形状而言,积分次序似乎可任意选择,但由于 $\int\dfrac{\sin y}{y}\mathrm{d}y$ 在初等函数范围内属不可积,因此先对 y 后对 x 的积分次序行不通,因而只能取先对 x 后对 y 的积分,此时有

$$\iint\limits_D\frac{\sin y}{y}\mathrm{d}x\mathrm{d}y = \int_0^1\mathrm{d}y\int_{y^2}^y\frac{\sin y}{y}\mathrm{d}x$$
$$=\int_0^1\frac{\sin y}{y}\big[x\big]_{y^2}^y\mathrm{d}y = \int_0^1\frac{\sin y}{y}(y-y^2)\mathrm{d}y$$
$$=\int_0^1\sin y\mathrm{d}y - \int_0^1 y\sin y\mathrm{d}y$$
$$=\big[-\cos y\big]_0^1 - \big[-y\cos y+\sin y\big]_0^1$$
$$=1-\sin 1\approx 0.1585$$

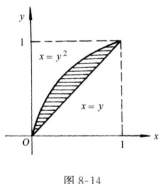

图 8-14

例 6 求椭圆抛物面 $z=1-4x^2-y^2$ 与 xOy 坐标面围成的立体体积.

解 由图 8-15 知,此处的立体是关于 yOz 和 zOx 平面对称的,所以只要计算第一卦限部分的体积,然后 4 倍之即可,即

$$V=4\iint\limits_D(1-4x^2-y^2)\mathrm{d}x\mathrm{d}y$$

其中 D:$0\leqslant y\leqslant\sqrt{1-4x^2}$,$0\leqslant x\leqslant\dfrac{1}{2}$. 如取先对 y 后对 x 的次序进行积分,则有

$$V=4\iint\limits_D(1-4x^2-y^2)\mathrm{d}x\mathrm{d}y$$
$$=4\int_0^{\frac{1}{2}}\mathrm{d}x\int_0^{\sqrt{1-4x^2}}(1-4x^2-y^2)\mathrm{d}y$$

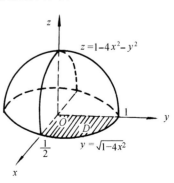

图 8-15

$$=4\int_0^{\frac{1}{2}}\left[y-4x^2y-\frac{1}{3}y^3\right]_0^{\sqrt{1-4x^2}}\mathrm{d}x$$

$$=\frac{8}{3}\int_0^{\frac{1}{2}}(1-4x^2)^{\frac{3}{2}}\mathrm{d}x$$

令 $x=\frac{1}{2}\sin\theta$，当 $x=0$ 时，$\theta=0$；$x=\frac{1}{2}$ 时，$\theta=\frac{\pi}{2}$，于是

$$V=\frac{8}{3}\cdot\frac{1}{2}\int_0^{\frac{\pi}{2}}\cos^4\theta\mathrm{d}\theta$$

$$=\frac{4}{3}\int_0^{\frac{\pi}{2}}\left(\frac{3}{8}+\frac{1}{2}\cos2\theta+\frac{1}{8}\cos4\theta\right)\mathrm{d}\theta$$

$$=\frac{4}{3}\left[\frac{3}{8}\theta+\frac{1}{4}\sin2\theta+\frac{1}{32}\sin4\theta\right]_0^{\frac{\pi}{2}}$$

$$=\frac{4}{3}\cdot\frac{3}{8}\cdot\frac{\pi}{2}=\frac{\pi}{4}$$

例 7 有一上半椭圆域的匀质平面薄片如图 8-16 所示，求其质心.

解 在 8-1.1 节中我们利用"分割、近似代替、求和、取极限"的方法已求得平面薄片的质量公式、类似地，我们还可以求得静力学中其他几个公式.

平面薄片关于 x 轴与 y 轴的静矩计算公式为

$$M_x=\iint\limits_D y\rho(x,y)\mathrm{d}\sigma,\qquad M_y=\iint\limits_D x\rho(x,y)\mathrm{d}\sigma$$

平面薄片的质心坐标计算公式为

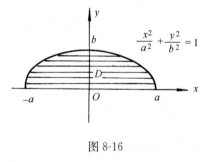

图 8-16

$$\bar{x}=\frac{\iint\limits_D x\rho(x,y)\mathrm{d}\sigma}{\iint\limits_D \rho(x,y)\mathrm{d}\sigma}\xrightarrow{\rho(x,y)=k}\frac{\iint\limits_D x\mathrm{d}\sigma}{\sigma}$$

$$\bar{y}=\frac{\iint\limits_D y\rho(x,y)\mathrm{d}\sigma}{\iint\limits_D \rho(x,y)\mathrm{d}\sigma}\xrightarrow{\rho(x,y)=k}\frac{\iint\limits_D y\mathrm{d}\sigma}{\sigma}$$

平面薄片关于 x 轴、y 轴、原点的转动惯量计算公式为

$$I_x=\iint\limits_D y^2\rho(x,y)\mathrm{d}\sigma,\qquad I_y=\iint\limits_D x^2\rho(x,y)\mathrm{d}\sigma$$

$$I_0=\iint\limits_D (x^2+y^2)\rho(x,y)\mathrm{d}\sigma\qquad(I_0=I_x+I_y)$$

其中 D、$\rho(x,y)$ 与平面薄片质量计算公式中的 D、$\rho(x,y)$ 作同样解释，σ 为 D 的面积.

现在我们来求图 8-16 所示的平面薄片的质心.

由图形知区域 D 可表示为

$$0\leqslant y\leqslant b\sqrt{1-\frac{x^2}{a^2}},\quad -a\leqslant x\leqslant a$$

由于 D 关于 y 轴对称，质量又均匀分布，即 $\rho(x,y)=k$，所以

$$\bar{x}=0$$

$$\overline{y} = \frac{\iint\limits_{D} y \mathrm{d}\sigma}{\sigma} = \frac{1}{\sigma}\int_{-a}^{a}\mathrm{d}x\int_{0}^{b\sqrt{1-\frac{x^2}{a^2}}}y\mathrm{d}y = \frac{b^2}{2\sigma}\int_{-a}^{a}\left(1-\frac{x^2}{a^2}\right)\mathrm{d}x$$

$$= \frac{b^2}{\pi ab}\left(2a - \frac{2a^3}{3a^2}\right) = \frac{4b}{3\pi}$$

即

$$(\overline{x},\overline{y}) = \left(0,\frac{4b}{3\pi}\right)$$

通过上面几例的计算可知，二重积分的计算通常可按下面步骤进行：先画出积分区域 D 的草图，再决定积分次序，最后通过二次积分得到所求的结果．其中决定积分次序是关键的一步，它既要考虑积分区域的图形形状，又要考虑被积函数的特点．

例 8　计算 $\iint\limits_{D}xy^2\mathrm{d}x\mathrm{d}y$，其中 D 是由 $x^2+y^2=1$ 与 $x^2+y^2=4$ 所围成的环形域，如图 8-17 所示．

解　环形域决定了二重积分化为二次积分时，必须把 D 分成四个部分，不管哪种积分次序都如此．显然，计算起来很麻烦．那有无其他方法简化计算呢？下面将要介绍的极坐标系下的计算方法，就可简化类似上述积分的计算．

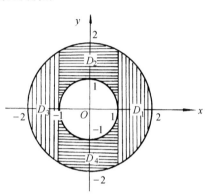

图 8-17

8-2.2　利用极坐标计算二重积分

积分区域是圆域、扇形域、环形域等区域，被积函数形如 $f(x^2+y^2)$ 的二重积分，采取极坐标计算往往可使计算简化．下面我们来介绍极坐标系下二重积分的计算公式．

为导出极坐标系下的二重积分计算公式，先得将积分区域 D 和被积函数化为极坐标表达式，然后求出极坐标系下的面积微元，最后化极坐标系下的二重积分为二次积分．

把区域 D 以及被积函数化为极坐标表达式这一点不难做到，只要把平面点的直角坐标与极坐标的关系式：$x=r\cos\theta,y=r\sin\theta$ 代入就行了．现在来求极坐标系下面积微元 $\mathrm{d}\sigma$．我们用以极点 O 为圆心的一组同心圆以及以 O 为起点的一组射线分割区域 D，设 $\Delta\sigma_i$ 是两条极径分别为 r_{i-1} 与 r_i 的圆弧，和极角分别为 θ_{i-1} 与 θ_i 的射线所围的小区域，如图 8-18 所示．此时，$\Delta\sigma_i$ 面积近似值为

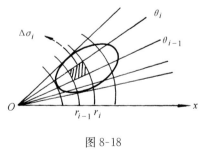

图 8-18

$$r_i(\theta_i-\theta_{i-1}) \cdot (r_i-r_{i-1}) = r_i\Delta\theta_i\Delta r_i$$

即

$$\Delta\sigma_i \approx r_i\Delta r_i\Delta\theta_i$$

从而，极坐标系下的面积微元为

$$\mathrm{d}\sigma = r\mathrm{d}r\mathrm{d}\theta$$

于是，极坐标系下的二重积分为

$$\iint\limits_{D}f(x,y)\mathrm{d}\sigma = \iint\limits_{D}f(r\cos\theta,r\sin\theta)r\mathrm{d}r\mathrm{d}\theta$$

最后，分两种情况来讨论，如何把极坐标系下的二重积分化为二次积分．

（1）极点不在区域 D 内，如图 8-19（a）所示.

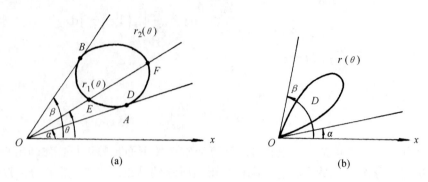

图 8-19

这时，过极点 O 引两条射线 $\theta=\alpha,\theta=\beta$ 与区域 D 相切于 A,B 两点，A,B 把 D 的边界曲线分成 AEB 与 AFB 两部分，设它们的方程分别为 $r=r_1(\theta)$ 与 $r=r_2(\theta)$. 于是区域 D 可表示为

$$r_1(\theta)\leqslant r\leqslant r_2(\theta),\quad \alpha\leqslant\theta\leqslant\beta$$

计算二重积分时，先在 $[\alpha,\beta]$ 上固定一个 θ，对应这个 θ，区域 D 上的点的极径 r 从 $r_1(\theta)$ 变到 $r_2(\theta)$［图 8-19(a) 中，从点 E 到点 F］，而 θ 可固定在 $[\alpha,\beta]$ 上的任意一角，因此 θ 的变化范围是 $[\alpha,\beta]$. 这就是说，先在极角 θ 变化区间 $[\alpha,\beta]$ 上固定 θ 对 r 积分，然后再对 θ 积分，这样就得到类似直角坐标系下的二次积分公式：

$$\iint\limits_D f(r\cos\theta,r\sin\theta)r\mathrm{d}r\mathrm{d}\theta=\int_\alpha^\beta \mathrm{d}\theta\int_{r_1(\theta)}^{r_2(\theta)}f(r\cos\theta,r\sin\theta)r\mathrm{d}r \tag{8-5}$$

（2）极点在区域 D 内，如图 8-20 所示.

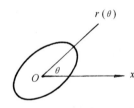

图 8-20

设区域 D 的边界曲线方程为 $r=r(\theta)$，先在极角 θ 变化范围 $[0,2\pi]$ 上任意固定一个 θ，对应这个 θ 区域 D 上的点的极径便从 0 变到 $r(\theta)$，因此计算公式为

$$\iint\limits_D f(r\cos\theta,r\sin\theta)r\mathrm{d}r\mathrm{d}\theta=\int_0^{2\pi}\mathrm{d}\theta\int_0^{r(\theta)}f(r\cos\theta,r\sin\theta)r\mathrm{d}r$$

$$\tag{8-6}$$

如果图 8-19（a）中的曲线段 AEB 缩成一点且重合于极点 O，就成为图 8-19（b），此时，$r_1(\theta)=0,r_2(\theta)=r(\theta)$，区域 D 表示为

$$0\leqslant r\leqslant r(\theta),\quad \alpha\leqslant\theta\leqslant\beta$$

计算公式为

$$\iint\limits_D f(r\cos\theta,r\sin\theta)r\mathrm{d}r\mathrm{d}\theta=\int_\alpha^\beta \mathrm{d}\theta\int_0^{r(\theta)}f(r\cos\theta,r\sin\theta)r\mathrm{d}r \tag{8-7}$$

式（8-7）可视为式（8-5）的特例，即极点在 D 的边界上可作为极点不在 D 内的特殊情况考虑.

若在 D 上恒有 $f(r\cos\theta,r\sin\theta)=1$，此时极坐标下的二重积分在数值上等于区域 D 的面积 σ，即

$$\sigma=\iint\limits_D f(r\cos\theta,r\sin\theta)r\mathrm{d}r\mathrm{d}\theta=\iint\limits_D r\mathrm{d}r\mathrm{d}\theta=\int_\alpha^\beta \mathrm{d}\theta\int_0^{r(\theta)}r\mathrm{d}r=\frac{1}{2}\int_\alpha^\beta r^2(\theta)\mathrm{d}\theta \tag{8-8}$$

式（8-8）正是定积分中平面图形在极坐标下的面积计算公式（5-5）.

例 9 利用极坐标计算例 8 中的二重积分.

解

$$\iint\limits_D xy^2\mathrm{d}x\mathrm{d}y=\int_0^{2\pi}\mathrm{d}\theta\int_1^2 r^4\sin^2\theta\cos\theta\mathrm{d}r$$

$$= \left(\int_0^{2\pi} \sin^2\theta\cos\theta d\theta \right) \cdot \left(\int_1^2 r^4 dr \right)$$

$$= 0 \cdot \frac{31}{5} = 0$$

例 10　在一个形如旋转抛物面 $z = x^2 + y^2$ 的容器内，如图 8-21 所示，已经盛有 $8\pi cm^3$ 溶液，现再倒进 $120\pi cm^3$ 的溶液，问液面升高多少厘米？

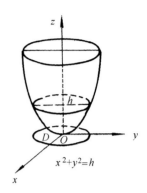

解　首先确定容器内的溶液的体积 V 与溶液液面高度 h 间的函数关系. 由图 8-21 可知，抛物面 $z = x^2 + y^2$ 与平面 $z = h$ 所围成的立体体积（即溶液的体积）V 为

$$V = \iint\limits_D h\,d\sigma - \iint\limits_D (x^2 + y^2)d\sigma = \iint\limits_D (h - x^2 - y^2)d\sigma$$

在极坐标系下，区域 D 表示为

$$0 \leqslant r \leqslant \sqrt{h}, \quad 0 \leqslant \theta \leqslant 2\pi$$

图 8-21

于是

$$V = \iint\limits_D (h - x^2 - y^2)d\sigma = \int_0^{2\pi} d\theta \int_0^{\sqrt{h}} r(h - r^2)dr$$

$$= 2\pi \left[\frac{1}{2}hr^2 - \frac{1}{4}r^4 \right]_0^{\sqrt{h}} = \frac{1}{2}\pi h^2$$

把 $V_1 = 8\pi$ 与 $V_2 = 128\pi$ 分别代入上式，便得到 $h_1 = 4, h_2 = 16$，因而液面升高了 $h_2 - h_1 = 12(cm)$.

例 11　求由球面 $x^2 + y^2 + z^2 = R^2$ 与圆柱面 $x^2 + y^2 = Rx$ 所围成的立体体积（指含在柱体内的部分），如图 8-22(a) 所示.

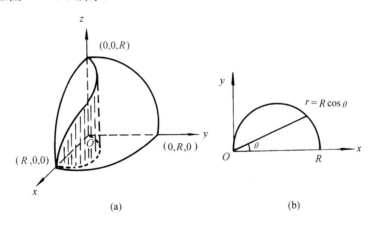

(a)　　　　　　　　(b)

图 8-22

解　由图形的对称性知

$$V = 4 \iint\limits_D \sqrt{R^2 - x^2 - y^2}\,dxdy$$

其中 D 是 xOy 平面上的半圆域 [图 8-22 (b)]，其边界曲线由 $x^2 + y^2 = Rx$ 与 $y = 0$ 组成. 在极坐标系中，D 可表示为

$$0 \leqslant r \leqslant R\cos\theta, \quad 0 \leqslant \theta \leqslant \frac{\pi}{2}$$

于是有

$$V = 4 \iint_D \sqrt{R^2 - x^2 - y^2}\, \mathrm{d}x\mathrm{d}y = 4 \iint_D \sqrt{R^2 - r^2}\, r\mathrm{d}r\mathrm{d}\theta$$

$$= 4 \int_0^{\frac{\pi}{2}} \mathrm{d}\theta \int_0^{R\cos\theta} r\sqrt{R^2 - r^2}\, \mathrm{d}r = 4\int_0^{\frac{\pi}{2}}\left[-\frac{1}{3}(R^2 - r^2)^{\frac{3}{2}}\right]_0^{R\cos\theta}\mathrm{d}\theta$$

$$= \frac{4R^3}{3}\int_0^{\frac{\pi}{2}}(1 - \sin^3\theta)\mathrm{d}\theta = \frac{4R^3}{3}\left(\frac{\pi}{2} - \frac{2}{3}\right) = \left(\frac{2}{3}\pi - \frac{8}{9}\right)R^3$$

例 12　计算 $\iint_D \mathrm{e}^{-x^2 - y^2}\mathrm{d}x\mathrm{d}y$，其中 D 为圆域 $x^2 + y^2 \leqslant R^2$ 在第一象限的部分.

解　本例如在直角坐标系下计算，化为二次积分后有 $\iint_D \mathrm{e}^{-x^2-y^2}\mathrm{d}x\mathrm{d}y = \int_0^R \mathrm{e}^{-x^2}\mathrm{d}x\int_0^{\sqrt{R^2-x^2}}\mathrm{e}^{-y^2}\mathrm{d}y$，因 $\int \mathrm{e}^{-y^2}\mathrm{d}y$ 不能用初等函数表示，无法计算下去，但利用极坐标就能求得结果. 在极坐标系下，D 可表示为

$$0 \leqslant r \leqslant R, \quad 0 \leqslant \theta \leqslant \frac{\pi}{2}$$

于是有

$$\iint_D \mathrm{e}^{-x^2-y^2}\mathrm{d}x\mathrm{d}y = \int_0^{\frac{\pi}{2}}\mathrm{d}\theta\int_0^R r\mathrm{e}^{-r^2}\mathrm{d}r$$

$$= \left(\int_0^{\frac{\pi}{2}}\mathrm{d}\theta\right)\cdot\left(\int_0^R r\mathrm{e}^{-r^2}\mathrm{d}r\right) = \frac{\pi}{2}\cdot\frac{1}{2}\ (1 - \mathrm{e}^{-R^2})$$

$$= \frac{\pi}{4}\ (1 - \mathrm{e}^{-R^2})$$

例 13　计算广义积分 $\int_0^{+\infty}\mathrm{e}^{-x^2}\mathrm{d}x$ 的值.

解　由于 e^{-x^2} 的原函数不能用初等函数来表示，所以若按 §5-5 中的广义积分的定义直接计算本例是困难的. 现利用例 12 的结论来计算. 为此，令

$$I_R = \int_0^R \mathrm{e}^{-x^2}\mathrm{d}x$$

其中 R 是任意有限正数. 另外，考虑二重积分

$$\iint_D \mathrm{e}^{-x^2-y^2}\mathrm{d}x\mathrm{d}y$$

当 D 是正方形域 $0 \leqslant x \leqslant R, 0 \leqslant y \leqslant R$ 时，则有

$$\iint_D \mathrm{e}^{-x^2-y^2}\mathrm{d}x\mathrm{d}y = \left(\int_0^R \mathrm{e}^{-x^2}\mathrm{d}x\right)\cdot\left(\int_0^R \mathrm{e}^{-y^2}\mathrm{d}y\right) = \left(\int_0^R \mathrm{e}^{-x^2}\mathrm{d}x\right)^2 = I_R^2$$

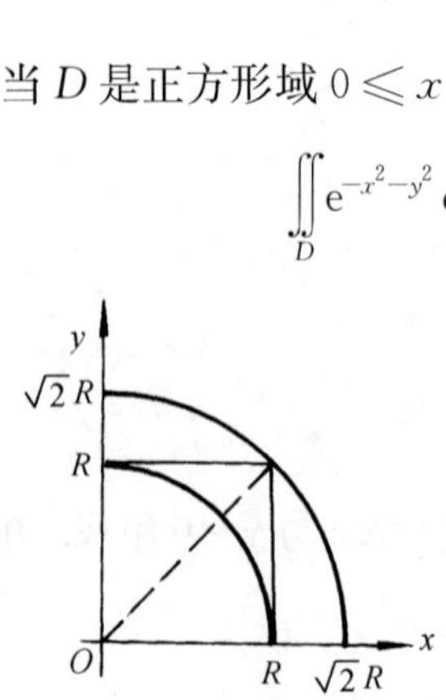

再用 D_1，D_2 分别表示圆域 $x^2 + y^2 \leqslant R^2$ 与 $x^2 + y^2 \leqslant 2R^2$ 位于第一象限的两个扇形域，如图 8-23 所示，则有

$$\iint_{D_1} \mathrm{e}^{-x^2-y^2}\mathrm{d}x\mathrm{d}y < I_R^2 < \iint_{D_2} \mathrm{e}^{-x^2-y^2}\mathrm{d}x\mathrm{d}y$$

利用例 12 的结果，得

$$\frac{\pi}{4}(1 - \mathrm{e}^{-R^2}) < I_R^2 < \frac{\pi}{4}(1 - \mathrm{e}^{-2R^2})$$

图 8-23

当 $R \to +\infty$ 时，上式两端都以 $\frac{\pi}{4}$ 为极限，所以 I_R^2 的极限也为 $\frac{\pi}{4}$，即

$$\lim_{R \to +\infty} I_R^2 = \frac{\pi}{4}$$

而

$$\left(\int_0^{+\infty} \mathrm{e}^{-x^2} \,\mathrm{d}x\right)^2 = \left(\lim_{R \to +\infty} I_R\right)^2 = \lim_{R \to +\infty} I_R^2$$

于是

$$\int_0^{+\infty} \mathrm{e}^{-x^2} \,\mathrm{d}x = \frac{\sqrt{\pi}}{2}$$

本例的结果，在医药数理统计中要用到，请读者务必注意.

*§ 8-3　对弧长的曲线积分

8-3.1　对弧长的曲线积分的概念及其简单性质

一、对弧长的曲线积分的概念

考虑曲线弧段上的质量问题.

设 xOy 坐标平面内的一段光滑曲线 L 上非均匀地连续分布着某物质，在 L 上任一点 (x,y) 处的线密度（单位长度内分布的质量）为 $\rho(x,y)$，现要求该曲线段上分布的质量 M（图 8-24）.

我们采用"**分割、近似代替、求和、取极限**"的方法，先用分点 $M_1, M_2, \cdots, M_{n-1}$ 把 L 任意分成 n 小段，取其中的一小段 $\overparen{M_{i-1}\ M_i}$ 来分析. 这一小段的弧长记作 ΔS_i，在线密度连续变化的前提下，只要这小段很短，就可用这一小段上任一点 (ξ_i, η_i) 处的线密度代替这小段上其他各点处的线密度，从而得到这一小段的质量的近似值为

$$\Delta M_i \approx \rho(\xi_i, \eta_i)\Delta S_i$$

于是整个曲线弧上的质量为

$$M \approx \sum_{i=1}^{n} \rho(\xi_i, \eta_i)\Delta S_i$$

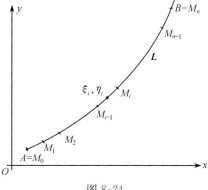

图 8-24

用 λ 表示 n 个小弧段中的最大长度，即 $\lambda = \max_{1 \leqslant i \leqslant n}\{\Delta S_i\}$，令 $\lambda \to 0$，对上式右端取极限，便得所求的质量 M

$$M = \lim_{\lambda \to 0} \sum_{i=1}^{n} \rho(\xi_i, \eta_i)\Delta S_i$$

这种和式的极限在研究其他问题时也会遇到，现引进下面的定义.

定义　设 L 为 xOy 平面内的一条光滑曲线弧[①]，函数 $z = f(x, y)$ 在 L 上有定义，用分点 $M_1, M_2, \cdots, M_{n-1}$ 把 L 分成 n 小段，第 i 小段的长度为 ΔS_i，又 (ξ_i, η_i) 为第 i 小段上任取的一点 $(i = 1, 2, \cdots, n)$，记 $\lambda = \max_{1 \leqslant i \leqslant n}\{\Delta S_i\}$，如果 $\lim_{\lambda \to 0}\sum_{i=1}^{n} f(\xi_i, \eta_i)\Delta S_i$ 存在，则称此极限值为**函数 $f(x,y)$ 在曲弧 L 上对弧长的曲线积分**，记作 $\int_L f(x,y)\mathrm{d}s$，即

$$\int_L f(x,y)\mathrm{d}s = \lim_{\lambda \to 0} \sum_{i=1}^{n} f(\xi_i, \eta_i)\Delta S_i$$

---

①　如果曲线弧上各点的切线存在，且当切点连续变动时，切线也连续变动，则称曲线弧是光滑的.

$f(x,y)$ 称为**被积函数**, L 称为**积分弧段**, ds 称为**弧长微元**.

需要指出, 如果函数 $f(x,y)$ 在光滑曲线 L 上连续, 则上式极限必存在, 即对弧长的曲线积分存在.

根据这个定义, 前述曲线弧的质量 M 就等于线密度 $\rho(x,y)$ 在 L 上对弧长的曲线积分, 即

$$M = \int_L \rho(x,y)\mathrm{d}s$$

完全类似地可以定义函数 $f(x, y, z)$ 在空间曲线 Γ 上对弧长的曲线积分为

$$\int_{\Gamma} f(x,y,z)\mathrm{d}s = \lim_{\lambda \to 0} \sum_{i=1}^{n} f(\xi_i, \eta_i, \zeta_i) \Delta S_i$$

如果 L 是闭曲线, 那么函数 $f(x,y)$ 在闭曲线 L 上对弧长的曲线积分记为 $\oint_L f(x, y)\ \mathrm{d}s$.

二、对弧长的曲线积分的性质

由对弧长的曲线积分的定义与极限的性质, 容易推出以下性质:

性质 1 被积函数中的常数因子可以提到曲线积分号的外面, 即

$$\int_L k f(x,y)\mathrm{d}s = k \int_L f(x,y)\mathrm{d}s$$

性质 2 两个函数代数和的曲线积分, 等于它们曲线积分的代数和, 即

$$\int_L \left[f(x,y) \pm g(x,y) \right]\mathrm{d}s = \int_L f(x,y)\mathrm{d}s \pm \int_L g(x,y)\mathrm{d}s$$

性质 3 若积分弧段 L 可分成两段光滑曲线弧 L_1 和 L_2, 则

$$\int_L f(x,y)\mathrm{d}s = \int_{L_1} f(x,y)\mathrm{d}s + \int_{L_2} f(x,y)\mathrm{d}s$$

性质 4 设在 L 上有 $f(x, y) \leqslant g(x, y)$, 则

$$\int_L f(x,y)\mathrm{d}s \leqslant \int_L g(x,y)\mathrm{d}s$$

特别地, 有

$$\left| \int_L f(x,y)\mathrm{d}s \right| \leqslant \int_L |f(x,y)|\mathrm{d}s$$

性质 5 设在曲线弧 L 上, $f(x, y) = 1$, 则

$$\int_L f(x,y)\mathrm{d}s = \int_L \mathrm{d}s = S \qquad (S \text{ 是 } L \text{ 的弧长})$$

这个性质表明, 被积函数为 1 时, 对弧长的曲线积分就等于 L 的弧长.

8- 3.2 对弧长的曲线积分的计算

在对弧长的曲线积分 $\int_L f(x, y)\ \mathrm{d}s$ 中, 被积函数 $f(x, y)$ 虽然是二元函数, 但由于点 (x, y) 限定在曲线弧 L 上变动, 故 x, y 中只有一个是独立变量. 于是, 利用 L 的方程可消去一个变量, 曲线积分就可化为定积分来计算. 以下分四种情况来说明如何把曲线积分转化为定积分去计算 (不作严格推理证明).

(1) 设曲线 L 的参数方程为

$$x = \varphi(t), \quad y = \psi(t) \qquad (\alpha \leqslant t \leqslant \beta)$$

其中 $\varphi(t), \psi(t)$ 在区间 $[\alpha, \beta]$ 上具有连续的一阶导数, $f(x, y)$ 在 L 上连续, 则由 5-4.3 节知

$$\mathrm{d}s = \sqrt{(\mathrm{d}x)^2 + (\mathrm{d}y)^2} = \sqrt{\varphi'^2(t) + \psi'^2(t)}\,\mathrm{d}t$$

于是有

$$\int_L f(x,y)\mathrm{d}s = \int_\alpha^\beta f\big(\varphi(t),\psi(t)\big)\cdot\sqrt{\varphi'^2(t)+\psi'^2(t)}\,\mathrm{d}t \qquad (8\text{-}9)$$

式（8-9）表明计算对弧长的曲线积分时，只要把 x，y，$\mathrm{d}s$ 依次换成 $\varphi(t)$，$\psi(t)$，$\sqrt{\varphi'^2(t)+\psi'^2(t)}\,\mathrm{d}t$ 然后在 $[\alpha,\beta]$ 计算定积分即可. 由于 $\mathrm{d}s$ 总是正的，因此要求 $\alpha<\beta$.

（2）设曲线 L 的方程为

$$y=g(x) \qquad (a\leqslant x\leqslant b)$$

其中 $g(x)$ 是 $[a,b]$ 上单值连续函数，此时方程可看做参数方程的特殊情况，即取 x 为参数，参数方程为

$$x=x,\ y=g(x) \qquad (a\leqslant x\leqslant b)$$

于是有

$$\int_L f(x,y)\mathrm{d}s = \int_a^b f(x,g(x))\cdot\sqrt{1+g'^2(x)}\,\mathrm{d}x \qquad (8\text{-}10)$$

（3）设曲线 L 的方程为

$$x=h(y) \qquad (c\leqslant y\leqslant d)$$

其中 $h(y)$ 是 $[c,d]$ 上单值连续函数. 此时有

$$\int_L f(x,y)\mathrm{d}s = \int_c^d f(h(y),y)\cdot\sqrt{h'^2(y)+1}\,\mathrm{d}y \qquad (8\text{-}11)$$

（4）设空间曲线 Γ 的参数方程为

$$x=\varphi(t),\ y=\psi(t),\ z=\omega(t) \qquad (\alpha\leqslant t\leqslant\beta)$$

其中 $\varphi(t)$，$\psi(t)$，$\omega(t)$ 在 $[\alpha,\beta]$ 上有连续的一阶导数，$f(x,y,z)$ 在 Γ 上连续，此时有

$$\int_\Gamma f(x,y,z)\mathrm{d}s = \int_\alpha^\beta f(\varphi(t),\psi(t),\omega(t))\cdot\sqrt{\varphi'^2(t)+\psi'^2(t)+\omega'^2(t)}\,\mathrm{d}t \qquad (8\text{-}12)$$

例 1　计算 $\displaystyle\int_L y\mathrm{d}s$，其中 L 是抛物线 $y^2=x$ 上点 $O(0,0)$ 与点 $B(1,1)$ 之间的弧.

解　因为 L 由方程

$$y^2=x \qquad (0\leqslant x\leqslant1)$$

给出，所以

$$\begin{aligned}\int_L y\mathrm{d}s &= \int_0^1 \sqrt{x}\cdot\sqrt{1+y'^2}\,\mathrm{d}x = \int_0^1 \sqrt{x}\cdot\sqrt{1+\frac{1}{4x}}\,\mathrm{d}x\\ &= \int_0^1 \sqrt{x+\frac{1}{4}}\,\mathrm{d}x = \frac{2}{3}\left(x+\frac{1}{4}\right)^{\frac{3}{2}}\Big|_0^1\\ &= \frac{1}{12}(5\sqrt{5}-1)\end{aligned}$$

例 2　计算 $\displaystyle\int_\Gamma xyz\,\mathrm{d}s$，其中 Γ 为空间曲线 $x=t$，$y=\dfrac{2\sqrt{2}\,t\sqrt{t}}{3}$，$z=\dfrac{1}{2}t^2$ 上相应于 t 从 0 到 1 的弧.

解　由于 Γ 由方程

$$x=t,\ y=\frac{2\sqrt{2}\,t\sqrt{t}}{3},\ z=\frac{1}{2}t^2 \qquad (0\leqslant t\leqslant1)$$

给出，所以

$$\int_\Gamma xyz\,\mathrm{d}s = \int_0^1 t \cdot \frac{2\sqrt{2}\,t\sqrt{t}}{3} \cdot \frac{1}{2}t^2 \cdot \sqrt{(t')^2 + \left(\frac{2\sqrt{2}\,t\sqrt{t}}{3}\right)'^2 + \left(\frac{1}{2}t^2\right)'^2}\,\mathrm{d}t$$

$$= \int_0^1 \frac{\sqrt{2}}{3}t^4\sqrt{t}\,(1+t)\,\mathrm{d}t = \frac{\sqrt{2}}{3}\int_0^1 (t^4\sqrt{t} + t^5\sqrt{t})\,\mathrm{d}t$$

$$= \frac{\sqrt{2}}{3}\left[\frac{2}{11}t^{\frac{11}{2}} + \frac{2}{13}t^{\frac{13}{2}}\right]_0^1 = \frac{\sqrt{2}}{3} \times \frac{2 \times 24}{143} = \frac{16\sqrt{2}}{143}$$

§8-4　对坐标的曲线积分

8-4.1　对坐标的曲线积分的概念及简单性质

一、对坐标的曲线积分的概念

先考虑变力沿曲线做功的问题.

设一质点在变力 $\boldsymbol{F}(x,y) = P(x,y)\boldsymbol{i} + Q(x,y)\boldsymbol{j}$ 作用下，沿 xOy 坐标面上的光滑曲线弧 L 从点 A 移动到点 B，如图 8-25 所示. 求变力 $\boldsymbol{F}$ 所做的功 W.

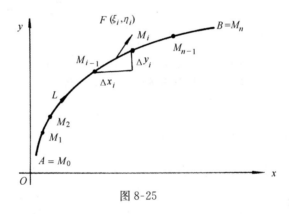

图 8-25

如果力是一个常力，L 是直线 AB，则功可按 $W = \boldsymbol{F} \cdot \overrightarrow{AB}$ 来计算. 现在 $\boldsymbol{F}$ 是变力，L 是一条曲线，故不能直接用上述常力沿直线做功的方法计算. 为此，我们仍用"**分割、近似代替、求和、取极限**"的方法来求功.

先把曲线 L 任意分成 n 小段：

$$\widehat{M_0M_1},\widehat{M_1M_2},\cdots,\widehat{M_{i-1}\,M_i},\cdots,\widehat{M_{n-1}\,M_n}$$

其长度用 Δs_i（$i=1,2,\cdots,n$）来表示. 当 Δs_i 充分小时，可把变力沿小弧段所做的功近似看做常力沿直线段所做的功，用有向线段 $\overrightarrow{M_{i-1}M_i} = \Delta x_i\boldsymbol{i} + \Delta y_i\boldsymbol{j}$ 近似代替弧段 $\widehat{M_{i-1}\,M_i}$，用 $\widehat{M_{i-1}\,M_i}$ 上任一点（ξ_i,η_i）处的力 $\boldsymbol{F}(\xi_i,\eta_i) = P(\xi_i,\eta_i)\boldsymbol{i} + Q(\xi_i,\eta_i)\boldsymbol{j}$ 近似代替该小弧段上任意一点处的力. 这样一来，$\widehat{M_{i-1}\,M_i}$ 上的功的近似值可表示为

$$\Delta W_i \approx \boldsymbol{F}(\xi_i,\eta_i) \cdot \overrightarrow{M_{i-1}M_i} = P(\xi_i,\eta_i)\Delta x_i + Q(\xi_i,\eta_i)\Delta y_i$$

于是

$$W = \sum_{i=1}^n \Delta W_i \approx \sum_{i=1}^n \left[P(\xi_i,\eta_i)\Delta x_i + Q(\xi_i,\eta_i)\Delta y_i\right]$$

当 $\lambda=\max \{\Delta s_i \mid i=1, 2, \cdots, n\}$ 趋向于零时，如上述极限存在，则此极限值就是所求的功

$$W = \lim_{\lambda \to 0} \sum_{i=1}^{n} [P(\xi_i, \eta_i)\Delta x_i + Q(\xi_i, \eta_i)\Delta y_i]$$

抽去 W, P, Q 的物理意义，由上述和式的极限可引出对坐标的曲线积分的定义.

定义 设 L 是从点 A 到点 B 的一段有向光滑（或分段光滑）曲线，函数 $P(x,y)$，$Q(x,y)$ 在 L 上连续. 按 L 的方向顺次用分点 $A = M_0(x_0,y_0), M_1(x_1,y_1), \cdots, M_{i-1}(x_{i-1}, y_{i-1}), M_i(x_i,y_i), \cdots, M_{n-1}(x_{n-1},y_{n-1}), M_n(x_n,y_n) = B$ 把 L 分成 n 个有向小弧段 $\overset{\frown}{M_{i-1}M_i}$，其长度为 $\Delta s_i (i=1, 2, \cdots, n)$，设 $\Delta x_i = x_i - x_{i-1}$，$\Delta y_i = y_i - y_{i-1}$，点 (ξ_i, η_i) 为 $\overset{\frown}{M_{i-1}M_i}$ 上任意一点，如和式

$$\sum_{i=1}^{n} [P(\xi_i, \eta_i)\Delta x_i + Q(\xi_i, \eta_i)\Delta y_i]$$

当 $\lambda=\max \{\Delta s_i \mid i=1, 2, \cdots, n\}$ 趋于零时，极限存在，则称此极限值为**函数 $P(x,y)$ 与 $Q(x,y)$ 沿曲线 L 从点 A 到点 B 的对坐标的曲线积分**，记作

$$\int_L P(x,y)\mathrm{d}x + Q(x,y)\mathrm{d}y = \lim_{\lambda \to 0} \sum_{i=1}^{n} [P(\xi_i, \eta_i)\Delta x_i + Q(\xi_i, \eta_i)\Delta y_i]$$

其中函数 $P(x, y)$，$Q(x, y)$ 称为**被积函数**，曲线 L 称为**积分路径**，简称"路".

$$\int_L P(x,y)\mathrm{d}x + Q(x,y)\mathrm{d}y$$

也可写成

$$\int_L P(x,y)\mathrm{d}x + \int_L Q(x,y)\mathrm{d}y$$

$\int_L P(x,y)\mathrm{d}x$ 和 $\int_L Q(x,y)\mathrm{d}y$ 分别表示 **$P(x, y)$ 和 $Q(x, y)$ 在 L 上对坐标 x 与对坐标 y 的积分.**

由对坐标的曲线积分的定义可知，变力 $\boldsymbol{F}(x, y) = P(x, y)\boldsymbol{i} + Q(x, y)\boldsymbol{j}$ 沿曲线 L 从 A 到 B 所做的功，等于它的两个分量 $P(x, y)$ 与 $Q(x, y)$ 在 L 上对坐标 x 与对坐标 y 的曲线积分之和，即

$$W = \int_L P(x, y)\mathrm{d}x + Q(x, y)\mathrm{d}y$$

至此，关于做功的计算方法小结如下：

（1）利用定积分计算功 $W = \int_{s_1}^{s_2} f(s)\mathrm{d}s$；

（2）利用向量的数量积计算功 $W = \boldsymbol{f} \cdot \boldsymbol{s}$；

（3）利用曲线积分计算功 $W = \int_L P(x,y)\mathrm{d}x + Q(x,y)\mathrm{d}y$.

类似地，我们把平面曲线 L 上，$P(x,y)$ 与 $Q(x,y)$ 对坐标的曲线积分推广到空间曲线 Γ 上，函数 $P(x,y,z),Q(x,y,z),R(x,y,z)$ 对坐标的曲线积分为

$$\int_\Gamma P(x,y,z)\mathrm{d}x + Q(x,y,z)\mathrm{d}y + R(x,y,z)\mathrm{d}z$$

二、对坐标的曲线积分的性质

由对坐标的曲线积分的定义与极限的性质，容易推出以下性质：

性质 1 被积函数的常数因子，可以提到曲线积分号的外面，即

$$\int_L kP\mathrm{d}x + kQ\mathrm{d}y = k\int_L P\mathrm{d}x + Q\mathrm{d}y$$

性质 2 两个函数代数和的曲线积分，等于它们曲线积分的代数和，即

$$\int_L (P_1 \pm P_2) \, dx + (Q_1 \pm Q_2) \, dy = \left(\int_L P_1 dx + Q_1 dy \right) \pm \left(\int_L P_2 dx + Q_2 dy \right)$$

性质 3 如将曲线 L 分成互不重叠的两段曲线 L_1 与 L_2，则

$$\int_L P dx + Q dy = \left(\int_{L_1} P dx + Q dy \right) + \left(\int_{L_2} P dx + Q dy \right)$$

性质 4 如改变积分路径的方向，则对坐标的曲线积分只改变符号，即

$$\int_{L^-} P dx + Q dy = - \int_L P dx + Q dy$$

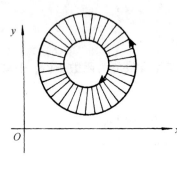

图 8-26

这里 L^- 与 L 只是方向不同. 由于改变了路径的方向，就改变了对坐标的曲线积分定义中的 Δx_i，Δy_i 的符号，从而有上述结论.

由于这个性质，在谈及对坐标的曲线积分时，必须言明积分路径的方向，当路径 L 不是闭曲线时，可指定一个方向为正向，其反方向就是负向；当路径 L 是闭曲线时，通常规定为：被 L 围成的区域永远在沿 L 前进方向的左侧为正. 例如，对两个同心圆所围成的环形域来说，外圆的正向是逆时针的方向，内圆的正向是顺时针的方向，如图 8-26 所示. 以后若不特别声明，总认为闭路上的曲线积分是沿正向来取的. 沿闭曲线 L 的正向的曲线积分，记作

$$\oint_L P dx + Q dy$$

性质 5 若把闭曲线 L 所围成的区域 D 分成两个互不重叠的部分 D_1 及 D_2 如图 8-27 所示，则在 L 上的积分等于在区域 D_1 与 D_2 的边界曲线 L_1 及 L_2 上以同一方向所取的两个积分之和，即

$$\oint_L P dx + Q dy = \left(\oint_{L_1} P dx + Q dy \right) + \left(\oint_{L_2} P dx + Q dy \right)$$

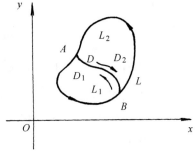

图 8-27

这个结论是显然的，因为其中曲线 $\overset{\frown}{BA}$ 是 L_1 的一部分，而 $\overset{\frown}{AB}$ 是 L_2 的一部分. 由性质 4 知沿 $\overset{\frown}{BA}$ 及 $\overset{\frown}{AB}$ 的两个曲线积分互相抵消.

8-4.2 对坐标的曲线积分的计算

在对坐标的曲线积分 $\int_L P dx + Q dy$ 中，被积函数 $P(x, y)$，$Q(x, y)$ 虽是二元函数，但由于点 (x, y) 限定在曲线弧 L 上变动，因而 x, y 中只有一个是独立变量，另一个变量依赖于独立变量而变化. 即利用 L 的方程可消去一个变量，从而把曲线积分转化为定积分去考虑. 以下我们分四种情况来说明如何把曲线积分转化为定积分去计算（不作严格推理证明）.

（1）设曲线 L 的参数方程为

$$x = \varphi(t), y = \psi(t) \quad (\alpha \leqslant t \leqslant \beta)$$

其中 $\varphi(t)$ 和 $\psi(t)$ 在区间 $[\alpha, \beta]$ 上具有连续的一阶导数，函数 $P(x, y), Q(x, y)$ 在 L 上连续，则

$$dx = \varphi'(t) dt, \quad dy = \psi'(t) dt$$

于是有

$$\int_L P(x, y) dx + Q(x, y) dy$$

$$= \int_\alpha^\beta [P(\varphi(t), \psi(t))\varphi'(t) + Q(\varphi(t), \psi(t))\psi'(t)]dt \qquad (8\text{-}13)$$

式（8-13）表明计算曲线积分时，只要把 x，y，dx，dy 依次换成 φ (t)，ψ (t)，φ' (t) dt，ψ' (t) dt，然后以曲线起点所对应的参数值 α 为下限，终点所对应的参数值 β 为上限，作定积分计算即可.

（2）设曲线 L 的方程为

$$y = g\ (x) \qquad (a \leqslant x \leqslant b)$$

其中 g (x) 是 $[a, b]$ 上的单值连续函数，此时方程可看成参数方程的特殊情况，即取 x 为参数，参数方程为

$$x = x,\ y = g\ (x) \qquad (a \leqslant x \leqslant b)$$

从而有

$$\int_L P(x,y)dx + Q(x,y)dy = \int_a^b [P(x, g(x)) + Q(x, g(x))g'(x)]dx \qquad (8\text{-}14)$$

（3）设曲线 L 的方程是 y 的单值连续函数

$$x = h\ (y) \qquad (c \leqslant y \leqslant d)$$

此时有

$$\int_L P(x,y)dx + Q(x,y)dy = \int_c^d [P(h(y),y)h'(y) + Q(h(y),y)]dy \qquad (8\text{-}15)$$

应当指出，公式中的上下限是由积分路径方向来确定的，当积分路径方向改变时，公式右边的上下限需要颠倒. 另外，若积分路径 L 是由不同方程的几段曲线组成的，则整个路径上的积分应作为各段上积分之和来计算；若积分路径 L 的方程 $y = g$ (x)（或 $x = h$ (y)）不是单值的，则应分 L 成若干段，使每段上的方程都是单值函数，于是 L 上的曲线积分就是这若干段曲线上的积分之和.

（4）设空间曲线 Γ 的参数方程为

$$x = \varphi(t), \quad y = \psi(t), \quad z = \omega(t) \quad (\alpha \leqslant t \leqslant \beta)$$

其中 $\varphi(t), \psi(t), \omega(t)$ 在 $[\alpha, \beta]$ 上具有连续的一阶导数，函数 $P(x,y,z), Q(x,y,z), R(x,y,z)$ 在 Γ 上连续，则有

$$\int_\Gamma P dx + Q dy + R dz$$
$$= \int_\alpha^\beta \{P[\varphi(t), \psi(t), \omega(t)]\varphi'(t) + Q[\varphi(t), \psi(t), \omega(t)]\psi'(t)$$
$$+ R[\varphi(t), \psi(t), \omega(t)]\omega'(t)\}dt \qquad (8\text{-}16)$$

例1　计算 $\int_L y^2 dx + x^2 dy$，其中 L 是椭圆 $\dfrac{x^2}{a^2} + \dfrac{y^2}{b^2} = 1$ 上从 $(-a, 0)$ 到 $(a, 0)$ 的上半部分，如图 8-28 所示.

解　椭圆的参数方程为 $x = a\cos t$，$y = b\sin t$，当椭圆上由点 $(-a, 0)$ 到 $(a, 0)$ 时，参数 t 相应地从 π 变到 0. 应用式（8-13），得

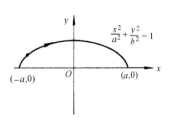

图 8-28

$$\int_L y^2 dx + x^2 dy = \int_\pi^0 [b^2 \sin^2 t\ (-a\sin t) + a^2 \cos^2 t\ (b\cos t)]\ dt$$
$$= ab^2 \int_0^\pi \sin^3 t\, dt - a^2 b \int_0^\pi \cos^3 t\, dt = \frac{4}{3}ab^2$$

例 2 计算 $\int_L x^2 y \mathrm{d}x$，其中 L 为抛物线 $y^2 = x$ 上从点 A（1，-1）到点 B（1，1）的一段弧，如图8-29所示.

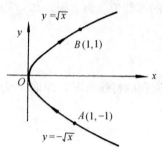

$y = \sqrt{x}$

$B(1,1)$

O

$A(1,-1)$

$y = -\sqrt{x}$

图 8-29

解 由于 $y = \pm\sqrt{x}$ 不是单值函数，所以把 L 分成曲线 AO 和 OB 两段，它们的方程分别为 $y = -\sqrt{x}$ 与 $y = \sqrt{x}$，于是应用式（8-14），得

$$\int_L x^2 y \mathrm{d}x = \int_{AO} x^2 y \mathrm{d}x + \int_{OB} x^2 y \mathrm{d}x$$

$$= \int_1^0 x^2 \left(-\sqrt{x}\right) \mathrm{d}x + \int_0^1 x^2 \sqrt{x} \mathrm{d}x = 2\int_0^1 x^{\frac{5}{2}} \mathrm{d}x = \frac{4}{7}$$

此例也可应用式（8-15）计算，

$$\int_L x^2 y \mathrm{d}x = \int_{-1}^1 y^4 \cdot y \cdot 2y \mathrm{d}y = 2\int_{-1}^1 y^6 \mathrm{d}y$$

$$= \frac{2}{7} y^7 \bigg|_{-1}^1 = \frac{4}{7}$$

显然，后一做法简便，它不需要把 L 分成两段考虑.

例 3 计算 $\int_\Gamma y\mathrm{d}x + z\mathrm{d}y + x\mathrm{d}z$，其中 Γ 是螺旋线 $x = a\cos t$，$y = a\sin t$，$z = bt$（$a > 0$，$b > 0$）自 $t = 0$ 到 $t = 2\pi$ 的一段，如图 8-30 所示.

解 应用式（8-16），则得

$$\int_\Gamma y\mathrm{d}x + z\mathrm{d}y + x\mathrm{d}z$$

$$= \int_0^{2\pi} \left(-a^2 \sin^2 t + abt\cos t + ab\cos t\right) \mathrm{d}t$$

$$= -a^2 \int_0^{2\pi} \sin^2 t \mathrm{d}t + ab \int_0^{2\pi} (t+1) \cos t \mathrm{d}t$$

$$= -\pi a^2$$

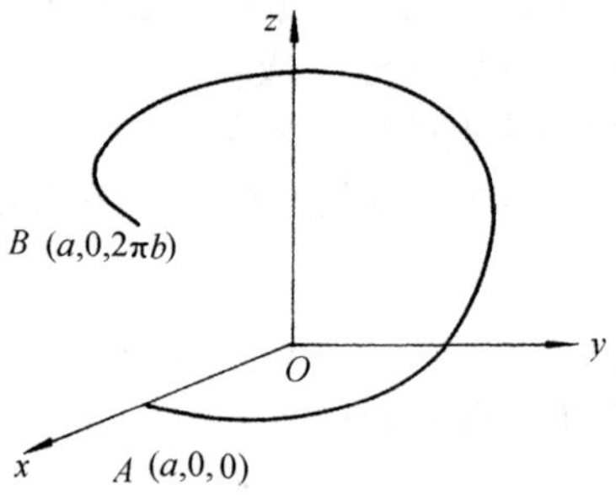

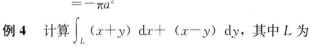

z

B $(a,0,2\pi b)$

O

y

x

A $(a,0,0)$

图 8-30

例 4 计算 $\int_L (x+y) \mathrm{d}x + (x-y) \mathrm{d}y$，其中 L 为

（1）圆 $x^2 + y^2 = 1$ 上从 A（1，0）到 B（0，1）的一段弧；

（2）有向折线 AOB，A，O，B 依次是点（1，0），（0，0），（0，1）；

（3）直线 $x + y = 1$ 上从 A（1，0）到 B（0，1）的一段，如图8-31所示.

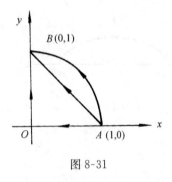

y

$B(0,1)$

O

$A(1,0)$

x

图 8-31

解 （1）L：$x = \cos t$，$y = \sin t$，$0 \leqslant t \leqslant \dfrac{\pi}{2}$，

$$\int_L (x+y) \mathrm{d}x + (x-y) \mathrm{d}y$$

$$= \int_0^{\frac{\pi}{2}} \left[(\cos t + \sin t)(-\sin t) + (\cos t - \sin t)\cos t \right] \mathrm{d}t$$

$$= \int_0^{\frac{\pi}{2}} (\cos^2 t - \sin^2 t - 2\sin t\cos t) \mathrm{d}t$$

$$= \int_0^{\frac{\pi}{2}} (\cos 2t - \sin 2t) \mathrm{d}t = -1$$

（2）把 AOB 分成 AO 与 OB 两段. 在 AO 上，$y = 0$，$\mathrm{d}y = 0$，x 从 1 变到 0；在 OB 上，$x = 0$，$\mathrm{d}x = 0$，y 从 0 变到 1，于是

$$\int_L (x+y)\,\mathrm{d}x+(x-y)\,\mathrm{d}y=\int_{AO}+\int_{OB}=\int_1^0 x\mathrm{d}x-\int_0^1 y\mathrm{d}y=-\frac{1}{2}-\frac{1}{2}=-1$$

(3) L：　$y=g(x)=1-x$，x 从 1 变到 0，于是

$$\int_L (x+y)\,\mathrm{d}x+(x-y)\,\mathrm{d}y=\int_1^0 [1+(1-2x)]\,\mathrm{d}x=\int_1^0 (2-2x)\,\mathrm{d}x=-1$$

如再任取一条从 A 到 B 的曲线 L，计算 $\int_L (x+y)\,\mathrm{d}x+(x-y)\,\mathrm{d}y$ 的话，所得结果仍是 -1.

例5　计算如图 8-32 所示的 $\int_{(0,0)}^{(1,1)} y^2\mathrm{d}x-x^2\mathrm{d}y$，其中 L 为

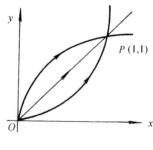

图 8-32

(1) 直线 $y=x$ 上从 $O(0,0)$ 到 $P(1,1)$ 的一段；
(2) 抛物线 $y=x^2$ 上从 $O(0,0)$ 到 $P(1,1)$ 的一段；
(3) 抛物线 $y^2=x$ 上从 $O(0,0)$ 到 $P(1,1)$ 的一段.

解　(1) L：$y=g(x)=x$，$0\leqslant x\leqslant 1$，

$$\int_L y^2\mathrm{d}x-x^2\mathrm{d}y=\int_0^1 (x^2-x^2)\,\mathrm{d}x=0$$

(2) L：$y=g(x)=x^2$，$0\leqslant x\leqslant 1$，

$$\int_L y^2\mathrm{d}x-x^2\mathrm{d}y=\int_0^1 (x^4-2x^3)\,\mathrm{d}x=-\frac{3}{10}$$

(3) L：$x=h(y)=y^2$，$0\leqslant y\leqslant 1$，

$$\int_L y^2\mathrm{d}x-x^2\mathrm{d}y=\int_0^1 (2y^3-y^4)\,\mathrm{d}y=\frac{3}{10}$$

如再任取一条从点 O 到点 P 的曲线 L，计算其上的曲线积分，又会得到另外的结果. 上面两例引起我们的思考：有些曲线积分与积分路径无关，而有些曲线积分与积分路径有关，那么满足什么条件曲线积分才与路径无关呢？为回答此问题，先得介绍一个揭示分布在平面区域上的二重积分与沿该区域边界线上的曲线积分间的关系——格林公式.

§8-5　格林公式及其应用

8-5.1　格林公式

定理1　如 $P(x,y)$，$Q(x,y)$ 在以 L 为边界的简单闭区域 D（图 8-33）上具有连续的一阶偏导数，则有**格林公式**：

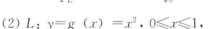

图 8-33

$$\oint_L P\mathrm{d}x+Q\mathrm{d}y=\iint_D \left(\frac{\partial Q}{\partial x}-\frac{\partial P}{\partial y}\right)\mathrm{d}x\mathrm{d}y \tag{8-17}$$

证　根据 §8-2 中二重积分的计算方法，有

$$\iint_D \frac{\partial P}{\partial y}\mathrm{d}x\mathrm{d}y=\int_a^b \mathrm{d}x \int_{\varphi_1(x)}^{\varphi_2(x)} \frac{\partial P}{\partial y}\mathrm{d}y=\int_a^b [P(x,y)]_{\varphi_1(x)}^{\varphi_2(x)}\mathrm{d}x$$

$$=\int_a^b [P(x,\varphi_2(x))-P(x,\varphi_1(x))]\,\mathrm{d}x$$

其中 $y=\varphi_1(x)$ 与 $y=\varphi_2(x)$ 分别是曲线 L_1 与 L_2 的方程. 再根据 §8-4 中曲线积分的性质与计算方法，有

$$\oint_L P\ (x,\ y)\ \mathrm{d}x = \int_{L_1} P\ (x,\ y)\ \mathrm{d}x + \int_{L_2} P\ (x,\ y)\ \mathrm{d}x$$

$$= \int_a^b P\ (x,\ \varphi_1\ (x))\ \mathrm{d}x + \int_b^a P\ (x,\ \varphi_2\ (x))\ \mathrm{d}x$$

$$= -\int_a^b \left[P\ (x,\ \varphi_2\ (x)) - P\ (x,\ \varphi_1\ (x)) \right]\ \mathrm{d}x$$

比较两个积分的结果，便得

$$\iint_D \frac{\partial P}{\partial y}\mathrm{d}x\mathrm{d}y = -\oint_L P\ (x,\ y)\ \mathrm{d}x \tag{8-18}$$

同理可证

$$\iint_D \frac{\partial Q}{\partial x}\mathrm{d}x\mathrm{d}y = \oint_L Q\ (x,\ y)\ \mathrm{d}y \tag{8-19}$$

由式（8-19）减去式（8-18），便得格林公式（8-17）.

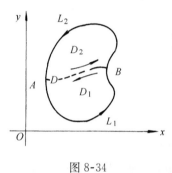

图 8-34

如区域 D 不是简单区域，如图 8-34 所示，则可引辅助线 AB，将 D 分成两个区域 D_1 与 D_2，使每个区域都是简单区域. 而曲线 AB 是 D_1 与 D_2 的共同边界，沿曲线 BA 和曲线 AB 的两个曲线积分互相抵消，所以有

$$\iint_D \left(\frac{\partial Q}{\partial x} - \frac{\partial P}{\partial y} \right)\mathrm{d}x\mathrm{d}y$$

$$= \iint_{D_1} + \iint_{D_2} = \oint_{L_1+BA} + \oint_{L_2+AB}$$

$$= \int_{L_1+L_2} + \int_{BA} + \int_{AB} = \int_{L_1+L_2}$$

$$= \oint_L P\mathrm{d}x + Q\mathrm{d}y$$

由此可见，格林公式对于非简单区域仍然是成立的.

如取格林公式的特殊情况，就会得到几种计算平面图形的面积公式.

格林公式（8-17）中，若取 $P\ (x,\ y) = y$，$Q\ (x,\ y) = 0$，便得区域 D 的面积 σ 的计算公式

$$\sigma = \iint_D \mathrm{d}x\mathrm{d}y = -\oint_L y\mathrm{d}x \tag{8-20}$$

式（8-20）表明，y 在 L 上对坐标 x 的曲线积分之负值，即 D 的面积 σ.

格林公式（8-17）中，若取 $P\ (x,\ y) = 0$，$Q\ (x,\ y) = x$，也可得到区域 D 的面积 σ 的计算公式：

$$\sigma = \iint_D \mathrm{d}x\mathrm{d}y = \oint_L x\mathrm{d}y \tag{8-21}$$

式（8-21）表明，x 在 L 上对坐标 y 的曲线积分也是 D 的面积 σ.

把式（8-20）与（8-21）相加除以 2，又可得到 σ 的计算公式：

$$\sigma = \frac{1}{2}\oint_L x\mathrm{d}y - y\mathrm{d}x \tag{8-22}$$

在实际应用中，我们利用式（8-17）可将闭路 L 上的曲线积分转化为在 L 所围成的区域 D 上的二重积分；反之，也可将在 D 上的二重积分转化为在 D 的边界 L 上的曲线积分. 还可

利用式（8-20）～（8-22）中的任一式，计算区域 D 的面积 σ.

至此，平面图形面积的计算方法可小结如下：①利用定积分计算（直角坐标系中的计算方法与极坐标系中的计算方法）；②利用二重积分 $\iint\limits_{D} \mathrm{d}\sigma$ 计算 D 的面积；③利用曲线积分式（8-20）～（8-22）计算 L 所围区域的面积.

例 1　求椭圆 $\dfrac{x^2}{a^2}+\dfrac{y^2}{b^2}=1$ 的面积 σ.

解法 1　利用定积分计算，则有

$$\sigma = 4\int_0^a \frac{b}{a}\sqrt{a^2-x^2}\,\mathrm{d}x$$

$$= \frac{4b}{a}\left[\frac{x}{2}\sqrt{a^2-x^2}+\frac{a^2}{2}\arcsin\frac{x}{a}\right]_0^a$$

$$= \frac{4b}{a}\cdot\frac{\pi a^2}{4}=\pi ab$$

解法 2　利用二重积分计算，则有

$$\sigma = 4\iint\limits_{D}\mathrm{d}x\mathrm{d}y = 4\int_0^a \mathrm{d}x\int_0^{\frac{b}{a}\sqrt{a^2-x^2}}\mathrm{d}y$$

$$= 4\int_0^a \left[y\right]_0^{\frac{b}{a}\sqrt{a^2-x^2}}\mathrm{d}x$$

$$= 4\int_0^a \frac{b}{a}\sqrt{a^2-x^2}\,\mathrm{d}x = \pi ab$$

解法 3　利用式（8-22）来计算，L 的参数方程：$x=a\cos\theta$，$y=b\sin\theta$，$0\leqslant\theta\leqslant2\pi$，则有

$$\sigma = \frac{1}{2}\oint_L x\mathrm{d}y - y\mathrm{d}x = \frac{1}{2}\int_0^{2\pi} ab(\cos^2\theta+\sin^2\theta)\,\mathrm{d}\theta$$

$$= \frac{ab}{2}\int_0^{2\pi}\mathrm{d}\theta = \pi ab$$

例 2　利用格林公式计算曲线积分：

$$\oint_L (1-x^2)y\mathrm{d}x + x(1+y^2)\,\mathrm{d}y$$

其中 L 是圆周：$x^2+y^2=R^2$.

解　因

$$P(x,y) = (1-x^2)y,\qquad Q(x,y) = x(1+y^2)$$

所以

$$\frac{\partial Q}{\partial x}=1+y^2,\qquad \frac{\partial P}{\partial y}=1-x^2$$

于是，由式（8-17）得

$$\oint_L (1-x^2)y\mathrm{d}x + x(1+y^2)\,\mathrm{d}y = \iint\limits_{D}\left[(1+y^2)-(1-x^2)\right]\mathrm{d}x\mathrm{d}y$$

$$= \iint\limits_{D}(x^2+y^2)\,\mathrm{d}x\mathrm{d}y = \iint\limits_{D}r^3\mathrm{d}r\mathrm{d}\theta$$

$$= \left[\int_0^{2\pi}\mathrm{d}\theta\right]\cdot\left[\int_0^R r^3\mathrm{d}r\right]$$

$$= 2\pi\cdot\frac{R^4}{4}=\frac{1}{2}\pi R^4$$

8- 5.2 曲线积分与路径无关的条件

有了格林公式，就可以讨论曲线积分与路径无关的条件. 在讨论这个问题之前，首先要注意这样一个事实："过区域 D 的任意两点的曲线积分与路径无关"，相当于"在 D 内过该两点的任闭曲线上的曲线积分等于零". 事实上，如 D 内曲线积分与路径无关，则在 D 内作经过任意两点 A，B 的任一闭曲线 $AMBNA$，如图 8-35 所示，因为

$$\int_{AMB} = \int_{ANB}$$

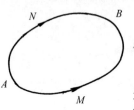

图 8-35

从而有

$$\oint_{AMBNA} = \int_{AMB} + \int_{BNA} = \int_{AMB} - \int_{ANB} = 0$$

这就是说，若曲线积分与路径无关，则沿任何闭曲线的曲线积分等于零. 反之亦然，即：如果在 D 内沿任何闭曲线的曲线积分为零，则在 D 内曲线积分与路径无关. 因为当

$$\oint_{AMBNA} = \int_{AMB} + \int_{BNA} = \int_{AMB} - \int_{ANB} = 0$$

成立时，

$$\int_{AMB} = \int_{ANB}$$

必成立.

这样，就把"在什么条件下曲线积分与路径无关"的问题转化为"在什么条件下闭曲线上的曲线积分等于零"的问题，而后者易于讨论.

定理 2 若 $P(x,y),Q(x,y)$ 在**单连通区域**[①] D （图 8-36）上具有连续的一阶偏导数，则曲线积分 $\int_L Pdx+Qdy$ 在 D 内与路径无关（即沿 D 内任意闭曲线的曲线积分为零）的充要条件是

$$\frac{\partial P}{\partial y}=\frac{\partial Q}{\partial x} \tag{8-23}$$

在 D 内恒成立.

证 充分性：在 D 内任取一条闭曲线 C 作为积分路径，假定它所围成的区域是 G （图8-36），根据条件（8-23）与格林公式，有

$$\oint_C Pdx+Qdy=\iint_G \left(\frac{\partial Q}{\partial x}-\frac{\partial P}{\partial y}\right)dxdy=0$$

由此可见，条件（8-23）是充分的.

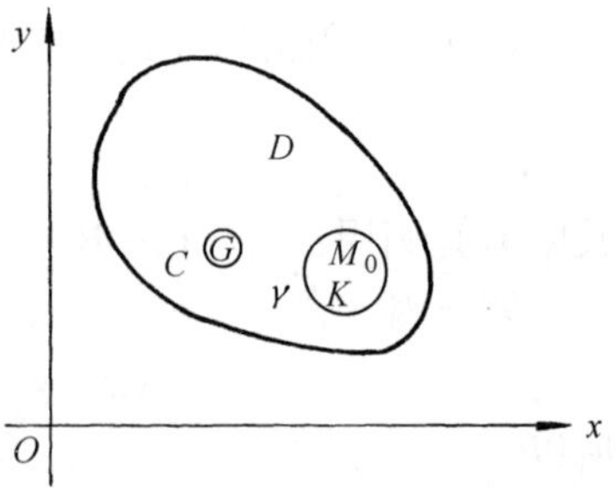

必要性：关于条件（8-23）的必要性可用反证法证明之. 假设在 D 内任一闭曲线上的曲线积分为零，而在 D 内至少有一点 M_0 (x_0, y_0)，使 $\left(\frac{\partial Q}{\partial x}-\frac{\partial P}{\partial y}\right)_{M_0} \neq 0$，不失一般性假定 $\left(\frac{\partial Q}{\partial x}-\frac{\partial P}{\partial y}\right)_{M_0}>0$. 由于 $\frac{\partial P}{\partial y}$，$\frac{\partial Q}{\partial x}$ 在 D 内连续，因此总可以找到一个以 M_0 为圆心，半径足够小的圆 γ （图 8-36），使得在 K （以 γ 为边界的区域）上恒有 $\frac{\partial Q}{\partial x}-\frac{\partial P}{\partial y}>0$，于是由格林公式知

图 8-36

[①] 如 D 内任意一条闭曲线所围成的区域完全属于 D，就称 D 是单连通区域，而同心圆所围成的环形域就不是单连通域.

$$\oint_\gamma P\mathrm{d}x + Q\mathrm{d}y = \iint_K \left(\frac{\partial Q}{\partial x} - \frac{\partial P}{\partial y} \right) \mathrm{d}x\mathrm{d}y > 0$$

这与"在 D 内任一闭曲线上的曲线积分为零"相矛盾，所以"在 D 内至少有一个点 M_0（x_0，y_0），使 $\left(\frac{\partial Q}{\partial x} - \frac{\partial P}{\partial y} \right)_{M_0} \neq 0$"不成立，即条件（8-23）应在 D 内恒成立，必要性得证.

应当注意，区域 D 的单连通性是定理成立不可缺少的条件，如若 D 不是单连通域，即使有条件（8-23），仍不足以断定在 D 内任何闭曲线上的曲线积分等于零. 有例为证，如

$$P(x,\ y) = -\frac{y}{x^2+y^2}, \qquad Q(x,\ y) = \frac{x}{x^2+y^2},$$

则

$$\frac{\partial P}{\partial y} = \frac{\partial Q}{\partial x} = \frac{y^2-x^2}{(x^2+y^2)^2} \qquad (x^2+y^2 \neq 0)$$

在环形域 D：$\frac{1}{4} \leqslant x^2+y^2 \leqslant 4$ 内是恒成立，但在 L：$x = \cos t$，$y = \sin t$（$0 \leqslant t \leqslant 2\pi$）上曲线积分不为零.

$$\oint_L P\mathrm{d}x + Q\mathrm{d}y = \oint_L \frac{-y\mathrm{d}x + x\mathrm{d}y}{x^2+y^2} = \int_0^{2\pi} (\sin^2 t + \cos^2 t)\ \mathrm{d}t = 2\pi$$

之所以出现上述情况，原因是环形域不是单连通域，由此可见. "D 是单连通域"这一条件是不可缺少的.

有了上述定理，以后计算曲线积分 $\int_L P\mathrm{d}x + Q\mathrm{d}y$ 时，应先判断一下此曲线积分是否与路径无关？如肯定是无关的，可按图8-37所示的实折线（或虚折线）进行积分，计算比较简便，此时

$$\int_{(M_0)}^{(M_1)} P\mathrm{d}x + Q\mathrm{d}y$$

$$= \int_{(M_0)}^{(M)} P\mathrm{d}x + Q\mathrm{d}y + \int_{(M)}^{(M_1)} P\mathrm{d}x + Q\mathrm{d}y$$

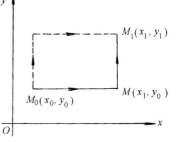

图 8-37

当沿平行于 x 轴的路径 M_0M 变动时，横坐标 x 在变动，而纵坐标 $y = y_0$ 保持不变，因此 $\mathrm{d}y = 0$；同样，当沿平行于 y 轴的路径 MM_1 变动时，$\mathrm{d}x = 0$，于是

$$\int_{(M_0)}^{(M_1)} P\mathrm{d}x + Q\mathrm{d}y = \int_{(M_0)}^{(M)} P\mathrm{d}x + \int_{(M)}^{(M_1)} Q\mathrm{d}y$$

$$= \int_{x_0}^{x_1} P(x,y_0)\mathrm{d}x + \int_{y_0}^{y_1} Q(x_1,y)\mathrm{d}y$$

例 3 判断下列曲线积分是否与路径无关：

（1）$\int_L \mathrm{e}^x \cos y\mathrm{d}x - \mathrm{e}^x \sin y\mathrm{d}y$，$L$ 是点（0，0）到点（1，1）的一段弧；

（2）$\int_L (x^5 + xy^3)\ \mathrm{d}x + (6x - 7y^3)\ \mathrm{d}y$，$L$ 是点（2，1）到点（1，2）的一段弧.

解 （1）因为

$$P(x,\ y) = \mathrm{e}^x \cos y, \qquad Q(x,\ y) = -\mathrm{e}^x \sin y$$

$$\frac{\partial P}{\partial y} = -\mathrm{e}^x \sin y = \frac{\partial Q}{\partial x}$$

在 xOy 坐标面上恒成立，所以曲线积分在 xOy 平面上与路径无关. 此时，取（0，0）→（1，0）→（1，1）的折线作积分路径计算简便.

（2）因为

$$P(x, y) = x^5 + xy^3, \quad Q(x, y) = 6x - 7y^3$$

$$\frac{\partial P}{\partial y} = 3xy^2, \quad \frac{\partial Q}{\partial x} = 6$$

显然 $\frac{\partial P}{\partial y} = \frac{\partial Q}{\partial x}$ 在 xOy 平面上不成立，所以在 xOy 平面上曲线积分与路径有关.

例 4 计算曲线积分 $\int_L (x^3 - xy^2) \, \mathrm{d}x + (y^3 - x^2 y) \, \mathrm{d}y$，其中 L 为抛物线 $y = 2x^2 + 1$ 上从点 $A(1, 3)$ 到点 $B(2, 9)$ 的一段，如图 8-38 所示.

解 因为

$$P(x, y) = x^3 - xy^2, \quad Q(x, y) = y^3 - x^2 y$$

$$\frac{\partial P}{\partial y} = \frac{\partial Q}{\partial x} = -2xy$$

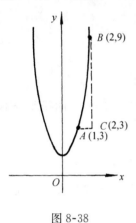

图 8-38

在 xOy 平面上恒成立，所以在 xOy 平面上曲线积分与路径无关. 此时，取 $A(1, 3) \to C(2, 3) \to B(2, 9)$ 的折线作积分路径计算简便，于是

$$\int_L (x^3 - xy^2) \, \mathrm{d}x + (y^3 - x^2 y) \, \mathrm{d}y$$

$$= \int_{(1,3)}^{(2,3)} (x^3 - xy^2) \, \mathrm{d}x + \int_{(2,3)}^{(2,9)} (y^3 - x^2 y) \, \mathrm{d}y$$

$$= \int_1^2 (x^3 - 9x) \, \mathrm{d}x + \int_3^9 (y^3 - 4y) \, \mathrm{d}y$$

$$= \left[\frac{1}{4} x^4 - \frac{9}{2} x^2 \right]_1^2 + \left[\frac{1}{4} y^4 - 2y^2 \right]_3^9 = \frac{5865}{4}$$

例 5 设在 xOy 平面上有力 $F(x, y) = (x + y^2) i + (2xy - 8) j$ 形成一个力场，试证明质点在此场内移动时，场力所做的功与路径无关.

证 由变力沿曲线做功公式知

$$W = \int_{(x_0, y_0)}^{(x_1, y_1)} (x + y^2) \, \mathrm{d}x + (2xy - 8) \, \mathrm{d}y$$

因为

$$P(x, y) = x + y^2, \quad Q(x, y) = 2xy - 8$$

$$\frac{\partial P}{\partial y} = \frac{\partial Q}{\partial x} = 2y$$

在 xOy 平面上成立，所以曲线积分与路径无关，即场力做功与路径无关.

例 6 计算积分

$$\int_L (3x^2 + 2xy^3) \, \mathrm{d}x + (3x^2 y^2 + 2y) \, \mathrm{d}y$$

其中 L 是从点 $(0, 0)$ 到点 (x, y) 的某弧段.

解 因为

$$P(x, y) = 3x^2 + 2xy^3, \quad Q(x, y) = 3x^2 y^2 + 2y$$

$$\frac{\partial P}{\partial y} = \frac{\partial Q}{\partial x} = 6xy^2$$

在 xOy 平面上恒成立，所以曲线积分在 xOy 平面上与路径无关. 此时取 $(0, 0) \to (x, 0)$ $\to (x, y)$ 的有向折线作积分路径计算简便，于是

$$\int_L (3x^2 + 2xy^3) \, \mathrm{d}x + (3x^2 y^2 + 2y) \, \mathrm{d}y$$

$$= \int_{(0,0)}^{(x,y)} (3x^2+2xy^3)\ \mathrm{d}x + \ (3x^2y^2+2y)\ \mathrm{d}y$$

$$= \int_{(0,0)}^{(x,0)} (3x^2+2xy^3)\ \mathrm{d}x + \int_{(x,0)}^{(x,y)} (3x^2y^2+2y)\ \mathrm{d}y$$

$$= \int_0^x 3x^2\mathrm{d}x + \int_0^y (3x^2y^2+2y)\ \mathrm{d}y = x^3+x^2y^3+y^2$$

如记此结果为 $u\ (x,\ y)$，再求其**全微分**，则有

$$\mathrm{d}u\ (x,\ y)\ = \frac{\partial u}{\partial x}\mathrm{d}x + \frac{\partial u}{\partial y}\mathrm{d}y\ =\ (3x^2+2xy^3)\ \mathrm{d}x + \ (3x^2y^2+2y)\ \mathrm{d}y$$

此全微分正是曲线积分中的被积式.

一般地，如 $P(x,\ y)$ 与 $Q(x,\ y)$ 在单连通域 D 内具有连续的一阶偏导数，且 $\dfrac{\partial P}{\partial y}=\dfrac{\partial Q}{\partial x}$，那么

$$u\ (x,\ y)\ =\ \int_{(x_0,y_0)}^{(x,y)} P\ (x,\ y)\ \mathrm{d}x + Q\ (x,\ y)\ \mathrm{d}y$$

的全微分为

$$\mathrm{d}u(x,\ y)\ = \frac{\partial u}{\partial x}\mathrm{d}x + \frac{\partial u}{\partial y}\mathrm{d}y = P(x,\ y)\ \mathrm{d}x + Q(x,\ y)\ \mathrm{d}y$$

称 $u\ (x,\ y)$ 是 $P(x,\ y)\ \mathrm{d}x + Q(x,\ y)\ \mathrm{d}y$ 的**原函数**，其中 $(x,\ y)$ 是动端点，$(x_0,\ y_0)$ 为定端点，$(x_0,\ y_0)$ 在 D 中不论取什么点均可以，在不同定端点 $(x_0,\ y_0)$ 的 $u\ (x,\ y)$ 之间，充其量相差一个常数. 如不计此常数，则原函数是唯一存在的. 上述全微分的定义及其求法，在**热力学**的**熵**中用到，故特举例说明.

习　题　八

1. 将二重积分 $\displaystyle\iint\limits_D f(x,y)\mathrm{d}\sigma$ 化为二次积分（选计算简便的积分次序），区域分别为：

(1) D 是由 $x=a$，$x=2a$，$y=-b$ 与 $y=\dfrac{1}{3}b$ 所围的矩形域，$a>0$，$b>0$；

(2) D 是椭圆域 $\dfrac{x^2}{a^2}+\dfrac{y^2}{b^2}\leqslant 1$；

(3) D 是由直线 $y=2x$，$x=1$ 与抛物线 $y=x^2$ 所围的区域；

(4) D 是以 $O(0,0)$，$A(2a,0)$，$B(a,a)\ (a>0)$ 为顶点的三角形域；

(5) D 是由四条直线 $y=x$，$y=2x$，$x=1$ 与 $x=2$ 所围的梯形域；

(6) D 是正方形域 $|x|+|y|\leqslant 1$.

2. 更换下列二次积分的次序：

(1) $\displaystyle\int_0^1 \mathrm{d}x \int_{x^2}^{\sqrt{x}} f(x,y)\mathrm{d}y$；　　　　(2) $\displaystyle\int_0^1 \mathrm{d}y \int_{-\sqrt{1-y^2}}^{\sqrt{1-y^2}} f(x,y)\mathrm{d}x$；

(3) $\displaystyle\int_{-1}^1 \mathrm{d}x \int_{-\sqrt{1-x^2}}^{1-x^2} f(x,y)\mathrm{d}y$；　　(4) $\displaystyle\int_0^4 \mathrm{d}y \int_{-\sqrt{4-y}}^{\frac{1}{2}(y-4)} f(x,y)\mathrm{d}x$；

(5) $\displaystyle\int_0^\pi \mathrm{d}x \int_{-\sin\frac{x}{2}}^{\sin x} f(x,y)\mathrm{d}y$；　　(6) $\displaystyle\int_0^1 \mathrm{d}x \int_0^{x^2} f(x,y)\mathrm{d}y + \int_1^3 \mathrm{d}x \int_0^{\frac{1}{2}(3-x)} f(x,y)\mathrm{d}y$.

3. 计算下列二重积分：

(1) $\displaystyle\iint\limits_D x^2\sin y\mathrm{d}x\mathrm{d}y$，　D 是矩形域：$1\leqslant x\leqslant 2$，$0\leqslant y\leqslant \dfrac{\pi}{2}$；

(2) $\iint\limits_{D}(x^2+2y)\mathrm{d}x\mathrm{d}y$,　D 是由 $y=x^3$ 与 $y=x^2$ 所围成的区域;

(3) $\iint\limits_{D}(x^2+y^2)\mathrm{d}x\mathrm{d}y$,　D 是由 $y=x,y=x+a,y=a,y=3a\,(a>0)$ 所围成的区域;

(4) $\iint\limits_{D}\dfrac{x^2}{y^2}\mathrm{d}x\mathrm{d}y$,　D 是 $y=x,x=2$ 与 $xy=1$ 所围成的区域;

(5) $\iint\limits_{D}(x^2-y^2)\mathrm{d}x\mathrm{d}y$,　D 是由 $x=0,y=0,x=\pi$ 与 $y=\sin x$ 所围成的区域;

(6) $\iint\limits_{D}\cos(x+y)\mathrm{d}x\mathrm{d}y$,　D 是由 $x=0,y=\pi$ 与 $y=x$ 所围成的区域.

4. 利用极坐标计算下列积分:

(1) $\iint\limits_{D}\sqrt{x^2+y^2}\,\mathrm{d}x\mathrm{d}y,D:x^2+y^2\leqslant9$;

(2) $\iint\limits_{D}\ln(1+x^2+y^2)\mathrm{d}x\mathrm{d}y,D:x^2+y^2\leqslant1$,且 $x\geqslant0,\ y\geqslant0$;

(3) $\iint\limits_{D}|xy|\mathrm{d}x\mathrm{d}y,D:x^2+y^2\leqslant a^2(a>0)$;

(4) $\iint\limits_{D}\mathrm{e}^{x^2+y^2}\mathrm{d}x\mathrm{d}y,D:x^2+y^2\leqslant1$;

(5) $\iint\limits_{D}\sqrt{1-x^2-y^2}\,\mathrm{d}x\mathrm{d}y,D:x^2+y^2\leqslant x$;

(6) $\iint\limits_{D}\sin\sqrt{x^2+y^2}\,\mathrm{d}x\mathrm{d}y,D:\pi^2\leqslant x^2+y^2\leqslant4\pi^2$.

*5. 计算下列对弧长的曲线积分:

(1) $\oint_{L}(x^2+y^2)^n\mathrm{d}s$,其中 L 为圆周 $x=a\cos t,y=a\sin t(a>0,0\leqslant t\leqslant2\pi)$;

(2) $\int_{L}(x+y)\mathrm{d}s$,其中 L 为连接 $A(1,0)$ 与 $B(0,1)$ 两点的直线段;

(3) $\int_{L}\sqrt{y}\,\mathrm{d}s$,其中 L 是抛物线 $y=x^2$ 上点 $O(0,0)$ 与点 $A(1,1)$ 之间的一段弧;

(4) $\int_{\Gamma}\dfrac{1}{x^2+y^2+z^2}\mathrm{d}s$,其中 Γ 为空间曲线 $x=\mathrm{e}^t\cos t,y=\mathrm{e}^t\sin t,z=\mathrm{e}^t$ 上相应于 t 从 0 到 2 的这段弧.

6. 计算下列对坐标的曲线积分:

(1) $\int_{L}(x^2-y^2)\mathrm{d}x$,$L$ 是抛物线 $y=x^2$ 上从 $O\,(0,\ 0)$ 到 $A\,(2,\ 4)$ 的一段;

(2) $\int_{L}(2a-y)\mathrm{d}x-(a-y)\mathrm{d}y$,$L$ 为旋轮线(摆线)$x=a(t-\sin t),y=a(1-\cos t)$ $(a>0)$ 的自原点起的一拱($0\leqslant t\leqslant2\pi$);

(3) $\oint_{L}\dfrac{(x+y)\mathrm{d}x-(x-y)\mathrm{d}y}{x^2+y^2}$,$L$ 为圆周 $x^2+y^2=a^2$ 的正向;

(4) $\int_{\Gamma}(y^2-z^2)\mathrm{d}x+2yz\mathrm{d}y-x^2\mathrm{d}z$,$\Gamma$ 为空间曲线 $x=t,y=t^2,z=t^3$ 上从 $t=0$ 到 $t=1$ 的一段曲线弧.

7. 计算 $\int_L (x^2 + y^2)\mathrm{d}x - 2xy^2\mathrm{d}y$，其中 L 为

    (1) 从点 $(0，0)$ 到点 $(1，2)$ 的直线段；

    (2) 从点 $(0，0)$ 起沿 $y = 2x^2$ 到点 $(1，2)$ 的曲线段；

    (3) 从点 $(0，0)$ 起先沿 x 轴到点 $(1，0)$，再沿平行于 y 轴的直线到点 $(1，2)$ 的一段有向折线段.

8. 利用格林公式计算下列曲线积分：

    (1) $\oint_L (x + y)\mathrm{d}x - (x - y)\mathrm{d}y$，$L$ 为椭圆 $\dfrac{x^2}{a^2} + \dfrac{y^2}{b^2} = 1$ 的正向边界曲线 ；

    (2) $\oint_L (2xy - x^2)\mathrm{d}x + (x + y^2)\mathrm{d}y$，$L$ 是由 $y = x^2$ 与 $y^2 = x$ 所围的区域的正向边界曲线；

    (3) $\oint_L (x + y)^2\mathrm{d}x + (x^2 - y^2)\mathrm{d}y$，$L$ 为三角形的正向边界，其三顶点为 $A(1,1)$，$B(3，2)$，$C(3，5)$.

9. 证明下列曲线积分与路径无关，并求积分值：

    (1) $\displaystyle\int_{(2,1)}^{(1,2)} \frac{y\mathrm{d}x - x\mathrm{d}y}{x^2}$ ；

    (2) $\displaystyle\int_{(1,2)}^{(3,4)} (6xy^2 - y^3)\mathrm{d}x + (6x^2y - 3xy^2)\mathrm{d}y$ ；

    (3) $\displaystyle\int_{(1,\pi)}^{(2,\pi)} \left(1 - \frac{y^2}{x^2}\cos\frac{y}{x}\right)\mathrm{d}x + \left(\sin\frac{y}{x} + \frac{y}{x}\cos\frac{y}{x}\right)\mathrm{d}y$.

10. 求下列平面薄片的质量或质心的坐标：

    (1) 薄片在 xOy 坐标面上所占区域 D 由螺线 $r = 2\theta$ 与直线 $\theta = \dfrac{\pi}{2}$ 所围，其上的面密度 $\rho(x,y) = x^2 + y^2$，求质量 M；

    (2) 求由直线 $y = 0$，$y = a - x(a > 0)$ 与 $x = 0$ 所围成的面密度 $\rho(x,y) = x$ 的薄片的质心的坐标 $(\overline{x},\overline{y})$ ；

    (3) 求位于两圆 $r = 2\sin\theta$ 与 $r = 4\sin\theta$ 之间的匀质薄片的质量 M 与质心的坐标 $(\overline{x},\overline{y})$.

11. 利用二重积分计算由下列曲面所围成的立体的体积：

    (1) 平面 $3x + 2y + z - 6 = 0$ 与三个坐标平面；

    (2) 平面 $z_1 = 5$ 与抛物面 $z_2 = 1 + x^2 + y^2$ ；

    (3) 上半球面 $z_1 = \sqrt{2a^2 - x^2 - y^2}(a > 0)$ 与锥面 $z_2 = \sqrt{x^2 + y^2}$ ；

    (4) 抛物面 $z_1 = 6 - 2x^2 - y^2$ 与抛物面 $z_2 = x^2 + 2y^2$.

12. 利用曲线积分计算下列曲线所围成的图形的面积：

    (1) 椭圆 $9x^2 + 16y^2 = 144$ ；   (2) 圆 $x^2 + y^2 = 2x$ ；

    (3) 星形线 $x = a\cos^3 t，y = a\sin^3 t (a > 0)$.

13. 在椭圆 $x = a\cos t，y = b\sin t$ 上任一点 $M(x,y)$ 处有一个作用力 $\boldsymbol{F}$，其大小等于点 M 到椭圆中心的距离值，而方向朝着椭圆中心，试求：

    (1) 质点 P 沿第一象限的弧按正方向移动所做的功；

    (2) 质点 P 按正向走过全部椭圆时所做的功.

14. 设在 xOy 坐标面的半平面 $x > 0$ 上，有力 $\boldsymbol{F} = -\dfrac{k}{r^3}(x\boldsymbol{i} + y\boldsymbol{j})$ 构成一个力场，其中 k 为常数，$r = \sqrt{x^2 + y^2}$，试证明在此力场中场力所做的功与所取路径无关，而只与起讫点的位置有关.

第九章

微分方程

在物理、化学、生物及医药等自然科学和某些工程技术中，常常需要寻求有关变量之间的函数关系，但在许多实际问题中，不容易直接找到这种函数关系，却根据问题的几何性质或物理定律，比较容易建立待求函数与其导数或微分之间的关系，这种关系式就是微分方程. 通过对这种关系式的研究，求出未知函数来，就是解微分方程. 本章将介绍微分方程的一些基本概念和几种常用的解法及其简单应用.

§9-1 基 本 概 念

9-1.1 实例

例 1 已知曲线上任一点 $M(x,y)$ 处切线的斜率为 $4x$，且此曲线通过点 $(1,3)$，求此曲线的方程.

解 由导数的几何意义，所求曲线 $y=f(x)$ 应满足方程

$$\frac{\mathrm{d}y}{\mathrm{d}x}=4x \tag{9-1}$$

或

$$\mathrm{d}y=4x\mathrm{d}x \tag{9-1'}$$

及条件

$$y\mid_{x=1}=3 \tag{9-2}$$

把式 (9-1') 两边积分，得

$$y=2x^2+c \tag{9-3}$$

其中 c 是任意常数，式 (9-3) 就是所求满足式 (9-1) 的函数关系式，它是一族抛物线 (图 9-1).

以 $x=1$，$y=3$ 代入式 (9-3)，得 $c=1$，因此，所求曲线方程为

$$y=2x^2+1 \tag{9-4}$$

例 2 有一质量为 m 的物体，受重力的作用在空中垂直下落，若略去空气阻力和其他外力的作用，这时称为自由落体. 试求物体下落的距离 s 与下落时间 t 的函数关系 $s=s(t)$.

解 取坐标系如图 9-2 所示，则由牛顿第二定律，所求函数 $s(t)$ 应满足方程

$$m\frac{\mathrm{d}^2s}{\mathrm{d}t^2}=mg$$

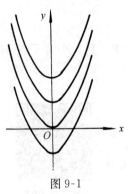

图 9-1

即

$$\frac{\mathrm{d}^2 s}{\mathrm{d}t^2} = g \tag{9-5}$$

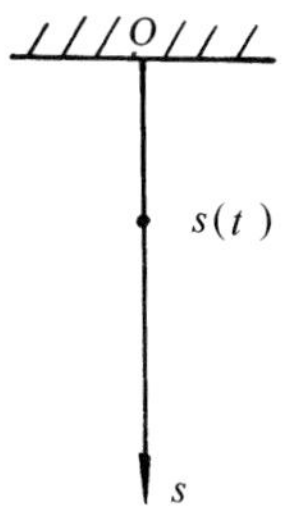

其中 g 为重力加速度，对式（9-5）积分一次得

$$v = \frac{\mathrm{d}s}{\mathrm{d}t} = gt + c_1 \tag{9-6}$$

再积分一次得

$$s = \frac{1}{2}gt^2 + c_1 t + c_2 \tag{9-7}$$

图 9-2

其中 c_1，c_2 都是任意常数，要确定这两个任意常数，还必须知道落体的初始状态，即初始位置和初始速度，如果它们分别为

$$s\big|_{t=0} = 0 \qquad 与 \qquad \frac{\mathrm{d}s}{\mathrm{d}t}\bigg|_{t=0} = 0 \tag{9-8}$$

则由式（9-6）得 $c_1 = 0$，由式（9-7）得 $c_2 = 0$，于是所求落体的运动规律为

$$s = \frac{1}{2}gt^2 \tag{9-9}$$

上两例说明了用微分方程讨论问题的方法，下面介绍微分方程的一些基本概念.

9-1.2 微分方程及其阶

定义 1 含有自变量、未知函数及其导数（或微分）的等式叫**微分方程**.

必须指出的是，微分方程中未知函数及自变量可以不出现，但未知函数的导数必须出现，如式（9-1），（9-1'），（9-5），（9-6）都是微分方程.

未知函数为一元函数的微分方程叫**常微分方程**. 如果自变量多于一个，未知函数是多元函数，从而出现多元函数的偏导数的微分方程叫**偏微分方程**. 例如，

$$x\frac{\partial z}{\partial x} + y\frac{\partial z}{\partial y} = z, \qquad \frac{\partial^2 u}{\partial x^2} + \frac{\partial^2 u}{\partial y^2} + \frac{\partial^2 u}{\partial z^2} = 0$$

本章只讨论常微分方程，以下简称微分方程，在不致引起混淆的情况下也简称方程.

常微分方程的一般形式为

$$F(x, y, y', \cdots, y^{(n)}) = 0 \tag{9-10}$$

定义 2 微分方程中未知函数的导数（或微分）的最高阶，叫微分方程的**阶**. 例如，式（9-1），（9-1'），（9-6）是一阶的，式（9-5）是二阶的.

又如，方程 $x^4 y''' + xy'' - 4xy' = 6x$ 是三阶微分方程，二阶及二阶以上的方程称为高阶微分方程.

9-1.3 微分方程的解

定义 3 凡满足微分方程（9-10）的函数 $y = y(x)$，都叫做该微分方程的**解**.

"满足"是指函数 $y = y(x)$ 在某区间 I 上连续，有直到 n 阶的导数，将它代入式（9-10）后，方程化为关于 x 的恒等式

$$F[x, y(x), y'(x), \cdots, y^{(n)}(x)] = 0$$

如果微分方程的解中含有独立的①任意常数且其个数与微分方程的阶数相同，则称此解为方程的通解（通积分），如式（9-3），（9-7）. 按照问题给定的条件，由通解确定出任意常数的特定值，这时解中不含任意常数，这种解叫做方程的**特解**，如式（9-4），（9-9）. 用以确定特解的条件叫做**初始条件**. 通常称带有初始条件的微分方程求解问题为**初值问题**，如式（9-2），（9-8）为初始条件，例1、例2均为初值问题.

通解是一族函数，其图形是一族曲线，称为微分方程的积分曲线族，特解是通解中满足初始条件的一个函数，其图形是积分曲线族中的一条特定的曲线，称为积分曲线. 如方程（9-1）的积分曲线族是抛物线族 $y=2x^2+c$，过点（1，3）的积分曲线为抛物线 $y=2x^2+1$.

研究微分方程主要解决下面两个问题：

（1）建立微分方程，即根据实际问题列出含有未知函数的导数（或微分）的关系式.

（2）解微分方程即由微分方程求出未知函数.

本章只讨论一阶、二阶微分方程中几种常用的解法及其简单应用，不在理论上作深入的探讨.

§9-2 可分离变量的微分方程

一阶微分方程的一般形式为：$F(x,y,y')=0$,或者写成显式为：$y'=f(x,y)$,特别地，形如

$$\frac{\mathrm{d}y}{\mathrm{d}x} = f(x)g(y) \tag{9-11}$$

或

$$M_1(x)N_2(y)\mathrm{d}x + M_2(x)N_1(y)\mathrm{d}y = 0 \tag{9-12}$$

的方程，称为**可分离变量的微分方程**. 例如，$\frac{\mathrm{d}y}{\mathrm{d}x}=-\frac{x}{y}$，$\frac{\mathrm{d}y}{\mathrm{d}x}=e^y\frac{\sin x}{x}$，$\sqrt{1-x^2}\,\mathrm{d}y+\sqrt{1-y^2}\,\mathrm{d}x=0$等都是可分离变量的方程，这类方程可用初等积分法求解，步骤如下：

（1）分离变量得

$$\frac{\mathrm{d}y}{g(y)} = f(x)\mathrm{d}x \quad \text{或} \quad \frac{N_1(y)}{N_2(y)}\mathrm{d}y = -\frac{M_1(x)}{M_2(x)}\mathrm{d}x$$

或统一写作

$$\psi(y)\mathrm{d}y = \varphi(x)\mathrm{d}x \tag{9-13}$$

（2）两边积分得

$$\int \psi(y)\mathrm{d}y = \int \varphi(x)\mathrm{d}x$$

即得通解（通积分）

$$\Psi(y) = \Phi(x) + c$$

其中 $\Psi(y)$ 为 $\psi(y)$ 的一个原函数，$\Phi(x)$ 为 $\varphi(x)$ 的一个原函数，c 为任意常数.

注意：若 $g(y)=0$ 有实根 $y=r$，则函数 $y=r$ 显然是原方程 $\frac{\mathrm{d}y}{\mathrm{d}x}=f(x)g(y)$ 的一个特解，

① 这里"独立"二字的含义是指这些常数不能合并起来用一个任意常数来代替. 例如，$\frac{1}{2}gt^2+c_1t+c_2$ 中的 c_1,c_2 是独立的. c_1t+c_2t 中，因 $c_1t+c_2t=(c_1+c_2)t$ 可用 $c=c_1+c_2$ 来代替，故 c_1,c_2 就不是独立的.

这时方程的全部解就应该是通解 $\Psi(y)=\Phi(x)+c$ 与特解 $y=r$ 的全体,但如果只需通解,则不必讨论 $g(y)=0$ 这种情况.

在求得方程的解以后,若方程的通解是显函数形式,则称此解为显式解,若通解是隐函数形式,则称为隐式解.

例 1　试求 $\dfrac{\mathrm{d}y}{\mathrm{d}x}=\dfrac{x+xy^2}{y+yx^2}$ 满足初始条件 $y|_{x=0}=2$ 的特解.

解　方程即

$$\frac{\mathrm{d}y}{\mathrm{d}x}=\frac{x}{1+x^2}\cdot\frac{1+y^2}{y}$$

分离变量得

$$\frac{y}{1+y^2}\mathrm{d}y=\frac{x}{1+x^2}\mathrm{d}x$$

两边积分得

$$\frac{1}{2}\ln(1+y^2)=\frac{1}{2}\ln(1+x^2)+c_1$$

或

$$\ln(1+y^2)=\ln(1+x^2)+2c_1$$

为化简方便,记 $2c_1=\ln c(c>0)$,则得

$$\ln(1+y^2)=\ln(1+x^2)+\ln c$$

因而得通解为

$$1+y^2=c(1+x^2)$$

容易验证,上述隐函数满足微分方程.

事实上,对 $1+y^2=c(1+x^2)$ 求导得 $2yy'=2cx$ 即 $y'=\dfrac{cx}{y}$,代入原方程得恒等式:

$$\frac{cx}{y}=\frac{x}{1+x^2}\cdot\frac{c(1+x^2)}{y}$$

今后,除特别情况外,一般不再验证.

以 $x=0$,$y=2$ 代入得 $c=5$,故所求特解为

$$y^2=5(1+x^2)-1$$

例 2　求方程 $y'=xy\mathrm{e}^{x^2}\ln y$ 的通解.

解　方程即

$$\frac{\mathrm{d}y}{\mathrm{d}x}=x\mathrm{e}^{x^2}\cdot y\ln y$$

分离变量得

$$\frac{\mathrm{d}y}{y\ln y}=x\mathrm{e}^{x^2}\mathrm{d}x$$

两边积分得

$$\ln|\ln y|=\frac{1}{2}\mathrm{e}^{x^2}+\ln c_1$$

$$| \ln y | = c_1 e^{\frac{1}{2}e^{x^2}}$$

$$\ln y = \pm c_1 e^{\frac{1}{2}e^{x^2}} = c e^{\frac{1}{2}e^{x^2}}$$

例3 在化学动力学中，常用化学反应速率来描述系统的反应规律. 化学反应速率是指反应物浓度减少或生成物浓度增加的速率. 已知在初始时刻 $t=0$ 时，反应物 A，B 和生成物 C 的浓度分别为 a，b 和零（设 $a \neq b$），反应：$A+B \rightarrow C$ 称为二级反应. 实验表明，在一定温度下，恒容反应的反应速率与各反应物的浓度的乘积成正比，试求时刻 t 时生成物 C 的浓度.

解 设在时刻 t 生成物的浓度为 x，则反应物 A，B 的浓度分别为 $a-x$，$b-x$，反应速度为生成物浓度增加的速率 $\dfrac{dx}{dt}$，于是

$$\frac{dx}{dt} = k(a-x)(b-x)$$

其中 k 为常数. 分离变量得

$$\frac{dx}{(a-x)(b-x)} = k dt$$

两边积分得

$$\frac{1}{b-a} \ln \frac{b-x}{a-x} = kt + c_1$$

由此有

$$\frac{b-x}{a-x} = c_2 e^{(b-a)kt}$$

其中 $c_2 = e^{(b-a)c_1}$，以初始条件 $t=0$ 时 $x=0$ 代入上式得 $c_2 = \dfrac{b}{a}$，于是所求的解为

$$\frac{b-x}{a-x} = \frac{b}{a} e^{(b-a)kt}$$

写成显式为

$$x = \frac{ab(e^{bkt} - e^{akt})}{be^{bkt} - ae^{akt}}$$

例4 设放在某介质中的物体（不能自身发热）其温度降低的速度与物体对介质的温度差成正比. 已知物体开始时温度为 100℃，介质的温度始终是 20℃，经 20 分钟此物体温度降为 60℃，试问该物体的温度随时间变化的规律如何？

解 设在时刻 t 物体的温度为 $x(t)$，则由题意

$$-\frac{dx}{dt} = k(x-20)$$

分离变量得

$$\frac{dx}{x-20} = -k dt$$

两边积分得

$$\ln(x-20) = -kt + c_1$$

即
$$x-20=ce^{-kt}$$

其中 $c=e^{c_1}$ 为任意常数，所以方程的通解为
$$x=ce^{-kt}+20$$

以 $t=0$ 时 $x=100$ 代入得 $c=80$，故所求特解为
$$x=80e^{-kt}+20$$

再以 $t=20$，$x=60$ 代入得 $e^{-20k}=\dfrac{1}{2}$，于是 $e^{-k}=\left(\dfrac{1}{2}\right)^{\frac{1}{20}}$，因此该物体的温度随时间的变化规律是

$$x=80\left(\frac{1}{2}\right)^{\frac{t}{20}}+20$$

据此由 t 可以求 x；反之，由 x 也可以求出 t.

例 5 求解 方程 $(y+\sqrt{x^2+y^2})\mathrm{d}x-x\mathrm{d}y=0$ $(x>0)$.

解 方程化为
$$\frac{\mathrm{d}y}{\mathrm{d}x}=\frac{y}{x}+\sqrt{1+\left(\frac{y}{x}\right)^2}$$

此为齐次方程，令 $u=\dfrac{y}{x}$，则 $y=ux$，$y'=u+u'x$，于是上述方程化为

$$x\frac{\mathrm{d}u}{\mathrm{d}x}+u=u+\sqrt{1+u^2}$$

分离变量得
$$\frac{\mathrm{d}u}{\sqrt{1+u^2}}=\frac{\mathrm{d}x}{x}$$

两边积分
$$\ln(u+\sqrt{1+u^2})=\ln x+\ln c$$
$$u+\sqrt{1+u^2}=cx$$

将 $u=\dfrac{y}{x}$ 代入上式得

$$\frac{y}{x}+\sqrt{1+\left(\frac{y}{x}\right)^2}=cx$$

故原方程的通解为
$$y+\sqrt{x^2+y^2}=cx^2$$

上述微分方程为齐次微分方程，其一般 形式为 $y'=f\left(\dfrac{y}{x}\right)$，作变换 $u=\dfrac{y}{x}$，即 $y=ux$，代入原方程后成为以 $u(x)$ 为新的未知函数的变量可分离方程. 分离变量并积分得 $u(x)$，最后乘以 x 得未知函数 $y(x)$ 的 函数式.

§9-3 一阶线性微分方程

定义 若一阶微分方程中的未知函数 y 及其导数 y' 都是一次的，则方程称为**一阶线性方程**，其一般形式为

$$\frac{\mathrm{d}y}{\mathrm{d}x} + P(x)y = Q(x) \tag{9-14}$$

其中 $Q(x)$ 称为方程(9-14)的非齐次项(或自由项)，如果 $Q(x) \equiv 0$，方程变为

$$\frac{\mathrm{d}y}{\mathrm{d}x} + P(x)y = 0 \tag{9-15}$$

方程 (9-15) 称为对应于方程 (9-14) 的线性齐次方程，而方程 (9-14) 为线性非齐次方程 [注意，这里的"齐次"是指方程 (9-14) 右端恒为零，与上节中的齐次方程含义不同].

显然下列方程都是一阶线性方程：$y' - \dfrac{y}{x} = x^2, y' - 2xy = \mathrm{e}^{x^2}\cos x, \cos x \dfrac{\mathrm{d}y}{\mathrm{d}x} = y\sin x + \cos^2 x.$

但方程 $\dfrac{\mathrm{d}y}{\mathrm{d}x} - x^2 - y^2 = 0, y' + \sin y = x^2, yy' = 1$ 都不是线性方程，它们称为非线性方程.

线性齐次方程 (9-15) 是可分离变量方程，若 $y \neq 0$，则方程 (9-15) 可化为

$$\frac{\mathrm{d}y}{y} = -P(x)\mathrm{d}x$$

两边积分得

$$\ln|y| = -\int P(x)\mathrm{d}x + \ln c_1$$

$$|y| = c_1 \mathrm{e}^{-\int P(x)\mathrm{d}x}$$

$$y = c\mathrm{e}^{-\int P(x)\mathrm{d}x}$$

其中 $c = \pm c_1$ 是任意常数，显然 $c \neq 0$，注意到 $y = 0$ 也是方程(9-15)的解，如果去掉上面 $c \neq 0$ 的限制，那么 $y = 0$ 对应于 $c = 0$，故方程(9-15)的通解为

$$y = c\mathrm{e}^{-\int P(x)\mathrm{d}x} \tag{9-16}$$

现在再来讨论非齐次方程 (9-14) 的解法，方程 (9-14) 即

$$\frac{\mathrm{d}y}{y} = \frac{Q(x)}{y}\mathrm{d}x - P(x)\mathrm{d}x$$

两边积分得

$$\ln|y| = \int \frac{Q(x)}{y}\mathrm{d}x - \int P(x)\mathrm{d}x \xlongequal{\text{记作}} u(x) - \int P(x)\mathrm{d}x$$

其中 $u(x) = \displaystyle\int \frac{Q(x)}{y}\mathrm{d}x$ 为待定函数，由上式，

$$|y| = \mathrm{e}^{u(x)}\mathrm{e}^{-\int P(x)\mathrm{d}x}$$

$$y = \pm \mathrm{e}^{u(x)}\mathrm{e}^{-\int P(x)\mathrm{d}x} \xlongequal{\text{记作}} c(x)\mathrm{e}^{-\int p(x)\mathrm{d}x}$$

其中 $c(x)$ 待定，可见我们可以设想方程 (9-14) 有形如 $y = c(x)\mathrm{e}^{-\int P(x)\mathrm{d}x}$ 的解，将其代入方程

（9-14），得

$$c'(x)\mathrm{e}^{-\int P(x)\mathrm{d}x}+c(x)\mathrm{e}^{-\int P(x)\mathrm{d}x}\big[-P(x)\big]+P(x)\cdot c(x)\mathrm{e}^{-\int P(x)\mathrm{d}x}=Q(x)$$

即

$$c'(x)\mathrm{e}^{-\int P(x)\mathrm{d}x}=Q(x)$$

$$c'(x)=Q(x)\mathrm{e}^{\int P(x)\mathrm{d}x}$$

两边积分得

$$c(x)=\int Q(x)\mathrm{e}^{\int P(x)\mathrm{d}x}\mathrm{d}x+C$$

其中 $\int P(x)\mathrm{d}x,\int Q(x)\mathrm{e}^{\int P(x)\mathrm{d}x}\mathrm{d}x$ 都只是一个原函数，C 是任意常数，这样就确定了 $c(x)$，于是方程（9-14）的通解为

$$y=\mathrm{e}^{-\int P(x)\mathrm{d}x}\Big[\int Q(x)\mathrm{e}^{\int P(x)\mathrm{d}x}\mathrm{d}x+C\Big] \tag{9-17}$$

这就是通常所说的**"常数变易法"**，即将对应于齐次方程（9-15）的通解中的任意常数，变易为待定函数 $c(x)$ 而求得非齐次方程（9-14）的通解. 式（9-17）可以改写为

$$y=c\mathrm{e}^{-\int P(x)\mathrm{d}x}+\mathrm{e}^{-\int P(x)\mathrm{d}x}\int Q(x)\mathrm{e}^{\int P(x)\mathrm{d}x}\mathrm{d}x$$

显然右端第一项是与方程（9-14）对应的齐次方程的通解，第二项是非齐次方程（9-14）的一个特解（对应于式（9-17）中 $C=0$），这就是说，非齐次方程（9-14）的通解的结构是对应的齐次方程（即方程（9-15））的通解与方程（9-14）本身的一个特解的和，以后我们将看到二阶线性非齐次方程的通解有类似的结构，这正是线性方程的特点.

读者不必记忆式（9-17），只要熟练掌握常数变易法及其推导过程即可.

例 1 求解方程 $\dfrac{\mathrm{d}y}{\mathrm{d}x}+3y=\mathrm{e}^{2x}$.

解 先求对应的齐次方程 $\dfrac{\mathrm{d}y}{\mathrm{d}x}+3y=0$ 的通解，分离变量并积分得

$$|y|=\mathrm{e}^{-3x+c_1}=\mathrm{e}^{c_1}\cdot\mathrm{e}^{-3x}$$

$$y=\pm\mathrm{e}^{c_1}\mathrm{e}^{-3x}=c\mathrm{e}^{-3x}$$

再设 $y=c(x)\mathrm{e}^{-3x}$ 为原方程的解，代入原方程得

$$c'(x)\mathrm{e}^{-3x}-c(x)\cdot 3\mathrm{e}^{-3x}+3c(x)\mathrm{e}^{-3x}=\mathrm{e}^{2x}$$

即

$$c'(x)=\mathrm{e}^{5x}$$

积分得

$$c(x)=\frac{1}{5}\mathrm{e}^{5x}+C$$

于是得方程通解为

$$y=\Big(\frac{1}{5}\mathrm{e}^{5x}+C\Big)\mathrm{e}^{-3x}=\frac{1}{5}\mathrm{e}^{2x}+C\mathrm{e}^{-3x}$$

例 2 求解微分方程 $y'+ky=p\sin\omega x$，其中 k，p，ω 都是常数.

解 先求对应的齐次方程 $\dfrac{\mathrm{d}y}{\mathrm{d}x}+ky=0$ 的通解，分离变量并积分得通解

$$y = c\mathrm{e}^{-kx}$$

再设 $y=c(x)\mathrm{e}^{-kx}$ 为原方程的解，代入原方程得

$$c'(x)\mathrm{e}^{-kx}-c(x)k\mathrm{e}^{-kx}+kc(x)\mathrm{e}^{-kx}=p\sin\omega x$$

即

$$c'(x)=p\mathrm{e}^{kx}\sin\omega x$$

积分得

$$c(x)=\frac{p\mathrm{e}^{kx}}{\omega^2+k^2}(k\sin\omega x-\omega\cos\omega x)+C$$

其中 C 是任意常数，故原方程通解为

$$y=\frac{p}{\omega^2+k^2}(k\sin\omega x-\omega\cos\omega x)+c\mathrm{e}^{-kx}$$

例 3 求解方程 $x\mathrm{d}y-y\mathrm{d}x=y^2\mathrm{e}^y\mathrm{d}y$.

解 原方程即 $(x-y^2\mathrm{e}^y)\dfrac{\mathrm{d}y}{\mathrm{d}x}-y=0$，这不是线性方程，但若变形为 $-y\dfrac{\mathrm{d}x}{\mathrm{d}y}+x=y^2\mathrm{e}^y$ 或 $\dfrac{\mathrm{d}x}{\mathrm{d}y}-\dfrac{1}{y}x=-y\mathrm{e}^y$，它便是以 y 为自变量，x 为未知函数的线性方程.

先求其对应的齐次方程 $\dfrac{\mathrm{d}x}{\mathrm{d}y}-\dfrac{1}{y}x=0$ 的通解，分离变量并积分得

$$x=cy$$

再设 $x=c(y)y$ 为方程 $\dfrac{\mathrm{d}x}{\mathrm{d}y}-\dfrac{1}{y}x=-y\mathrm{e}^y$ 的解，代入原方程得

$$c'(y)y+c(y)-\frac{1}{y}c(y)y=-y\mathrm{e}^y$$

即

$$c'(y)=-\mathrm{e}^y$$

积分得

$$c(y)=-\mathrm{e}^y+C$$

其中 C 为任意常数，于是原方程通解为

$$x=y(-\mathrm{e}^y+C)$$

例 4 一容器中盛有 400L 盐水溶液，其中含盐 25kg，现以每分钟 16L 的速率向容器内注入每升含有 1.5kg 盐的盐水溶液，并同时以每分钟 8L 的速率从容器中排出溶液. 由于同时不断搅拌，容器中各部分溶液始终保持均匀，求经过 t 分钟后容器中的含盐量.

解 设 t 分钟后容器中的含盐量为 x kg，故 x 是 t 的函数 $x=x(t)$，从 t 到 $t+\mathrm{d}t$ 这段时间内，容器中的含盐量从 x 变到 $x+\mathrm{d}x$，即 $\mathrm{d}x$ 是含盐量的改变量，由于每分钟注入 16L 溶液，且每升溶液 1.5kg，故 $\mathrm{d}t$ 这段时间内增加的含盐量为

$$1.5 \times 16\mathrm{d}t = 24\mathrm{d}t$$

同时由于以每分钟 8L 的速率从容器中抽出溶液，故在时刻 t 容器中溶液的总量为 $400+16t-8t$，溶液的浓度为每升含盐 $\dfrac{x}{400+16t-8t}$ kg，因此 $\mathrm{d}t$ 这段时间内容器中减少的含盐量为

$$\frac{x}{400+16t-8t} \cdot 8 \cdot \mathrm{d}t = \frac{8x}{400+8t}\mathrm{d}t$$

于是有

$$\mathrm{d}x = 24\mathrm{d}t - \frac{8x}{400+8t}\mathrm{d}t$$

即

$$\frac{\mathrm{d}x}{\mathrm{d}t} + \frac{x}{50+t} = 24$$

这就是含盐量 $x(t)$ 应满足的微分方程，显然它是一阶线性非齐次方程，初始条件为 $x|_{t=0}=25$，与其对应的齐次方程 $\dfrac{\mathrm{d}x}{\mathrm{d}t}+\dfrac{x}{50+t}=0$ 的通解为

$$x = \frac{c}{50+t}$$

再设原方程的解为 $x(t)=\dfrac{c(t)}{50+t}$，代入原方程得

$$\frac{c'(t)(50+t)-c(t)}{(50+t)^2} + \frac{c(t)}{(50+t)^2} = 24$$

即

$$c'(t) = 24(50+t) = 1200+24t$$

积分得

$$c(t) = 1200t + 12t^2 + C$$

于是

$$x = \frac{12t^2+1200t+C}{50+t}$$

由初始条件 $x|_{t=0}=25$，即知 $c=1250$，故 t 分钟后容器中的含盐量为

$$x = \frac{12t^2+1200t+1250}{50+t} \ (\mathrm{kg})$$

例 4 中采用的方法称为 **"微小量分析法"**，它类同于定积分中的 **"微元法"**.

例 5 求微分方程 $\dfrac{\mathrm{d}y}{\mathrm{d}x}+y=y^2\mathrm{e}^{-x}$ 满足初始条件 $y|_{x=0}=-2$ 的特解.

解 方程含未知函数的平方项 y^2，故不是线性方程，但可以通过变换化为线性方程. 显然 $y=0$ 是方程的解，但不满足初始条件. 当 $y \neq 0$ 时，用 y^2 除方程两端得

$$y^{-2} \frac{\mathrm{d}y}{\mathrm{d}x} + y^{-1} = \mathrm{e}^{-x}$$

即

$$-\frac{\mathrm{d}y^{-1}}{\mathrm{d}x} + y^{-1} = \mathrm{e}^{-x}$$

或

$$\frac{\mathrm{d}y^{-1}}{\mathrm{d}x} - y^{-1} = -\mathrm{e}^{-x}$$

这是关于 y^{-1} 的线性方程，不难求得其通解为

$$y^{-1} = c\mathrm{e}^x + \frac{1}{2}\mathrm{e}^{-x}$$

即

$$y\left(c\mathrm{e}^x + \frac{1}{2}\mathrm{e}^{-x}\right) = 1$$

又由初始条件 $y\big|_{x=0} = -2$，得 $c = -1$，故所求方程的特解为

$$y\left(-\mathrm{e}^x + \frac{1}{2}\mathrm{e}^{-x}\right) = 1$$

即

$$y(\mathrm{e}^{-x} - 2\mathrm{e}^x) = 2$$

一般形如

$$\frac{\mathrm{d}y}{\mathrm{d}x} + P(x)y = Q(x)y^n \quad (n \neq 0,1)$$

的方程称为**伯努利方程**，当 $n=0$，1 时为线性微分方程，当 $n \neq 0$，1 时，设 $y \neq 0$，用 y^n 除方程两端得 $y^{-n}\frac{\mathrm{d}y}{\mathrm{d}x} + P(x)y^{1-n} = Q(x)$，即

$$\frac{1}{1-n}\frac{\mathrm{d}(y^{1-n})}{\mathrm{d}x} + P(x)y^{1-n} = Q(x)$$

设 $z = y^{1-n}$，则上述方程即可化为一阶线性方程

$$\frac{\mathrm{d}z}{\mathrm{d}x} + (1-n)P(x)z = (1-n)Q(x)$$

求出这个方程的通解后，再以"y^{1-n}"代替 z，便得到伯努利方程的通解.

§9-4 可降阶的二阶微分方程

二阶微分方程的一般形式是 $F(x, y, y', y'') = 0$，即使能解出最高阶导数，而写成 $y'' =$

$f(x,y,y')$，一般说来求解也是不容易的. 本节介绍几种简单类型的二阶微分方程，它们的解法有一个共同点，即作一个适当变换，使方程降阶后化为一阶的，这就是通常所说的可降阶二阶微分方程，而这种方法也称**降阶法**.

9-4.1 $y'' = f(x)$ 型的二阶微分方程

这是最简单的二阶微分方程，其特点是方程中不显含未知函数及其一阶导数，通过两次积分即可求得其通解，一次积分得

$$y' = \int f(x)\mathrm{d}x + c_1$$

$\int f(x)\mathrm{d}x$ 表示 $f(x)$ 的一个原函数，再次积分便得通解

$$y = \int\left[\int f(x)\mathrm{d}x\right]\mathrm{d}x + c_1 x + c_2$$

其中 c_1,c_2 是两个独立的任意常数.

例1 求微分方程 $y'' = 2x\ln x - \cos x$ 的通解.

解 一次积分得

$$y' = \int(2x\ln x - \cos x)\mathrm{d}x = x^2\ln x - \frac{x^2}{2} - \sin x + c_1$$

$$y = \frac{1}{3}x^3\ln x - \frac{5}{18}x^3 + \cos x + c_1 x + c_2$$

9-4.2 $y'' = f(x,y')$ 型的二阶微分方程

此类方程的特点是方程中不含未知函数 y，这种情况下，作变量代换 $y' = p(x)$，可将方程降低一阶，因为这时 $y'' = \frac{\mathrm{d}p}{\mathrm{d}x}$，原方程化为

$$\frac{\mathrm{d}p}{\mathrm{d}x} = f(x,p)$$

这是一阶方程，如能用上节介绍的方法求得其通解为

$$p = \varphi(x,c_1)$$

即

$$\frac{\mathrm{d}y}{\mathrm{d}x} = \varphi(x,c_1)$$

再积分一次便得原方程的通解

$$y = \int\varphi(x,c_1)\mathrm{d}x + c_2$$

例2 求方程 $y'' = \frac{2xy'}{x^2+1}$ 满足初始条件 $y(0) = 1, y'(0) = 3$ 的特解.

解 设 $y' = p$，则 $y'' = \frac{\mathrm{d}p}{\mathrm{d}x}$，代入原方程得

$$\frac{\mathrm{d}p}{\mathrm{d}x} = \frac{2xp}{x^2+1}$$

分离变量并积分得

$$\ln|p| = \ln(x^2+1) + \ln c^*$$

于是 $|p| = c^*(x^2+1)$, 从而 $p = \pm c^*(x^2+1)$, 即

$$y' = p = c_1(x^2+1) \quad (c_1 = \pm c^*)$$

由 $y'(0) = 3$ 得 $c_1 = 3$, 于是

$$y' = 3(x^2+1)$$

再积分得

$$y = x^3 + 3x + c_2$$

又 $y(0) = 1$ 得 $c_2 = 1$, 于是所求方程的特解为

$$y = x^3 + 3x + 1$$

9- 4.3　$y'' = f(y,y')$ 型的二阶微分方程

此类方程的特点是方程中不显含自变量 x, 这时可作变换 $\dfrac{\mathrm{d}y}{\mathrm{d}x} = p(y)$, 于是

$$y'' = \frac{\mathrm{d}^2 y}{\mathrm{d}x^2} = \frac{\mathrm{d}p}{\mathrm{d}x} = \frac{\mathrm{d}p}{\mathrm{d}y} \cdot \frac{\mathrm{d}y}{\mathrm{d}x} = p\frac{\mathrm{d}p}{\mathrm{d}y}$$

代入方程得

$$p\frac{\mathrm{d}p}{\mathrm{d}y} = f(y,p)$$

这里是变量 y 与 p 的一阶方程, 若可求得通解 $p = \varphi(y,c)$, 即 $\dfrac{\mathrm{d}y}{\mathrm{d}x} = \varphi(y,c)$, 由分离变量法便可得原方程的通解.

例 3　求微分方程 $y'' = 2yy'$ 满足初始条件 $y(0) = 1, y'(0) = 2$ 的特解.

解　此方程不显含 x, 令 $y' = p(y)$, 则 $y'' = p\dfrac{\mathrm{d}p}{\mathrm{d}y}$, 原方程化为

$$p\frac{\mathrm{d}p}{\mathrm{d}y} = 2yp$$

$p = 0$ 虽然是方程的解, 但由 $p = 0$ 得到的解 $y = c$ 不满足初始条件, 所以 $p \neq 0$, 这时用 p 除方程两端得

$$\frac{\mathrm{d}p}{\mathrm{d}y} = 2y$$

积分得 $p = y^2 + c_1$, 即 $\dfrac{\mathrm{d}y}{\mathrm{d}x} = y^2 + c_1$, 由初始条件 $y(0) = 1, y'(0) = 2$ 得 $c_1 = 1$, 于是有

$$\frac{\mathrm{d}y}{\mathrm{d}x} = y^2 + 1$$

分离变量后再积分，得 $\arctan y = x + c_2$，由 $y(0) = 1$，得 $c_2 = \dfrac{\pi}{4}$，故所求方程的特解为

$$\arctan y = x + \frac{\pi}{4}$$

即

$$y = \tan\left(x + \frac{\pi}{4}\right)$$

例 4 求方程 $yy'' - y'^2 = 0$ 的通解.

解 令 $y' = p$，则 $y'' = p\dfrac{\mathrm{d}p}{\mathrm{d}y}$，方程化为

$$y \cdot p\frac{\mathrm{d}p}{\mathrm{d}y} - p^2 = 0$$

得 $p = 0$ 与 $y\dfrac{\mathrm{d}p}{\mathrm{d}y} - p = 0$（$p \neq 0$），由 $p = 0$ 得 $y = c$. 由 $y\dfrac{\mathrm{d}p}{\mathrm{d}y} - p = 0$ 得 $p = y' = c_1 y$. 分离变量并积分得原方程通解为

$$y = c_2 \mathrm{e}^{c_1 x}$$

当取 $c_1 = 0$ 时，$y = c_2$，故由 $p = 0$ 得到的解 $y = c$ 包含于 $y = c_2 \mathrm{e}^{c_1 x}$ 之中.

§9-5　二阶常系数线性微分方程

§9-4 介绍了几种可降阶的特殊类型的二阶微分方程的解法，本节再介绍另一类常用的二阶方程——二阶常系数线性微分方程的解法.

二阶线性微分方程的一般形式为

$$A(x)y'' + B(x)y' + C(x)y = f(x) \tag{9-18}$$

其中 $A(x) \neq 0$，若 $f(x) = 0$，称为**二阶线性齐次方程**；若 $f(x) \neq 0$，称为**二阶线性非齐次方程**，$f(x)$ 称为非齐次项或自由项；若 $A(x), B(x), C(x)$ 均为常数，则称为二阶常系数线性微分方程.

在讨论一阶线性方程时，我们知道一阶线性非齐次方程的通解可由相应的齐次方程的通解加上非齐次方程的一个特解构成，那么二阶线性方程解的结构如何？这对二阶线性方程的求解有指导意义，为此我们先来讨论这个问题.

9-5.1　二阶线性微分方程的解的结构

定理 1（解的线性叠加原理） 若函数 $y_1(x), y_2(x)$ 是方程（9-18）所对应的齐次方程

$$A(x)y'' + B(x)y' + C(x)y = 0 \tag{9-19}$$

的两个解，则它们的任意的线性组合

$$y = c_1 y_1(x) + c_2 y_2(x)$$

都是方程（9-19）的解，其中 c_1, c_2 为任意常数.

证 将 $y' = c_1 y_1' + c_2 y_2'$ 及 $y'' = c_1 y_1'' + c_2 y_2''$ 代入方程（9-19），并注意到 $A(x)y_1'' + B(x)y_1' + C(x)y_1 = 0$ 与 $A(x)y_2'' + B(x)y_2' + C(x)y_2 = 0$ 即得

$$A(x)[c_1y_1'' + c_2y_2''] + B(x)[c_1y_1' + c_2y_2'] + C(x)[c_1y_1 + c_2y_2]$$

$$= c_1[A(x)y_1'' + B(x)y_1' + C(x)y_1] + c_2[A(x)y_2'' + B(x)y_2' + C(x)y_2]$$

$$= c_1 \cdot 0 + c_2 \cdot 0 = 0$$

所以 $y = c_1y_1 + c_2y_2$ 是方程（9-19）的解.

读者自然要问：既然上面的 $y = c_1y_1 + c_2y_2$ 中含有两个任意常数,那么它是不是方程（9-19）的通解呢?这个问题的答案取决于 c_1 和 c_2 是不是互相独立,换句话说,就是看 c_1, c_2 能否合并,但这又取决于 $y_1(x)$ 和 $y_2(x)$. 如果 $y_2(x) = ky_1(x)$（k 为常数）,即 $\dfrac{y_2(x)}{y_1(x)} = k$,那么

$$y = c_1y_1 + c_2y_2 = (c_1 + c_2k)y_1 \overset{\text{(可记作)}}{=\!=\!=\!=} cy_1$$

这表明 y 实际上只含一个任意常数,这时 $y = c_1y_1 + c_2y_2$ 便不是方程（9-19）的通解,只有当 $\dfrac{y_2(x)}{y_1(x)}$ 不是常数时,c_1, c_2 才彼此独立而不能合并,$y = c_1y_1 + c_2y_2$ 才能是方程（9-19）的通解,为此引入如下概念.

定义　设函数 $y_1(x), y_2(x)$ 在区间 I 上有定义,若存在两个不全为零的常数 k_1, k_2 使对一切 $x \in I$ 都有

$$k_1y_1(x) + k_2y_2(x) = 0$$

则称 $y_1(x), y_2(x)$ 在区间 I 上**线性相关**,否则称为**线性无关**.

定义表明,若 $\dfrac{y_2}{y_1} = k \neq 0$ 或 $y_2 = ky_1$（k 是常数）,即 y_2 可用 y_1 线性表示,这说明 y_1,y_2 之间有线性关系,彼此不是独立的,所以 y_1,y_2 线性相关;若 $\dfrac{y_2}{y_1} \neq k$（$k \neq 0$）或 $y_2 \neq ky_1$,即 y_2 不能用 y_1 线性表示,这时称 y_1,y_2 线性无关. 上面的分析说明,要判断两个函数 $y_1(x)$ 与 $y_2(x)$ 在 I 上是否线性相关,只需看 $\dfrac{y_2(x)}{y_1(x)}$ 在 I 上是否为一个常数. 如 $y_2(x)/y_1(x) = k$（常数）,$y_2(x)$ 与 $y_1(x)$ 相关;否则线性无关.

例如,函数 $y_1 = e^x$,$y_2 = x$ 在 $(-\infty, +\infty)$ 内为线性无关,因为 $\dfrac{y_2}{y_1} = \dfrac{x}{e^x} \neq k$;而函数 $y_1 = \sin^2 x$,$y_2 = 1 - \cos^2 x$ 在 $\left(0, \dfrac{\pi}{2}\right)$ 上为线性相关,因为 $\dfrac{y_2}{y_1} = \dfrac{1 - \cos^2 x}{\sin^2 x} = 1$.

定理2（通解结构定理）　若函数 $y_1(x), y_2(x)$ 是方程（9-19）的两个线性无关的特解,则

$$y = c_1y_1 + c_2y_2$$

是方程（9-19）的通解,其中 c_1,c_2 是两个任意常数.

事实上,由定理1的证明知,$y = c_1y_1 + c_2y_2$ 是方程（9-19）的解,c_1,c_2 是两个独立常数,这样,含有两个独立的任意常数 c_1,c_2 的解 $y = c_1y_1 + c_2y_2$ 是方程（9-19）的通解.

定理2指出了二阶线性齐次方程通解的结构形式,它说明要求方程（9-19）的通解,只要先求出它的两个线性无关的特解 y_1,y_2,然后各乘以任意常数 c_1,c_2 相加即得.

定理3（通解结构定理）　若 $\bar{y}(x)$ 是二阶非齐次方程（9-18）的一个特解,$Y(x) = c_1y_1(x) + c_2y_2(x)$ 为其对应的齐次方程（9-19）的通解,则

$$y = Y + \bar{y} = \bar{y}(x) + c_1 y_1(x) + c_2 y_2(x) \tag{9-20}$$

是非齐次方程（9-18）的通解.

证 由 $y' = Y' + \bar{y}'$，$y'' = Y'' + \bar{y}''$代入方程（9-18）得

$$A(x)(Y'' + \bar{y}'') + B(x)(Y' + \bar{y}') + C(x)(Y + \bar{y})$$

$$= [A(x)Y'' + B(x)Y' + C(x)Y] + [A(X)\bar{y}'' + B(x)\bar{y}' + C(x)\bar{y}]$$

$$= 0 + f(x) = f(x)$$

因此 $y = Y + \bar{y}$ 是方程（9-18）的解，而 $Y = c_1 y_1 + c_2 y_2$ 中已含有两个独立的任意常数，故 $y = Y + \bar{y}$ 就是方程（9-18）的通解.

9-5.2　二阶常系数线性齐次微分方程的解法

二阶常系数线性齐次方程的一般形式为

$$ay'' + by' + cy = 0 \tag{9-21}$$

其中 a，b，c 是常数，且 $a \neq 0$.

由通解结构定理（9-5.1 定理 2），要求方程（9-21）的解只要能找出它的两个线性无关的特解即可，由方程（9-21）的特点，注意到指数函数 e^{rx} 具有其导数仍为它自己的倍数这一特点，我们可以设想方程（9-21）具有形式为 $y = e^{rx}$ 的特解，r 为待定常数，将 $y = e^{rx}$，$y' = re^{rx}$，$y'' = r^2 e^{rx}$ 代入方程（9-21）得

$$e^{rx}(ar^2 + br + c) = 0$$

由于 $e^{rx} \neq 0$，因此 r 必须满足代数方程

$$ar^2 + br + c = 0 \tag{9-22}$$

当 r 是二次代数方程（9-22）的一个根时，$y = e^{rx}$ 就是方程（9-21）的一个特解，通常称代数方程（9-22）为微分方程（9-21）的**特征方程**，特征方程（9-22）的根称为微分方程（9-21）的**特征根**，注意到特征方程中 r^2，r 的系数及常数项恰好是微分方程（9-21）中 y''，y' 和 y 的系数，于是由方程（9-21）立即可写出方程（9-22），且解微分方程（9-21）的问题就转化为解一元二次代数方程（9-22）的问题.

下面对特征方程的三种不同情况，分别讨论方程（9-21）的通解.

（1）若特征方程（9-22）有两个不相等的实根 r_1，r_2，则微分方程（9-21）有两个特解 $y = e^{r_1 x}$ 和 $y = e^{r_2 x}$，因为 $r_1 \neq r_2$，所以 $\dfrac{y_2}{y_1} = \dfrac{e^{r_2 x}}{e^{r_1 x}} = e^{(r_2 - r_1)x} \neq$ 常数，于是 y_1 与 y_2 线性无关，方程（9-21）的通解为

$$y = c_1 e^{r_1 x} + c_2 e^{r_2 x}$$

（2）若特征方程（9-22）有两个相等的实根 $r_1 = r_2 = -\dfrac{b}{2a}$，则只能得方程（9-21）的一个特解 $y_1 = e^{r_1 x}$，为了求出方程的另一个线性无关的特解 y_2，我们假设 $\dfrac{y_2}{y_1} = u(x)$，即 $y_2 = u(x) y_1 = u(x) \cdot e^{r_1 x}$，$u(x)$ 是待定函数，那么

$$y_2' = u'(x)e^{r_1 x} + r_1 u(x)e^{r_1 x}$$

$$y_2'' = u''(x)e^{r_1 x} + 2r_1 u'(x)e^{r_1 x} + r_1^2 u(x)e^{r_1 x}$$

将 y_2，y_2' 及 y_2'' 代入方程（9-21）整理后得

$$au''(x) + (2ar_1 + b)u'(x) + (ar_1^2 + br_1 + c)u(x) = 0$$

由于 $r_1 = \dfrac{-b}{2a}$ 是特征方程（9-22）的重根，所以有

$$ar_1^2 + br_1 + c = 0, \quad 2ar_1 + b = 0$$

因此得

$$au''(x) = 0, \quad u(x) = Ax + B$$

最简单的取法是

$$A = 1, \quad B = 0, \quad y_2 = xe^{r_1 x}$$

于是式（9-21）通解为

$$y = c_1 y_1 + c_2 y_2 = (c_1 + c_2 x)e^{r_1 x} = (c_1 + c_2 x)e^{-\frac{b}{2a}x}$$

（3）若特征方程（9-22）有一对共轭复根 $r_1 = \alpha + i\beta$，$r_2 = \alpha - i\beta$，则因为 $r_1 \neq r_2$，所以 $y_1^* = e^{(\alpha + i\beta)x}$ 与 $y_2^* = e^{(\alpha - i\beta)x}$ 是方程（9-21）的两个线性无关的特解，但它们是复数形式的解，且不便于应用，能否由它们求出两个实数形式的线性无关的解来呢？由欧拉公式：$e^{i\theta} = \cos\theta + i\sin\theta$ 知

$$y_1^* = e^{(\alpha + i\beta)x} = e^{\alpha x}(\cos\beta x + i\sin\beta x)$$

$$y_2^* = e^{(\alpha - i\beta)x} = e^{\alpha x}(\cos\beta x - i\sin\beta x)$$

由二阶线性齐次方程解的线性叠加原理，

$$y_1 = \frac{1}{2}(y_1^* + y_2^*) = e^{\alpha x}\cos\beta x$$

$$y_2 = \frac{1}{2i}(y_1^* - y_2^*) = e^{\alpha x}\sin\beta x$$

也是方程（9-21）的解，且它们都是实数形式，显然 y_1 与 y_2 线性无关，因此方程（9-21）的通解为

$$y = c_1 y_1 + c_2 y_2 = e^{\alpha x}(c_1 \cos\beta x + c_2 \sin\beta x)$$

其中 α，β 分别是特征根的实部与虚部.

上述讨论表明，常系数线性齐次方程求通解时不必用积分法，只需用代数法，即**特征根法**.

例1 解方程 $y'' + 4y' + 3y = 0$.

解 特征方程为

$$r^2 + 4r + 3 = 0$$

其特征根为 $r_1 = -3$，$r_2 = -1$，因为 $r_1 \neq r_2$，所以原方程的通解为

$$y = c_1 e^{-3x} + c_2 e^{-x}$$

例2 解方程 $y'' - 6y' + 9y = 0$.

解 特征方程为

$$r^2 - 6r + 9 = 0$$

其特征根为重根 $r_1 = r_2 = 3$，所以原方程的通解为

$$y = (c_1 + c_2 x) e^{3x}$$

例 3 解方程 $y'' - 6y' + 13y = 0$.

解 特征方程为

$$r^2 - 6r + 13 = 0$$

其特征根为一对共轭复根 $r_1 = 3 + 2i$，$r_2 = 3 - 2i$ 故原方程通解为

$$y = e^{3x}(c_1 \cos 2x + c_2 \sin 2x)$$

例 4 将弹簧的上端固定，下端挂一个质量为 m 的小球，若以外力使小球离开平衡位置，距离为 a，当外力消除后（不考虑运动阻力），小球在弹簧力的作用下，沿垂直方向振动，求小球的运动方程.

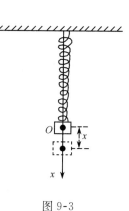

图 9-3

解 取 x 轴铅直向下，小球的平衡位置为坐标原点 O（图 9-3），在时刻 t 小球的位置为 x，按弹性定律，弹簧使物体回到平衡位置的弹性力大小与物体离开平衡位置的距离成正比，方向与位移方向相反，即为 $-Kx$，其中 K 为弹性系数，于是由牛顿第二定律得

$$m \frac{d^2 x}{dt^2} = -Kx$$

或

$$\frac{d^2 x}{dt^2} + \frac{K}{m} x = 0$$

记 $\dfrac{K}{m} = \omega^2$，则

$$\frac{d^2 x}{dt^2} + \omega^2 x = 0$$

它的特征方程为

$$r^2 + \omega^2 = 0$$

求得两个共轭复根

$$r = \pm \omega i$$

故二阶常系数齐次线性微分方程的通解为

$$x = C_1 \cos \omega t + C_2 \sin \omega t$$

令 $A = \sqrt{C_1^2 + C_2^2}$，$\varphi = \arctan \dfrac{C_1}{C_2}$. 上式成为

$$x = A \sin(\omega t + \varphi) = A \sin\left(\sqrt{\frac{K}{m}} t + \varphi\right)$$

根据初始条件 $t = 0$ 时，$x = a$，$\dfrac{dx}{dt} = 0$，求得 $A = a$，$\varphi = \dfrac{\pi}{2}$，小球运动方程是

$$x = a \sin\left(\sqrt{\frac{K}{m}} t + \frac{\pi}{2}\right) = a \cos \sqrt{\frac{K}{m}} t$$

如物体运动过程中受到阻尼介质（如空气、油等）的阻力的作用，假如阻力与物体运动的速度成正比（比例系数为 μ），此时有

$$m \frac{d^2 x}{dt^2} = -Kx - \mu \frac{dx}{dt}$$

或

$$\frac{\mathrm{d}^2 x}{\mathrm{d}t^2} + \frac{\mu}{m}\frac{\mathrm{d}x}{\mathrm{d}t} + \frac{K}{m}x = 0$$

仍是二阶常系数齐次线性微分方程.

如物体在振动过程中，还受到铅直力 $F = H\sin pt$ 的干扰，则有

$$\frac{\mathrm{d}^2 x}{\mathrm{d}t^2} + \frac{\mu}{m}\frac{\mathrm{d}x}{\mathrm{d}t} + \frac{K}{m}x = \frac{H}{m}\sin pt$$

这是将要在 9-5.3 中讨论的二阶常系数非齐次线性微分方程.

综上所述，求二阶常系数线性齐次方程（9-21）的通解其步骤如下：

(1) 写出它的特征方程 $ar^2 + br + c = 0$；

(2) 求出特征方程的两个特征根 r_1 和 r_2；

(3) 根据特征根 r_1，r_2 的取值情况，写出方程的通解（表 9-1）.

表 9-1

特征方程 $ar^2 + br + c = 0$ 的根	微分方程 $ay'' + by' + cy = 0$ 的通解
相异实根 r_1 和 r_2	$y = c_1 \mathrm{e}^{r_1 x} + c_2 \mathrm{e}^{r_2 x}$
重根 $r_1 = r_2$	$y = (c_1 + c_2 x)\mathrm{e}^{r_1 x}$
共轭复根 $r_1 = \alpha + i\beta, r_2 = \alpha - i\beta$	$y = \mathrm{e}^{\alpha x}(c_1 \cos\beta x + c_2 \sin\beta x)$

9-5.3 二阶常系数线性非齐次方程的解法

二阶常系数线性非齐次微分方程的一般形式为

$$ay'' + by' + cy = f(x) \tag{9-23}$$

其中 a，b，c 是常数，且 $a \neq 0$，$f(x) \not\equiv 0$.

由通解结构定理（9-5.1 定理 3），方程（9-23）的通解 y 由两部分组成

$$y = Y + \bar{y}$$

其中 Y 是对应的齐次方程的通解，可用特征根法求之. 因此只需设法求出方程（9-23）本身的一个特解 $\bar{y}$，但特解 $\bar{y}$ 的求法与 $f(x)$ 有关. 本节只就 $f(x)$ 的几种特殊情形讨论特解 $\bar{y}$ 的求法 —— 待定系数法. 其基本思路是根据 $f(x)$ 的特点，断定方程（9-23）有某种形式的特解，然后代入方程，并确定其中的某些常数，从而求出特解.

一、$f(x)$ 为多项式

例 5 求方程 $y'' + y' - 2y = x^2$ 的通解.

解 该方程所对应的齐次方程 $y'' + y' - 2y = 0$ 的特征方程为

$$r^2 + r - 2 = 0$$

它有两个不相等的特征根 $r_1 = 1$，$r_2 = -2$，故齐次方程的通解为

$$Y(x) = c_1 \mathrm{e}^x + c_2 \mathrm{e}^{-2x}$$

再求方程的一个特解 $\bar{y}$，因为 $f(x) = x^2$ 是二次多项式，左端含有 y 的项，故不妨设其特解 $\bar{y}$ 也是一个二次多项式

$$\overline{y} = Ax^2 + Bx + C$$

其中 A, B, C 为待定常数, 将 $\overline{y}$ 代入原方程, 得

$$-2Ax^2 + (2A - 2B)x + (2A + B - 2C) = x^2$$

比较系数得

$$-2A = 1, \quad 2A - 2B = 0, \quad 2A + B - 2C = 0$$

由此解出

$$A = -\frac{1}{2}, \quad B = -\frac{1}{2}, \quad C = -\frac{3}{4}$$

所以

$$\overline{y}(x) = -\frac{1}{2}x^2 - \frac{1}{2}x - \frac{3}{4}$$

因此原方程的通解为

$$y = Y + \overline{y} = c_1 e^x + c_2 e^{-2x} - \frac{1}{2}x^2 - \frac{1}{2}x - \frac{3}{4}$$

二、$f(x) = P_m(x) e^{rx}$ 为多项式与指数函数的乘积

因为多项式与指数函数的乘积的导数仍然是同一类型的, 因此我们完全有理由推测 $\overline{y} = Q(x) e^{rx}$ (其中 $Q(x)$ 为某一多项式) 可能是方程 (9-23) 的特解, 将 $\overline{y}, \overline{y}', \overline{y}''$ 代入方程 (9-23), 然后视具体情况选取适当的多项式 $Q(x)$, 使 $\overline{y} = Q(x) e^{rx}$ 满足方程 (9-23).

例 6 求微分方程 $y'' - 5y' + 6y = x e^x$ 的通解.

解 此为二阶常系数线性非齐次方程, $f(x)$ 是 $P_m(x) e^{rx}$ 型 ($P_m(x) = x, r = 1$), 方程所对应的齐次方程为 $y'' - 5y' + 6y = 0$, 其特征方程为

$$r^2 - 5r + 6 = 0$$

两个特征根为 $r_1 = 2$, $r_2 = 3$, 于是齐次方程的通解为

$$Y(x) = c_1 e^{2x} + c_2 e^{3x}$$

因为 $P_m(x) = x$ 是一次多项式且 $r = 1$ 不是特征根, 故再设原方程的特解为

$$\overline{y} = (ax + b) e^x$$

代入原方程并化简整理得

$$2ax - 3a + 2b = x$$

比较系数得

$$2a = 1, \quad -3a + 2b = 0$$

解得 $a = \frac{1}{2}$, $b = \frac{3}{4}$, 因此求得一个特解为

$$\overline{y} = \left(\frac{1}{2}x + \frac{3}{4}\right) e^x$$

从而所求通解为

$$y = Y + \overline{y} = c_1 e^{2x} + c_2 e^{3x} + \left(\frac{1}{2}x + \frac{3}{4}\right) e^x$$

关于多项式 $Q(x)$ 的选取有如下规则:如果 $f(x) = P_m(x)e^{rx}$ 中的 r 不是 $ay'' + by' + cy = 0$ 的特征根,则取 $Q(x) = Q_m(x)$,并设其特解为 $\bar{y} = Q_m(x)e^{rx}$($Q_m(x)$ 是与 $P_m(x)$ 同次的待定多项式);如果 $f(x) = P_m(x)e^{rx}$ 中 r 是 $ay'' + by' + cy = 0$ 的特征方程的单根,则取 $Q(x) = xQ_m(x)$ 并设其特解为 $\bar{y} = xQ_m(x)e^{rx}$;如果 r 是特征方程的重根,则取 $Q(x) = x^2Q_m(x)$ 并设其特解为 $\bar{y} = x^2Q_m(x)e^{rx}$. 例如,对于方程 $y'' - 5y' + 6y = xe^{2x}$,则因为 $r = 2$ 是 $y'' - 5y' + 6y = 0$ 的特征方程的单根,故求方程特解时,应设 $\bar{y} = x(ax + b)e^{2x}$.

三、$f(x) = [P_l(x)\cos\alpha x + P_n(x)\sin\alpha x]e^{rx}$ 型

这时方程 $ay'' + by' + cy = f(x)$ 具有形如

$$\bar{y} = x^k e^{rx}[Q_m(x)\cos\alpha x + R_m(x)\sin\alpha x]$$

的特解,其中 $Q_m(x)$,$R_m(x)$ 是 m 次多项式,$m = \max\{l, n\}$,而 k 则视 $r + i\alpha$(或 $r - i\alpha$)不是特征方程的根或是特征方程的根,依次取 0 或 1.

例 7 求 $y'' - y' = e^x(3\cos 2x - \sin 2x)$ 的特解 $\bar{y}$.

解 此处 $r = 1$,$\alpha = 2$,$P_l(x)$,$P_n(x)$ 均为零次多项式且 $r \pm i\alpha = 1 \pm 2i$ 不是特征根,因此应设其特解为

$$\bar{y} = e^x(a\cos 2x + b\sin 2x)$$

求出 $\bar{y}'$,$\bar{y}''$ 代入原方程并比较系数,不难求得 $a = -\dfrac{1}{2}$,$b = \dfrac{1}{2}$. 因此所求特解为

$$\bar{y} = e^x\left(-\frac{1}{2}\cos 2x + \frac{1}{2}\sin 2x\right)$$

$$= -\frac{1}{2}e^x(\cos 2x - \sin 2x)$$

综合上面的讨论,我们把这种特殊情况下求特解的方法列成表 9-2.

表 9-2

右端项 $f(x)$	条件	特解 $\bar{y}$ 的形式	
$f(x) = P_m(x)$ 为 m 次多项式	$c \neq 0$	$\bar{y} = Q_m(x)$ 为 m 多项式	
	$c = 0$,$b \neq 0$	$\bar{y} = xQ_m(x)$,$Q_m(x)$ 为 m 次多项式	
$f(x) = P_m(x)e^{rx}$ $P_m(x)$ 为多项式	r 不是特征根	$\bar{y} = Q_m(x)e^{rx}$	$Q_m(x)$ 与 $P_m(x)$ 为同次多项式
	r 是特征根	$\bar{y} = xQ_m(x)e^{rx}$	
	r 是特征二重根	$\bar{y} = x^2Q_m(x)e^{rx}$	
$f(x) = [P_l(x)\cos\alpha x + P_n(x)\sin\alpha x]e^{rx}$ $P_l(x)$,$P_n(x)$ 为多项式	$r + i\alpha$ 不是特征根 $r + \alpha i$ 是特征根	$\bar{y} = x^k e^{rx}[Q_m(x)\cos\alpha x + R_m(x)\sin\alpha x]$ $Q_m(x)$,$R_m(x)$ 是 m 次多项式,$m = \max\{l, n\}$ $k = 0$ $k = 1$	

*§9-6 拉普拉斯变换

常系数线性微分方程我们已经讨论过它的解法,不过许多工程技术人员更喜欢另一种解

法——拉普拉斯变换. 这是因为这种解法对求解初值问题要比前面的解法更简便，它不仅仅是将微分方程转化为代数方程，而且省去了从通解确定满足初始条件的特解这一步. 因此拉普拉斯变换是求解常系数线性微分方程的一个很有效的工具，它在工程技术、生理、生化系统分析、药物动力学等方面有着广泛的应用.

9-6.1 拉普拉斯变换的基本概念

定义 设函数 $f(t)$ 在 $t \geqslant 0$ 时有定义，且积分

$$\int_0^{+\infty} e^{-st} f(t) dt \quad (s \text{ 是参变量})$$

在 s 的某一区间内存在，我们称由此积分所确定的函数

$$F(s) = \int_0^{+\infty} e^{-st} f(t) dt$$

为函数 $f(t)$ 的**拉普拉斯变换**（简称**拉氏变换**），记作

$$F(s) = L\{f(t)\}$$

即

$$L\{f(t)\} = \int_0^{+\infty} e^{-st} f(t) dt$$

$F(s)$ 又称**像函数**，$f(t)$ 称**像原函数**，式中符号"L"称为**拉氏变换算子**[①].

拉氏变换一般理论中，参变量 s 为复数，本书只讨论 s 为实数的情形，因为它对于许多实际问题已经足够了.

例 1 设 $f(t) \equiv 1 \ (t \geqslant 0)$，求 $f(t)$ 的拉氏变换.

解
$$F(s) = L\{f(t)\} = \int_0^{+\infty} e^{-st} f(t) dt = \int_0^{+\infty} e^{-st} dt$$

$$= -\frac{1}{s} e^{-st} \Big|_0^{+\infty} = \frac{1}{s} \quad (s > 0)$$

所以，当 $s > 0$ 时，$L\{1\} = \dfrac{1}{s}$.

例 2 求幂函数 $f(t) = t^m \ (m > -1)$ 的拉氏变换.

解
$$F(s) = L\{t^m\} = \int_0^{+\infty} e^{-st} t^m dt$$

$$\xrightarrow{\text{令 } st = x} \int_0^{+\infty} e^{-x} \frac{x^m}{s^m} \cdot \frac{1}{s} dx$$

$$= \frac{1}{s^{m+1}} \int_0^{+\infty} x^m e^{-x} dx$$

$$= \frac{1}{s^{m+1}} \Gamma(m+1) \left(\xrightarrow{m+1 \in \mathbf{N} \text{ 时}} \frac{m!}{s^{m+1}} \right)$$

所以

---

① 所谓"算子"，实际上是某种数学运算的抽象称呼，如微分运算 d 与积分运算 ∫ 都是算子.

$$L\{t^m\} = \frac{m!}{s^{m+1}} \quad (s > 0)$$

例 3 设 $f(t) = e^{\alpha t}$，当 $t > 0$ 时，求 $L\{f(t)\}$.

解
$$L\{f(t)\} = L\{e^{\alpha t}\} = \int_0^{+\infty} e^{-st} e^{\alpha t} dt$$

$$= \int_0^{+\infty} e^{(\alpha-s)t} dt = \frac{1}{\alpha-s} e^{(\alpha-s)t} \Big|_0^{+\infty}$$

$$= \frac{1}{s-\alpha} \quad (s > \alpha)$$

所以 $s > \alpha$ 时，$L\{e^{\alpha t}\} = \dfrac{1}{s-\alpha}$.

上面求拉氏变换的过程，就是从 t 域中的像原函数 $f(t)$（已知），求出它在 s 域中的像函数 $F(s)$ 的过程，对一般函数 $f(t)$，通常不能像上面这些例子那么容易就可以直接求出它的拉氏变换，有时甚至我们还不知道它的拉氏变换是否存在，要保证 $L\{f(t)\}$ 存在，就要对 $f(t)$ 附加一定的限制条件，这个条件就是：对一切充分大的 t, $f(t)$ 满足不等式：

$$|f(t)| \leqslant A e^{kt}$$

其中 A, k 均为常数，且 $A \geqslant 0$，则当 $s > k$ 时，$f(t)$ 的拉氏变换 $F(s) = \displaystyle\int_0^{+\infty} e^{-st} f(t) dt$ 存在（证明略），通常我们称满足上述条件的函数为指数级的.

为了应用上的方便，在数学手册中有现成的拉氏变换表（表 9-3）可供查用，而无须按定义逐一求给定函数的拉氏变换.

表 9-3　拉普拉斯变换表

序号	像原函数 $f(t)$	像函数 $F(s)$	s 取值范围
1	c（c 为常数）	$\dfrac{c}{s}$	$s > 0$
2	t^n（n 为整数）	$\dfrac{n!}{s^{n+1}}$	$s > 0$
3	$e^{\alpha t}$	$\dfrac{1}{s-\alpha}$	$s > \alpha$
4	$t^n e^{\alpha t}$（$n \in \mathbf{N}$）	$\dfrac{n!}{(s-\alpha)^{n+1}}$	$s > \alpha$
5	$\sin\alpha t$	$\dfrac{\alpha}{s^2+\alpha^2}$	$s > 0$
6	$\cos\alpha t$	$\dfrac{s}{s^2+\alpha^2}$	$s > 0$
7	$t\sin\alpha t$	$\dfrac{2\alpha s}{(s^2+\alpha^2)^2}$	$s > 0$
8	$t\cos\alpha t$	$\dfrac{s^2-\alpha^2}{(s^2+\alpha^2)^2}$	$s > 0$
9	$e^{\lambda t}\sin\alpha t$	$\dfrac{\alpha}{(s-\lambda)^2+\alpha^2}$	$s > \lambda$
10	$e^{\lambda t}\cos\alpha t$	$\dfrac{s-\lambda}{(s-\lambda)^2+\alpha^2}$	$s > \lambda$

序号	像原函数 $f(t)$	像函数 $F(s)$	s 取值范围
11	$te^{\lambda t}\sin\alpha t$	$\dfrac{2\alpha(s-\lambda)}{[(s-\lambda)^2+\alpha^2]^2}$	$s>\lambda$
12	$te^{\lambda t}\cos\alpha t$	$\dfrac{(s-\lambda)^2-\alpha^2}{[(s-\lambda)^2+\alpha^2]^2}$	$s>\lambda$
13	$\sin^2 t$	$\dfrac{1}{2}\left(\dfrac{1}{s}-\dfrac{s}{s^2+4}\right)$	$s>0$
14	$\cos^2 t$	$\dfrac{1}{2}\left(\dfrac{1}{s}+\dfrac{s}{s^2+4}\right)$	$s>0$
15	$\sin\alpha t\sin\beta t$	$\dfrac{2\alpha\beta s}{[s^2+(\alpha+\beta)^2][s^2+(\alpha-\beta)^2]}$	$s>0$
16	$e^{\alpha t}-e^{\beta t}$	$\dfrac{\alpha-\beta}{(s-\alpha)(s-\beta)}$	$s>\alpha,s>\beta$
17	$\dfrac{1}{\lambda}(1-e^{-\lambda t})$	$\dfrac{1}{s(s+\lambda)}$	$s>-\lambda$
18	$(1-\lambda t)e^{-\lambda t}$	$\dfrac{s}{s+\lambda}$	$s>-\lambda$
19	$\dfrac{1}{\alpha^2}(1-\cos\alpha t)$	$\dfrac{1}{s(s^2+\alpha^2)}$	$s>0$
20	$\dfrac{1}{\alpha^3}(\alpha t-\sin\alpha t)$	$\dfrac{1}{s^2(s^2+\alpha^2)}$	$s>0$

9- 6.2　拉氏变换的基本性质

下面的三个性质在拉氏变换的应用中有重要意义.

性质 1　（线性性质）　若 $L\{f_1(t)\}$ 和 $L\{f_2(t)\}$ 都存在，则对于任意的常数 $c_1,c_2,L\{c_1 f_1(t)+c_2 f_2(t)\}$ 也存在，且

$$L\{c_1 f_1(t)+c_2 f_2(t)\}=c_1 L\{f_1(t)\}+c_2 L\{f_2(t)\}$$

证明由拉氏变换的定义和积分性质可直接推出，留给读者.

结论表明，有限个函数的线性组合的拉氏变换，等于各个函数的拉氏变换的线性组合.

例 4　求 $f(t)=e^{3t}+t^2+1$ 的拉氏变换.

解
$$L\{f(t)\}=L\{e^{3t}\}+L\{t^2\}+L\{1\}$$
$$=\frac{1}{s-3}+\frac{2}{s^3}+\frac{1}{s}$$

性质 2　（微分性质）　若 $f(t),f'(t)$ 在 $[0,+\infty]$ 上连续，且 $f(t)$ 是指数级函数，即存在常数 $A>0$ 和 k，对一切充分大的 t 有 $|f(t)|\leqslant Ae^{kt}$，则当 $s>k$ 时，$L\{f(t)\}$ 存在，且

$$L\{f'(t)\}=sL\{f(t)\}-f(0)$$
$$=sF(s)-f(0)\quad (F(s)=L\{f(t)\})$$

证
$$L\{f'(t)\}=\int_0^{+\infty}e^{-st}f'(t)\mathrm{d}t=\int_0^{+\infty}e^{-st}\mathrm{d}f(t)$$
$$=e^{-st}f(t)\Big|_0^{+\infty}+s\int_0^{+\infty}e^{-st}f(t)\mathrm{d}t$$

因为

$$| \, e^{-st} f(t) \, | \leqslant A e^{-st} e^{kt} = A e^{-(s-k)t} \to 0 \quad (t \to +\infty)$$

所以

$$L\{f'(t)\} = 0 - f(0) + sL\{f(t)\} = sF(s) - f(0)$$

由性质 2,

$$
\begin{aligned}
L\{f''(t)\} &= sL\{f'(t)\} - f'(0) \\
&= s[sL\{f(t)\} - f(0)] - f'(0) \\
&= s^2 L\{f(t)\} - sf(0) - f'(0) \\
&= s^2 F(s) - sf(0) - f'(0)
\end{aligned}
$$

由归纳法可得一般公式：

$$L\{f^{(n)}(t)\} = s^n F(s) - [s^{n-1} f(0) + s^{n-2} f'(0) + \cdots + sf^{(n-2)}(0) + f^{(n-1)}(0)]$$

例 5 利用拉氏变换的微分性质求 $L\{\sin\alpha t\}$.

解 设 $f(t) = \sin\alpha t$,则

$$f(0) = 0, \quad f'(0) = \alpha, \quad f''(t) = -\alpha^2 \sin\alpha t$$

因此

$$L\{f''(t)\} = s^2 L\{\sin\alpha t\} - [sf(0) + f'(0)] = s^2 L\{\sin\alpha t\} - \alpha$$

即

$$-\alpha^2 L\{\sin\alpha t\} = s^2 L\{\sin\alpha t\} - \alpha$$

所以

$$L\{\sin\alpha t\} = \frac{\alpha}{s^2 + \alpha^2}$$

性质 3（位移性质） 若 $L\{f(t)\} = F(s)$,则 $L\{e^{\alpha t} f(t)\} = F(s - \alpha)$

证 $\displaystyle L\{e^{\alpha t} f(t)\} = \int_0^{+\infty} e^{-st} e^{\alpha t} f(t) \mathrm{d}t = \int_0^{+\infty} e^{-(s-\alpha)t} f(t) \mathrm{d}t = F(s - \alpha)$

结论表明原像函数 $f(t)$ 乘以指数 $e^{\alpha t}$,其像函数位移 α.

例 6 求函数 $f(t) = e^t t^2$ 的拉氏变换.

解 因为 $L\{t^2\} = \dfrac{2}{s^3}$,由位移性质,有

$$L\{e^t t^2\} = \frac{2}{(s-1)^3}$$

9-6.3 拉氏逆变换

拉氏变换的过程是从 t 域中的已知函数 $f(t)$ 求出它在 s 域中的像函数 $F(s)$:$L\{f(t)\} = F(s)$. 但实际应用中往往要把这个过程反过来,即在 s 域中给定函数 $F(s)$,求 t 域中的函数 $f(t)$,使 $L\{f(t)\} = F(s)$,记作 $L^{-1}\{F(s)\} = f(t)$,并称 $f(t)$ 是 $F(s)$ 的**拉氏逆变换**,运算符号 L^{-1} 的作用,相当于在拉氏变换表中由 $F(s)$ 查出对应的 $f(t)$,如 $L^{-1}\left\{\dfrac{1}{s-\alpha}\right\} = e^{\alpha t}$ 等.

　　由拉氏变换的定义知，对给定的 $f(t)$，$L\{f(t)\} = F(s)$ 显然是唯一的，应该指出的是拉氏逆变换 $L^{-1}\{F(s)\}$ 也是唯一的. 拉氏逆变换也具有线性性质，即

　　性质 4　若 $L^{-1}\{F_1(s)\}$ 和 $L^{-1}\{F_2(s)\}$ 都存在，则对于任意常数 $c_1,c_2,L^{-1}\{c_1F_1(s) + c_2F_2(s)\}$ 也存在，且

$$L^{-1}\{c_1F_1(s) + c_2F_2(s)\} = c_1L^{-1}\{F_1(s)\} + c_2L^{-1}\{F_2(s)\}$$

　　证　设

$$L^{-1}\{F_1(s)\} = f_1(t)，\quad L^{-1}\{F_2(s)\} = f_2(t)$$

由拉氏变换的定义知

$$L\{f_1(t)\} = F_1(s)，\quad L\{f_2(t)\} = F_2(s)$$

则

$$c_1L^{-1}\{F_1(s)\} + c_2L^{-1}\{F_2(s)\} = c_1 f_1(t) + c_2 f_2(t)$$

但

$$L\{c_1 f_1(t) + c_2 f_2(t)\} = c_1L\{f_1(t)\} + c_2L\{f_2(t)\}$$
$$= c_1F_1(s) + c_2F_2(s)$$

　　由拉氏逆变换的唯一性即得

$$L^{-1}\{c_1F_1(s) + c_2F_2(s)\} = c_1 f_1(t) + c_2 f_2(t)$$
$$= c_1L^{-1}\{F_1(s)\} + c_2L^{-1}\{F_2(s)\}$$

结论成立.

　　例 7　求函数 $F(s) = \dfrac{3}{s+1} - \dfrac{2}{s-2}$ 的拉氏逆变换.

　　解
$$L^{-1}\{F(s)\} = L^{-1}\left\{\frac{3}{s+1} - \frac{2}{s-2}\right\}$$
$$= 3L^{-1}\left\{\frac{1}{s-(-1)}\right\} - L^{-1}\left\{\frac{1}{s-2}\right\} = 3\mathrm{e}^{-t} - 2\mathrm{e}^{2t}$$

　　例 8　求函数 $F(s) = \dfrac{s-1}{(s-2)(s+1)}$ 的拉氏逆变换.

　　解　设
$$\frac{s-1}{(s-2)(s+1)} = \frac{A}{s-2} + \frac{B}{s+1}$$

则
$$s-1 = A(s+1) + B(s-2)$$

由比较系数法得 $A+B=1$，$A-2B=-1$，容易解得 $A = \dfrac{1}{3}$，$B = \dfrac{2}{3}$，因此

$$F(s) = \frac{\dfrac{1}{3}}{s-2} + \frac{\dfrac{2}{3}}{s+1}$$

$$L^{-1}\{F(s)\} = L^{-1}\left\{\frac{\dfrac{1}{3}}{s-2}\right\} + L^{-1}\left\{\frac{\dfrac{2}{3}}{s+1}\right\}$$

$$= \frac{1}{3} L^{-1} \left\{ \frac{1}{s-2} \right\} + \frac{2}{3} L^{-1} \left\{ \frac{1}{s+1} \right\}$$

$$= \frac{1}{3} e^{2t} + \frac{2}{3} e^{-t}$$

例 9　求 $F(s) = s^{-n}$（n 为正整数）的拉氏逆变换.

解
$$L^{-1}\{F(s)\} = L^{-1}\left\{ \frac{1}{s^n} \right\} = L^{-1}\left\{ \frac{1}{(n-1)!} \frac{(n-1)!}{s^{(n-1)+1}} \right\}$$

$$= \frac{1}{(n-1)!} L^{-1}\left\{ \frac{(n-1)!}{s^{(n-1)+1}} \right\} = \frac{1}{(n-1)!} t^{n-1}$$

9- 6.4　利用拉氏变换解微分方程的初值问题

拉氏变换是求解常系数线性微分方程一种很有效的工具，而且用这种方法，对求解齐次线性方程和非齐次线性方程的初值问题的基本步骤相同. 其解法为

（1）对微分方程（组）取拉氏变换，得像函数的代数方程（组），称为像方程（组）；

（2）代入初始条件解像方程（组），得像函数；

（3）求像函数的拉氏逆变换即得原方程（组）满足初始条件的特解.

例 10　求方程 $y'' + y' - 12y = 0$ 满足初始条件 $y(0) = -7, y'(0) = 0$ 的特解.

解　注意到 $L\{0\} = 0$，所以 $L\{y'' + y' - 12y\} = L\{0\}$，即

$$L\{y''\} + L\{y'\} - 12L\{y\} = 0$$

利用拉氏变换的微分性质得

$$[s^2 L\{y\} - sy(0) - y'(0)] + [sL\{y\} - y(0)] - 12L\{y\} = 0$$

设 $L\{y\} = F(s)$，则得

$$(s^2 + s - 12)F(s) - (1+s)y(0) - y'(0) = 0$$

由初始条件 $y(0) = -7, y'(0) = 0$ 解出

$$F(s) = \frac{-7(s+1)}{s^2 + s - 12} = \frac{-7(s+1)}{(s+4)(s-3)}$$

至此已求得未知函数 $y = y(t)$ 的拉氏变换 $F(s)$，为了由 $F(s)$ 确定 $y(t)$，我们先把 $F(s)$ 分解成最简分式的和，设

$$F(s) = \frac{-7(s+1)}{(s+4)(s-3)} = \frac{A}{s+4} + \frac{B}{s-3}$$

因此对任何 s 有

$$-7(s+1) = A(s-3) + B(s+4)$$

比较系数得 $A + B = -7, -3A + 4B = -7$，容易解得 $A = -3, B = -4$，于是

$$F(s) = \frac{-3}{s+4} + \frac{-4}{s-3}$$

对此等式作拉氏逆变换

$$L^{-1}\{F(s)\} = L^{-1}\left\{ \frac{-3}{s+4} \right\} + L^{-1}\left\{ \frac{-4}{s-3} \right\}$$

查表得

$$y(t) = -3e^{-4t} - 4e^{3t}$$

例 11　求方程 $y'' - 4y' + 3y = \sin t$ 满足初始条件 $y(0) = y'(0) = 0$ 的特解.

解　设 $L\{y\} = F(s)$，对方程两端取拉氏变换，由线性性质得

$$L\{y''\} - 4L\{y'\} + 3L\{y\} = L\{\sin t\}$$

由拉氏变换的微分性质得

$$[s^2 F(s) - s y(0) - y'(0)] - 4[s F(s) - y(0)] + 3F(s) = \frac{1}{s^2 + 1}$$

代入初始条件得

$$(s^2 - 4s + 3)F(s) = \frac{1}{s^2 + 1}$$

因此

$$F(s) = \frac{1}{(s^2 - 4s + 3)(s^2 + 1)} = \frac{1}{(s-3)(s-1)(s^2 + 1)}$$

将上式分解为最简分式的和为

$$F(s) = \frac{\frac{1}{20}}{s-3} - \frac{\frac{1}{4}}{s-1} + \frac{\frac{1}{5}s + \frac{1}{10}}{s^2 + 1}$$

取拉氏逆变换，即反查拉氏变换表得

$$y(t) = \frac{1}{20}e^{3t} - \frac{1}{4}e^t + \frac{1}{5}\cos t + \frac{1}{10}\sin t$$

例 12　求解微分方程组

$$\begin{cases} \dfrac{dx}{dt} = 3x - 2y \\ \dfrac{dy}{dt} = 2x - y \end{cases}$$

满足初始条件 $x(0) = 1, y(0) = 0$ 的特解.

解　设 $L\{x\} = F(s), L\{y\} = G(s)$，对方程组取拉氏变换得

$$\begin{cases} s F(s) - x(0) = 3F(s) - 2G(s) \\ s G(s) - y(0) = 2F(s) - G(s) \end{cases}$$

即

$$\begin{cases} (s-3)F(s) + 2G(s) = 1 \\ -2F(s) + (s+1)G(s) = 0 \end{cases}$$

解方程组得

$$\begin{cases} F(s) = \dfrac{s+1}{(s-1)^2} = \dfrac{2}{(s-1)^2} + \dfrac{1}{s-1} \\ G(s) = \dfrac{-2}{(s-1)^2} \end{cases}$$

取拉氏逆变换即得所求为

$$\begin{cases} x(t) = 2t\mathrm{e}^t + \mathrm{e}^t = (1+2t)\mathrm{e}^t \\ y(t) = 2t\mathrm{e}^t \end{cases}$$

例 13 药物的吸收与消除（口服或肌注）．

病人口服或肌注某种药物后，体内药物的吸收和消除遵循一定的规律，下面建立此模型．

设一次口服（或肌注）某种药物剂量为 D，假定药物的吸收和消除都是一级速率过程，速率常数分别为 k_1、k_2，在时刻 t，吸收部位的药量为 x_1，体内药量为 x_2，则在图 9-4 中所示一室模型的情况下，其数学模型为下列微分方程组：

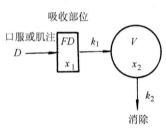

$$\begin{cases} \dfrac{\mathrm{d}x_1}{\mathrm{d}t} = -k_1 x_1 \\ \dfrac{\mathrm{d}x_2}{\mathrm{d}t} = k_1 x_1 - k_2 x_2 \end{cases}$$

初始条件为 $x_1(0) = FD, x_2(0) = 0$．其中 F 为所给剂量 D 中被吸收到循环中去的分数，称为吸收分数，也叫生物利用度．

用拉氏变换来解这个微分方程组．

图 9-4

设 $L\{x_1\} = X_1(s), L\{x_2\} = X_2(s)$．对方程组取拉氏变换，得

$$\begin{cases} sX_1(s) - x_1(0) = -k_1 X_1(s) \\ sX_2(s) - x_2(0) = k_1 X_1(s) - k_2 X_2(s) \end{cases}$$

代入初始条件，并整理得

$$\begin{cases} (s+k_1)X_1(s) = FD \\ k_1 X_1(s) = (s+k_2)X_2(s) \end{cases}$$

解此方程组得

$$\begin{cases} X_1(s) = \dfrac{FD}{s+k_1} \\ X_2(s) = \dfrac{k_1 FD}{(s+k_1)(s+k_2)} = \dfrac{k_1 FD}{k_1 - k_2}\left(\dfrac{1}{s+k_2} - \dfrac{1}{s+k_1}\right) \end{cases}$$

再取拉氏逆变换，得

$$\begin{cases} x_1 = FD\mathrm{e}^{-k_1 t} \\ x_2 = \dfrac{k_1 FD}{k_1 - k_2}(\mathrm{e}^{-k_2 t} - \mathrm{e}^{-k_1 t}) \end{cases}$$

即吸收部位的药量 x_1 及体内药量 x_2 随时间 t 的变化的规律分别为

$$x_1 = FD\mathrm{e}^{-kt}, \quad x_2 = \dfrac{k_1 FD}{k_1 - k_2}(\mathrm{e}^{-k_2 t} - \mathrm{e}^{-k_1 t})$$

对 x_2 的两端除以表观分布容积 V，得血药浓度随时间 t 的变化规律为

$$C = \dfrac{k_1 FD}{(k_1 - k_2)V}(\mathrm{e}^{-k_2 t} - \mathrm{e}^{-k_1 t})$$

从上面几个简单例子可以看到用拉氏变换法解微分方程（组）有如下优点：

（1）微分方程（组）的解 $y = f(t)$ 是未知函数,但用拉氏变换推出 $L\{f(t)\} = F(s)$ 满足一个非常简单的代数方程,并因此轻而易举地求出了 $F(s)$,这样剩下的问题实际上只是一个查表问题.

（2）用拉氏变换得到的解是自动满足初始条件的, 于是就省去了前面解法中从通解到特解的解联立方程组的过程. 特别如果我们要解的是一个高阶微分方程,那么这里所省去的工作是可观的, 实际工作者喜欢用拉氏变换解微分方程的初值问题,这是一个重要的原因.

（3）用拉氏变换法的主要困难是由 $F(s)$ 确定 $f(t)$,即拉氏逆变换问题,但这对于许多实际中遇到的问题,一张拉氏变换表就足够了.

习 题 九

1. 根据下列问题的题意建立相应的微分方程,并列出初始条件（不具体解微分方程）:

（1）某化学反应的速率（反应物浓度 x 关于时间 t 的变化率）与反应物该瞬时的浓度 x 成正比（比例系数 $k > 0$）,开始时浓度为 x_0,求反应物浓度 x 随时间 t 变化的规律 $x(t)$;

（2）已知曲线过点 $(1, 2)$,其上任一点处的切线斜率为 $2x$,求曲线方程 $y = F(x)$;

（3）将一物体以初速度 v_0 从地面竖直上抛（不计空气阻力）,求物体上抛距离 s 关于时间 t 的变化规律 $s = s(t)$（坐标原点设在地面）.

2. 求下列可分离变量微分方程的解:

（1）$3x^2 + 5x - 5y' = 0$;　　　　　　（2）$y' - y\sin x = 0$;

（3）$y' = e^{2x-y}$;　　　　　　　　　　（4）$y\ln y dx + x\ln x dy = 0$;

（5）$2dy + y\tan x dx = 0$;　　　　　　（6）$e^x dx = dx + \sin 2y dy$;

（7）$\sin x\cos y dx - \cos x\sin y dy = 0$;　（8）$\dfrac{dy}{dx} + \dfrac{e^{y^2+3x}}{y} = 0$;

（9）$\dfrac{dy}{dx} - \sqrt{\dfrac{1-y^2}{1-x^2}} = 0 (1 - y^2 \geqslant 0)$;

（10）$y^2 + x^2\dfrac{dy}{dx} = xy\dfrac{dy}{dx}\left(令\dfrac{y}{x} = u\right)$;

（11）$(1 + e^x)yy' = e^x$, $y|_{x=0} = 1$;

（12）$2xy dx + (1 + x^2)dy = 0$, $y|_{x=1} = 3$;

（13）$\dfrac{dy}{dx} - \sin x(1 + \cos x) = 0$, $y|_{x=\frac{\pi}{4}} = -1$;

（14）$xy' + 1 = 4e^{-y}$, $y|_{x=-2} = 0$.

3. 求下列一阶线性微分方程的解:

（1）$y' + y = e^{-x}$;　　　　　　　　　（2）$y' + y\cos x = e^{-\sin x}$;

（3）$(x + 1)y' - y = e^x(x + 1)^2$;　　　（4）$\dfrac{dy}{dx} + \dfrac{2xy}{1+x^2} = x^2 - 1$;

（5）$\displaystyle\int_0^x tf(t)dt = x^2 + f(x)$, 求 $y = f(x)$;　（6）$y'\sin x + y\cos x = \sin 2x$;

（7）$\dfrac{dy}{dx} + 2xy = xe^{-x^2}$;　　　　　（8）$(x^2 - 1)y' + 2xy - \cos x = 0$;

（9）$(y^2 - 6x)\dfrac{dy}{dx} + 2y = 0$, 求 $x = x(y)$;　（10）$\dfrac{dy}{dx} + \dfrac{y}{x} = ay^2\ln x$（伯努利方程）;

(11) $\dfrac{\mathrm{d}y}{\mathrm{d}x} + \dfrac{y}{x} = \dfrac{\sin x}{x}$, $y\big|_{x=\frac{\pi}{2}} = 2$;　　　　(12) $\cos x \cdot y' + y\sin x = 1$, $y\big|_{x=0} = 0$;

(13) $xy' + y - \mathrm{e}^x = 0$, $y\big|_{x=1} = 3\mathrm{e}$;　　　　(14) $y' + 3xy = x$, $y\big|_{x=0} = -\dfrac{1}{2}$.

4. 求下列可降阶的微分方程的解：

(1) $y'' = x + \sin x$;　　　　　　　　(2) $y''' = x\mathrm{e}^x$;

(3) $xy'' + y' = 0$;　　　　　　　　(4) $2yy'' + 1 = (y')^2$;

(5) $y'' = x - \dfrac{2}{x}$, $y(1) = 0$, $y'(1) = 1$;　(6) $y'' - a(y')^2 = 0$, $y(0) = 0$, $y'(0) = 1$.

5. 求下列二阶常系数线性齐次微分方程的解：

(1) $y'' + y' - 2y = 0$;　　　　　　　(2) $y'' - y = 0$;

(3) $y'' - 2y' - y = 0$;　　　　　　　(4) $y'' + y' = 0$;

(5) $y'' - 4y' + 4y = 0$;　　　　　　　(6) $4\dfrac{\mathrm{d}^2 x}{\mathrm{d}t^2} - 20\dfrac{\mathrm{d}x}{\mathrm{d}t} + 25x = 0$;

(7) $y'' + 6y' + 13y = 0$;　　　　　　　(8) $y'' + y = 0$;

(9) $y'' - 4y' + 3y = 0$, 　$y(0) = 6$, 　$y'(0) = 10$;

(10) $\dfrac{\mathrm{d}^2 s}{\mathrm{d}t^2} + 2\dfrac{\mathrm{d}s}{\mathrm{d}t} + 5s = 0$, 　$s(0) = 5$, 　$s'(0) = -5$.

6. 试设定下列二阶常系数线性非齐次微分方程的特解 $\bar{y}$（不必具体解微分方程）：

(1) $y'' - 2y' - 3y = 5x - 3$;　　　　　(2) $y'' + a^2 y = \mathrm{e}^x$;

(3) $y'' - 5y' + 6y = x\mathrm{e}^{2x}$;　　　　　(4) $y'' - 6y' + 9y = (x+1)\mathrm{e}^{3x}$;

(5) $y'' + y = x\cos 2x$;　　　　　　　(6) $y'' - 2y' + 5y = \mathrm{e}^x \sin 2x$.

7. 求下列二阶常系数线性非齐次微分方程的解：

(1) $y'' - 2y' - 3y = 3x + 1$;　　　　　(2) $y'' - 2y' - 3y = \mathrm{e}^{2x}$;

(3) $y'' + 3y' + 2y = 3x\mathrm{e}^{-x}$;　　　　　(4) $\dfrac{\mathrm{d}^2 s}{\mathrm{d}t^2} - 2\dfrac{\mathrm{d}s}{\mathrm{d}t} + 5s = 10\sin t$;

(5) $y'' - 6y' + 13y = 39$, $y(0) = 4$, $y'(0) = 3$;

(6) $\dfrac{\mathrm{d}^2 x}{\mathrm{d}t^2} + x = 2\cos t$, 　$x(0) = 2$, $x'(0) = 0$.

8. 写出符合下列条件的二阶常系数线性微分方程：

(1) 以 $y = c_1 \mathrm{e}^{2x} + c_2 \mathrm{e}^{-3x}$ 为通解的二阶常系数线性齐次微分方程；

(2) 以 $y = c_1 \mathrm{e}^{3x} + c_2 x \cdot \mathrm{e}^{3x}$ 为通解的二阶常系数线性齐次微分方程；

(3) 以 $y = c_1 + c_2 \mathrm{e}^{-x}$ 为通解的二阶常系数线性齐次微分方程；

(4) 以 $y = c_1 \cos x + c_2 \sin x$ 为通解的二阶常系数线性齐次微分方程；

(5) 以 $y = \mathrm{e}^x (c_1 \cos 2x + c_2 \sin 2x)$ 为通解的二阶常系数线性齐次微分方程；

(6) 以 $y = c_1 \mathrm{e}^{3x} + c_2 \mathrm{e}^{-x} + \sin x$ 为通解的二阶常系数线性非齐次微分方程.

*9. 利用查表法求下列函数的拉氏变换：

(1) $f(t) = 5\mathrm{e}^{3t}$;　　　　　　　　(2) $f(t) = 5t^2 + 3t + 2$;

(3) $f(t) = (\mathrm{e}^{3t} - 2\mathrm{e}^{-3t})^2$;　　　　　(4) $f(t) = \sin t \cos t$;

(5) $f(t) = t\cos kt$;　　　　　　　　(6) $f(t) = 5\sin 2t - 3\cos 2t$.

*10. 求下列函数的拉氏逆变换：

(1) $F(s) = \dfrac{s+1}{s(s+2)}$；

(2) $F(s) = \dfrac{1}{(s+1)(s-2)(s+3)}$；

(3) $F(s) = \dfrac{24}{(s-1)^5}$；

(4) $F(s) = \dfrac{s+1}{s^2+s-6}$.

*11. 利用拉氏变换求下列微分方程（或方程组）满足所给初始条件的特解：

(1) $y'' - y' - 6y = 0$，$y(0) = 1$，$y'(0) = -1$；

(2) $y'' - 2y' + y = 30te^t$，$y(0) = y'(0) = 0$；

(3) $y'' + y = 4\sin t + 5\cos t$，$y(0) = -1$，$y'(0) = -2$；

(4) $\begin{cases} \dfrac{dx_1}{dt} + \dfrac{dx_2}{dt} = 0, \\ \dfrac{dx_1}{dt} - \dfrac{dx_2}{dt} = 1, \end{cases}$ $x_1(0) = 1$，$x_2(0) = 0$.

12. 已知某放射性物质的放射速率与所存的量成正比，比例系数为 k，且在 t_0 时刻所存的量为 R_0，求任一时刻 t 所存放射性物质的量.

13. 热水瓶内热水的冷却服从冷却定律：物体冷却的速度与物体同外界的温度之差成正比. 若室内温度为 $20\,℃$，冲进的开水为 $100\,℃$，24 小时后瓶内温度为 $50\,℃$，求瓶内温度与时间的函数关系，并求冲进开水 6 小时后瓶内水的温度.

14. 某细菌在适当条件下其增长率与当时的量成正比，已知第三天一天内增加了 2455 个细菌，第五天一天内增加了 4314 个细菌，试求该细菌的增长速率常数.

15. 在肿瘤生长的早期阶段，不同类型的肿瘤其生长方式可能不同，有一种肿瘤其生长速率（体积关于时间的变化率）与当时的体积的立方成正比，k 为生长速率常数，求肿瘤的体积 V 随时间 t 的生长规律 $V = V(t)$.

16. 给一名患者一次静脉快速注射 2000mg 的某药液，然后以一级速率过程消除，速率常数 $k = 0.0404(\mathrm{h}^{-1})$，试求：

(1) 体内药量 x 随时间 t 的变化规律 $x = x(t)$；

(2) 如测得表观分布容积为 3.44L，求血药浓度变化规律 $c = c(t)\left(c = \dfrac{x}{3.44}\right)$；

(3) 求血药浓度减为开始浓度一半所需的时间 $t_{0.5}$（即半衰期）.

17. 设容器内有 100L 盐溶液，其中含盐 54g，现以 3L/min 的速率注入清水，以同样速率流出盐水（采用搅拌以使容器内各处具有相同浓度），试求 t 时刻容器内溶液的含盐量？若注入的不是清水，而是以同样的速率注入浓度为 2g/L 的盐水，此时盐量的变化规律又如何？

18. 已知曲线通过原点，其上任一点处的切线斜率为 $2x + y$，试求曲线方程 $y = F(x)$.

19. 由静脉滴注，血液中的某种药的浓度以 5mg / min 的不变速率增加，同时又以一级速率过程转换和排泄掉，其消除速率常数 $k = 0.604$（h^{-1}）. 求 t 时刻血液中含药的浓度 $C(t)$（滴注开始时，血药浓度为零）.

20. 一个单位质量的质点在 x 轴上运动，开始时质点在原点处且速度为 v_0. 在运动过程中，它受到一个力的作用，这个力的大小与质点到原点的距离成正比（比例系数 $k_1 > 0$），而方向与初速一致. 又介质阻力与速度成正比（比例系数 $k_2 > 0$）. 求该质点的运动规律 $x = x(t)$.

第十章

无穷级数

无穷级数的概念源于数列或函数列的求和问题. 无穷级数理论由欧拉提出，并由柯西逐步完善. 无论在理论研究，还是实际应用中，它都是一种重要的数学工具. 常用于函数的表示、数值的计算、微分方程的近似求解及周期性现象的研究.

本章先介绍无穷级数的概念、性质及敛散性判别法，然后讨论函数项级数中的幂级数、幂级数的收敛性、函数展成幂级数等问题. 最后简单介绍傅里叶级数.

§ 10-1 常数项级数的概念及性质

10-1.1 常数项级数的概念

战国时代哲学家庄周在所著的《庄子·天下篇》中曾提到"一尺之棰，日取其半，万世不竭"的说法. 即一根长为一尺的木棒，每天截去一半，这样的过程可以无限制地进行下去，若把每天截下的部分长度相加：

$$\frac{1}{2} + \frac{1}{2^2} + \frac{1}{2^3} + \cdots + \frac{1}{2^n} + \cdots$$

便得到一个无限个数相加的式子.

定义 1 给定数列 u_1，u_2，$\cdots$，u_n，$\cdots$，则表达式

$$u_1 + u_2 + \cdots + u_n + \cdots \tag{10-1}$$

叫做**无穷级数**（简称为**级数**），或称**常数项级数**，记为 $\sum\limits_{n=1}^{\infty} u_n$ 或 $\sum u_n$，其中第 n 项 u_n 叫做无穷级数的**通项**或**一般项**.

常数项级数（10-1）的各项均为常数，其前 n 项的和：

$$S_n = u_1 + u_2 + \cdots + u_n = \sum_{i=1}^{n} u_i \tag{10-2}$$

称为常数项级数的**前 n 项部分和**，或简称**部分和**. 把它作为数列的通项，由此可得到一个新的数列：

$$S_1，S_2，S_3，\cdots，S_n，\cdots$$

可以看到，数列 $\{S_n\}$ 的通项 S_n 随着 n 的无限增大（即 $n \to \infty$），可能收敛也可能发散.

定义 2 当 $n \to \infty$ 时，若常数项级数（10-1）的部分和数列 $\{S_n\}$ 的极限存在，即

$$\lim_{n \to \infty} S_n = S$$

则称**常数项级数**（10-1）**收敛**，称常数 S 为级数（10-1）的和，记为

$$S = u_1 + u_2 + \cdots + u_n + \cdots \quad \text{或 } S = \sum_{n=1}^{\infty} u_n$$

若 $\{S_n\}$ 的极限 $\lim_{n\to\infty} S_n$ 不存在，称**常数项级数**（10-1）**发散**.

当常数项级数收敛时，S 与其部分和 S_n 的差值：

$$R_n = S - S_n = u_{n+1} + u_{n+2} + \cdots$$

叫做**级数的余项**，用部分和 S_n 作为 S 的近似值所产生的误差，就是这个余项的绝对值 $|R_n|$，当然 n 充分大时，这个误差就任意小.

例 1 讨论常数项级数

$$\frac{1}{1 \times 2} + \frac{1}{2 \times 3} + \frac{1}{3 \times 4} + \cdots + \frac{1}{n \times (n+1)} + \cdots$$

的敛散性.

解 该级数的部分和

$$\begin{aligned}
S_n &= \frac{1}{1 \times 2} + \frac{1}{2 \times 3} + \frac{1}{3 \times 4} + \cdots + \frac{1}{n \times (n+1)} \\
&= \left(1 - \frac{1}{2}\right) + \left(\frac{1}{2} - \frac{1}{3}\right) + \cdots + \left(\frac{1}{n} - \frac{1}{n+1}\right) \\
&= 1 - \frac{1}{n+1}
\end{aligned}$$

因为

$$\lim_{n\to\infty} S_n = \lim_{n\to\infty} \left(1 - \frac{1}{n+1}\right) = 1$$

所以该级数收敛，且

$$\frac{1}{1 \times 2} + \frac{1}{2 \times 3} + \frac{1}{3 \times 4} + \cdots + \frac{1}{n \times (n+1)} + \cdots = 1$$

例 2 考察等比级数（或称为**几何级数**）

$$a + aq + aq^2 + \cdots + aq^{n-1} + \cdots \tag{10-3}$$

的敛散性.

解 部分和为

$$S_n = a + aq + aq^2 + \cdots + aq^{n-1} = \frac{a(1-q^n)}{1-q}$$

当 $|q| < 1$ 时，$\lim_{n\to\infty} S_n = \lim_{n\to\infty} \dfrac{a(1-q^n)}{1-q} = \dfrac{a}{1-q}$，级数收敛；

当 $|q| > 1$ 时，$\lim_{n\to\infty} S_n$ 不存在，级数发散；

当 $q = 1$ 时，$S_n = na$，$\lim_{n\to\infty} S_n$ 不存在，级数发散；

当 $q = -1$ 时，级数成为 $a - a + a - a + \cdots$，

$$S_n = \begin{cases} a, & n = 2k-1 \\ 0, & n = 2k \end{cases} \quad (k = 1, 2, \cdots)$$

$\lim_{n\to\infty} S_n$ 不存在，级数发散.

综上所述，当 $|q| < 1$ 时，级数收敛，其和为 $\dfrac{a}{1-q}$，当 $|q| \geqslant 1$ 时，该级数发散.

10-1.2 无穷级数的基本性质

由无穷级数概念及数列的性质，不难推出无穷级数下列性质.

性质 1（级数收敛的必要条件） 若级数 $\sum\limits_{n=1}^{\infty} u_n$ 收敛，则

$$\lim_{n\to\infty}u_n = 0$$

证 因为级数 $\sum_{n=1}^{\infty}u_n$ 收敛,故 $\lim S_n = S$. 由于 $u_n = S_n - S_{n-1}$,于是

$$\lim_{n\to\infty}u_n = \lim_{n\to\infty}(S_n - S_{n-1}) = \lim_{n\to\infty}S_n - \lim_{n\to\infty}S_{n-1} = S - S = 0$$

例如,级数

$$\frac{1}{1\times2} + \frac{1}{2\times3} + \frac{1}{3\times4} + \cdots + \frac{1}{n\times(n+1)} + \cdots$$

是收敛级数,显然有

$$\lim_{n\to\infty}u_n = \lim_{n\to\infty}\frac{1}{n\times(n+1)} = 0$$

但值得大家注意的是:$\lim_{n\to\infty}u_n = 0$ 是级数 $\sum_{n=1}^{\infty}u_n$ 收敛的必要条件,而不是充分条件,即由 $\lim_{n\to\infty}u_n = 0$,推不出级数收敛.

例3 讨论调和级数 $1 + \frac{1}{2} + \frac{1}{3} + \cdots + \frac{1}{n} + \cdots$ 的敛散性.

解 显然调和级数的通项 $u_n = \frac{1}{n}$ 满足性质1的条件,即 $\lim_{n\to\infty}u_n = \lim_{n\to\infty}\frac{1}{n} = 0$;但级数发散.

由拉格朗日中值定理知,当 $x > 0$ 时,有 $e^x > 1 + x$,两边取对数有 $x > \ln(1+x)$,x 分别取 $1, \frac{1}{2}, \frac{1}{3}, \cdots, \frac{1}{n}$ 时,有

$$S_n = 1 + \frac{1}{2} + \frac{1}{3} + \cdots + \frac{1}{n} > \ln 2 + \ln\frac{3}{2} + \ln\frac{4}{3} + \cdots + \ln\frac{n+1}{n}$$
$$= \ln(n+1)$$

当 $n\to\infty$ 时,$S_n > \ln(n+1) \to \infty$,所以调和级数是发散的.

性质2 k 为非零常数,若级数 $\sum_{n=1}^{\infty}u_n$ 收敛,则级数 $\sum_{n=1}^{\infty}ku_n$ 也收敛,且 $\sum_{n=1}^{\infty}ku_n = k\sum_{n=1}^{\infty}u_n$,若级数 $\sum_{n=1}^{\infty}u_n$ 发散,则 $\sum_{n=1}^{\infty}ku_n$ 也发散.

证 设级数 $\sum_{n=1}^{\infty}u_n$ 的部分和 $S_n = u_1 + u_2 + \cdots + u_n$,级数 $\sum_{n=1}^{\infty}ku_n$ 的部分和为

$$S_n^* = ku_1 + ku_2 + \cdots + ku_n = kS_n$$

若级数 $\sum_{n=1}^{\infty}u_n$ 收敛,且 $\lim_{n\to\infty}S_n = S$,则

$$\lim_{n\to\infty}S_n^* = \lim_{n\to\infty}kS_n = k\lim_{n\to\infty}S_n = k\cdot S$$

所以 $\sum_{n=1}^{\infty}ku_n$ 收敛,且

$$\sum_{n=1}^{\infty}ku_n = \lim_{n\to\infty}S_n^* = kS = k\sum_{n=1}^{\infty}u_n$$

用反证法,不难证明 $\sum_{n=1}^{\infty}u_n$ 发散时,$\sum_{n=1}^{\infty}ku_n$ 也发散.

性质3 若级数 $\sum_{n=1}^{\infty}u_n$ 与级数 $\sum_{n=1}^{\infty}v_n$ 均收敛,则级数 $\sum_{n=1}^{\infty}(u_n \pm v_n)$ 也收敛,且

$$\sum_{n=1}^{\infty}(u_n \pm v_n) = \sum_{n=1}^{\infty}u_n \pm \sum_{n=1}^{\infty}v_n$$

证 记

$$\sigma_n = u_1 + u_2 + \cdots + u_n, \quad \tau_n = v_1 + v_2 + \cdots + v_n$$

则

$$
\begin{aligned}
S_n &= (u_1 \pm v_1) + (u_2 \pm v_2) + \cdots + (u_n \pm v_n) \\
&= (u_1 + u_2 + \cdots + u_n) \pm (v_1 + v_2 + \cdots + v_n) \\
&= \sigma_n \pm \tau_n
\end{aligned}
$$

若 $\lim\limits_{n \to \infty} \sigma_n = \sigma, \lim\limits_{n \to \infty} \tau_n = \tau$,显然有

$$\lim_{n \to \infty} S_n = \lim_{n \to \infty}(\sigma_n \pm \tau_n) = \lim_{n \to \infty}\sigma_n \pm \lim_{n \to \infty}\tau_n = \sigma \pm \tau$$

即

$$\sum_{n=1}^{\infty}(u_n \pm v_n) = \lim_{n \to \infty} S_n = \sigma \pm \tau = \sum_{n=1}^{\infty} u_n \pm \sum_{n=1}^{\infty} v_n$$

故级数 $\sum\limits_{n=1}^{\infty}(u_n \pm v_n)$ 收敛,其和为 $\sum\limits_{n=1}^{\infty} u_n \pm \sum\limits_{n=1}^{\infty} v_n$.

性质 4 在级数前面去掉、增加有限项后,所得到的新级数同原级数有相同的敛散性.

证 设原级数

$$\sum_{i=1}^{\infty} u_i = u_1 + u_2 + \cdots + u_m + u_{m+1} + u_{m+2} + \cdots + u_{m+n} + \cdots$$

的部分和 $S_{m+n} = \sum\limits_{i=1}^{m+n} u_i$,去掉原级数的前 m 项后,得到的新级数前 n 项和为 S_n^*,则

$$S_n^* = S_{m+n} - (u_1 + u_2 + \cdots + u_m)$$

$$
\begin{aligned}
\lim_{n \to \infty} S_n^* &= \lim_{n \to \infty}[S_{m+n} - (u_1 + u_2 + \cdots + u_m)] \\
&= \lim_{n \to \infty} S_{m+n} - \lim_{n \to \infty}(u_1 + u_2 + \cdots + u_m)
\end{aligned}
$$

因

$$\lim_{n \to \infty}(u_1 + u_2 + \cdots + u_m) = u_1 + u_2 + \cdots + u_m$$

所以新级数与原级数 $\sum\limits_{n=1}^{\infty} u_n$ 有相同的敛散性,对增加有限项的情况也类似可证.

性质 5 若级数 $\sum\limits_{n=1}^{\infty} u_n$ 收敛于 S,将各项任意组合加括号后,组成的新级数

$$(u_1 + \cdots + u_{n1}) + (u_{n1+1} + \cdots + u_{n2}) + \cdots$$

仍收敛于 S.

证 记新级数为 $v_1 + v_2 + \cdots + v_k + \cdots$,前 k 项的和 $V_k = \sum\limits_{i=1}^{k} v_i$.用 S_n 表示相当于 V_k 的原级数 $\sum\limits_{n=1}^{\infty} u_n$ 的前 n 项和 $\sum\limits_{i=1}^{n} u_i$,当 $k \to \infty$ 时,$n \to \infty$,所以有

$$\lim_{k \to \infty} V_k = \lim_{k \to \infty} S_n = \lim_{n \to \infty} S_n = S$$

若任意组合加括号所组成的级数发散,原来级数也一样发散.值得注意的是:级数组合加括号后收敛,并不一定在去括号后也是收敛的.例如,

$$(1-1) + (1-1) + \cdots + (1-1) + \cdots = 0 + 0 + \cdots + 0 + \cdots = 0$$

是收敛于零,但级数

$$1 - 1 + 1 - 1 + \cdots + (-1)^{n+1} + \cdots$$

却是发散的(用性质 1 可以说明).

§10-2 常数项级数的敛散性

若常数项级数 $\sum\limits_{n=1}^{\infty} u_n$ 各项 $u_n \geqslant 0 (n=1,2,\cdots)$，则称级数为**正项级数**，正项级数在级数的研究中具有非常重要的作用，许多任意项级数收敛性的问题可以归结为正项级数收敛性的问题. 本节主要讨论正项级数的收敛性.

10-2.1 正项级数及其审敛法

由于正项级数 $u_1 + u_2 + \cdots + u_n + \cdots$ 的各项 $u_i \geqslant 0 (i=1,2,\cdots)$，所以部分和数列 $\{S_n\}$ 必为单调递增数列，即

$$S_1 \leqslant S_2 \leqslant \cdots \leqslant S_n \leqslant \cdots$$

若 $\{S_n\}$ 有界（即存在正数 M，对任意自然数 n，有 $S_n \leqslant M$），由单调有界数列必收敛可知数列 $\{S_n\}$ 必收敛，所以正项级数 $\sum\limits_{n=1}^{\infty} u_n$ 收敛. 反之，若正项级数 $\sum\limits_{n=1}^{\infty} u_n$ 收敛于 S，即 $\lim\limits_{n\to\infty} S_n = S$，则数列 $\{S_n\}$ 有界. 因此有以下定理.

定理 1 正项级数收敛的充要条件是它的**部分和数列 $\{S_n\}$ 有界**.

在许多正项级数 $\sum\limits_{n=1}^{\infty} u_n$ 收敛性的问题中，直接判定 $\{S_n\}$ 是否有界是较困难的，但可以把它与另一个敛散性已知的正项级数 $\sum\limits_{n=1}^{\infty} v_n$ 作比较，通过比较来判定 S_n 是否有界，进而判断 $\sum\limits_{n=1}^{\infty} u_n$ 的敛散性. 根据定理 1，可得下面几个正项级数敛散性的判别法.

定理 2（比较判别法） 设 $\sum\limits_{n=1}^{\infty} u_n$ 和 $\sum\limits_{n=1}^{\infty} v_n$ 是两个正项级数，且有

$$u_n \leqslant v_n \quad (n=1,2,\cdots)$$

那么

(1) 若级数 $\sum\limits_{n=1}^{\infty} v_n$ 收敛，则级数 $\sum\limits_{n=1}^{\infty} u_n$ 也收敛；

(2) 若级数 $\sum\limits_{n=1}^{\infty} u_n$ 发散，则级数 $\sum\limits_{n=1}^{\infty} v_n$ 也发散.

证 (1) 已知级数 $\sum\limits_{n=1}^{\infty} v_n$ 收敛，设其和为 σ，记级数 $\sum\limits_{n=1}^{\infty} u_n$ 和 $\sum\limits_{n=1}^{\infty} v_n$ 的部分和分别为 S_n 和 S_n^*，因为 $\sum\limits_{n=1}^{\infty} v_n$ 是正项级数，所以对一切自然数有

$$S_n^* = v_1 + v_2 + \cdots + v_n \leqslant \sigma$$

又因为 $u_n \leqslant v_n (n=1,2,\cdots)$，所以有

$$S_n = u_1 + u_2 + \cdots + u_n \leqslant S_n^* = v_1 + v_2 + \cdots + v_n \leqslant \sigma$$

即数列 $\{S_n\}$ 有界，由定理 1 知正项级数 $\sum\limits_{n=1}^{\infty} u_n$ 收敛.

(2) 可由反证法证明.

假设"$\sum\limits_{n=1}^{\infty} v_n$ 收敛"，则由 (1) 知"$\sum\limits_{n=1}^{\infty} u_n$ 也收敛"，这与条件"$\sum\limits_{n=1}^{\infty} u_n$ 发散"相矛盾，于是假设"$\sum\limits_{n=1}^{\infty} v_n$ 收敛"不成立，因此 $\sum\limits_{n=1}^{\infty} v_n$ 发散.

例 1 讨论级数 $\sum_{n=1}^{\infty}\frac{1}{3+2^n}$ 的敛散性.

解 由于级数的通项

$$u_n=\frac{1}{3+2^n}\leqslant\frac{1}{2^n}$$

而正项级数 $\sum_{n=1}^{\infty}\frac{1}{2^n}$ 是收敛的,所以由定理 2 知,级数 $\sum_{n=1}^{\infty}\frac{1}{3+2^n}$ 也收敛.

由于级数的各项乘以一个非零常数 k,不影响级数的敛散性,我们立即得到如下推论.

推论 设 $\sum_{n=1}^{\infty}u_n$ 和 $\sum_{n=1}^{\infty}v_n$ 是两个正项级数,且有

$$u_n\leqslant kv_n \quad (n=1,2,\cdots,常数\ k>0)$$

那么

(1)若级数 $\sum_{n=1}^{\infty}v_n$ 收敛,则级数 $\sum_{n=1}^{\infty}u_n$ 也收敛;

(2)若级数 $\sum_{n=1}^{\infty}u_n$ 发散,则级数 $\sum_{n=1}^{\infty}v_n$ 也发散.

例 2 讨论 p 级数:

$$1+\frac{1}{2^p}+\frac{1}{3^p}+\cdots+\frac{1}{n^p}+\cdots \quad (常数\ p>0)$$

的敛散性.

解 当 $p\leqslant1$ 时,$\frac{1}{n^p}\geqslant\frac{1}{n}$,已知 $\sum_{n=1}^{\infty}\frac{1}{n}$ 是发散的,由定理 2 知,级数 $\sum_{n=1}^{\infty}\frac{1}{n^p}$ 也发散.

当 $p>1$ 时,依次把 p 级数的一项、两项、四项、八项、$\cdots$ 括起来,有如下形式:

$$\sum_{n=1}^{\infty}\frac{1}{n^p}=1+\left(\frac{1}{2^p}+\frac{1}{3^p}\right)+\left(\frac{1}{4^p}+\cdots+\frac{1}{7^p}\right)+\left(\frac{1}{8^p}+\cdots+\frac{1}{15^p}\right)+\cdots$$

$$<1+\left(\frac{1}{2^p}+\frac{1}{2^p}\right)+\left(\frac{1}{4^p}+\cdots+\frac{1}{4^p}\right)+\left(\frac{1}{8^p}+\cdots+\frac{1}{8^p}\right)+\cdots$$

$$=1+\frac{1}{2^{p-1}}+\left(\frac{1}{2^{p-1}}\right)^2+\left(\frac{1}{2^{p-1}}\right)^3+\cdots$$

而最后一个级数是等比级数,其公比 $q=\frac{1}{2^{p-1}}<1$,故它是收敛的. 于是,当 $p>1$ 时,p 级数也是收敛的.

因此,对于 p 级数 $\sum_{n=1}^{\infty}\frac{1}{n^p}$ 有如下结论:当 $p\leqslant1$ 时发散;当 $p>1$ 时收敛.

例 3 讨论级数

$$1+\frac{1}{3}+\frac{1}{5}+\frac{1}{7}+\cdots+\frac{1}{2n-1}+\cdots$$

的敛散性.

解 由于

$$\frac{1}{2n-1}>\frac{1}{2n} \quad (n=1,\ 2,\ \cdots)$$

根据性质 2 知,级数 $\sum_{n=1}^{\infty}\frac{1}{2n}$ 与调和级数 $\sum_{n=1}^{\infty}\frac{1}{n}$ 有相同的敛散性,因为级数 $\sum_{n=1}^{\infty}\frac{1}{n}$ 发散,所以级数 $\sum_{n=1}^{\infty}\frac{1}{2n}$ 也发散,于是由定理 2 立刻可得到级数 $\sum_{n=1}^{\infty}\frac{1}{2n-1}$ 发散.

定理 3（比较判别法的极限形式） 设

$$\sum_{n=1}^{\infty} u_n = u_1 + u_2 + \cdots + u_n + \cdots, \qquad \sum_{n=1}^{\infty} v_n = v_1 + v_2 + \cdots + v_n + \cdots$$

是两个正项级数，若

$$\lim_{n \to \infty} \frac{u_n}{v_n} = l$$

(1) 当 $0 < l < +\infty$ 时，级数 $\sum_{n=1}^{\infty} u_n$, $\sum_{n=1}^{\infty} v_n$ 有相同的敛散性；

(2) 当 $l = 0$，且级数 $\sum_{n=1}^{\infty} v_n$ 收敛时，级数 $\sum_{n=1}^{\infty} u_n$ 也收敛；

(3) 当 $l = +\infty$，且级数 $\sum_{n=1}^{\infty} v_n$ 发散时，级数 $\sum_{n=1}^{\infty} u_n$ 也发散.

证 (1) 当 $0 < l < +\infty$ 时，对任给的小于 l 的正数 ε，总存在一个正数 N，使得当 $n > N$ 时，都有 $\left| \dfrac{u_n}{v_n} - l \right| < \varepsilon$. 进一步有

$$(l - \varepsilon)v_n < u_n < (l + \varepsilon)v_n$$

由定理 2 推得，级数 $\sum_{n=1}^{\infty} u_n$ 与 $\sum_{n=1}^{\infty} v_n$ 有相同的敛散性.

(2) 当 $l = 0$ 时，对任给的 $\varepsilon > 0$，存在 $N > 0$，当 $n > N$ 时，$u_n < \varepsilon v_n$，若级数 $\sum_{n=1}^{\infty} v_n$ 收敛，则级数 $\sum_{n=1}^{\infty} u_n$ 也收敛.

(3) 当 $l = +\infty$ 时，则对任意给定的一个正数 M，存在正数 $N > 0$，当 $n > N$ 时，有 $\dfrac{u_n}{v_n} > M$，因此 $u_n > M v_n$. 若级数 $\sum_{n=1}^{\infty} v_n$ 发散，则级数 $\sum_{n=1}^{\infty} u_n$ 也发散.

例 4 讨论级数 $\sum_{n=1}^{\infty} \dfrac{1}{2^n - n}$ 的敛散性.

解 设级数 $\sum_{n=1}^{\infty} \dfrac{1}{2^n - n}$ 的通项 $u_n = \dfrac{1}{2^n - n}$，级数 $\sum_{n=1}^{\infty} \dfrac{1}{2^n}$ 的通项 $v_n = \dfrac{1}{2^n}$. 由于

$$\lim_{n \to \infty} \frac{u_n}{v_n} = \lim_{n \to \infty} \frac{\dfrac{1}{2^n - n}}{\dfrac{1}{2^n}} = \lim_{n \to \infty} \frac{2^n}{2^n - n} = \lim_{n \to \infty} \frac{1}{1 - \dfrac{n}{2^n}} = 1$$

根据等比级数 $\sum_{n=1}^{\infty} \dfrac{1}{2^n}$ 收敛性，由定理 3 知级数 $\sum_{n=1}^{\infty} \dfrac{1}{2^n - n}$ 也收敛.

例 5 讨论级数 $\sum_{n=1}^{\infty} \dfrac{1}{n + \sqrt{n}}$ 的敛散性.

解 因为 $\lim_{n \to \infty} \dfrac{1}{n + \sqrt{n}} \bigg/ \dfrac{1}{n} = \lim_{n \to \infty} \dfrac{1}{1 + \dfrac{1}{\sqrt{n}}} = 1$，调和级数 $\sum_{n=1}^{\infty} \dfrac{1}{n}$ 发散，级数 $\sum_{n=1}^{\infty} \dfrac{1}{n + \sqrt{n}}$ 发散.

通过对比较判别法的讨论，我们可以在这个基础上以几何级数作为比较对象而得到另一个非常实用的方法——比值判别法.

定理 4 （比值判别法，达朗贝尔判别法） 设正项级数 $\sum\limits_{n=1}^{\infty} u_n$ 通项满足

$$\lim_{n \to \infty} \frac{u_{n+1}}{u_n} = \rho$$

则

（1）当 $\rho < 1$ 时，级数 $\sum\limits_{n=1}^{\infty} u_n$ 收敛；

（2）当 $\rho > 1$ 或 $\rho = +\infty$ 时，级数 $\sum\limits_{n=1}^{\infty} u_n$ 发散；

（3）当 $\rho = 1$ 时，级数 $\sum\limits_{n=1}^{\infty} u_n$ 可能收敛，也可能发散.

证 由于 $\lim\limits_{n \to \infty} \frac{u_{n+1}}{u_n} = \rho$，根据数列极限的"$\varepsilon$-$N$"定义，即对任给的正数 ε，总存在一个正整数 N，当 $n > N$ 时，有

$$\left| \frac{u_{n+1}}{u_n} - \rho \right| < \varepsilon$$

则

$$\rho - \varepsilon < \frac{u_{n+1}}{u_n} < \rho + \varepsilon$$

（1）当 $\rho < 1$ 时，选取适当小的正数 ε，使 $q = \rho + \varepsilon < 1$，于是当 $n > N$ 时，恒有 $\frac{u_{n+1}}{u_n} < q$. 因此

$$u_{N+k} = \frac{u_{N+k}}{u_{N+k-1}} \cdot \frac{u_{N+k-1}}{u_{N+k-2}} \cdot \cdots \cdot \frac{u_{N+1}}{u_N} \cdot u_N < q^k u_N$$

级数 $u_{N+1} + u_{N+2} + u_{N+3} + \cdots$ 的各项均小于几何级数 $q u_N + q^2 u_N + q^3 u_N + \cdots$ 的对应项，由几何级数的敛散性知此几何级数收敛. 根据 §10-1 性质 4，级数 $\sum\limits_{n=1}^{\infty} u_n$ 收敛.

（2）若 $\rho > 1$，选取适当小的正数 ε，使 $q = \rho - \varepsilon > 1$，于是当 $n > N$ 时，恒有 $\frac{u_{n+1}}{u_n} > q$. 因此级数 $u_{N+1} + u_{N+2} + u_{N+3} + \cdots$ 的各项均大于几何级数 $q u_N + q^2 u_N + q^3 u_N + \cdots$ 的对应项，由几何级数的敛散性知此几何级数发散. 故级数 $\sum\limits_{n=1}^{\infty} u_n$ 发散.

（3）当 $\rho = 1$ 时，比值判别法不能判别级数的敛散性. 例如，级数 $\sum\limits_{n=1}^{\infty} \frac{1}{n^p}$，有

$$\rho = \lim_{n \to \infty} \frac{u_{n+1}}{u_n} = \lim_{n \to \infty} \left(\frac{n}{n+1} \right)^p = 1$$

如果 $p \leqslant 1$ 时，级数发散；而当 $p > 1$ 时级数收敛.

例 6 讨论级数 $\sum\limits_{n=1}^{\infty} \frac{1}{(n-1)!}$ 的敛散性.

解 因为

$$\rho = \lim_{n \to \infty} \frac{u_{n+1}}{u_n} = \lim_{n \to \infty} \frac{\dfrac{1}{n!}}{\dfrac{1}{(n-1)!}} = \lim_{n \to \infty} \frac{1}{n} = 0 < 1$$

根据比值判别法得知级数 $\displaystyle\sum_{n=1}^{\infty} \frac{1}{(n-1)!}$ 收敛.

例 7 讨论级数 $\displaystyle\sum_{n=1}^{\infty} nx^{n-1} (x > 0)$ 的敛散性.

解 由于

$$\lim_{n \to \infty} \frac{u_{n+1}}{u_n} = \lim_{n \to \infty} \frac{(n+1)x^n}{nx^{n-1}} = \lim x \frac{n+1}{n} = x \cdot \lim_{n \to \infty} \frac{n+1}{n} = x$$

根据比值判别法知,当 $0 < x < 1$ 时级数收敛;当 $x > 1$ 时级数发散;当 $x = 1$ 时,所构成的级数 $\displaystyle\sum_{n=1}^{\infty} n$ 显然发散.

10- 2.2 任意项级数

下面讨论既含有正数项,又含有负数项的常数项级数

$$\sum_{n=1}^{\infty} u_n = u_1 + u_2 + \cdots + u_n + \cdots$$

其中 u_n ($n = 1, 2, \cdots$) 为任意实数,这样的级数称为**任意项级数**.

若任意项级数 $u_1 + u_2 + \cdots + u_n + \cdots$ 的各项绝对值组成的正项级数

$$\sum_{n=1}^{\infty} |u_n| = |u_1| + |u_2| + \cdots + |u_n| + \cdots$$

收敛,那么就称级数 $\displaystyle\sum_{n=1}^{\infty} u_n$ **绝对收敛**. 如果任意项级数 $\displaystyle\sum_{n=1}^{\infty} u_n$ 收敛,而级数 $\displaystyle\sum_{n=1}^{\infty} |u_n|$ 发散,称级数 $\displaystyle\sum_{n=1}^{\infty} u_n$ 为**条件收敛**.

例如,级数

$$\sum_{n=1}^{\infty} \frac{(-1)^{n-1}}{n} = 1 - \frac{1}{2} + \frac{1}{3} - \frac{1}{4} + \cdots + (-1)^{n-1} \frac{1}{n} + \cdots$$

是收敛的(证明见 10- 2.3 例 10),各项加绝对值后所组成的正项级数为

$$\sum_{n=1}^{\infty} \left| \frac{(-1)^{n-1}}{n} \right| = 1 + \frac{1}{2} + \frac{1}{3} + \cdots + \frac{1}{n} + \cdots$$

它正是前面讨论过的调和级数,因此发散. 所以级数 $\displaystyle\sum_{n=1}^{\infty} \frac{(-1)^{n-1}}{n}$ 为条件收敛.

定理 5 对于级数 $\displaystyle\sum_{n=1}^{\infty} u_n$,若 $\displaystyle\sum_{n=1}^{\infty} |u_n|$ 收敛,则 $\displaystyle\sum_{n=1}^{\infty} u_n$ 也收敛.

证 因为 $0 \leqslant |u_n| - u_n \leqslant 2|u_n|$ ($n = 1, 2, \cdots$),根据条件知级数 $\displaystyle\sum_{n=1}^{\infty} |u_n|$ 收敛,由级数性质 2 知 $\displaystyle\sum_{n=1}^{\infty} 2|u_n|$ 也收敛,于是由前面比较判别法得知级数 $\displaystyle\sum_{n=1}^{\infty} (|u_n| - u_n)$ 收敛,又因为

$\sum\limits_{n=1}^{\infty} u_n = \sum\limits_{n=1}^{\infty} |u_n| - \sum\limits_{n=1}^{\infty} (|u_n| - u_n)$，由级数性质 3 立刻可以得知级数 $\sum\limits_{n=1}^{\infty} u_n$ 收敛.

由于级数 $\sum\limits_{n=1}^{\infty} |u_n|$ 是正项级数. 因此，可以引用正项级数的各种判别方法对它的敛散性进行讨论.

例 8 讨论级数 $\sum\limits_{n=1}^{\infty} \dfrac{(-1)^{\frac{n(n-1)}{2}}}{2^n}$ 的敛散性.

解 由于

$$\sum\limits_{n=1}^{\infty} \left| \frac{(-1)^{\frac{n(n-1)}{2}}}{2^n} \right| = \sum\limits_{n=1}^{\infty} \frac{1}{2^n}$$

而级数 $\sum\limits_{n=1}^{\infty} \dfrac{1}{2^n}$ 收敛，故级数 $\sum\limits_{n=1}^{\infty} \dfrac{(-1)^{\frac{n(n-1)}{2}}}{2^n}$ 绝对收敛，从而级数 $\sum\limits_{n=1}^{\infty} \dfrac{(-1)^{\frac{n(n-1)}{2}}}{2^n}$ 收敛.

例 9 讨论级数 $\sum\limits_{n=1}^{\infty} n! \left(\dfrac{x}{n}\right)^n$ 的敛散性.

解 由于

$$\lim\limits_{n \to \infty} \frac{|u_{n+1}|}{|u_n|} = \lim\limits_{n \to \infty} \frac{\left| (n+1)! \left(\dfrac{x}{n+1}\right)^{n+1} \right|}{\left| n! \left(\dfrac{x}{n}\right)^n \right|} = \lim\limits_{n \to \infty} \frac{|x|}{\left(1+\dfrac{1}{n}\right)^n} = \frac{|x|}{e}$$

当 $|x| < e$ 时，原级数绝对收敛；

当 $|x| \geqslant e$ 时，$\lim\limits_{n \to \infty} \dfrac{|u_{n+1}|}{|u_n|} \geqslant 1 > 0$，知 $|u_{n+1}| \geqslant |u_n| \geqslant \cdots \geqslant |u_1| > 0$，故 $\lim\limits_{n \to \infty} u_n \neq 0$，从而级数发散.

10- 2.3 交错级数及其审敛法

下面讨论更特殊的任意项级数，若级数的各项符号正负相间，即
$$u_1 - u_2 + u_3 - u_4 + \cdots + (-1)^{n-1} u_n + \cdots \quad (u_n > 0, n = 1, 2, \cdots) \quad (10-4)$$
或
$$-u_1 + u_2 - u_3 + u_4 + \cdots + (-1)^n u_n + \cdots \quad (u_n > 0, n = 1, 2, \cdots) \quad (10-5)$$
像式（10-4）和式（10-5）这样的级数，称为**交错级数**.

关于交错级数的敛散问题，有以下定理.

定理 6（莱布尼茨定理） 若交错级数满足下列条件：

(1) $u_n \geqslant u_{n+1} (n = 1, 2, \cdots)$；

(2) $\lim\limits_{n \to \infty} u_n = 0$，

则交错级数收敛，其和 $S \leqslant u_1$，余项 R_n 的绝对值 $|R_n| \leqslant u_{n+1}$.

证 只需证明交错级数（10-4），式（10-5）类似可证. 先看级数的前 $2n$ 项部分和 S_{2n}
$$S_{2n} = (u_1 - u_2) + (u_3 - u_4) + \cdots + (u_{2n-1} - u_{2n})$$
及
$$S_{2n} = u_1 - (u_2 - u_3) - (u_4 - u_5) - \cdots - (u_{2n-2} - u_{2n-1}) - u_{2n}$$

由条件(1) 知，括号中的差都非负，从第一种形式可知，S_{2n} 随 n 增大而增大，从第二种形式可知 $S_{2n} < u_1$. 从而 $\{S_{2n}\}$ 单调有界，故当 $n \to \infty$ 时 S_{2n} 有极限，记为 S，且 $S \leqslant u_1$. 由于 $S_{2n+1} = S_{2n} + u_{2n+1}$，由条件(2) 知
$$\lim\limits_{n \to \infty} S_{2n+1} = \lim\limits_{n \to \infty} (S_{2n} + u_{2n+1}) = S + 0 = S$$

故交错级数(10-4)收敛.

余项 $R_n = S - S_n = \pm(u_{n+1} - u_{n+2} + \cdots)$，其绝对值为 $|R_n| = u_{n+1} - u_{n+2} + \cdots$ 也是一个交错级数，且满足条件(1),(2),故该级数必收敛，其和的绝对值不大于其首项，即 $|R_n| \leqslant u_{n+1}$.

例 10 讨论交错级数

$$1 - \frac{1}{2} + \frac{1}{3} - \frac{1}{4} + \cdots + (-1)^{n-1}\frac{1}{n} + \cdots$$

的敛散性.

解 该级数满足莱布尼茨定理的两个条件：

(1) $u_n = \dfrac{1}{n} > \dfrac{1}{n+1} = u_{n+1}$ $(n = 1, 2, \cdots)$;

(2) $\lim\limits_{n \to \infty} u_n = 0$.

所以交错级数 $\sum\limits_{n=1}^{\infty} \dfrac{(-1)^{n-1}}{n}$ 收敛.

§10-3 幂 级 数

10-3.1 函数项级数的概念

设 $\{u_n(x)\}$ 是定义在区间 (a,b) 上的一个函数列，表达式

$$u_1(x) + u_2(x) + \cdots + u_n(x) + \cdots, \quad x \in (a,b) \tag{10-6}$$

称为定义在区间 (a,b) 上的**函数项级数**，简记为 $\sum\limits_{n=1}^{\infty} u_n(x)$ 或 $\sum u_n(x)$.

$$S_n(x) = \sum_{i=1}^{n} u_i(x), \ x \in (a,b) \quad (n = 1, 2, \cdots) \tag{10-7}$$

称为函数项级数 $\sum\limits_{n=1}^{\infty} u_n(x)$ 的**前 n 项和**.

对于区间 (a,b) 上的每一个值 $x_0 \in (a,b)$，函数项级数成为常数项级数

$$u_1(x_0) + u_2(x_0) + \cdots + u_n(x_0) + \cdots, \quad x_0 \in (a,b) \tag{10-8}$$

级数 (10-8) 可能收敛也可能发散，若级数 (10-8) 收敛，即部分和

$$S_n(x_0) = \sum_{i=1}^{n} u_i(x_0)$$

当 $n \to \infty$ 时极限存在，称级数 (10-6) 在点 x_0 收敛，x_0 点称为函数项级数 (10-6) 的**收敛点**. 如果级数 (10-8) 发散，称级数 (10-6) 在点 x_0 发散，x_0 点称为发散点. 显然，区间 (a, b) 上的每一个点对函数项级数来说不是收敛点就是发散点. 使函数项级数 $\sum\limits_{n=1}^{\infty} u_n(x)$ 收敛的 x 值的全体叫做该函数项级数的**收敛域**. 同样，使函数项级数 $\sum\limits_{n=1}^{\infty} u_n(x)$ 发散的 x 值的全体称为该函数项级数的**发散域**.

在收敛域内每一点 x，函数项级数成为一个收敛的常数项级数. 因而有一确定的和 $S(x)$，它是一个定义在收敛域上的函数，把 $S(x)$ 称为函数项级数 (10-6) 的和函数，记为

$$S(x) = u_1(x) + u_2(x) + \cdots + u_n(x) + \cdots$$

且

$$S(x) = \lim_{n \to \infty} S_n(x) = \lim_{n \to \infty} \sum_{i=1}^{n} u_i(x)$$

这样一来，函数 $S(x)$ 的定义域实际上就是函数项级数 $\sum_{n=1}^{\infty} u_n(x)$ 的收敛域.

设函数项级数 $\sum_{n=1}^{\infty} u_n(x)$ 在收敛域上的和函数为 $S(x)$，称

$$R_n(x) = S(x) - S_n(x)$$

为函数项级数 $\sum_{n=1}^{\infty} u_n(x)$ 的余项. 当然，余项也只有当 x 在收敛域内取值时才有意义，并且当 n 充分大时，余项也就任意小，即 $\lim_{n \to \infty} R_n(x) = 0$.

例 1 试讨论几何函数项级数（**几何级数**）

$$1 + x + x^2 + \cdots + x^n + \cdots, \quad x \in (-\infty, +\infty)$$

的收敛域和发散域.

解 几何级数的部分和函数

$$S_n(x) = 1 + x + x^2 + \cdots + x^{n-1} = \frac{1-x^n}{1-x}$$

当 $|x| < 1$ 时，$\lim_{n \to \infty} S_n(x) = \lim_{n \to \infty} \frac{1-x^n}{1-x} = \frac{1}{1-x}$，此时，级数收敛.

当 $|x| \geqslant 1$ 时，$\lim_{n \to \infty} S_n(x)$ 不存在，故级数发散.

因此，几何级数的收敛域为 $(-1, 1)$，其发散域为 $(-\infty, -1] \bigcup [1, +\infty)$.

在许多实际问题中，函数项级数敛散性及敛散域的结构往往是很复杂的，其知识涉及广泛，为此后面着重讨论的是函数项级数的一种特殊类型——幂级数，它的收敛性及收敛域结构较简单，并在许多数学的分支中都有着广泛的应用.

10-3.2 幂级数及其收敛性

函数项级数中最简单的是**幂级数**，即形如

$$\sum_{n=0}^{\infty} a_n(x-x_0)^n = a_0 + a_1(x-x_0) + a_2(x-x_0)^2 + \cdots + a_n(x-x_0)^n + \cdots \quad (10-9)$$

的级数，其中 $a_0, a_1, \cdots, a_n, \cdots$ 是常数，叫做**幂级数**的**系数**. 从某种意义上说，它可以看成是多项式函数的延伸，幂级数在理论和实际上都有很多应用，特别在应用它表示函数方面. 对于幂级数，我们着重讨论的是 $x_0 = 0$ 时的情况，即

$$\sum_{n=0}^{\infty} a_n x^n = a_0 + a_1 x + a_2 x^2 + \cdots + a_n x^n + \cdots \quad (10-10)$$

的形式，因为只要把 x 换成 $t - t_0$ 就得到式 $(10-9)$.

幂级数在区间 $(-\infty, +\infty)$ 上是有定义的，如果给 x 一个确定的值，级数 $(10-10)$ 就成为一个常数项级数，一切使得 $(10-10)$ 成为收敛的常数项级数的那些 x 的集合，称为幂级数 $(10-10)$ 的**收敛域**，显然 $x = 0$ 时级数收敛. 对于这类幂级数的收敛性的问题，我们会问：除此之外，它还在哪些点收敛呢？

定理 1（阿贝尔定理） 若幂级数 $\sum_{n=0}^{\infty} a_n x^n$ 在 $x = x_0 (x_0 \neq 0)$ 时收敛，则对一切 $|x| < |x_0|$ 的 x，幂级数 $\sum_{n=0}^{\infty} a_n x^n$ 绝对收敛. 反之，若幂级数 $\sum_{n=0}^{\infty} a_n x^n$ 在 $x = x_0$ 点发散，则对一切 $|x| > |x_0|$ 的 x，幂级数 $\sum_{n=0}^{\infty} a_n x^n$ 发散.

证 设幂级数 $\sum\limits_{n=0}^{\infty} a_n x_0^n$ 收敛,由级数收敛的必要条件有 $\lim\limits_{n\to\infty} a_n x_0^n = 0$,则必存在一个常数 M,使得

$$|a_n x_0^n| \leqslant M \quad (n=0,\ 1,\ 2,\ \cdots)$$

于是

$$|a_n x^n| = \left| a_n x_0^n \cdot \frac{x^n}{x_0^n} \right| = |a_n x_0^n| \cdot \left| \frac{x}{x_0} \right|^n \leqslant M \left| \frac{x}{x_0} \right|^n$$

当 $|x| < |x_0|$ 时,几何级数 $\sum\limits_{n=0}^{\infty} M \left| \frac{x}{x_0} \right|^n$ 收敛,根据比较判别法知级数 $\sum\limits_{n=0}^{\infty} |a_n x^n|$ 收敛,因而级数 $\sum\limits_{n=0}^{\infty} a_n x^n$ 绝对收敛.

定理的第二部分可用反证法证明. 假设幂级数 $\sum\limits_{n=0}^{\infty} a_n x^n$ 在 $x = x_0$ 时发散而有一点 $x_1(|x_1| > |x_0|)$ 使得级数收敛,则由定理的第一部分知,级数 $\sum\limits_{n=0}^{\infty} a_n x^n$ 在 $x = x_0$ 时绝对收敛,这与假设矛盾,所以对一切满足不等式 $|x| > |x_0|$ 的 x,幂级数 $\sum\limits_{n=0}^{\infty} a_n x^n$ 都发散.

幂级数 (10-10) 的收敛域 $|x| < |x_0|$ 表示为区间的形式为 $(-|x_0|,\ |x_0|)$,在数轴上看,它是以原点为中心的对称区间. 若令 $|x_0| = R$,那么这个收敛区间的长度为 $2R$,我们称 R 为幂级数的**收敛半径**. 根据定义有

当 $|x| < R$ 时,幂级数 (10-10) 绝对收敛;

当 $|x| > R$ 时,幂级数 (10-10) 发散;

当 $|x| = R$ 时,级数 (10-10) 可能收敛,也可能发散.

根据 R 的不同取值情形,可把幂级数 (10-10) 的敛散情况总结如下:

(1) 当 $R=0$ 时,幂级数 (10-10) 仅在 $x=0$ 处收敛;

(2) 当 $R=+\infty$ 时,幂级数 (10-10) 在收敛域 $(-\infty,\ +\infty)$ 内绝对收敛;

(3) 当 $0 < R < +\infty$ 时,即 R 是有限数,那么幂级数 (10-10) 在 $(-R, R)$ 内绝对收敛. 至于 $x = \pm R$ 时,幂级数 (10-10) 可能收敛也可能发散.

定理 2 对于幂级数 (10-10),若

$$\lim_{n\to\infty} \left| \frac{a_{n+1}}{a_n} \right| = \rho$$

那么

(1) 当 $0 < \rho < +\infty$ 时,幂级数 (10-10) 的收敛半径为 $R = \dfrac{1}{\rho}$;

(2) 当 $\rho = 0$ 时,幂级数 (10-10) 的收敛半径 $R = +\infty$;

(3) 当 $\rho = +\infty$ 时,幂级数 (10-10) 的收敛半径 $R = 0$.

证 考察幂级数 (10-10) 各项取绝对值所构成的级数

$$|a_0| + |a_1 x| + |a_2 x^2| + \cdots + |a_n x^n| + \cdots \tag{10-11}$$

此时,

$$\lim_{n\to\infty} \frac{u_{n+1}}{u_n} = \lim_{n\to\infty} \frac{|a_{n+1} x^{n+1}|}{|a_n x^n|} = \lim_{n\to\infty} \left| \frac{a_{n+1}}{a_n} \right| \cdot |x| = \rho \cdot |x|$$

根据比值判别法知:

(1) 若 $0 < \rho < +\infty$,当 $\rho \cdot |x| < 1$,即 $|x| < \dfrac{1}{\rho}$ 时,级数(10-11)收敛,从而级数(10-10)绝对收敛. 当 $\rho \cdot |x| > 1$,即 $|x| > \dfrac{1}{\rho}$ 时,级数(10-11)发散,并且通项 $|a_n x^n|$ 不能趋近于零,从而级数(10-10)发散,因此,收敛半径 $R = \dfrac{1}{\rho}$.

(2) 若 $\rho = 0$,对一切 x,有 $\lim\limits_{n \to \infty} \dfrac{u_{n+1}}{u_n} = \rho \cdot |x| = 0$,由比值判别法知级数(10-11)收敛,从而级数(10-10)绝对收敛,则收敛半径 $R = +\infty$.

(3) 若 $\rho = +\infty$,则对于一切 $x \neq 0$,级数(10-10)都发散,否则由定理1知将有点 $x \neq 0$,使 $\sum\limits_{n=0}^{\infty} |a_n x^n|$(即 (10-11))收敛. 所以收敛半径 $R = 0$.

例 2 求幂级数 $\sum\limits_{n=1}^{\infty} n! x^n$ 的收敛半径及收敛域.

解 由于

$$\lim_{n \to \infty} \left| \frac{a_{n+1}}{a_n} \right| = \lim_{n \to \infty} \left| \frac{(n+1)!}{n!} \right| = \lim_{n \to \infty} (n+1) = +\infty$$

所以幂级数 $\sum\limits_{n=1}^{\infty} n! x^n$ 的收敛半径 $R = 0$.

例 3 求幂级数 $\sum\limits_{n=1}^{\infty} \dfrac{x^n}{n^2}$ 的收敛半径及收敛域.

解 由于

$$\lim_{n \to \infty} \left| \frac{a_{n+1}}{a_n} \right| = \lim_{n \to \infty} \left| \frac{n^2}{(n+1)^2} \right| = 1$$

所以幂级数的收敛半径 $R = 1$,收敛区间为 $(-1, 1)$;但当 $x = \pm 1$ 时,有 $\left| \dfrac{(\pm 1)^n}{n^2} \right| = \dfrac{1}{n^2}$,由于级数 $\sum\limits_{n=1}^{\infty} \dfrac{1}{n^2}$ 收敛,所以幂级数 $\sum\limits_{n=1}^{\infty} \dfrac{x^n}{n^2}$ 在 $x = \pm 1$ 时也收敛,于是幂级数的收敛域为 $[-1, 1]$.

例 4 求幂级数 $\sum\limits_{n=1}^{\infty} (-1)^{n-1} \dfrac{(x-1)^n}{5n}$ 的收敛半径及收敛域.

解 由于

$$\lim_{n \to \infty} \left| \frac{a_{n+1}}{a_n} \right| = \lim_{n \to \infty} \frac{5n}{5(n+1)} = \lim_{n \to \infty} \frac{n}{n+1} = 1$$

因此,幂级数的收敛半径 $R = 1$,当 $|x - 1| < R = 1$ 时,幂级数 $\sum\limits_{n=1}^{\infty} (-1)^{n-1} \dfrac{(x-1)^n}{5n}$ 绝对收敛,故收敛区间为 $(0, 2)$.

当 $x = 0$ 时,幂级数为

$$\sum_{n=1}^{\infty} (-1)^{n-1} \frac{(-1)^n}{5n} = \sum_{n=1}^{\infty} \frac{(-1)^{2n-1}}{5n} = \sum_{n=1}^{\infty} \frac{-1}{5n} = -\frac{1}{5} \sum_{n=1}^{\infty} \frac{1}{n}$$

由调和级数发散知,级数也发散;

当 $x = 2$ 时,幂级数为

$$\sum_{n=1}^{\infty} (-1)^{n-1} \frac{1}{5n} = \frac{1}{5} \sum_{n=1}^{\infty} \frac{(-1)^{n-1}}{n}$$

我们知道级数 $\sum\limits_{n=1}^{\infty} \dfrac{(-1)^{n-1}}{n}$ 为条件收敛,因此级数 $\sum\limits_{n=1}^{\infty} \dfrac{(-1)^{n-1}}{5n}$ 条件收敛;

所以,幂级数 $\sum\limits_{n=1}^{\infty} (-1)^{n-1} \dfrac{(x-1)^n}{5n}$ 的收敛域为 $(0, 2]$.

10-3.3 幂级数的运算

设有两个幂级数

$$a_0 + a_1 x + a_2 x^2 + \cdots + a_n x^n + \cdots$$
$$b_0 + b_1 x + b_2 x^2 + \cdots + b_n x^n + \cdots$$

它们的和函数分别为 $S_a(x), S_b(x)$,收敛半径分别为 R_a, R_b. 记 $R = \min\{R_a, R_b\}$,显然 R 是两个级数共同的收敛半径,则在它们收敛区间 $(-R, R)$ 内有下列运算:

(1) 加法、减法运算.

$$\sum_{n=0}^{\infty} a_n x^n \pm \sum_{n=0}^{\infty} b_n x^n = \sum_{n=0}^{\infty} (a_n \pm b_n) x^n = S_a(x) \pm S_b(x), \quad |x| < R$$

(2) 乘法运算.

$$\left(\sum_{n=0}^{\infty} a_n x^n \right) \cdot \left(\sum_{n=0}^{\infty} b_n x^n \right) = \sum_{n=0}^{\infty} c_n x^n = S_a(x) \cdot S_b(x), \quad |x| < R$$

其中 $c_n = \sum\limits_{i=0}^{n} a_i b_{n-i} = a_0 b_n + a_1 b_{n-1} + \cdots + a_n b_0$.

(3) 除法运算.

$$\frac{\sum\limits_{n=0}^{\infty} a_n x^n}{\sum\limits_{n=0}^{\infty} b_n x^n} = \sum_{n=0}^{\infty} c_n x^n = \frac{S_a(x)}{S_b(x)}$$

这里假设 $b_0 \neq 0$,系数 $c_0, c_1, c_2, \cdots, c_n, \cdots$ 的确定可根据

$$\left(\sum_{n=0}^{\infty} b_n x^n \right) \cdot \left(\sum_{n=0}^{\infty} c_n x^n \right) = \sum_{n=0}^{\infty} a_n x^n$$

即

$$a_0 = b_0 c_0$$
$$a_1 = b_1 c_0 + b_0 c_1$$
$$a_2 = b_2 c_0 + b_1 c_1 + b_0 c_2$$
$$\cdots\cdots$$

依次求得,而 $\sum\limits_{n=0}^{\infty} c_n x^n$ 的收敛区间可能比原来两级数的收敛区间小得多.

(4) 导数运算.

设幂级数 $\sum\limits_{n=0}^{\infty} a_n x^n$ 的收敛区间为 $(-R, R)$,和函数为 $S(x)$,则对 $(-R, R)$ 内任意一点 x 有

$$S'(x) = \left(\sum_{n=0}^{\infty} a_n x^n \right)' = \sum_{n=0}^{\infty} (a_n x^n)' = \sum_{n=1}^{\infty} n a_n x^{n-1}, \quad |x| < R$$

这就是说幂级数在其收敛区间 $(-R, R)$ 内可逐项求导,逐项求导后所得级数的收敛半径不变,其和函数为原来级数和函数的导数.

（5）积分运算.

设幂级数 $\sum\limits_{n=0}^{\infty} a_n x^n$ 的收敛区间为 $(-R,R)$，和函数为 $S(x)$，对 $(-R,R)$ 内任意一点 x，有

$$\int_0^x S(x)\mathrm{d}x = \int_0^x \Big(\sum_{n=0}^{\infty} a_n x^n \Big)\mathrm{d}x = \sum_{n=0}^{\infty} \int_0^x a_n x^n \mathrm{d}x$$

$$= \sum_{n=0}^{\infty} \frac{a_n}{n+1} x^{n+1} = a_0 x + \frac{a_1}{2} x^2 + \frac{a_2}{3} x^3 + \cdots + \frac{a_n}{n+1} x^{n+1} + \cdots$$

这就是说幂级数在其收敛区间 $(-R, R)$ 内可逐项积分，逐项积分后所得级数的收敛半径不变，其和函数为原级数和函数在相应区间上的积分.

根据幂级数的运算，可以求一些幂级数的和函数，或从已知的幂级数展开式求出一些未知函数的幂级数展开式，下面我们举例来看它们的应用.

例 5 求幂级数 $1+2x+3x^2+\cdots+nx^{n-1}+\cdots$ 的和函数.

解 幂级数的收敛区间为 $(-1,1)$，设它在 $(-1,1)$ 上的和函数为 $S(x)$，即

$$S(x) = 1 + 2x + 3x^2 + \cdots + nx^{n-1} + \cdots, \quad |x| < 1$$

等式两边求积分，根据逐项积分法则得

$$\int_0^x S(x)\mathrm{d}x = \int_0^x 1\mathrm{d}x + \int_0^x 2x\mathrm{d}x + \cdots + \int_0^x nx^{n-1}\mathrm{d}x + \cdots$$

$$= x + x^2 + x^3 + \cdots + x^n + \cdots, \quad |x| < 1$$

这个公比为 x 的等比级数，其和函数为 $\dfrac{x}{1-x}$，因此有

$$\int_0^x S(x)\mathrm{d}x = \frac{x}{1-x}$$

等式两边再求导数，便得到所求的和函数

$$S(x) = \Big(\int_0^x S(x)\mathrm{d}x \Big)' = \Big(\frac{x}{1-x} \Big)' = \frac{1}{(1-x)^2}, \quad |x| < 1$$

例 6 求幂级数 $\sum\limits_{n=1}^{\infty} \dfrac{n(n+1)}{2} x^{n-1}$ 在收敛域 $(-1，1)$ 内的和函数.

解 根据例 5 知，

$$\frac{1}{(1-x)^2} = 1 + 2x + 3x^2 + \cdots + nx^{n-1} + (n+1) x^n + \cdots, \quad |x| < 1$$

对上式两边求导后再除以 2，即可得到

$$\frac{1}{(1-x)^3} = 1 + 3x + \cdots + \frac{n(n+1)}{2} x^{n-1} + \cdots = \sum_{n=1}^{\infty} \frac{n(n+1)}{2} x^{n-1}, \quad |x| < 1$$

所以

$$\sum_{n=1}^{\infty} \frac{n(n+1)}{2} x^{n-1} = \frac{1}{(1-x)^3}, \quad |x| < 1$$

§10-4 函数的幂级数展开及其应用

前面讨论了幂级数的收敛域及其运算. 现考虑相反的问题，给定一个函数 $f(x)$，要考虑它是否在某个区间内展开成幂级数，也即，是否存在以 $f(x)$ 为和函数的幂级数？为此先来介绍泰勒公式及泰勒级数.

10-4.1 泰勒公式与泰勒级数

一、泰勒定理

泰勒定理 如果函数 $f(x)$ 在 x_0 的某邻域内具有直到 $n+1$ 阶的导数，则在该邻域内 $f(x)$

可表示成 $x - x_0$ 的一个 n 次多项式 $P_n(x)$ 和一个余项 $R_n(x)$ 的和,即

$$f(x) = P_n(x) + R_n(x) \qquad (10-12)$$

其中

$$P_n(x) = f(x_0) + f'(x_0)(x-x_0) + \frac{f''(x_0)}{2!}(x-x_0)^2 + \cdots + \frac{f^{(n)}(x_0)}{n!}(x-x_0)^n$$

$$R_n(x) = \frac{f^{(n+1)}(\xi)}{(n+1)!}(x-x_0)^{n+1} \qquad (\xi \text{ 位于 } x_0 \text{ 与 } x \text{ 之间}) \qquad (10-13)$$

证 令

$$R_n(x) = f(x) - P_n(x)$$

$$= f(x) - f(x_0) - f'(x_0)(x-x_0) - \frac{f''(x_0)}{2!}(x-x_0)^2 - \cdots - \frac{f^{(n)}(x_0)}{n!}(x-x_0)^n$$

则由假设可知 $R_n(x)$ 在 x_0 的某邻域内具有直到 $n+1$ 阶导数,且

$$R_n(x_0) = R'_n(x_0) = \cdots = R_n^{(n)}(x_0) = 0$$

对函数 $R_n(x)$ 与 $(x-x_0)^{n+1}$ 在区间 $[x_0, x]$ 上应用柯西中值定理,得

$$\frac{R_n(x)}{(x-x_0)^{n+1}} = \frac{R_n(x) - R_n(x_0)}{(x-x_0)^{n+1} - 0} = \frac{R'_n(\xi_1)}{(n+1)(\xi_1 - x_0)^n}, \qquad \xi_1 \in (x_0, x)$$

再对函数 $R'_n(x)$ 与 $(n+1)(x-x_0)^n$ 在区间 $[x_0, \xi_1]$ 上应用柯西中值定理,得

$$\frac{R'_n(\xi_1)}{(n+1)(\xi_1 - x_0)^n} = \frac{R'_n(\xi_1) - R'_n(x_0)}{(n+1)(\xi_1 - x_0)^n - 0} = \frac{R''_n(\xi_2)}{n(n+1)(\xi_2 - x_0)^{n-1}}, \qquad \xi_2 \in (x_0, \xi_1)$$

照此继续下去,经过 $n+1$ 次操作后,得

$$\frac{R_n(x)}{(x-x_0)^{n+1}} = \frac{R_n^{(n+1)}(\xi)}{(n+1)!}, \qquad \xi \in (x_0, x)$$

注意到 $R_n^{(n+1)}(x) = f^{(n+1)}(x)$(因 $P_n^{(n+1)}(x) = 0$),于是上式又可写成

$$R_n(x) = \frac{f^{(n+1)}(\xi)}{(n+1)!}(x-x_0)^{n+1}, \qquad \xi \in (x_0, x)$$

式 (10-12) 称为 $f(x)$ 在 x_0 的 n 阶泰勒公式,多项式 $P_n(x)$ 称为 $f(x)$ 在 x_0 的 n 次泰勒多项式,余式 $R_n(x)$ 称为拉格朗日型余项. 当用 $P_n(x)$ 近似表示函数 $f(x)$ 时,其误差为 $|R_n(x)|$.

二、泰勒级数

利用泰勒公式,可导出泰勒级数.

如 $f(x)$ 在 x_0 的某邻域内具有各阶导数 $f'(x), f''(x), \cdots, f^{(n)}(x), \cdots$ 且有

$$\lim_{n \to \infty} R_n(x) = 0$$

此时,把 $P_n(x)$ 改写为 $S_{n+1}(x)$,用它来表示幂级数

$$f(x_0) + f'(x_0)(x-x_0) + \frac{f''(x_0)}{2!}(x-x_0)^2 + \cdots + \frac{f^{(n)}(x_0)}{n!}(x-x_0)^n + \cdots$$

的前 $n+1$ 项的和,同时将式(10-12)改写为

$$f(x) - S_{n+1}(x) = R_n(x)$$

由假定条件得

$$\lim_{n \to \infty} [f(x) - S_{n+1}(x)] = \lim_{n \to \infty} R_n(x) = 0$$

于是得

$$f(x) = \lim_{n \to \infty} S_{n+1}(x) = f(x_0) + f'(x_0)(x-x_0) + \frac{f''(x_0)}{2!}(x-x_0)^2 + \cdots + \frac{f^{(n)}(x_0)}{n!}(x-x_0)^n + \cdots$$

$$= \sum_{n=0}^{\infty} \frac{f^{(n)}(x_0)}{n!}(x-x_0)^n \qquad (|x-x_0| < R) \qquad (10-14)$$

式(10-14)称为函数 $f(x)$ 在点 x_0 的**泰勒级数**.

由上面分析可知，如一个函数 $f(x)$ 在 x_0 的某一个邻域具有各阶导数，且 $\lim\limits_{n\to\infty}R_n(x)=0$ 那它一定能展开成形如式（10-14）的幂级数.

当 $x_0=0$ 时，泰勒公式（10-12）与泰勒级数（10-14）分别成为如下的**麦克劳林公式**（10-15）与**麦克劳林级数**（10-16）：

$$f(x)=f(0)+f'(0)x+\frac{f''(0)}{2!}x^2+\cdots+\frac{f^{(n)}(0)}{n!}x^n+\frac{f^{(n+1)}(\xi)}{(n+1)!}x^{n+1} \quad (10-15)$$

$$f(x)=f(0)+f'(0)x+\frac{f''(0)}{2!}x^2+\cdots+\frac{f^{(n)}(0)}{n!}x^n+\cdots \quad (10-16)$$

10-4.2 函数的幂级数展开

下面以基本初等函数为例，建立它们的幂级数展开式. 需要指出的是，以后我们所指的函数 $f(x)$ 幂级数展开式通常是指麦克劳林级数.

一、直接法

把已给的函数 $f(x)$ 展开为 x 的幂级数可按下列步骤进行：

首先，求出 $f(x)$ 在 $x=0$ 处的各阶导数 $f^{(n)}(0)$ $(n=1,2,\cdots)$，并确定各系数的值，

$$a_0=f(0),a_n=\frac{1}{n!}f^{(n)}(0) \quad (n=1,2,\cdots)$$

其次，确定 $f(x)$ 的麦克劳林级数的收敛半径 R，即可得到

$$f(x)=f(0)+f'(0)x+\frac{f''(0)}{2!}x^2+\cdots+\frac{f^{(n)}(0)}{n!}x^n+\cdots \quad (|x|<R)$$

例1 求 $f(x)=e^x$ 的幂级数展开式.

解 $f(x)$ 的各阶导数

$$f'(x)=e^x,\quad f''(x)=e^x,\quad f^{(n)}(x)=e^x,\quad\cdots$$

故

$$f^{(n)}(0)=1,\quad a_n=\frac{1}{n!}$$

因

$$\lim\limits_{n\to\infty}\left|\frac{a_{n+1}}{a_n}\right|=\lim\limits_{n\to\infty}\left|\frac{\frac{1}{(n+1)!}}{\frac{1}{n!}}\right|=0$$

其收敛半径 $R=+\infty$. 所以 e^x 的麦克劳林级数为

$$e^x=1+x+\frac{x^2}{2!}+\cdots+\frac{x^n}{n!}+\cdots=\sum_{n=0}^{\infty}\frac{x^n}{n!} \quad (-\infty<x<+\infty)$$

例2 求 $f(x)=\sin x$ 的幂级数展开式.

解 $f(x)$ 的各阶导数为

$$f'(x)=\cos x=\sin\left(x+\frac{\pi}{2}\right),f''(x)=\cos\left(x+\frac{\pi}{2}\right)=\sin\left(x+\frac{2\pi}{2}\right),\cdots,f^{(n)}(x)=\sin\left(x+\frac{n\pi}{2}\right)$$

从而当 $k=0,1,2,\cdots$ 时，有

$n=2k$ 时，$f^{(n)}(0)=0,a_n=0$；

$n=4k+1$ 时，$f^{(n)}(0)=1,a_n=\frac{1}{n!}$；

$n=4k+3$ 时，$f^{(n)}(0)=-1,a_n=\frac{-1}{n!}$.

其麦克劳林级数为

$$\sin x = x - \frac{x^3}{3!} + \frac{x^5}{5!} - \frac{x^7}{7!} + \cdots + \frac{(-1)^n x^{2n+1}}{(2n+1)!} + \cdots$$

$$= \sum_{n=0}^{\infty} (-1)^n \frac{x^{2n+1}}{(2n+1)!} \quad (-\infty < x < +\infty)$$

例 3 求 $f(x) = (1+x)^m$ 的幂级数展开式及收敛域.

解 因为

$$f(x) = (1+x)^m, \ f(0) = 1, a_0 = 1$$

$$f'(x) = m(1+x)^{m-1}, \ f'(0) = m, a_1 = m$$

$$f''(x) = m(m-1)(1+x)^{m-2}, \ f''(0) = m(m-1), a_2 = \frac{m(m-1)}{2!}$$

$$\cdots\cdots$$

$$f^{(n)}(x) = m(m-1)\cdots(m-n+1)(1+x)^{m-n}, \ f^{(n)}(0) = m(m-1)\cdots(m-n+1)$$

$$a_n = \frac{m(m-1)\cdots(m-n+1)}{n!}$$

又因为

$$\lim_{n \to \infty} \left| \frac{a_{n+1}}{a_n} \right| = \lim_{n \to \infty} \left| \frac{m-n}{n+1} \right| = 1$$

所以上述级数的收敛半径 $R = 1$. 于是 $f(x) = (1+x)^m$ 的泰勒级数为

$$(1+x)^m = 1 + mx + \frac{m(m-1)}{2!}x^2 + \cdots + \frac{m(m-1)\cdots(m-n+1)}{n!}x^n + \cdots \quad (-1 < x < 1)$$

这个级数叫做二项式级数, m 为任意实数. 特别地, 当 m 为正整数时, 级数成为 x 的 m 次多项式, 这正是大家在初等代数中早已熟悉的二项式定理.

当 $m = -1$ 时, 这个级数是我们现在已经熟悉的公比为 $-x$ 的等比级数:

$$\frac{1}{1+x} = 1 - x + x^2 + \cdots + (-1)^n x^n + \cdots \quad (-1 < x < 1)$$

对于收敛区间端点情形, 它与 m 的取值有关:

当 $m \leqslant -1$ 时, 收敛域为 $(-1, 1)$;

当 $-1 < m < 0$ 时, 收敛域为 $(-1, 1]$;

当 $m > 0$ 时, 收敛域为 $[-1, 1]$.

二、间接法

间接法是从已知的展开式出发通过变量代换, 四则运算或逐项求导, 逐项求积等方法, 间接地求得函数的幂级数展开式.

例 4 求 $f(x) = \cos x$ 的幂级数展开式.

解 已知

$$\sin x = x - \frac{x^3}{3!} + \frac{x^5}{5!} - \frac{x^7}{7!} + \cdots + \frac{(-1)^n x^{2n+1}}{(2n+1)!} + \cdots \quad (-\infty < x < +\infty)$$

只要对上式的两边逐项求导, 则得到 $\cos x$ 的幂级数展开式:

$$\cos x = 1 - \frac{x^2}{2!} + \frac{x^4}{4!} - \frac{x^6}{6!} + \cdots + \frac{(-1)^n x^{2n}}{(2n)!} + \cdots = \sum_{n=0}^{\infty} (-1)^n \frac{x^{2n}}{(2n)!} \quad (-\infty < x < +\infty)$$

例 5 对于级数

$$(1+x)^m = 1 + mx + \frac{m(m-1)}{2!}x^2 + \cdots + \frac{m(m-1)\cdots(m-n+1)}{n!}x^n + \cdots \quad (-1 < x < 1)$$

当 $m = -1$ 时, 就得到

$$\frac{1}{1+x} = 1 - x + x^2 - x^3 + \cdots + (-1)^n x^n + \cdots \quad (-1 < x < 1)$$

以 $-x, x^2$ 分别代入上式,则可得到

$$\frac{1}{1-x} = 1 + x + x^2 + \cdots + x^n + \cdots \quad (-1 < x < 1)$$

$$\frac{1}{1+x^2} = 1 - x^2 + x^4 - x^6 + \cdots + (-1)^n x^{2n} + \cdots \quad (-1 < x < 1)$$

对上式两边逐项积分,即

$$\int_0^x \frac{\mathrm{d}x}{1+x^2} = \int_0^x \mathrm{d}x - \int_0^x x^2 \mathrm{d}x + \int_0^x x^4 \mathrm{d}x + \cdots + \int_0^x (-1)^n x^{2n} \mathrm{d}x + \cdots$$

由此可得

$$\arctan x = x - \frac{x^3}{3} + \frac{x^5}{5} - \frac{x^7}{7} + \cdots + (-1)^n \frac{x^{2n+1}}{2n+1} + \cdots \quad (-1 \leqslant x \leqslant 1)$$

由此可见,熟悉某些初等函数的展开式,对于一些函数的幂级数展开是极为方便的,特别是例 1~例 5 的结果,对于用间接方法求幂级数展开式特别有用.

例 6 求函数 $\ln \dfrac{1+x}{1-x}$ 的幂级数展开式.

解 因为

$$\ln \frac{1+x}{1-x} = \ln(1+x) - \ln(1-x)$$

$$\ln(1+x) = \int_0^x \frac{\mathrm{d}x}{1+x} = x - \frac{x^2}{2} + \frac{x^3}{3} - \frac{x^4}{4} + \cdots + (-1)^n \frac{x^{n+1}}{n+1} + \cdots \quad (-1 < x \leqslant 1)$$

将 x 用 $-x$ 代换得

$$\ln(1-x) = -x - \frac{x^2}{2} - \frac{x^3}{3} - \frac{x^4}{4} - \cdots - \frac{x^{n+1}}{n+1} - \cdots \quad (-1 \leqslant x < 1)$$

在以上两个幂级数展开式收敛的公共区间 $(-1, 1)$ 内,逐项相减便可得到

$$\ln \frac{1+x}{1-x} = 2\left(x + \frac{x^3}{3} + \frac{x^5}{5} + \cdots + \frac{x^{2n+1}}{2n+1} + \cdots\right) \quad (-1 < x < 1)$$

例 7 证明欧拉公式:$\mathrm{e}^{\mathrm{i}x} = \cos x + \mathrm{i}\sin x$.

证 利用三角函数和指数函数的幂级数展开式,可知

$$\cos x + \mathrm{i}\sin x = \left(1 - \frac{x^2}{2!} + \frac{x^4}{4!} - \cdots\right) + \mathrm{i}\left(x - \frac{x^3}{3!} + \frac{x^5}{5!} - \cdots\right)$$

$$= 1 + \mathrm{i}x - \frac{x^2}{2!} - \mathrm{i}\frac{x^3}{3!} + \frac{x^4}{4!} + \mathrm{i}\frac{x^5}{5!} + \cdots$$

$$= 1 + \mathrm{i}x + \frac{(\mathrm{i}x)^2}{2!} + \frac{(\mathrm{i}x)^3}{3!} + \frac{(\mathrm{i}x)^4}{4!} + \frac{(\mathrm{i}x)^5}{5!} + \cdots$$

$$= \mathrm{e}^{\mathrm{i}x}$$

所以,

$$\mathrm{e}^{\mathrm{i}x} = \cos x + \mathrm{i}\sin x.$$

将欧拉公式中的 x 换成 $-x$ 得 $\mathrm{e}^{-\mathrm{i}x} = \cos x - \mathrm{i}\sin x$,由此可得

$$\cos x = \frac{\mathrm{e}^{\mathrm{i}x} + \mathrm{e}^{-\mathrm{i}x}}{2}$$

$$\sin x = \frac{\mathrm{e}^{\mathrm{i}x} - \mathrm{e}^{-\mathrm{i}x}}{2\mathrm{i}}$$

从而得到欧拉公式的另一形式,它揭示了三角函数与指数函数之间的关系.

10-4.3 函数展成幂级数的应用

在科学技术中,特别是技术基础理论的研究中,常常将复杂的公式简化为近似公式. 我

们知道，幂级数的前 n 项部分和是 x 的一个多项式，多项式函数是结构简单而运算容易的一种函数，对它进行微分和积分运算是十分方便的. 因此，用多项式来代替级数所表示的函数，给我们的计算带来极大的方便. 下面我们介绍函数展成幂级数的应用.

一、函数的近似公式

在函数的幂级数展开式中，截取前面若干项，就得到用简单的多项式来近似表示该函数的公式.

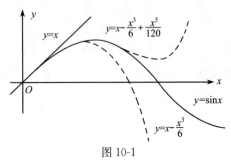

图 10-1

例如，当 $|x| < 1$ 时，有
$$\sin x \approx x$$
$$\sin x \approx x - \frac{x^3}{3!} = x - \frac{x^3}{6}$$
$$\sin x \approx x - \frac{x^3}{3!} + \frac{x^5}{5!} = x - \frac{x^3}{6} + \frac{x^5}{120}$$

这三个近似式的精确度是依次提高的，它们与函数 $\sin x$ 的图形位置关系如图 10-1 所示，我们可以从图形上去理解它们之间的近似关系.

又如，当 $|x| < 1$ 时，有下列近似公式：
$$e^x \approx 1 + x, \quad \cos x \approx 1 - \frac{x^2}{2}$$
$$(1+x)^m \approx 1 + mx, \quad \sqrt[n]{1+x} \approx 1 + \frac{1}{n}x, \quad \ln(1+x) \approx x, \quad \cdots$$

二、函数值及定积分的近似计算

例 8 计算 e 的近似值，精确到小数点后第四位.

解 在 e^x 的幂级数展开式中令 $x = 1$，就得到
$$e = 1 + 1 + \frac{1}{2!} + \frac{1}{3!} + \cdots + \frac{1}{n!} + \cdots$$

若取前 n 项的和作为 e 的近似值，则其误差为
$$|R_n(1)| = \left| \frac{f^{(n+1)}(\xi)}{(n+1)!} \cdot 1^{n+1} \right| = \frac{e^\xi}{(n+1)!}, \quad \xi \in (0, 1)$$

只要取 $n = 7$，则
$$|R_7(1)| = \frac{e^\xi}{8!} < \frac{3}{8!} = \frac{1}{13440} < \frac{1}{10^4}$$

于是
$$e \approx 1 + 1 + \frac{1}{2!} + \frac{1}{3!} + \cdots + \frac{1}{7!} \approx 2.7182$$

例 9 求 $\sin 18°$ 的近似值，精确到小数点后第五位.

解 首先把角度化为弧度
$$18° = \frac{\pi}{180} \cdot 18 = \frac{\pi}{10}$$

在 $\sin x$ 的幂级数展开式中，令 $x = \frac{\pi}{10}$，得到
$$\sin \frac{\pi}{10} = \frac{\pi}{10} - \frac{1}{3!} \cdot \left(\frac{\pi}{10} \right)^3 + \frac{1}{5!} \cdot \left(\frac{\pi}{10} \right)^5 - \frac{1}{7!} \left(\frac{\pi}{10} \right)^7 + \cdots + \frac{(-1)^n}{(2n+1)!} \left(\frac{\pi}{10} \right)^{2n+1} + \cdots$$

上述级数为交错级数，若取前 n 项之和作为它的近似值，则其误差不超过第 $n+1$ 项的绝对值：

$$|R_n| < \frac{1}{(2n+1)!} \cdot \left(\frac{\pi}{10}\right)^{2n+1}$$

要使误差小于 10^{-5}，只要

$$\frac{1}{(2n+1)!} \cdot \left(\frac{\pi}{10}\right)^{2n+1} < 10^{-5}$$

不难验算，只要取 $n=3$，就有

$$|R_3| < \frac{1}{7!} \cdot \left(\frac{\pi}{10}\right)^7 < \frac{1}{7!} \cdot (0.4)^7 < 10^{-5}$$

于是只要取前三项，每一项取到小数点后第六位，就得到

$$\sin 18° = \sin\frac{\pi}{10} \approx \frac{\pi}{10} - \frac{1}{3!} \cdot \left(\frac{\pi}{10}\right)^3 + \frac{1}{5!} \cdot \left(\frac{\pi}{10}\right)^5 \approx 0.30902$$

例 10 计算定积分

$$\frac{2}{\sqrt{\pi}} \int_0^{\frac{1}{2}} e^{-x^2} dx \quad \left(\frac{1}{\sqrt{\pi}} \approx 0.56419\right)$$

的近似值，精确到小数点后第四位.

解 首先肯定的是被积函数 e^{-x^2} 的原函数是不能用初等函数来表示的，所以我们采用它的幂级数展开式来求定积分的近似值，

$$\frac{2}{\sqrt{\pi}} \int_0^{\frac{1}{2}} e^{-x^2} dx = \frac{2}{\sqrt{\pi}} \int_0^{\frac{1}{2}} \left(1 - x^2 + \frac{x^4}{2!} - \frac{x^6}{3!} + \cdots\right) dx$$

$$= \frac{2}{\sqrt{\pi}} \left(\int_0^{\frac{1}{2}} 1 dx - \int_0^{\frac{1}{2}} x^2 dx + \frac{1}{2!}\int_0^{\frac{1}{2}} x^4 dx - \frac{1}{3!}\int_0^{\frac{1}{2}} x^6 dx + \cdots\right)$$

$$= \frac{2}{\sqrt{\pi}} \cdot \frac{1}{2} \left(1 - \frac{1}{2^2 \cdot 3} + \frac{1}{2^4 \cdot 5 \cdot 2!} - \frac{1}{2^6 \cdot 7 \cdot 3!} + \cdots\right)$$

括号内的式子是满足莱布尼茨定理收敛条件的交错级数，由于

$$|R_4| < \frac{1}{\sqrt{\pi}} \cdot \frac{1}{2^8 \cdot 9 \cdot 4!} < 10^{-4}$$

所以，取前四项作为近似值便可，即

$$\frac{2}{\sqrt{\pi}} \int_0^{\frac{1}{2}} e^{-x^2} dx \approx \frac{1}{\sqrt{\pi}} \left(1 - \frac{1}{2^2 \cdot 3} + \frac{1}{2^4 \cdot 5 \cdot 2!} - \frac{1}{2^6 \cdot 7 \cdot 3!}\right)$$

$$\approx 0.56419(1 - 0.08333 + 0.00625 - 0.00037)$$

$$\approx 0.5205$$

例 11 计算定积分

$$\int_0^1 \frac{\sin x}{x} dx$$

的近似值，精确到小数点后第四位.

解 第一章中介绍过 $\lim\limits_{x \to 0} \frac{\sin x}{x} = 1$，如果补充被积函数在 $x=0$ 处的值为1，则被积函数就是 $[0,1]$ 上的连续函数. 但由于 $\frac{\sin x}{x}$ 的原函数是无法用初等函数来表示的，所以采用它的幂级数展开式来求积分.

将被积函数展开为

$$\frac{\sin x}{x} = 1 - \frac{x^2}{3!} + \frac{x^4}{5!} - \frac{x^6}{7!} + \cdots$$

对幂级数展开式逐项积分

$$\int_0^1 \frac{\sin x}{x} dx = 1 - \frac{1}{3 \cdot 3!} + \frac{1}{5 \cdot 5!} - \frac{1}{7 \cdot 7!} + \cdots$$

根据交错级数的误差估计

$$|R_3| < \frac{1}{7 \cdot 7!} < 10^{-4}$$

因此，只要取前三项作为积分的近似值便可，即

$$\int_0^1 \frac{\sin x}{x} dx \approx 1 - \frac{1}{3 \cdot 3!} + \frac{1}{5 \cdot 5!} \approx 1 - 0.05555 + 0.00167 = 0.9461$$

三、常微分方程的幂级数解法

在前面介绍过，在一定条件下一些函数可以用幂级数来表示. 因此，很自然想到，能否用幂级数来表示微分方程的解呢？我们来看下面的例子.

例 12 求微分方程 $\frac{dy}{dx} = y - x$ 满足初始条件 $y(0) = 0$ 的解.

解 设所给微分方程的解能用幂级数来表示，即设

$$y = a_0 + a_1 x + a_2 x^2 + \cdots + a_n x^n + \cdots$$

$a_i (i = 0, 1, 2, \cdots, n, \cdots)$ 是待定常数. 于是，

$$y' = a_1 + 2a_2 x + \cdots + na_n x^{n-1} + \cdots$$

将 y, y' 的表达式代入原方程得到恒等式

$$a_1 + 2a_2 x + \cdots + na_n x^{n-1} + \cdots \equiv a_0 + (a_1 - 1)x + a_2 x^2 + \cdots + a_n x^n + \cdots$$

比较两边 x 同次幂的系数得

$$a_1 = a_0, \quad 2a_2 = a_1 - 1, \quad 3a_3 = a_2, \quad \cdots, \quad na_n = a_{n-1}$$

由于 $y(0) = 0$，可求得

$$a_1 = a_0 = 0, \quad a_2 = -\frac{1}{2}, \quad a_3 = -\frac{1}{3!}, \quad \cdots, \quad a_n = -\frac{1}{n!}$$

代入 $y = a_0 + a_1 x + a_2 x^2 + \cdots + a_n x^n + \cdots$ 得

$$y = -\left(\frac{x^2}{2!} + \frac{x^3}{3!} + \cdots + \frac{x^n}{n!} + \cdots \right)$$

$$= -\left(1 + x + \frac{x^2}{2!} + \frac{x^3}{3!} + \cdots + \frac{x^n}{n!} + \cdots \right) + 1 + x$$

$$= 1 + x - e^x$$

这就是所求的解. 事实上，对于这个一阶线性微分方程用 §9-3 中的"常数变易法"也容易求得它的通解为 $y = Ce^x + x + 1$，由初始条件 $y(0) = 0$ 确定常数 $C = -1$，得到方程的解为

$$y = 1 + x - e^x$$

例 13 求微分方程 $x^2 \frac{dy}{dx} = y - x$ 满足初始条件 $y(0) = 0$ 的解.

解 设所给微分方程的解能用幂级数表示为

$$y = a_0 + a_1 x + a_2 x^2 + \cdots + a_n x^n + \cdots$$

$$y' = a_1 + 2a_2 x + \cdots + na_n x^{n-1} + \cdots$$

将 y, y' 代入到原方程得

$$x^2 (a_1 + 2a_2 x + \cdots + na_n x^{n-1} + \cdots) \equiv (a_0 + a_1 x + a_2 x^2 + \cdots + a_n x^n + \cdots) - x$$

进一步化简为

$$a_1 x^2 + 2a_2 x^3 + \cdots + na_n x^{n+1} + \cdots \equiv a_0 + (a_1 - 1)x + a_2 x^2 + \cdots + a_n x^n + \cdots$$

比较两边同次幂的系数，再由初始条件 $y(0) = 0$，可以得到

$$a_0 = 0, \quad a_1 - 1 = 0, \quad a_2 = a_1, \quad \cdots, \quad a_{n+1} = na_n, \quad \cdots$$

或

$$a_0 = 0, \quad a_1 = 1, \quad a_2 = 1, \quad \cdots, \quad a_n = (n-1)!, \quad \cdots$$

代入 $y = a_0 + a_1 x + a_2 x^2 + \cdots + a_n x^n + \cdots$，得到

$$y = x + x^2 + 2!x^3 + 3!x^4 + \cdots + n!x^{n+1} + \cdots$$

此级数当 $x \neq 0$ 时是发散的，因此，所给问题没有 $\sum\limits_{n=0}^{\infty} a_n x^n$ 形式的解.

例 14 求微分方程 $y'' - 2xy' - 4y = 0$ 满足初始条件 $y(0) = 0$ 及 $y'(0) = 1$ 的解.

解 设级数 $y = a_0 + a_1 x + a_2 x^2 + \cdots + a_n x^n + \cdots$ 为微分方程的解，首先利用初始条件，可以得到 $a_0 = 0, a_1 = 1$. 因而，

$$y = x + a_2 x^2 + a_3 x^3 + \cdots + a_n x^n + \cdots$$
$$y' = 1 + 2a_2 x + 3a_3 x^2 + \cdots + na_n x^{n-1} + \cdots$$
$$y'' = 2a_2 + 3 \cdot 2a_3 x + \cdots + n(n-1)a_n x^{n-2} + \cdots$$

将 y, y', y'' 的表达式代入原方程，合并各同次幂的项，令各项系数等于零，得到

$$2a_2 = 0$$
$$3 \cdot 2a_3 - 2 - 4 = 0$$
$$4 \cdot 3a_4 - 4a_2 - 4a_2 = 0$$
$$\cdots\cdots$$
$$n(n-1)a_n - 2(n-2)a_{n-2} - 4a_{n-2} = 0$$
$$\cdots\cdots$$

即

$$a_2 = 0, \quad a_3 = 1, \quad a_4 = 0, \quad \cdots, \quad a_n = \frac{2}{n-1}a_{n-2}, \quad \cdots$$

因此有

$$a_5 = \frac{1}{2!}, \quad a_6 = 0, \quad a_7 = \frac{1}{6} = \frac{1}{3!}, \quad a_8 = 0, \quad a_9 = \frac{1}{4!}, \quad \cdots$$

即

$$a_{2n+1} = \frac{1}{n} \cdot \frac{1}{(n-1)!} = \frac{1}{n!}, \quad a_{2n} = 0$$

将 $a_i \ (i = 0, 1, 2, \cdots)$ 的值代回 $y = x + a_2 x^2 + a_3 x^3 + \cdots + a_n x^n + \cdots$ 得

$$y = x + x^3 + \frac{x^5}{2!} + \cdots + \frac{x^{2n+1}}{n!} + \cdots$$
$$= x\left(1 + x^2 + \frac{x^4}{2!} + \cdots + \frac{x^{2n}}{n!} + \cdots\right)$$
$$= x \cdot e^{x^2}$$

对于括号内的幂级数，由于

$$\lim_{n \to \infty} \left| \frac{a_{n+1}}{a_n} \right| = \lim_{n \to \infty} \frac{1}{n+1} = 0$$

则收敛半径 $R = +\infty$，所以括号内的幂级数在 $(-\infty, +\infty)$ 内收敛，从而级数也在 $(-\infty, +\infty)$ 内收敛. 在 $(-\infty, +\infty)$ 内，这个幂级数就是原方程满足给定初始条件的解.

从上述例子可以看出，微分方程的幂级数解当幂级数的收敛半径 $R > 0$ 时，由于幂级数在其收敛区间 $(-R, R)$ 内可进行逐项求导及加、减、乘等运算，前面确定系数的方法是合理的、有效的，所以求出的幂级数是微分方程的解. 若 $R = 0$，那么幂级数就不能成为 x 的函数，这时不能用幂级数法求解微分方程.

* §10-5   傅里叶级数

本节讨论函数项级数中另一重要类型，就是其通项 $u_n(x)$ 是由

$$u_n(x) = a_n\cos nx + b_n\sin nx$$

构成的函数项级数，也即是由三角函数列所产生的三角级数.

10-5.1 三角级数

在自然科学及工程技术中，我们常遇到许多周期现象. 如钟摆的运动、弦的振动、声学与光学领域的波运动等. 这些运动叫做周期运动，或叫振动，最简单的周期运动是简谐振动，可用正弦函数

$$u = A\sin(\omega x + \varphi)$$

来描述，其中 A 为振幅，φ 为初相角，ω 为角频率，简谐振动 u 的周期 $T = \dfrac{2\pi}{\omega}$.

在科学实验中，除了简谐振动外，我们还会遇到更复杂的周期运动，它是几个简谐振动

$$u_k = A_k\sin(k\omega x + \varphi_k) \quad (k = 1,2,\cdots,n)$$

的叠加

$$u = \sum_{k=1}^{n} u_k = \sum_{k=1}^{n} A_k\sin(k\omega x + \varphi_k)$$

这一思想是近代物理中分析处理问题时的一个基本的思想. 其中简谐振动 u_k 的周期为 $\dfrac{2\pi}{k\omega}$

$(k = 1,2,\cdots,n)$，u 的周期为 $T = \dfrac{2\pi}{\omega}$，对无穷多个简谐振动进行叠加就得到函数项级数

$$A_0 + \sum_{n=1}^{\infty} A_n\sin(n\omega x + \varphi_n) \tag{10-17}$$

若级数（10-17）收敛，则它所描述的是更为一般的周期运动，对于级数（10-17），我们只讨论 $\omega = 1$ 的情形（如果 $\omega \neq 1$，那么可用 t 替换 ωx），由于

$$A_n\sin(nx + \varphi_n) = A_n\sin\varphi_n\cos nx + A_n\cos\varphi_n\sin nx$$

所以

$$A_0 + \sum_{n=1}^{\infty} A_n\sin(nx + \varphi_n) = A_0 + \sum_{n=1}^{\infty} (A_n\sin\varphi_n\cos nx + A_n\cos\varphi_n\sin nx) \tag{10-17'}$$

令 $A_0 = \dfrac{a_0}{2}$，$a_n = A_n\sin\varphi_n$，$b_n = A_n\cos\varphi_n$，$n = 1,2,\cdots$，则级数（10-17'）可写成

$$\frac{a_0}{2} + \sum_{n=1}^{\infty} (a_n\cos nx + b_n\sin nx) \tag{10-18}$$

称（10-18）为**三角级数**，其中 $a_0, a_n, b_n (n = 1,2,\cdots)$ 都是常数，并且把

$$1, \cos x, \sin x, \cos 2x, \sin 2x, \cdots, \cos nx, \sin nx, \cdots \tag{10-19}$$

称为**三角函数系**.

级数（10-18）在 x 的哪些值收敛，其和函数又是什么？这些问题当然都与常数 a_0, a_n, b_n $(n = 1,2,\cdots)$ 有关系. 现假定级数（10-18）在长度为 2π 的闭区间 $[-\pi,\pi]$ 上收敛，因 $\sin nx$，$\cos nx$ 的周期性，所以这个级数的和表示一个周期为 2π 而定义在整个数轴上的函数. 因此，只需要讨论这个级数在区间 $[-\pi,\pi]$ 上的情况就行了.

10-5.2 三角函数系的正交性

在三角函数系（10-19）中，任何两个不相同的函数的乘积在 $[-\pi,\pi]$ 上的积分都等于零，即

$$\int_{-\pi}^{\pi} 1 \cdot \cos nx \, \mathrm{d}x = \int_{-\pi}^{\pi} 1 \cdot \sin nx \, \mathrm{d}x = 0$$

$$\int_{-\pi}^{\pi} \cos mx \cdot \cos nx \, \mathrm{d}x = 0 \quad (其中 m \neq n)$$

$$\int_{-\pi}^{\pi} \sin mx \cdot \sin nx \, \mathrm{d}x = 0 \quad (其中 m \neq n)$$

$$\int_{-\pi}^{\pi} \cos mx \cdot \sin nx \, \mathrm{d}x = 0$$

而三角函数系（10-19）中任何一个函数的平方在 $[-\pi , \pi]$ 上的积分都不等于零，即

$$\int_{-\pi}^{\pi} \cos^2 nx \, \mathrm{d}x = \int_{-\pi}^{\pi} \sin^2 nx \, \mathrm{d}x = \pi$$

$$\int_{-\pi}^{\pi} 1^2 \mathrm{d}x = 2\pi$$

把两个函数 $\varphi(x)$ 与 $\Psi(x)$ 在 $[a,b]$ 上可积分，且满足

$$\int_a^b \varphi(x)\Psi(x)\mathrm{d}x = 0$$

称为在 $[a,b]$ 上是正交的，因此，我们说三角函数系（10-19）在 $[-\pi , \pi]$ 上具有**正交性**，或说(10-19)是**正交函数系**.

10- 5.3 函数展开成傅里叶级数

一、以 2π 为周期的函数展开成傅里叶级数

设三角级数（10-18）在区间 $[-\pi,\pi]$ 上收敛于和 $f(x)$，即

$$f(x) = \frac{a_0}{2} + \sum_{n=1}^{\infty} (a_n \cos nx + b_n \sin nx) \tag{10-20}$$

下面应用三角函数系(10-19)的正交性来讨论式(10-20)中和函数 $f(x)$ 与系数 $a_0, a_n, b_n (n = 1, 2, \cdots)$ 之间的关系. 为此，对式(10-20)两边在 $[-\pi,\pi]$ 上逐项积分，得到

$$\int_{-\pi}^{\pi} f(x) \mathrm{d}x = \int_{-\pi}^{\pi} \frac{a_0}{2} \mathrm{d}x + \sum_{n=1}^{\infty} \left(a_n \int_{-\pi}^{\pi} \cos nx \, \mathrm{d}x + b_n \int_{-\pi}^{\pi} \sin nx \, \mathrm{d}x \right)$$

由三角函数系的正交性知，上式右端括号内的积分等于零，所以

$$\int_{-\pi}^{\pi} f(x) \mathrm{d}x = \frac{a_0}{2} 2\pi = \pi a_0$$

即得

$$a_0 = \frac{1}{\pi} \int_{-\pi}^{\pi} f(x) \mathrm{d}x$$

以 $\cos kx$ 乘以式(10-20)两端，再在 $[-\pi,\pi]$ 上逐项积分，

$$\int_{-\pi}^{\pi} f(x) \cos kx \, \mathrm{d}x = \frac{a_0}{2} \int_{-\pi}^{\pi} \cos kx \, \mathrm{d}x + \sum_{n=1}^{\infty} \left(a_n \int_{-\pi}^{\pi} \cos nx \cos kx \, \mathrm{d}x + b_n \int_{-\pi}^{\pi} \sin nx \cos kx \, \mathrm{d}x \right)$$

由三角函数系的正交性知，等式右边除 $n=k$ 的一项 $\int_{-\pi}^{\pi} \cos nx \cdot \cos kx \, \mathrm{d}x$ 外其余项均为零，于是

$$\int_{-\pi}^{\pi} f(x) \cos kx \, \mathrm{d}x = a_k \int_{-\pi}^{\pi} \cos^2 kx \, \mathrm{d}x = a_k \pi \quad (k = 1, 2, \cdots)$$

即

$$a_k = \frac{1}{\pi} \int_{-\pi}^{\pi} f(x) \cos kx \, \mathrm{d}x \quad (k = 1, 2, \cdots)$$

同理，式（10-20）两端分别乘以 $\sin kx$，并在 $[-\pi,\pi]$ 上逐项积分得到

$$\int_{-\pi}^{\pi} f(x) \sin kx \, \mathrm{d}x = b_k \int_{-\pi}^{\pi} \sin^2 kx \, \mathrm{d}x = b_k \pi \quad (k = 1, 2, \cdots)$$

即

$$b_k = \frac{1}{\pi}\int_{-\pi}^{\pi} f(x)\sin kx\, \mathrm{d}x \quad (k=1,2,\cdots)$$

注意到当 $n=0$ 时，a_n 的表达式正好就是 a_0，因此上面的结果可以写成

$$a_n = \frac{1}{\pi}\int_{-\pi}^{\pi} f(x)\cos nx\, \mathrm{d}x \quad (n=0,1,2,\cdots)$$

$$b_n = \frac{1}{\pi}\int_{-\pi}^{\pi} f(x)\sin nx\, \mathrm{d}x \quad (n=1,2,\cdots)$$

(10-21)

由此可见，若 $f(x)$ 是以 2π 为周期且在 $[-\pi,\pi]$ 上可积的函数，则可按公式（10-21）计算出系数 a_n, b_n，称它们为函数 $f(x)$ 的**傅里叶系数**. 以 $f(x)$ 的傅里叶系数为系数的三角级数（10-20）称为函数 $f(x)$ 的**傅里叶级数**. 关于函数 $f(x)$ 的傅里叶级数的收敛性，我们有下面的定理.

定理 1（收敛定理，狄利克雷充分条件） 设函数 $f(x)$ 满足下列条件：

(1) $f(x)$ 在 $[-\pi,\pi]$ 上连续或只有有限个第一类间断点；

(2) $f(x)$ 在 $[-\pi,\pi]$ 的有限个子区间上分段单调，则 $f(x)$ 的傅里叶级数

$$\frac{a_0}{2} + \sum_{n=1}^{\infty}(a_n\cos nx + b_n\sin nx)$$

在区间 $[-\pi,\pi]$ 上按下述方式收敛：

(i) 在连续点 x 处收敛于 $f(x)$；

(ii) 在第一类间断点 x 处收敛于

$$\frac{f(x+0)+f(x-0)}{2}$$

(iii) 在区间 $[-\pi,\pi]$ 的两端点 $-\pi,\pi$ 处收敛于

$$\frac{f(-\pi+0)+f(\pi-0)}{2}$$

对于这个定理，首先注意到，与展开函数为幂级数的条件相比，展开一个函数为傅里叶级数的所需条件要弱得多. 一般来说，只要 $f(x)$ 连续（或仅有有限个第一类间断点，或者函数 $f(x)$ 不在区间上无限次振动（定理条件(2)），那么这个函数的傅里叶级数就在 $f(x)$ 的连续点处收敛于 $f(x)$. 这样，能展为三角级数的函数就远比可展开幂级数的函数多得多.

其次，级数（10-18）如果在 $[-\pi,\pi]$ 上收敛，由于它以 2π 为周期，因而在整个数轴上也收敛. 并且级数（10-18）的和以 2π 为周期，重复取它在区间 $(-\pi,\pi]$（或 $[-\pi,\pi)$）上所取的值，可以理解为它是定义在整个数轴上以 2π 为周期的函数. 因此，函数在区间 $(-\pi,\pi]$ 外也应定义为以 2π 为周期的函数，换句话说，即在 $(-\pi,\pi]$ 以外的部分按函数在 $(-\pi,\pi]$ 上的 对应关系作**周期延拓**：

$$F(x)=f(x+2n\pi) \quad (x\in(-\pi,\pi], n=\pm1,\pm2,\cdots)$$

这样，即可以将 $f(x)$ 在 $(-\pi,\pi]$ 上的值周期延拓到整个数轴上去. 例如，由 $F(x)=f(x+2\pi)$，可将 $f(x)$ 周期延拓到 $(\pi,3\pi]$，由 $F(x)=f(x+4\pi)$，可将 $f(x)$ 周期延拓到 $[3\pi,5\pi]$，如图 10-2 所示.

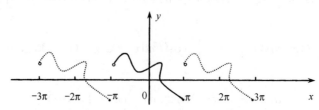

图 10-2　实线与虚线的全体表示为周期延拓后的函数

例 1　将函数

$$f(x) = \begin{cases} x, & 0 \leqslant x \leqslant \pi \\ 0, & -\pi < x < 0 \end{cases}$$

展开成为傅里叶级数.

解　由于所给函数 $f(x)$ 在 $(-\pi,\pi]$ 外的值可以 2π 为周期,按 $f(x)$ 在 $(-\pi,\pi]$ 内的值延拓成定义到整个数轴上(图 10-3).

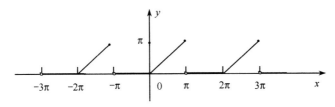

图 10-3　实线与虚线的全体表示为周期延拓后的函数

显然,这个函数满足收敛定理的条件,在 $(-\pi,\pi]$ 内连续,由收敛定理,它可展开成傅里叶级数,由于

$$a_0 = \frac{1}{\pi}\int_{-\pi}^{\pi} f(x)\mathrm{d}x = \frac{1}{\pi}\int_0^{\pi} x\mathrm{d}x = \frac{\pi}{2}$$

当 $n \geqslant 1$ 时,

$$a_n = \frac{1}{\pi}\int_{-\pi}^{\pi} f(x)\cos nx\,\mathrm{d}x = \frac{1}{\pi}\int_0^{\pi} x\cos nx\,\mathrm{d}x$$

$$= \frac{1}{n\pi}x\sin nx\Big|_0^{\pi} - \frac{1}{n\pi}\int_0^{\pi}\sin nx\,\mathrm{d}x = \frac{1}{n^2\pi}\cos nx\Big|_0^{\pi}$$

$$= \frac{1}{n^2\pi}(\cos n\pi - 1) = \begin{cases} -\dfrac{2}{n^2\pi}, & \text{当 } n \text{ 为奇数时} \\ 0, & \text{当 } n \text{ 为偶数时} \end{cases}$$

$$b_n = \frac{1}{\pi}\int_{-\pi}^{\pi} f(x)\sin nx\,\mathrm{d}x = \frac{1}{\pi}\int_0^{\pi} x\sin nx\,\mathrm{d}x$$

$$= -\frac{1}{n\pi}x\cos nx\Big|_0^{\pi} + \frac{1}{n\pi}\int_0^{\pi}\cos nx\,\mathrm{d}x$$

$$= \frac{(-1)^{n+1}}{n} + \frac{1}{n^2\pi}\sin nx\Big|_0^{\pi} = \frac{(-1)^{n+1}}{n}$$

所以对应的傅里叶级数在区间 $(-\pi,\pi)$ 内收敛于 $f(x)$,

$$f(x) = \frac{\pi}{4} - \left(\frac{2}{\pi}\cos x - \sin x\right) - \frac{1}{2}\sin 2x - \left(\frac{2}{9\pi}\cos 3x - \frac{1}{3}\sin 3x\right) - \cdots \quad (-\pi < x < \pi)$$

而在端点 $x = \pm\pi$ 时,由于函数不连续,故上面的傅里叶级数则收敛于

$$\frac{f(-\pi+0) + f(\pi-0)}{2} = \frac{0+\pi}{2} = \frac{\pi}{2}$$

二、以 $2l$ 为周期的函数展成傅里叶级数

到目前为止,我们讨论的函数 $f(x)$ 是以 2π 为周期的,或定义在 $[-\pi,\pi]$ 上然后作以 2π 为周期延拓的函数. 下面讨论的是以 $2l$ 为周期的函数展成傅里叶级数,为了引用上的方便,有以下定理.

定理 2 在区间 $[-l, l]$ 上满足收敛定理条件的函数 $f(x)$ 的傅里叶级数的 形式为

$$f(x) = \frac{a_0}{2} + \sum_{n=1}^{\infty} \left(a_n \cos \frac{n\pi x}{l} + b_n \sin \frac{n\pi x}{l} \right) \qquad (10\text{-}22)$$

其中

$$a_n = \frac{1}{l} \int_{-l}^{l} f(x) \cos \frac{n\pi x}{l} dx \quad (n = 0, 1, 2, \cdots)$$

$$b_n = \frac{1}{l} \int_{-l}^{l} f(x) \sin \frac{n\pi x}{l} dx \quad (n = 1, 2, \cdots)$$

对上述结论，可作这样的理解：

设 $f(x)$ 是以 $2l$ 为周期的函数，通过变量代换 $t = \frac{\pi x}{l}$，于是区间 $(-l \leqslant x \leqslant l)$ 就变换成 $(-\pi \leqslant t \leqslant \pi)$，设函数 $f(x) = f\left(\frac{lt}{\pi}\right) = F(t)$，从而 $F(t)$ 是定义在 $(-\pi \leqslant t \leqslant \pi)$ 上且满足收敛定理条件的函数，这时函数 $F(t)$ 的傅里叶级数展开式为

$$F(t) = \frac{a_0}{2} + \sum_{n=1}^{\infty} (a_n \cos nt + b_n \sin nt)$$

其中

$$a_n = \frac{1}{\pi} \int_{-\pi}^{\pi} F(t) \cos nt \, dt, \quad b_n = \frac{1}{\pi} \int_{-\pi}^{\pi} F(t) \sin nt \, dt$$

因 为 $t = \frac{\pi x}{l}$，$F(t) = f(x)$，于是有

$$f(x) = \frac{a_0}{2} + \sum_{n=1}^{\infty} \left(a_n \cos \frac{n\pi x}{l} + b_n \sin \frac{n\pi x}{l} \right)$$

而且

$$a_n = \frac{1}{l} \int_{-l}^{l} f(x) \cos \frac{n\pi x}{l} dx \quad (n = 0, 1, 2, \cdots)$$

$$b_n = \frac{1}{l} \int_{-l}^{l} f(x) \sin \frac{n\pi x}{l} dx \quad (n = 1, 2, \cdots)$$

例 2 将函数

$$f(x) = \begin{cases} 0, & -2 \leqslant x \leqslant 0 \\ k, & 0 < x < 2 \end{cases} \quad (\text{常数 } k \neq 0)$$

展开成傅里叶级数.

解 这时 $l = 2$，由定理 2 得

$$a_0 = \frac{1}{2} \int_{-2}^{0} 0 \, dx + \frac{1}{2} \int_{0}^{2} k \, dx = k$$

$$a_n = \frac{1}{2} \int_{0}^{2} k \cos \frac{n\pi x}{2} dx = \left[\frac{k}{n\pi} \sin \frac{n\pi x}{2} \right]_{0}^{2} = 0$$

$$b_n = \frac{1}{2} \int_{0}^{2} k \sin \frac{n\pi x}{2} dx = \left[-\frac{k}{n\pi} \cos \frac{n\pi x}{2} \right]_{0}^{2} = \frac{k}{n\pi} (1 - \cos n\pi) = \frac{k}{n\pi} [1 - (-1)^n]$$

所以，

$$f(x) = \frac{k}{2} + \frac{2k}{\pi} \left(\sin \frac{\pi x}{2} + \frac{1}{3} \sin \frac{3\pi x}{2} + \frac{1}{5} \sin \frac{5\pi x}{2} + \cdots \right) \quad (-\infty < x < +\infty; x \neq 0, \pm 2, \pm 4, \cdots)$$

三、偶函数与奇函数的傅里叶级数

设 $f(x)$ 是以 $2l$ 为周期的偶函数，或是定义在 $[-l, l]$ 上的偶函数，则在 $[-l, l]$ 上，$f(x) \cos nx$ 是偶函数，$f(x) \sin nx$ 是奇函数，在求它们的傅里叶系数时，有如下定理.

定理3 （1）当 $f(x)$ 是偶函数，那么它在区间 $[-l, l]$ 上展开成傅里叶级数时，它的傅里叶系数（含 a_0 在内）为

$$\begin{cases} a_n = \dfrac{1}{l}\displaystyle\int_{-l}^{l} f(x)\cos\dfrac{n\pi x}{l}\mathrm{d}x = \dfrac{2}{l}\displaystyle\int_{0}^{l} f(x)\cos\dfrac{n\pi x}{l}\mathrm{d}x \quad (n=0,1,2,\cdots) \\ b_n = \dfrac{1}{l}\displaystyle\int_{-l}^{l} f(x)\sin\dfrac{n\pi x}{l}\mathrm{d}x = 0 \quad (n=1,2,\cdots) \end{cases} \tag{10-23}$$

于是 $f(x)$ 的傅里叶级数只含有余弦函数的项，即

$$f(x) = \frac{a_0}{2} + \sum_{n=1}^{\infty} a_n \cos\frac{n\pi x}{l} \tag{10-23'}$$

式 $(10-23')$ 右端的级数称为**余弦级数**.

（2）当 $f(x)$ 是奇函数，那么它在区间 $[-l, l]$ 上展开成傅里叶级数时，它的傅里叶系数（含 a_0 在内）为

$$\begin{cases} a_n = \dfrac{1}{l}\displaystyle\int_{-l}^{l} f(x)\cos\dfrac{n\pi x}{l}\mathrm{d}x = 0 \quad (n=0,1,2,\cdots) \\ b_n = \dfrac{2}{l}\displaystyle\int_{0}^{l} f(x)\sin\dfrac{n\pi x}{l}\mathrm{d}x \quad (n=1,2,\cdots) \end{cases} \tag{10-24}$$

所以当 $f(x)$ 是奇函数时，其傅里叶级数只含有正弦函数的项，即

$$f(x) = \sum_{n=1}^{\infty} b_n \sin\frac{n\pi x}{l} \tag{10-24'}$$

式 $(10-24')$ 右端的级数称为**正弦级数**.

我们现在证明定理的第一部分，对于第二部分可以同理证明.

证 设 $f(x)$ 是偶函数，即 $f(-x) = f(x)$，则有

$$a_n = \frac{1}{l}\int_{-l}^{l} f(x)\cos\frac{n\pi x}{l}\mathrm{d}x = \frac{1}{l}\left(\int_{-l}^{0} f(x)\cos\frac{n\pi x}{l}\mathrm{d}x + \int_{0}^{l} f(x)\cos\frac{n\pi x}{l}\mathrm{d}x\right)$$

$$\xlongequal{\text{令}\,x=-x} \frac{1}{l}\int_{l}^{0} f(-x)\cos\frac{-n\pi x}{l}\mathrm{d}(-x) + \int_{0}^{l} f(x)\cos\frac{n\pi x}{l}\mathrm{d}x$$

$$= \frac{1}{l}\left(\int_{0}^{l} f(x)\cos\frac{n\pi x}{l}\mathrm{d}x + \int_{0}^{l} f(x)\cos\frac{n\pi x}{l}\mathrm{d}x\right) = \frac{2}{l}\int_{0}^{l} f(x)\cos\frac{n\pi x}{l}\mathrm{d}x$$

同理，

$$b_n = \frac{1}{l}\int_{-l}^{l} f(x)\sin\frac{n\pi x}{l}\mathrm{d}x = \frac{1}{l}\left(\int_{-l}^{0} f(x)\sin\frac{n\pi x}{l}\mathrm{d}x + \int_{0}^{l} f(x)\sin\frac{n\pi x}{l}\mathrm{d}x\right)$$

$$\xlongequal{\text{令}\,x=-x} \frac{1}{l}\left(\int_{l}^{0} f(-x)\sin\frac{-n\pi x}{l}\mathrm{d}(-x) + \int_{0}^{l} f(x)\sin\frac{n\pi x}{l}\mathrm{d}x\right)$$

$$= \frac{1}{l}\left(-\int_{0}^{l} f(x)\sin\frac{n\pi x}{l}\mathrm{d}x + \int_{0}^{l} f(x)\sin\frac{n\pi x}{l}\mathrm{d}x\right) = 0$$

所以，定理成立.

若 $l = \pi$，则偶函数 $f(x)$ 展成余弦级数为

$$f(x) = \frac{a_0}{2} + \sum_{n=1}^{\infty} a_n \cos nx$$

其中

$$a_n = \frac{2}{\pi}\int_{0}^{\pi} f(x)\cos nx\,\mathrm{d}x \quad (n=0,1,2,\cdots)$$

$$b_n = 0 \quad (n=1,2,\cdots)$$

当 $l=\pi$,则奇函数 $f(x)$ 展成正弦级数为

$$f(x) = \sum_{n=1}^{\infty} b_n \sin nx$$

其中

$$a_n = 0 \quad (n = 0, 1, 2, \cdots)$$

$$b_n = \frac{2}{\pi} \int_0^\pi f(x) \sin nx \, dx \quad (n = 1, 2, \cdots)$$

例 3 $f(x)$ 是周期为 $2l$ 的函数,且在 $(0, 2l)$ 上的表达式为

$$f(x) = \begin{cases} a, & 0 < x < l \\ 0, & l < x < 2l \end{cases} \quad (a \neq 0 \text{ 为常数})$$

将 $f(x)$ 展开成傅里叶级数.

解 $f(x)$ 满足定理的条件,其傅里叶系数为

$$a_0 = \frac{1}{l} \int_0^{2l} f(x) dx = \frac{1}{l} \int_0^l a \, dx = a$$

$$a_n = \frac{1}{l} \int_0^{2l} f(x) \cos \frac{n\pi x}{l} dx = \frac{1}{l} \int_0^l a \cos \frac{n\pi x}{l} dx = 0$$

$$b_n = \frac{1}{l} \int_0^{2l} f(x) \sin \frac{n\pi x}{l} dx = \frac{1}{l} \int_0^l a \sin \frac{n\pi x}{l} dx$$

$$= \frac{a}{n\pi} [1 - (-1)^n]$$

因此,按收敛定理,$f(x)$ 可展开成傅里叶级数为

$$f(x) = \frac{a}{2} + \frac{2a}{\pi} \sum_{k=1}^{\infty} \frac{1}{2k+1} \sin(2k+1) \frac{\pi x}{l} = \begin{cases} a, & 0 < x < l \\ \dfrac{a}{2}, & x = l \\ 0, & l < x < 2l \end{cases}$$

在实际应用中,有时需要把定义在 $[0, \pi]$ 上(或 $[0, l]$ 上)的函数展开成余弦级数与正弦级数. 为此,先把定义在 $[0, \pi]$ 上的函数作偶延拓或作奇延拓到 $[-\pi, \pi]$ 上,然后再求延拓后函数的傅里叶级数,即得到式 $(10-23')$ 或式 $(10-24')$.

(1) 将 $f(x)$ 延拓到 $[-\pi, \pi]$ 上的以 2π 为周期的偶函数(称为**偶延拓**):

$$F(x) = \begin{cases} f(x), & 0 \leqslant x \leqslant \pi \\ f(-x), & -\pi < x < 0 \end{cases}$$

则 $f(x)$ 在 $(0, \pi)$ 可展开成余弦级数式 $(10-23')$.

(2) 将 $f(x)$ 延拓到 $[-\pi, \pi]$ 上的以 2π 为周期的奇函数(称为**奇延拓**):

$$F(x) = \begin{cases} f(x), & 0 < x < \pi \\ 0, & x = 0 \\ -f(-x), & -\pi < x < 0 \end{cases}$$

则 $f(x)$ 在 $(0, \pi)$ 上可展开成正弦级数式 $(10-24')$.

但是如果仅仅要求把定义在 $[0, \pi]$ 上的函数,在 $[0, \pi]$ 将它展开成余弦级数或正弦级数时,此时不必作延拓,直接通过公式 $(10-23)$ 或式 $(10-24)$ 的系数计算它的傅里叶系数.

例 4 把函数 $f(x) = x$ 在区间 $[0, \pi]$ 内展开成:(1) 正弦级数;(2) 余弦级数.

解 (1) 为了把 $f(x)$ 展开成正弦级数,按公式 $(10-24)$ 有

$$a_n = 0 \quad (n = 0, 1, 2, \cdots)$$

$$b_n = \frac{2}{\pi} \int_0^\pi x \sin nx \, \mathrm{d}x = \frac{2}{\pi} \left[-\frac{1}{n} x \cos nx + \frac{1}{n^2} \sin nx \right]_0^\pi = (-1)^{n-1} \frac{2}{n} \quad (n = 1, 2, \cdots)$$

由收敛定理,所以函数 $f(x) = x$ 在 $[0, \pi]$ 上的正弦级数为

$$x = 2 \left(\sin x - \frac{\sin 2x}{2} + \frac{\sin 3x}{3} - \cdots \right), \quad 0 \leqslant x < \pi$$

(2) 为了将 $f(x)$ 展开成余弦级数,按公式(10-23)有

$$a_0 = \frac{2}{\pi} \int_0^\pi x \, \mathrm{d}x = \pi$$

$$a_n = \frac{2}{\pi} \int_0^\pi x \cos nx \, \mathrm{d}x = \frac{2}{\pi} \left[\frac{1}{n} x \sin nx + \frac{1}{n^2} \cos nx \right]_0^\pi = \frac{2}{n^2 \pi} \left[(-1)^n - 1 \right]$$

$$= \begin{cases} 0, & n \text{ 为偶数时} \\ -\dfrac{4}{n^2 \pi}, & n \text{ 为奇数时} \end{cases}$$

由收敛定理,所以函数 $f(x) = x$ 在 $[0, \pi]$ 上的余弦级数为

$$x = \frac{\pi}{2} - \frac{4}{\pi} \left[\cos x + \frac{\cos 3x}{3^2} + \frac{\cos 5x}{5^2} + \cdots \right], \quad 0 \leqslant x \leqslant \pi$$

习 题 十

1. 写出下列级数的通项:

(1) $1 - \dfrac{1}{2} + \dfrac{1}{4} - \dfrac{1}{8} + \cdots$;

(2) $1 + \dfrac{3}{5} + \dfrac{4}{10} + \dfrac{5}{17} + \cdots$;

(3) $1 + 0 + 1 + 0 + \cdots$;

(4) $\dfrac{1}{1 \cdot 3} + \dfrac{1}{3 \cdot 5} + \dfrac{1}{5 \cdot 7} + \dfrac{1}{7 \cdot 9} + \cdots$;

(5) $-a^2 + \dfrac{a^3}{2} - \dfrac{a^4}{6} + \dfrac{a^5}{24} - \cdots$;

(6) $\dfrac{\sqrt{x}}{2} + \dfrac{x}{2 \cdot 4} + \dfrac{x\sqrt{x}}{2 \cdot 4 \cdot 6} + \dfrac{x^2}{2 \cdot 4 \cdot 6 \cdot 8} + \cdots$.

2. 讨论下列级数的敛散性:

(1) $1 + \dfrac{2}{3} + \dfrac{3}{5} + \dfrac{4}{7} + \dfrac{5}{9} + \cdots$;

(2) $\displaystyle\sum_{n=1}^{\infty} \dfrac{1}{(3n-2)(3n+1)}$;

(3) $\displaystyle\sum_{n=1}^{\infty} \dfrac{1}{\sqrt{1+n^2}}$;

(4) $\displaystyle\sum_{n=1}^{\infty} \dfrac{1}{n\sqrt{n+1}}$;

(5) $\displaystyle\sum_{n=1}^{\infty} \dfrac{n+2}{2^n}$;

(6) $\displaystyle\sum_{n=1}^{\infty} \dfrac{5^n}{n!}$.

3. 证明下列级数收敛,并求和:

(1) $\left(\dfrac{1}{2} + \dfrac{1}{3} \right) + \left(\dfrac{1}{2^2} + \dfrac{1}{3^2} \right) + \cdots + \left(\dfrac{1}{2^n} + \dfrac{1}{3^n} \right) + \cdots$;

(2) $\dfrac{1}{1 \cdot 2 \cdot 3} + \dfrac{1}{2 \cdot 3 \cdot 4} + \cdots + \dfrac{1}{n(n+1)(n+2)} + \cdots$.

4. 讨论下列级数是否收敛? 如果是收敛的,是绝对收敛还是条件收敛?

(1) $1 - \dfrac{1}{\sqrt{2}} + \dfrac{1}{\sqrt{3}} - \dfrac{1}{\sqrt{4}} + \cdots$;

(2) $\displaystyle\sum_{n=1}^{\infty} (-1)^{n-1} \dfrac{n}{3^{n-1}}$;

(3) $\displaystyle\sum_{n=1}^{\infty} (-1)^{n-1} \dfrac{1}{\ln(n+1)}$;

(4) $\displaystyle\sum_{n=1}^{\infty} (-1)^n \dfrac{\cos n\pi}{\sqrt{n\pi}}$;

(5) $\dfrac{1}{3} \cdot \dfrac{1}{2} - \dfrac{1}{3} \cdot \dfrac{1}{2^2} + \dfrac{1}{3} \cdot \dfrac{1}{2^3} - \dfrac{1}{3} \cdot \dfrac{1}{2^4} + \cdots$；

(6) $\displaystyle\sum_{n=1}^{\infty} (-1)^n \dfrac{1}{n^p}$ （提示：分别对 $p \leqslant 0, 0 < p \leqslant 1, p > 1$ 进行讨论）.

5. 求下列幂级数的收敛半径与收敛域：

(1) $\displaystyle\sum_{n=1}^{\infty} n^2 x^n$；　　　　(2) $\displaystyle\sum_{n=1}^{\infty} \dfrac{x^{n+1}}{n!}$；　　　　(3) $\displaystyle\sum_{n=1}^{\infty} \dfrac{2^n}{n^2+1} x^n$；

(4) $\displaystyle\sum_{n=1}^{\infty} (n+1)! x^n$；　　　　(5) $\displaystyle\sum_{n=1}^{\infty} \dfrac{n!}{3^n} x^n$.

6. 把下列函数展成 x 的幂级数：

(1) xe^x；　　　　(2) $\sin \dfrac{x}{2}$；　　　　(3) e^{-x^2}；　　　　(4) $\cos^2 x$；

(5) $\dfrac{1}{\sqrt{1-x^2}}$；　　　　(6) $\dfrac{1}{3-x}$.

7. 把下列函数展成 $(x - x_0)$ 的幂级数：

(1) $f(x) = \dfrac{1}{x} (x_0 = 1)$；　　　　　　(2) $f(x) = \ln x$ 在 $x_0 = 1$；

(3) $f(x) = \dfrac{1}{4-x} (x_0 = 2)$；　　　　　　(4) $f(x) = \cos x$ 在 $x_0 = -\dfrac{\pi}{3}$.

8. 利用逐项求导或逐项积分方法求下列幂级数在收敛区间内的和函数：

(1) $\displaystyle\sum_{n=1}^{\infty} n x^{n-1}, |x| < 1$；　　　　　　(2) $\displaystyle\sum_{n=1}^{\infty} \dfrac{x^n}{n}, |x| < 1$；

(3) $x - \dfrac{x^3}{3} + \dfrac{x^5}{5} - \dfrac{x^7}{7} + \cdots, |x| < 1$；　　　(4) $\displaystyle\sum_{n=1}^{\infty} \dfrac{2n-1}{2^n} x^{2n-2}, |x| < \sqrt{2}$；

(5) $\displaystyle\sum_{n=1}^{\infty} (n+1)(n+2) x^n, |x| < 1$.

9. 利用函数的幂级数展开式，求下列数值的近似值：

(1) $\dfrac{1}{\sqrt{e}}$（精确到 0.0001）；　　　　　　(2) $\displaystyle\int_2^4 e^{\frac{1}{x}} dx$.

10. 试求微分方程 $y'' + xy' + y = 0$ 满足初始条件 $y(0) = 0$，　$y'(0) = 1$ 的幂级数解.

*11. 求下列函数的傅里叶级数：

(1) $f(x) = x (-\pi < x < \pi)$；　　　　　　(2) $f(x) = x^2 (-\pi < x < \pi)$；

(3) $f(x) = \begin{cases} -\dfrac{\pi}{4}, & -\pi < x < 0, \\ \dfrac{\pi}{4}, & 0 \leqslant x < \pi. \end{cases}$

*12. 将下列函数展开成正（余）弦级数：

(1) 将函数 $f(x) = \dfrac{\pi - x}{2}$ 在 $(0, 2\pi)$ 内展开成正弦级数；

(2) 将函数 $f(x) = \dfrac{\pi}{2} - x$ 在 $[0, \pi]$ 上展开成余弦级数.

习 题 答 案

习 题 一

1. (1) 不同，因定义域不同；　　　　　(2) 不同，因定义域不同；

　　(3) 相同，因定义域和对应法则都同；　(4) 不同，因对应法则不同；

　　(5) 相同，因定义域和对应法则都同；　(6) 相同，因定义域和对应法则都同.

2. $f\left(\dfrac{1}{2}\right)=\dfrac{1}{3}$ ；　　　 $f\left(\dfrac{3}{2}\right)=\dfrac{3}{5}$ ；　　　 $f\left(\dfrac{1}{x}\right)=\dfrac{1}{1+x}$ ；　　　 $[f(x)]^2=\dfrac{x^2}{(x+1)^2}$ ；

$$f[f(x)]=\dfrac{x}{1+2x} ; \qquad \overbrace{f\{f[\cdots f(x)]\}}^{n个f}=\dfrac{x}{1+nx} .$$

3. $f(-1)=0$；　　$f(0)=1$；　　$f(1)=-2$；　　$f[f(-1)]=1$；　　$f(f(0))=-2$；

　　$f[f(1)]=-3$.

4. (1) $y=\sqrt{1-x^2}\,(0\leqslant x\leqslant 1)$ ；　　　　(2) $y=\dfrac{1}{3}\arcsin\dfrac{x}{2}\,(-2\leqslant x\leqslant 2)$ ；

　　(3) $y=\log_2\dfrac{x}{1-x}(0<x<1)$ ；　　　　(4) $y=\dfrac{1}{b}\left(c+\mathrm{e}^{\frac{x}{a}}\right)(-\infty<x<\infty)$ ；

　　(5) $y=\dfrac{b-\mathrm{d}x}{cx-a}\left(x\neq\dfrac{a}{c}\right)$.

5. (1) $y=\mathrm{e}^{\sin x}(-\infty<x<+\infty)$ ；　　　　(2) $y=\sqrt{\lg x-1}\,(x\geqslant 10)$ ；

　　(3) $y=\cos^2\dfrac{x-1}{x^2-5x+6}(x\neq 2\text{且}x\neq 3)$ ；　(4) $y=a^{\arctan\sqrt[3]{x^2-1}}(-\infty<x<+\infty)$ ；

　　(5) 不能复合成复合函数.

6. $f[g(x)]=0$ ；　　$g[f(x)]=g(x)$ ；　　$f[f(x)]=f(x)$ ；　　$g[g(x)]=0$.

7. (1) 是，$y=\arccos u$，$u=5+x^3$；　　(2) 不是复合函数；

　　(3) 是，$y=u^3,u=\cos v,v=\dfrac{x^2+1}{2}$ ；(4) 是，$y=\lg u,u=\sqrt{v},v=\dfrac{x-1}{x+1}$ ；

　　(5) 不是复合函数；　　　　　　　　(6) 是，$y=\ln u,u=\sin v,v=\sqrt{w},w=3x^2+\dfrac{\pi}{4}$.

* 8. 证明从略.

9. (1) 4；　　(2) -3；　　(3) ∞；　　(4) 4；　　(5) $\dfrac{1}{2\sqrt{3}}$ ；　　(6) $3x^2$；

　　(7) -1；　　(8) $\dfrac{4}{3}$ ；　　(9) $\dfrac{m}{n}$ ；　　(10) 2；　　(11) ∞；　　(12) 8；

　　(13) 0；　　(14) 1；　　(15) $\dfrac{1}{2}$ ；　　(16) 0；　　(17) -1；　　(18) $\dfrac{1}{2}$.

10. (1) 无穷大；　　　(2) 无穷小；　　　(3) 无穷大；

　　(4) 无穷大；　　　(5) 无穷大；　　　(6) 无穷小.

11. $x\to 0$ 时，$x^2\to 0$，$\dfrac{x^2-1}{x^3}\to\infty$；

　　$x\to\pm 1$ 时 $\dfrac{x^2-1}{x^3}\to 0$；　　$x\to\infty$ 时 $x^2\to\infty$，$\dfrac{x^2-1}{x^3}\to 0$；

　　$x\to+\infty$ 时，$\mathrm{e}^{-x}\to 0$；　　$x\to-\infty$ 时，$\mathrm{e}^{-x}\to\infty$.

12. (1) 高阶;   (2) 同阶;   (3) 等价.

13. (1) $-\infty$, 1;   (2) $a = -1$;   (3) -1.

14. $a = 1, b = -1$.

15. (1) $\dfrac{3}{4}$;   (2) $\dfrac{3}{5}$;   (3) 1;   (4) 0;   (5) 1;

    (6) 2;   (7) a;   (8) $\dfrac{3}{2}$;   (9) -1;   (10) e^k;

    (11) $e^{-\frac{1}{2}}$;   (12) e^2;   (13) e^{-1};   (14) e^3.

*16. (1) $\dfrac{3}{2}$;   (2) 0（$n > m$ 时），1（$n = m$ 时），∞（$n < m$ 时）;

    (3) $\dfrac{1}{2}$;   (4) 1;   (5) 1;   (6) $2A$.

17. (1) 连续;   (2) 不连续;   (3) 不连续.

18. (1) $x = \dfrac{k\pi}{2} + \dfrac{\pi}{8}$（$k$ 整数）是第二类间断点中的无穷型间断点;

    (2) $x = k\pi(k = \pm 1, \pm 2, \cdots)$ 是第二类间断点中的无穷型间断点，$x = 0$ 是第一类间断点中的可去间断点，此时补充定义 $f(0) = 1$;

    (3) $x = 2$ 是第二类间断点中的无穷型间断点，$x = 1$ 是第一类间断点中的可去间断点，此时补充定义 $f(1) = -2$;

    (4) $x = 0$ 是第一类间断点中的可去间断点，此时补充定义 $f(0) = e$;

    (5) $x = 0$ 是第一类间断点中的跳跃间断点;

    (6) $x = 0$ 是第二类间断点中的振荡间断点.

19. (1) $A = 1$;   (2) $A = e^{-1}$;   (3) $A = 5$.

20. (1) 0;   (2) 2;   (3) 1;   (4) a;   (5) 0;   (6) 1.

21. 证明从略.

22. 证明从略.

习 题 二

1. 在 $2 \leqslant t \leqslant 2 + \Delta t$ 内，$\bar{v} = 12 + 3\Delta t$; (1) $\Delta t = 0.1$ 时，$\bar{v} = 12.3$;   (2) $\Delta t = 0.01$ 时，$\bar{v} = 12.03$; (3) $t = 2$ 时，$v = 12$.

2. (1) $A = -f'(x_0)$;   (2) $A = f'(0)$;   (3) $A = 2f'(x_0)$.

3. (1) 连续且可导，$f'(0) = -\dfrac{1}{2}$; (2) 连续且可导，$f'(0) = 1$; (3) 连续但不可导.

4. (1) $3x^2 - \dfrac{28}{x^5} - \dfrac{1}{\sqrt{x}}$;   (2) $\dfrac{-a(a+b)}{(ax+b)^2}$;

    (3) $\dfrac{-15}{2x^2\sqrt{x}} - 2^x \ln 2 + 3e^x$;   (4) $2x \tan x + (x^2 + 3)\sec^2 x$;

    (5) $\dfrac{1}{2\sqrt{x}} + \dfrac{1}{2x\sqrt{x}}$;   (6) $\arcsin x + \dfrac{x}{\sqrt{1-x^2}} - \sin x$;

    (7) $3e^x(\cos x - \sin x)$;   (8) $\dfrac{3}{2}x^2 \cos x \ln x - \dfrac{1}{2}x^3 \sin x \ln x + \dfrac{1}{2}x^2 \cos x$;

    (9) $\dfrac{a^x(x\ln a - 2)}{x^3} + \dfrac{1}{x}$;   (10) $\dfrac{1}{2x\sqrt{x}}\left(\dfrac{2}{\ln 10} - \lg x\right)$;

    (11) $\dfrac{2x - x^2 + 5}{(x^2 + 2x + 3)^2}$;   (12) $\dfrac{x + \sin x}{1 + \cos x}$.

5. (1) $f'(0) = 2, f'(1) = -4$;   (2) $f'(0) = 1$, $f'(2) = \dfrac{5}{9}$;

(3) $\dfrac{d\varrho}{d\theta}\Big|_{\theta=\frac{\pi}{2}}=\dfrac{1}{2}$；　　　　　　(4) $y'\big|_{x=0}=100!$，　　$y'\big|_{x=1}=-99!$．

6. (1) $5(3x^3+x-1)^4(9x^2+1)$；　　(2) $\dfrac{-x}{(x^2-1)\sqrt{x^2-1}}$；

(3) $x^2(2x-1)(10x-3)$；　　　　(4) $\dfrac{e^x}{1+e^{2x}}$；

(5) $\dfrac{10x^9}{(1+x)^{11}}$；　　　　　　(6) $n\sin^{n-1}x\cdot\sin(n+1)x$；

(7) $\cot x-\dfrac{\sin\ln x}{x}$；　　　　(8) $\dfrac{4}{(e^t+e^{-t})^2}$；

(9) $\dfrac{4\sqrt{x}\ \sqrt{x+\sqrt{x}}+2\sqrt{x}+1}{8\sqrt{x}\ \sqrt{x+\sqrt{x}}\ \sqrt{x+\sqrt{x+\sqrt{x}}}}$；(10) $\dfrac{2a}{a^2-x^2}$；

(11) $\dfrac{1}{\sqrt{1+x^2}}$；　　　　　(12) $2xe^{\sin x^2}\cos x^2$；

(13) $x\cdot\sin(x^2+1)$；　　　　(14) $\dfrac{1}{x^2}\tan\dfrac{1}{x}$；

(15) $\dfrac{1}{x\ln x\cdot\ln(\ln x)}$；　　(16) $\dfrac{-1}{(1+x)\sqrt{2x(1-x)}}$．

7. (1) $e^{f(x)}f'(x)$；　　　　　(2) $f'(x^2+x-1)(2x+1)$；

(3) $g\Big(\dfrac{1}{x}\Big)-\dfrac{1}{x}g'\Big(\dfrac{1}{x}\Big)$；　　(4) $\sin2x[f'(\sin^2x)-g'(\cos^2x)]$；

(5) $f'\Big(g(2^x)\Big)\cdot g'(2^x)2^x\ln2$；　　(6) $\dfrac{f(x)f'(x)+g(x)g'(x)}{\sqrt{f^2(x)+g^2(x)}}$．

8. 证明从略.

9. (1) $\dfrac{ap}{2y}$；　　　(2) $\dfrac{y-2x}{2y-x}$；　　　(3) $\dfrac{e^{x+y}-y}{x-e^{x+y}}$；

(4) $\dfrac{-y^2e^x}{1+ye^x}$；　　(5) $\dfrac{-y\sin(xy)}{2y+x\sin(xy)}$；　　(6) $\dfrac{x+y}{x-y}$．

10. (1) $x^{\sqrt{x}}\Big(\dfrac{\ln x+2}{2\sqrt{x}}\Big)$；　　　　(2) $\Big(\dfrac{x}{1+x}\Big)^x\Big(\ln\dfrac{x}{1+x}+\dfrac{1}{1+x}\Big)$；

(3) $\sin x^{\cos x}\Big(\dfrac{\cos^2x}{\sin x}-\sin x\cdot\ln\sin x\Big)$；　(4) $(1+x^2)^{\sin x}\Big[\cos x\ln(1+x^2)+\dfrac{2x\sin x}{1+x^2}\Big]$；

(5) $\dfrac{1}{4}\sqrt{x\sin x\ \sqrt{1-e^x}}\Big(\dfrac{2}{x}+2\cot x-\dfrac{e^x}{1-e^x}\Big)$；

(6) $\dfrac{1}{3}\sqrt[3]{\dfrac{(3x-2)^2}{(5-2x)(x-1)}}\Big(\dfrac{6}{3x-2}+\dfrac{2}{5-2x}-\dfrac{1}{x-1}\Big)$．

11. (1) $\dfrac{\sin t}{1-\cos t}$；　　(2) $-2\sqrt{2}$；　　(3) $-\tan\theta$；　　(4) $\dfrac{-4}{3}$．

12. (1) $(4x^2-2)e^{-x^2}$；　　(2) $-4\sin2x$；　　　　(3) $(x^2-4x+2)e^{-x}$；

(4) g；　　　　(5) $\dfrac{e^{2y}(3-y)}{(2-y)^3}$ 或 $\dfrac{e^{2y}(2-xe^y)}{(1-xe^y)^3}$；　　(6) $-\dfrac{b}{a^2}\csc^3t$；

(7) $\dfrac{-f''(t)}{[f'(t)]^3}$．

13. (1) $a^x(\ln a)^n$；　　　(2) $\sin\Big(\dfrac{n\pi}{2}+x\Big)$；

(3) $(n+x)e^x$；　　(4) $\dfrac{(-1)^{n+1}(n-1)!}{(1+x)^n}$；

(5) $m>n$ 时，n 阶导数为 $m(m-1)\cdots(m-n+1)x^{m-n}$；　$m=n$ 时为 $m!$；　$m<n$ 时为 0.

14. (1) 切法线方程分别为 $y+4x+7=0$ 与 $4y-x+11=0$；

   (2) 切法线方程分别为 $x+y-\dfrac{\sqrt{2}}{2}a=0$ 与 $x-y=0$；

   (3) 切法线方程分别为 $2y+x-4=0$ 与 $y-2x+3=0$.

15. 速度与加速度分别为 $\dfrac{1}{2\sqrt{t}}-3\cos 3t$ 与 $-\dfrac{1}{4t\sqrt{t}}+9\sin 3t$.

16. $\dfrac{\mathrm{d}M}{\mathrm{d}t}=q+2rt$.

17. $2\mathrm{e}^3+6$.

18. $\dfrac{3\sqrt{3}}{160}\,\mathrm{m/s}$.

19. (1) $\mathrm{d}y=\left(-\dfrac{2}{x^2}+\dfrac{1}{\sqrt{x}}\right)\mathrm{d}x$；   (2) $\mathrm{d}s=A\omega\cos(\omega t+\varphi)\mathrm{d}t$；

   (3) $\mathrm{d}y=\dfrac{4x^3}{1+x^4}\mathrm{d}x$；   (4) $\mathrm{d}y=\left(\dfrac{2}{3}x^{-\frac{1}{3}}-\dfrac{13}{6}x^{\frac{7}{6}}\right)\mathrm{d}x$；

   (5) $\mathrm{d}y=\left(-\dfrac{1}{x^2}+\dfrac{1}{x^2\sqrt{1-x^2}}\right)\mathrm{d}x$；   (6) $\mathrm{d}y=-\left[\mathrm{e}^{-x}+\sin(3-x)\right]\mathrm{d}x$.

20. (1) $\dfrac{1}{2}-\dfrac{\sqrt{3}\pi}{360}\approx 0.4849$；   (2) $\dfrac{151}{150}\approx 1.00667$；

   (3) -0.03；   (4) $1.01\mathrm{e}$.

21. 证明从略.

习　题　三

1. (1) 满足，$\xi=0$；   (2) 不满足（$x=0$ 处不连续）；

   (3) 不满足（$x=0$ 处不可导）；   (4) 不满足（$f(0)\neq f(\frac{1}{2})$）.

2. 有三个实根，$\xi_1\in(1,2)$，$\xi_2\in(2,3)$，$\xi_3\in(3,4)$.

3. (1) 不满足（$x=0$ 处不可导）；   (2) 满足，$\xi=-\ln(\ln 2)$.

4. 证明从略.

5. 证明从略.

6. (1) $\dfrac{m}{n}a^{m-n}$；   (2) -2；   (3) $\ln\dfrac{a}{b}$；   (4) 2；   (5) 2；   (6) 0；

   (7) 0；   (8) 0；   (9) 3；   (10) 1；   (11) 0；   (12) $\dfrac{1}{2}$；

   (13) 0；   (14) $\mathrm{e}^{\frac{-2}{\pi}}$；   (15) 1；   (16) e.

   （(1) ～ (5) 属 $\dfrac{0}{0}$ 型；(6) ～ (9) 属 $\dfrac{\infty}{\infty}$ 型；(10)、(11) 属 $0\cdot\infty$ 型；(12)、(13) 属 $\infty-\infty$ 型；

   (14)、(15)、(16) 分别属 1^∞ 型、0^0 型、∞^0 型.）

7. (1) 在 $(-\infty,-1]$，$[1,+\infty)$ 上单调增加，在 $[-1,1]$ 上单调减少；

   (2) 在 $(-\infty,0]$ 上单调增加，在 $[0,+\infty)$ 上单调减少；

   (3) 在 $(-\infty,0]$ 上单调减少，在 $[0,+\infty)$ 上单调增加；

   (4) 在 $\left(-\infty,\dfrac{1}{2}\right]$ 上单调减少，在 $\left[\dfrac{1}{2},+\infty\right)$ 上单调增加；

   (5) 在 $(-1,0]$ 内单调减少，在 $[0,+\infty)$ 上单调增加；

   (6) 在 $(-\infty,0)$ 内，$\left(0,\dfrac{1}{2}\right]$ 内，$[1,+\infty)$ 上单调减少，在 $\left[\dfrac{1}{2},1\right]$ 上单调增加.

8. 证明从略.

9. (1) 极大值：$y(-1)=4$，极小值：$y(1)=0$；

   (2) 极大值：$y(2)=4\mathrm{e}^{-2}$，极小值：$y(0)=0$；

   (3) 极大值：$y(-a)=-2a$，极小值：$y(2a)=2a$；

   (4) 无极值；

   (5) 极大值：$y(0)=2$，极小值：$y(\pm2)=-14$；

   (6) 极大值：$y(1)=1$，极小值：$y\left(\dfrac{35}{27}\right)=\dfrac{23}{27}$.

10. (1) 最大值与最小值分别为 13、4； (2) 最大值与最小值分别为 10、6；

   (3) 最大值与最小值分别为 2、-10； (4) 最大值与最小值分别为 81、$\dfrac{1}{3}$.

11. (1) $\left(-\infty,\dfrac{5}{3}\right]$ 为凸区间，$\left[\dfrac{5}{3},+\infty\right)$ 为凹区间，$\left(\dfrac{5}{3},\dfrac{-250}{27}\right)$ 为拐点；

   (2) $(-\infty,-1]$，$[1,+\infty)$ 为凸区间，$[-1,1]$ 为凹区间，$(-1,ln2)$ 与 $(1,ln2)$ 为拐点；

   (3) $(-\infty,2]$ 为凸区间，$[2,+\infty)$ 为凹区间，$\left(2,\dfrac{2}{\mathrm{e}^2}\right)$ 为拐点；

   (4) $(-\infty,0]$ 为凹区间，$[0,+\infty)$ 为凸区间，$(0,0)$ 为拐点.

12. (1) $y=1$，$x=0$； (2) $y=0$，$x=-2$；

   (3) $x=k\pi+\dfrac{\pi}{2}(k=0,\pm1,\pm2,\cdots)$； (4) $x=1$，$y=3x+1$.

13. 作图从略.

14. 证明从略.

15. $t=\dfrac{\ln a_2-\ln a_1}{a_2-a_1}$.

16. $x=1.6818$， $y(1.6818)=1.1180$.

习 题 四

1. (1) 不是； (2) 是； (3) 是； (4) 不是； (5) 不是； (6) 是.

2. (1) $\dfrac{n}{m+n}x^{\frac{m+n}{n}}+c$； (2) $5\arcsin x+c$；

   (3) $x^4-\dfrac{4}{3}x^3-\dfrac{1}{2}x^2+c$； (4) $\dfrac{1}{2}x^2-3x+2\ln|x|-\dfrac{4}{x}+c$；

   (5) $-\dfrac{2}{3}x^{-\frac{3}{2}}-\mathrm{e}^x+5\ln|x|+c$； (6) $\dfrac{1}{2}x^2-2x+\ln|x|+c$；

   (7) $\dfrac{2}{3}x^{\frac{3}{2}}+10\sqrt{x}+c$； (8) $\sin x-\dfrac{a^x}{\ln a}-\cot x+c$；

   (9) $\tan x+2\arctan x-\cos x+c$； (10) $\dfrac{1}{3}x^3-\dfrac{1}{2}x^2+x+c$；

   (11) $\arctan x+\ln|x|+c$； (12) $\dfrac{1}{3}x^3+\dfrac{2}{5}x^{\frac{5}{2}}-\dfrac{2}{3}x^{\frac{3}{2}}-x+c$；

   (13) $\arcsin x+c$； (14) $\sin x-\cos x+c$；

   (15) $-\cot x-2x+c$； (16) $-\cot x-x+c$；

   (17) $\dfrac{1}{2}t+\dfrac{1}{2}\sin t+c$； (18) $t+\cos t+c$.

3. 答案从略.

4. (1) $\dfrac{1}{2}\sin 2x+c$； (2) $\dfrac{1}{7}(1+x)^7+c$；

(3) $\frac{2}{3}\sqrt{3x-1}+c$;

(4) $-\ln|1-x|+c$;

(5) $\frac{1}{\sqrt{5}}\arctan\frac{x}{\sqrt{5}}+c$;

(6) $\arcsin\frac{t}{\sqrt{2}}+c$;

(7) $\frac{1}{3}\arcsin(3x-1)+c$;

(8) $\frac{1}{4}\ln\left|\frac{x-5}{x-1}\right|+c$;

(9) $\frac{1}{6}\ln\left|\frac{x+3}{x-3}\right|+c$;

(10) $\frac{1}{4}\sin2x-\frac{1}{16}\sin8x+c$;

(11) $\frac{3}{8}x-\frac{1}{4}\sin2x+\frac{1}{32}\sin4x+c$;

(12) $\frac{1}{3}(1+x^2)^{\frac{3}{2}}+c$;

(13) $\frac{-1}{36(2x^2-3)^9}+c$;

(14) $\frac{1}{2}\ln(x^2+4x+5)-2\arctan(x+2)+c$;

(15) $\frac{1}{3}\arctan x^3+c$;

(16) $-\frac{3}{4}\ln|1-x^4|+c$;

(17) $2\arctan\sqrt{x}+c$;

(18) $-e^{\frac{1}{x}}+c$;

(19) $-e^{\cos x}+c$;

(20) $\frac{1}{2}\sec^2x+c$;

(21) $-\frac{2}{\sqrt{\sin\theta}}+c$;

(22) $\sin x-\frac{1}{3}\sin^3x+c$;

(23) $2\sqrt{\tan x}+c$;

(24) $\frac{1}{3}\sec^3x-\sec x+c$;

(25) $\frac{3}{2}(\sin x-\cos x)^{\frac{2}{3}}+c$;

(26) $\frac{1}{4}\ln^4x+c$;

(27) $2\sqrt{1+\ln x}+c$;

(28) $\ln|\ln(\ln x)|+c$;

(29) $-\frac{1}{e^x}+c$;

(30) $\sin e^\theta+c$;

(31) $x-\ln(1+e^x)+c$;

(32) $\ln(e^x+e^{-x})+c$;

(33) $\ln|\arcsin x|+c$;

(34) $\frac{1}{3}(\arctan x)^3+c$;

(35) $(\arctan\sqrt{x})^2+c$;

(36) $e^{\arctan x}+\frac{1}{4}\ln^2(1+x^2)+c$.

5. (1) $2\arctan\sqrt{x}+c$;

(2) $-\frac{6x+9}{10}\sqrt[3]{(1-x)^2}+c$;

(3) $-\frac{2}{5}(3-x)^{\frac{3}{2}}(2+x)+c$;

(4) $\sqrt{2x}-\ln(1+\sqrt{2x})+c$;

(5) $6\ln\left(\frac{\sqrt[6]{x}}{1+\sqrt[6]{x}}\right)+c$;

(6) $-\frac{\sqrt{1-x^2}}{x}-\arcsin x+c$;

(7) $\frac{a^2}{2}\arcsin\frac{x}{a}-\frac{x}{2}\sqrt{a^2-x^2}+c$;

(8) $\frac{x}{a^2\sqrt{a^2+x^2}}+c$;

(9) $\sqrt{1+x^2}+\frac{1}{\sqrt{1+x^2}}+c$;

(10) $\pm\arccos\frac{1}{x}+c$ 或 $\mp\arcsin\frac{1}{x}+c$;

(11) $\sqrt{x^2-9}-3\arccos\frac{3}{x}+c$;

(12) $2\ln(\sqrt{1+e^x}-1)-x+c$.

6. (1) $-\frac{x}{2}\cos2x+\frac{1}{4}\sin2x+c$;

(2) $-e^{-x}(x+1)+c$;

(3) $(x^2-1)\sin x+2x\cos x+c$;

(4) $\frac{x^2\cdot2^x}{\ln2}-\frac{x\cdot2^{x+1}}{\ln^22}+\frac{2^{x+1}}{\ln^32}+c$;

(5) $x\tan x+\ln|\cos x|+c$;

(6) $-\frac{1}{x}(\ln x+1)+c$;

(7) $\frac{1}{6}x^6\ln x-\frac{1}{36}x^6+c$;

(8) $x\ln(x+\sqrt{1+x^2})-\sqrt{1+x^2}+c$;

(9) $\frac{x^3}{3}\arctan x - \frac{1}{6}x^2 + \frac{1}{6}\ln(1+x^2) + c$;　　(10) $x\arccos x - \sqrt{1-x^2} + c$;

(11) $\frac{e^{-x}}{2}(\sin x - \cos x) + c$;

(12) $\frac{1}{2}e^x - \frac{e^x}{10}(2\sin 2x + \cos 2x) + c$ 或 $\frac{1}{5}e^x(3\sin^2 x - \sin 2x + 2\cos^2 x) + c$;

(13) $\frac{x}{2}[\sin(\ln x) - \cos(\ln x)] + c$;　　　　(14) $x^2 f'(x) - 2xf(x) + 2F(x) + c$.

7. (1) $2e^{\sqrt{x}}(\sqrt{x}-1) + c$;　　　　　　　　(2) $2\sin\sqrt{x-1} - 2\sqrt{x-1}\cos\sqrt{x-1} + c$;

(3) $\frac{2}{3}(x-1)^{\frac{3}{2}}\ln x - \frac{4}{9}(x-1)^{\frac{3}{2}} + \frac{4}{3}(x-1)^{\frac{1}{2}} - \frac{4}{3}\arctan\sqrt{x-1} + c$;

(4) $2e^{\sqrt{\cos x}}(1 - \sqrt{\cos x}) + c$;　　　　(5) $\frac{1}{2}e^{\arcsin x}(x + \sqrt{1-x^2}) + c$;

(6) $\frac{1}{x}\cos\frac{1}{x} - \sin\frac{1}{x} + c$;

(7) $(\tan x - 1)\ln(1 + \sqrt{\tan x}) - \frac{1}{2}\tan x + \sqrt{\tan x} + c$.

*8. (1) $x + \frac{1}{6}\ln|x| - \frac{9}{2}\ln|x-2| + \frac{28}{3}\ln|x-3| + c$;

(2) $\frac{1}{4}\ln\frac{(x-1)^4}{(x+1)^2(x^2+1)} - \frac{3x-1}{2(x^2+1)} - 3\arctan x + c$;

(3) $\frac{1}{2}\ln(x^2+1) - 2\arctan x - \frac{1}{2}\ln(1-x+x^2) + \frac{5}{\sqrt{3}}\arctan\frac{2x-1}{\sqrt{3}} + c$;

(4) $\ln|x^7| - \frac{2}{7}\ln|x^7+1| + c$;

(5) $\ln\left|\dfrac{\tan\dfrac{x}{2}-5}{\tan\dfrac{x}{2}-3}\right| + c$;

(6) $\frac{1}{3}\ln\left(\left|\tan\dfrac{x}{2}\right|\left(\tan^2\dfrac{x}{2}+3\right)\right) + c$.

习 题 五

1. (1) 不可以.

(2) 两个任意指：任意分割区间 $[a, b]$ 为 n 个小区间 $[x_{i-1}, x_i]$，$\Delta x_i = x_i - x_{i-1}$
$(i = 1, 2, \cdots, n)$，在每个小区间上任意取点 $\alpha_i (x_{i-1} \leqslant \alpha_i \leqslant x_i)$.

$f(x)$ 在闭区间 $[a, b]$ 上连续时，两个任意下的 $\lim\limits_{\lambda\to 0}\sum\limits_{i=1}^{n} f(\alpha_i)\Delta x_i$ 存在（即定积分存在）.

2. (1) $4\displaystyle\int_0^a \sqrt{a^2-x^2}\,dx$;　　　　　　(2) $\displaystyle\int_0^3 \frac{1}{2}x^2\,dx$;

(3) $\displaystyle\int_0^L \frac{1}{\sqrt{x+1}}\,dx$;　　　　　　(4) $\displaystyle\int_{t_0}^{t_1}(-0.06t)\,dt$.

3. (1) $\displaystyle\int_0^1 x^2\,dx > \int_0^1 x^3\,dx$;　　　　(2) $\displaystyle\int_1^2 \ln^2 x\,dx < \int_1^2 \ln x\,dx$;

(3) $\displaystyle\int_0^1 e^x\,dx > \int_0^1 e^{-x}\,dx$;　　　　(4) $\displaystyle\int_0^{\frac{\pi}{2}}\sin x\,dx < \int_0^{\frac{\pi}{2}} x\,dx$.

4. (1) $6 \leqslant \displaystyle\int_1^4 (x^2+1)\,dx \leqslant 51$;　　(2) $\pi \leqslant \displaystyle\int_{\frac{\pi}{4}}^{\frac{5\pi}{4}}(1+\sin^2 x)\,dx \leqslant 2\pi$;

(3) $6(e^2-e) \leqslant \displaystyle\int_e^{e^2}(\ln^2 x + 5)\,dx \leqslant 9(e^2-e)$;　　(4) $\dfrac{1}{2\sqrt[4]{e}} \leqslant \displaystyle\int_0^{\frac{1}{2}} e^{x^2-x}\,dx \leqslant \dfrac{1}{2}$.

5. (1) $\ln x$；　　　　　(2) $-e^{-x^2}$；　　　　(3) $\cot t$；　　　　(4) $\dfrac{-\cos x}{e^y}$.

6. (1) 0；　　　　　(2) $\dfrac{1}{6}$；　　　　　(3) 1；　　　　　(4) -1.

7. (1) $\dfrac{51}{512}$；　　　　(2) $e-\sqrt{e}$；　　　(3) $2\sqrt{3}-2$；　　　(4) $\dfrac{4}{3}$；

　　(5) $1+\ln\dfrac{2}{1+e}$；　　(6) $\dfrac{\pi}{2}$；　　　(7) $4-2\arctan 2$；　　(8) $\dfrac{1}{6}$；

　　(9) $1-\dfrac{\pi}{4}$；　　　(10) $\sqrt{2}-\dfrac{2\sqrt{3}}{3}$；　　(11) $-\dfrac{\pi}{12}$；　　(12) $2\dfrac{2}{3}$.

8. 证明从略.

9. (1) 0；　　　　　(2) π；　　　　(3) $\dfrac{\pi^3}{324}$；　　　(4) 0.

10. (1) $-\dfrac{\pi}{4}$；　　　(2) $1-\dfrac{2}{e}$；　　　(3) $\dfrac{1}{4}(e^2+1)$；

　　(4) $\dfrac{(4\sqrt{3}-3)\pi}{12}-\dfrac{\ln 2}{2}$；　　(5) $4\ln 4-4$；　　(6) $\dfrac{1}{5}(e^\pi-2)$；　　(7) $\dfrac{\sqrt{3}}{6}\pi-\dfrac{1}{2}$.

11. (1) $\dfrac{3}{2}$；　　　　(2) $10\dfrac{2}{3}$；　　　　(3) $b-a$；　　　(4) 2；

　　(5) $e+\dfrac{1}{e}-2$；　　(6) $2\pi+\dfrac{4}{3}$ 与 $6\pi-\dfrac{4}{3}$；　　(7) $\dfrac{7}{6}$；　　(8) $\dfrac{2\sqrt{3}}{3}\pi$.

12. (1) πa^2；　　　(2) $\dfrac{3}{2}\pi a^2$；　　　(3) $\dfrac{1}{4}\pi a^2$.

13. (1) 绕 x 轴与绕 y 轴旋转生成的体积都是 $\dfrac{3}{10}\pi$；

　　(2) 绕 x 轴与绕 y 轴旋转生成的体积分别为 $\dfrac{\pi a}{2}$ 与 $2\pi a^2$；

　　(3) 绕 y 轴旋转生成的体积为 9π；

　　(4) 绕 x 轴旋转生成的体积为 $160\pi^2$.

*14. (1) $\dfrac{8}{27}(10\sqrt{10}-1)$；　　　　　(2) $8a$；

　　(3) $\dfrac{a}{2}\left[\pi\sqrt{1+\pi^2}+\ln(\pi+\sqrt{1+\pi^2})\right]$.

15. (1) $\dfrac{49}{2}$；　　(2) $\dfrac{6}{7}$；　　(3) $\dfrac{a}{t_0}(1-e^{-kt_0})$.

16. kaL^2.

*17. $\dfrac{GMm}{L}\ln\dfrac{4}{3}$.

18. 3.92×10^5 J.

19. $6.53a^3\times 10^3$ N.

20. 3.55×10^6 N.

21. $\dfrac{5}{4}$ m.

22. (1) $\dfrac{km}{a(a+l)}$；　　　(2) $\dfrac{km}{al}\arctan\dfrac{l}{a}$；　　(3) $\dfrac{2km}{al}\arctan\dfrac{l}{2a}$.

23. (1) e；　　(2) 发散；　　(3) 1；　　(4) $\dfrac{1}{2}$；　　(5) π；　　(6) $\dfrac{\pi}{2}$；　　(7) 发散.

习　题　六

1. A、B、C、D 点分别在 1、5、8、3 卦限中；

E、F、M、P 点分别在 yOz 面上、xOy 面上、x 轴上、y 轴上.

2. 到原点的距离：$d_0 = 5\sqrt{2}$；到坐标轴的距离：$d_x = \sqrt{34}$，$d_y = \sqrt{41}$，$d_z = 5$；

   到坐标面的距离：$d_{xOy} = 5$，$d_{yOz} = 4$，$d_{zOx} = 3$.

3. 证明从略.

4. $(0，1，-2)$.

5. $\overrightarrow{OM} = \left(\dfrac{11}{4}，-\dfrac{1}{4}，3 \right)$.

6. 模为 2； 方向余弦为 $-\dfrac{1}{2}，-\dfrac{\sqrt{2}}{2}，\dfrac{1}{2}$； 方向角为 $\dfrac{2\pi}{3}，\dfrac{3\pi}{4}，\dfrac{\pi}{3}$.

7. 8； $(1，-2，1)$； 9； $(-2，4，-2)$.

8. $m = -1$ 时两向量平行； $m = \dfrac{13}{4}$ 时两向量垂直.

9. (1) $\pm \dfrac{1}{\sqrt{17}}(3\boldsymbol{i} - 2\boldsymbol{j} - 2\boldsymbol{k})$； (2) $\sqrt{17}$.

10. (1) 该平面与三坐标轴交于 $(1，0，0)$，$(0，2，0)$，$(0，0，3)$； (2) 该平面过原点；

    (3) 该平面是 yOz 坐标面； (4) 该平面平行于 zOx 面；

    (5) 该平面平行于 z 轴； (6) 该平面过 z 轴；

    (7) 该平面平行于 x 轴； (8) 该平面过 y 轴.

11. (1) $x - 4y + 5z + 15 = 0$； (2) $2x - y - z = 0$；

    (3) $2x - y - z = 0$； (4) $x - 3y - 2z = 0$；

    (5) $x + y + z = 6$； (6) $x + 3y = 0$；

    (7) $9y - z - 2 = 0$.

12. (1) $\begin{cases} x - 1 = 0, \\ y - 2 = 0; \end{cases}$ (2) $\dfrac{x}{-1} = \dfrac{y+3}{3} = \dfrac{z-2}{1}$；

    (3) $\dfrac{x}{-2} = \dfrac{y-2}{3} = \dfrac{z-4}{1}$； (4) $\dfrac{x-2}{3} = \dfrac{y+3}{-1} = \dfrac{z-4}{2}$.

13. 标准方程：$\dfrac{x-1}{-2} = \dfrac{y-1}{1} = \dfrac{z-1}{3}$； 参数方程：$x = 1 - 2t$，$y = 1 + t$，$z = 1 + 3t$.

14. (1) $\varphi = \dfrac{\pi}{3}$； (2) $\dfrac{1}{3}，\dfrac{2}{3}，\dfrac{-2}{3}$； (3) $\varphi = \dfrac{\pi}{4}$； (4) $\varphi = 0$.

*15. (1) $\dfrac{1}{2}x - 5y + \dfrac{7}{3}z = 0$； (2) $8x - 9y - 22z = 59$； (3) $x - y + z = 0$；

   (4) $\dfrac{x-1}{3} = \dfrac{y+2}{-2} = \dfrac{z-5}{1}$； (5) $\dfrac{x+1}{48} = \dfrac{y}{37} = \dfrac{z-4}{4}$.

16. (1) $(x-1)^2 + (y-1)^2 + (z-1)^2 = 1$ 与 $\left[x - \dfrac{1}{3} \right]^2 + \left[y - \dfrac{1}{3} \right]^2 + \left[z - \dfrac{1}{3} \right]^2 = 1$；

   (2) $\dfrac{y^2}{a^2} + \dfrac{x^2 + z^2}{a^2 - c^2} = 1$； (3) $\dfrac{x^2}{4} + \dfrac{y^2}{9} + \dfrac{z^2}{9} = 1$； (4) $y^2 + z^2 = 5x$；

   (5) $\dfrac{z^2}{4} - x^2 - y^2 = 1$； (6) $y = \sqrt{x^2 + z^2}$.

17. (1) 球面； (2) 椭球面； (3) 坐标原点；

    (4) 二次锥面； (5) 单叶双曲面； (6) 双叶双曲面；

    (7) 椭圆抛物面； (8) 双曲抛物面（马鞍面）； (9) 圆柱面；

    (10) 双曲柱面； (11) 椭圆柱面； (12) 三个坐标平面.

18. (1) 圆； (2) 椭圆； (3) 抛物线； (4) 双曲线；

    (5) 圆； (6) 圆； (7) 圆； (8) 螺旋线.

习 题 七

1. (1) 31;   (2) $\dfrac{1}{x^3} - \dfrac{4}{xy} + \dfrac{12}{y^2}$;   (3) $-2x + 6y + 3h$.

2. (1) $4 < x^2 + y^2 < 16$;   (2) $\begin{cases} x^2 \leqslant 1, \\ y^2 \geqslant 1; \end{cases}$

   (3) $(x^2 + y^2) \leqslant 1$;   (4) $\begin{cases} x \geqslant 0, \\ y \geqslant 0; \end{cases}$ (5) xOy 平面.

3. 证明从略.

4. (1) 6;   (2) $\dfrac{10}{3}$;   (3) $+\infty$;   (4) 0;

   (5) 2;   (6) 0;   (7) 3;   (8) e^2.

5. (1) 间断线为 xOy 面上的抛物线 $y^2 = 2x$;

   (2) 间断点为 $(0, 0)$.

6. (1) $z_x' = 3x^2 + 4xy - 5y^2$, $z_y' = 2x^2 - 10xy$;

   (2) $z_x' = e^x(\cos y + \sin y)$, $z_y' = e^x(\cos y - \sin y)$;

   (3) $s_u' = \dfrac{1}{v} - \dfrac{v}{u^2}$, $s_v' = \dfrac{1}{u} - \dfrac{u}{v^2}$;

   (4) $z_x' = \dfrac{e^x}{e^x + a^y}$, $z_y' = \dfrac{a^y \ln a}{e^x + a^y}$;

   (5) $z_x' = \dfrac{1 + y^2}{(1 - xy)^2 + (x + y)^2} = \dfrac{1}{1 + x^2}$, $z_y' = \dfrac{1 + x^2}{(1 - xy)^2 + (x + y)^2} = \dfrac{1}{1 + y^2}$;

   (6) $z_x' = \dfrac{-2x}{(x^2 - y^2)^2} \cos \dfrac{y}{x} + \dfrac{y}{x^2(x^2 - y^2)} \sin \dfrac{y}{x}$,

       $z_y' = \dfrac{2y}{(x^2 - y^2)^2} \cos \dfrac{y}{x} + \dfrac{1}{x(y^2 - x^2)} \sin \dfrac{y}{x}$;

   (7) $z_x' = 2yx^{2y-1}$, $z_y' = 2x^{2y} \ln x$;

   (8) $z_x' = \dfrac{1}{2x\sqrt{\ln(xy)}}$, $z_y' = \dfrac{1}{2y\sqrt{\ln(xy)}}$;

   (9) $u_x' = \dfrac{y}{z}x^{\frac{y}{z}-1}$, $u_y' = \dfrac{1}{z}x^{\frac{y}{z}}\ln x$, $u_z' = -\dfrac{y}{z^2}x^{\frac{y}{z}}\ln x$;

   (10) $u_x' = \dfrac{x}{\sqrt{x^2 + y^2 + z^2}}$, $u_y' = \dfrac{y}{\sqrt{x^2 + y^2 + z^2}}$, $u_z' = \dfrac{z}{\sqrt{x^2 + y^2 + z^2}}$.

7. 证明从略.

8. (1) $\dfrac{\partial^2 z}{\partial x^2} = y^x(\ln y)^2$, $\dfrac{\partial^2 z}{\partial y^2} = x(x-1)y^{x-2}$, $\dfrac{\partial^2 z}{\partial x \partial y} = y^{x-1} + xy^{x-1}\ln y$;

   (2) $\dfrac{\partial^2 z}{\partial x^2} = 12x^2 - 8y^2$, $\dfrac{\partial^2 z}{\partial y^2} = 12y^2 - 8x^2$, $\dfrac{\partial^2 z}{\partial x \partial y} = -16xy$;

   (3) 0;   (4) $e^{xyz}(1 + 3xyz + x^2y^2z^2)$.

9. 0, -1, 0.

10. 证明从略.

11. $\Delta z = -0.41$, $dz = -0.5$.

12. $dz\big|_{(2,1)} = \dfrac{1}{2}\Delta x + \Delta y$.

13. (1) $\left(y + \dfrac{1}{y}\right)dx + \left(x - \dfrac{x}{y^2}\right)dy$;   (2) $\dfrac{x\,dx + y\,dy}{1 + x^2 + y^2}$;

(3) $e^{x+y}[\cos y(\cos x - \sin x)dx + \cos x(\cos y - \sin y)dy]$;

(4) $a^{xyz}\ln a(yzdx + xzdy + xydz)$.

14. (1) 2.2316;   (2) 1.08;   (3) 0.502 .

15. (1) $\dfrac{du}{dx} = \dfrac{yz + axze^{ax} - 2axy(ax+1)}{z^2 + x^2y^2}$;

(2) $\dfrac{\partial z}{\partial x} = \dfrac{2x\ln(3x-2y)}{y^2} + \dfrac{3x^2}{y^2(3x-2y)}$;

    $\dfrac{\partial z}{\partial y} = \dfrac{-2x^2\ln(3x-2y)}{y^3} - \dfrac{2x^2}{y^2(3x-2y)}$;

(3) $\dfrac{\partial u}{\partial y} = 2xz\cos(yz) + 2y$, $\dfrac{\partial u}{\partial z} = 2xy\cos(yz) + 2z$;

(4) $\dfrac{\partial z}{\partial x} = 2xyf'_u + y\cos xf'_w$, $\dfrac{\partial z}{\partial y} = x^2f'_u + 2yf'_v + \sin xf'_w$;

(5) $\dfrac{\partial z}{\partial x} = (x+2y)^{2x+y}\left[2\ln(x+2y) + \dfrac{2x+y}{x+2y}\right]$,

    $\dfrac{\partial z}{\partial y} = (x+2y)^{2x+y}\left[\ln(x+2y) + \dfrac{4x+2y}{x+2y}\right]$;

(6) $\dfrac{\partial u}{\partial x} = \dfrac{1+ye^{xy}}{x+y+e^{xy}}$, $\dfrac{\partial u}{\partial y} = \dfrac{1+xe^{xy}}{x+y+e^{xy}}$;

(7) $\dfrac{\partial z}{\partial x} = 2xf'_1 + ye^{xy}f'_2$, $\dfrac{\partial z}{\partial y} = -2yf'_1 + xe^{xy}f'_2$;

(8) $\dfrac{\partial^2 z}{\partial x\partial y} = f''_{11} + xf''_{12} + f'_2 + y(f''_{21} + xf''_{22})$.

16. 证明从略.

17. (1) $\dfrac{dy}{dx} = \dfrac{1-e^y}{xe^y-1}$;   (2) $\dfrac{\partial z}{\partial x} = \dfrac{yz}{z^2-xy}$, $\dfrac{\partial z}{\partial y} = \dfrac{xz}{z^2-xy}$;

(3) $\dfrac{\partial z}{\partial x} = \dfrac{yz}{e^z-xy}$, $\dfrac{\partial z}{\partial y} = \dfrac{xz}{e^z-xy}$;   (4) $m\dfrac{\partial z}{\partial x} + n\dfrac{\partial z}{\partial y} = -1$.

18. (1) $(2,-2)$ 处有极大值8;   (2) $(3,2)$ 处有极大值 36.

19. (1) $\left(\dfrac{1}{2},\dfrac{1}{2}\right)$ 处有极大值 $\dfrac{1}{4}$;   (2) $\left(\dfrac{ab^2}{a^2+b^2},\dfrac{a^2b}{a^2+b^2}\right)$ 处有极小值 $\dfrac{a^2b^2}{a^2+b^2}$.

20. $\Delta V \approx -200\pi(\text{cm}^3)$.

21. 宽、长都为 $\sqrt[3]{2V_0}$ ，高为 $\dfrac{1}{2}\sqrt[3]{2V_0}$ 时用料最省.

22. 8， $60°$.

23. $x = y = z = \dfrac{a}{3}$ 时 u 才最大.

24. $x = 15$（百万元），$y = 10$（百万元）时有最大利润 115（百万元）.

习 题 八

1. (1) $\displaystyle\int_a^{2a}dx\int_{-b}^{\frac{1}{3}b}f(x,y)dy$ 或 $\displaystyle\int_{-b}^{\frac{1}{3}b}dy\int_a^{2a}f(x,y)dx$;

(2) $\displaystyle\int_{-a}^a dx\int_{-\frac{b}{a}\sqrt{a^2-x^2}}^{\frac{b}{a}\sqrt{a^2-x^2}}f(x,y)dy$ 或 $\displaystyle\int_{-b}^b dy\int_{-\frac{a}{b}\sqrt{b^2-y^2}}^{\frac{a}{b}\sqrt{b^2-y^2}}f(x,y)dx$;

(3) $\displaystyle\int_0^1 dx\int_{x^2}^{2x}f(x,y)dy$ 或 $\displaystyle\int_1^2\int_{x^2}^{2x}f(x,y)dy$;

(4) $\displaystyle\int_0^a dy\int_y^{2a-y}f(x,y)dx$;

(5) $\int_1^2 \mathrm{d}x \int_x^{2x} f(x,y)\mathrm{d}y$;

(6) $\int_{-1}^0 \mathrm{d}x \int_{-x-1}^{x+1} f(x,y)\mathrm{d}y + \int_0^1 \mathrm{d}x \int_{x-1}^{1-x} f(x,y)\mathrm{d}y$ 或

$\int_{-1}^0 \mathrm{d}y \int_{-y-1}^{1+y} f(x,y)\mathrm{d}x + \int_0^1 \mathrm{d}y \int_{y-1}^{1-y} f(x,y)\mathrm{d}x$.

2. (1) $\int_0^1 \mathrm{d}y \int_{y^2}^{\sqrt{y}} f(x,y)\mathrm{d}x$;　　(2) $\int_{-1}^1 \mathrm{d}x \int_0^{\sqrt{1-x^2}} f(x,y)\mathrm{d}y$;

(3) $\int_{-1}^0 \mathrm{d}y \int_{-\sqrt{1-y^2}}^{\sqrt{1-y^2}} f(x,y)\mathrm{d}x + \int_0^1 \mathrm{d}y \int_{-\sqrt{1-y}}^{\sqrt{1-y}} f(x,y)\mathrm{d}x$;

(4) $\int_{-2}^0 \mathrm{d}x \int_{2x+4}^{4-x^2} f(x,y)\mathrm{d}y$;

(5) $\int_{-1}^0 \mathrm{d}y \int_{2\arcsin(-y)}^{\pi} f(x,y)\mathrm{d}x + \int_0^1 \mathrm{d}y \int_{\arcsin y}^{\pi-\arcsin y} f(x,y)\mathrm{d}x$;

(6) $\int_0^1 \mathrm{d}y \int_{\sqrt{y}}^{3-2y} f(x,y)\mathrm{d}x$.

3. (1) $2\dfrac{1}{3}$;　　　(2) $\dfrac{19}{210}$;　　　(3) $14a^4$;

(4) $2\dfrac{1}{4}$;　　　(5) $\pi^2 - 4\dfrac{4}{9}$;　　(6) -2.

4. (1) 18π;　　　(2) $\dfrac{\pi}{2}\left(\ln 2 - \dfrac{1}{2}\right)$;　　(3) $\dfrac{1}{2}a^4$;

(4) $\pi(\mathrm{e}-1)$;　　(5) $\dfrac{\pi}{3} - \dfrac{4}{9}$;　　　(6) $-6\pi^2$.

*5. (1) $2\pi a^{2n+1}$;　　(2) $\sqrt{2}$;　　(3) $\dfrac{1}{12}(5\sqrt{5}-1)$;　　(4) $\dfrac{\sqrt{3}}{2}\left(1 - \dfrac{1}{\mathrm{e}^2}\right)$.

6. (1) $-\dfrac{56}{15}$;　　(2) πa^2;　　　(3) -2π;　　(4) $\dfrac{1}{35}$.

7. (1) $-\dfrac{7}{3}$;　　(2) $-3\dfrac{46}{105}$;　　(3) -5.

8. (1) $-2\pi ab$;　　(2) $\dfrac{1}{30}$;　　　(3) -16.

9. (1) $-\dfrac{3}{2}$;　　(2) 236;　　(3) $1+\pi$.

10. (1) $\dfrac{\pi^5}{40}$;　　(2) $\left(\dfrac{a}{2}, \dfrac{a}{4}\right)$;　　(3) $3k\pi, \left(0, \dfrac{7}{3}\right)$ (k 是密度常数).

11. (1) 6;　　　(2) 8π;　　　(3) $\dfrac{4\pi}{3}(\sqrt{2}-1)a^3$;　　(4) 6π.

12. (1) 12π;　　(2) π;　　　(3) $\dfrac{3}{8}\pi a^2$.

13. (1) $\dfrac{a^2 - b^2}{2}$;　　(2) 0.

14. 证明从略.

习　题　九

1. (1) $\dfrac{\mathrm{d}x}{\mathrm{d}t} = -kx, x\big|_{t=0} = x_0$;　　　　(2) $\dfrac{\mathrm{d}y}{\mathrm{d}x} = 2x, y\big|_{x=1} = 2$;

(3) $s'' = -g, s\big|_{t=0} = 0, s'\big|_{t=0} = v_0$.

2. (1) $y = \dfrac{1}{2}x^2 + \dfrac{1}{5}x^3 + c$;　　　　　　(2) $y = c\mathrm{e}^{-\cos x}$;

$(3) e^y = \dfrac{1}{2} e^{2x} + c;$

$(4) y = e^{\frac{c}{\ln x}};$

$(5) y = c \mid \cos x \mid^{\frac{1}{2}};$

$(6) \cos 2y = -2e^x + 2x + c;$

$(7) \cos y = c\cos x;$

$(8) e^{-y^2} = \dfrac{2}{3} e^{3x} + c;$

$(9) \arcsin y = \arcsin x + c;$

$(10) \ln \mid y \mid = \dfrac{y}{x} + c;$

$(11) y^2 = 2\ln(1 + e^x) + 1 - \ln 4;$

$(12) \dfrac{6}{1 + x^2};$

$(13) y = -\cos x + \dfrac{1}{2} \sin^2 x - \dfrac{5}{4} + \dfrac{\sqrt{2}}{2};$

$(14) e^y = \dfrac{6}{x} + 4.$

3. $(1) y = e^{-x}(x + c);$

$(2) y = (x + c)e^{-\sin x};$

$(3) y = (x + 1)(e^x + c);$

$(4) y = \dfrac{1}{1 + x^2}\left(\dfrac{1}{5} x^5 - x + c\right);$

$(5) y = f(x) = 2 + ce^{\frac{x^2}{2}};$

$(6) y = \sin x + \dfrac{c}{\sin x};$

$(7) y = \left(\dfrac{x^2}{2} + c\right)e^{-x^2};$

$(8) y = \dfrac{\sin x + c}{x^2 - 1};$

$(9) x = \dfrac{1}{2} y^2 + cy^3;$

$(10) y = \left(cx - \dfrac{a}{2} \ln^2 x\right)^{-1};$

$(11) y = \dfrac{\pi - \cos x}{x};$

$(12) y = \sin x;$

$(13) y = \dfrac{e^x}{x} + \dfrac{2e}{x};$

$(14) y = \dfrac{1}{3} - \dfrac{5}{6} e^{-\frac{3}{2} x^2}.$

4. $(1) y = \dfrac{1}{6} x^3 - \sin x + c_1 x + c_2;$

$(2) y = (x - 3)e^x + c_1 x^2 + c_2 x + c_3;$

$(3) y = c_1 \ln \mid x \mid + c_2;$

$(4) y = \dfrac{1}{c_1}\left(\pm \dfrac{c_1}{2} x + c_2\right)^2 - \dfrac{1}{c_1};$

$(5) y = \dfrac{x^3}{6} - 2x\ln \mid x \mid + 2\dfrac{1}{2} x - 2\dfrac{2}{3};$

$(6) y = -\dfrac{1}{a}\ln \mid 1 - ax \mid.$

5. $(1) y = c_1 e^x + c_2 e^{-2x};$

$(2) y = c_1 e^x + c_2 e^{-x};$

$(3) y = c_1 e^{(1 + \sqrt{2})x} + c_2 e^{(1 - \sqrt{2})x};$

$(4) y = c_1 + c_2 e^{-x};$

$(5) y = (c_1 + c_2 x)e^{2x};$

$(6) x = (c_1 + c_2 t)e^{\frac{5}{2} t};$

$(7) y = e^{-3x}(c_1 \cos 2x + c_2 \sin 2x);$

$(8) y = c_1 \cos x + c_2 \sin x;$

$(9) y = 4e^x + 2e^{3x};$

$(10) s = 5e^{-t}\cos 2t.$

6. $(1) \bar{y} = ax + b;$

$(2) \bar{y} = ae^x;$

$(3) \bar{y} = x(ax + b)e^{2x};$

$(4) \bar{y} = x^2(ax + b)e^{3x};$

$(5) \bar{y} = (ax + b)\cos 2x + (cx + d)\sin 2x;$

$(6) \bar{y} = xe^x(a\cos 2x + b\sin 2x).$

7. $(1) y = c_1 e^{3x} + c_2 e^{-x} - x + \dfrac{1}{3};$

$(2) y = c_1 e^{3x} + c_2 e^{-x} - \dfrac{1}{3} e^{2x};$

$(3) y = c_1 e^{-x} + c_2 e^{-2x} + \left(\dfrac{3}{2} x^2 - 3x\right)e^{-x};$

$(4) s = e^t(c_1 \cos 2t + c_2 \sin 2t) + \cos t + 2\sin t;$

$(5) y = e^{3x}\cos 2x + 3;$

$(6) x = 2\cos t + t\sin t.$

8. $(1) y'' + y' - 6y = 0;$

$(2) y'' - 6y' + 9y = 0;$

$(3) y'' + y' = 0;$

$(4) y'' + y = 0;$

$(5) y'' - 2y' + 5y = 0;$

$(6) y'' - 2y' - 3y = -2\cos x - 4\sin x.$

*9. (1) $F(s) = \dfrac{5}{s-3}$; (2) $F(s) = \dfrac{10}{s^3} + \dfrac{3}{s^2} + \dfrac{2}{s}$;

(3) $F(s) = \dfrac{1}{s-6} - \dfrac{4}{s} + \dfrac{4}{s+6}$; (4) $F(s) = \dfrac{1}{s^2+4}$;

(5) $F(s) = \dfrac{s^2 - k^2}{(s^2 + k^2)^2}$; (6) $F(s) = \dfrac{10 - 3s}{s^2 + 4}$.

*10. (1) $f(t) = \dfrac{1}{2}e^{-2t} + \dfrac{1}{2}$; (2) $f(t) = \dfrac{1}{15}e^{2t} - \dfrac{1}{6}e^{-t} + \dfrac{1}{10}e^{-3t}$;

(3) $f(t) = t^4 e^t$; (4) $f(t) = \dfrac{3}{5}e^{2t} + \dfrac{2}{5}e^{-3t}$.

*11. (1) $y = \dfrac{4}{5}e^{-2t} + \dfrac{1}{5}e^{3t}$; (2) $y = 5t^3 e^t$;

(3) $y = \dfrac{5}{2}t\sin t - (2t+1)\cos t$; (4) $x_1 = \dfrac{t}{2} + 1, x_2 = -\dfrac{t}{2}$.

12. $R = R_0 e^{k(t - t_0)}$.

13. $T = 80e^{-0.0409t} + 20$, $T = 82.6℃$.

14. $k \approx 0.2819$.

15. $v^{-2} = -2(kt + c)$.

16. (1) $x(t) = 2000e^{-0.0404t}$; (2) $c(t) = 581.4e^{-0.0404t}$; (3) $t_{0.5} = 17.2\text{h}$.

17. $x = 54e^{-\frac{3}{100}t}, x = 200 - 146e^{\frac{-3}{100}t}$.

18. $y = 2e^x - 2x - 2$.

19. $c(t) = \dfrac{300}{0.604}(1 - e^{-0.604t})$.

20. $x(t) = \dfrac{v_0}{\sqrt{k_2^2 + 4k_1}}\left[e^{\left(\frac{-k_2 + \sqrt{k_2^2 + 4k_1}}{2}\right)t} - e^{\left(\frac{-k_2 - \sqrt{k_2^2 + 4k_1}}{2}\right)t} \right]$.

习　题　十

1. (1) $\left(\dfrac{-1}{2}\right)^{n-1} (n = 1, 2, \cdots)$; (2) $\dfrac{n+1}{n^2 + 1} (n = 1, 2, \cdots)$;

(3) $\dfrac{1 - (-1)^n}{2} (n = 1, 2, \cdots)$; (4) $\dfrac{1}{(2n-1)(2n+1)} (n = 1, 2, \cdots)$;

(5) $\dfrac{(-1)^n a^{n+1}}{n!} (n = 1, 2, \cdots)$; (6) $\dfrac{x^{\frac{n}{2}}}{2^n n!} (n = 1, 2, \cdots)$.

2. (1) 发散; (2) 收敛; (3) 发散; (4) 收敛; (5) 收敛; (6) 收敛.

3. (1) 收敛, $\dfrac{3}{2}$; (2) 收敛, $\dfrac{1}{4}$.

4. (1) 条件收敛; (2) 绝对收敛; (3) 条件收敛; (4) 发散;

(5) 绝对收敛; (6) 当 $p > 1$ 时绝对收敛, 当 $0 < p \leqslant 1$ 时条件收敛, 当 $p \leqslant 0$ 时发散.

5. (1) $R = 1$, $(-1, 1)$; (2) $R = \infty, (-\infty, +\infty)$; (3) $R = \dfrac{1}{2}, \left[-\dfrac{1}{2}, \dfrac{1}{2} \right]$;

(4) $R = 0, x = 0$ 时收敛; (5) $R = 0, x = 0$ 时收敛.

6. (1) $\displaystyle\sum_{n=0}^{\infty} \dfrac{x^{n+1}}{n!}, x \in (-\infty, +\infty)$; (2) $\displaystyle\sum_{n=1}^{\infty} \dfrac{(-1)^{n-1} x^{2n-1}}{2^{2n-1}(2n-1)!}, x \in (-\infty, +\infty)$;

(3) $1 + \displaystyle\sum_{n=1}^{\infty} \dfrac{(-1)^n x^{2n}}{n!}, x \in (-\infty, +\infty)$;

(4) $1 + \displaystyle\sum_{n=1}^{\infty} \dfrac{(-1)^n 2^{2n-1} x^{2n}}{(2n)!}, x \in (-\infty, +\infty)$;

$(5) 1 + \sum\limits_{n=1}^{\infty} \dfrac{1 \cdot 3 \cdot 5 \cdot \cdots \cdot (2n-1)}{2 \cdot 4 \cdot 6 \cdot \cdots \cdot (2n)} x^{2n}, x \in (-1,\ 1);$

$(6)\ \dfrac{1}{3} + \sum\limits_{n=1}^{\infty} \dfrac{x^n}{3^{n+1}}, x \in (-3,\ 3).$

7. $(1) \sum\limits_{n=0}^{\infty} (-1)^n (x-1)^n, x \in (0,\ 2);$ $(2) \sum\limits_{n=1}^{\infty} (-1)^{n-1} \dfrac{(x-1)^n}{n}, x \in (0,\ 2];$

$(3) \sum\limits_{n=0}^{\infty} \dfrac{(x-2)^n}{2^{n+1}}, x \in (0,4);$

$(4)\ \dfrac{1}{2} \sum\limits_{n=0}^{\infty} (-1)^n \left[\dfrac{\left(x + \frac{\pi}{3}\right)^{2n}}{(2n)!} + \dfrac{\sqrt{3} \left(x + \frac{\pi}{3}\right)^{2n+1}}{(2n+1)!} \right], x \in \mathbf{R}.$

8. $(1)\ \dfrac{1}{(1-x)^2}, |x| < 1;$ $(2) \ln\left(\dfrac{1}{1-x}\right), |x| < 1;$

$(3) \arctan x, |x| \leqslant 1;$ $(4)\ \dfrac{2+x^2}{(2-x^2)^2}, |x| < \sqrt{2};$

$(5)\ \dfrac{2x^3 - 6x^2 + 6x}{(1-x)^3}, |x| < 1.$

9. $(1)\ \dfrac{1}{\sqrt{e}} \approx 0.6065;$ $(2) \displaystyle\int_2^4 e^{\frac{1}{x}} \mathrm{d}x \approx 2.835.$

10. $y = \sum\limits_{n=1}^{\infty} \dfrac{(-1)^{n+1} x^{2n-1}}{1 \cdot 3 \cdot 5 \cdots (2n-1)}, x \in (-\infty, +\infty).$

*11. $(1)\ x = 2 \sum\limits_{n=1}^{\infty} (-1)^{n-1} \dfrac{\sin nx}{n}, x \in (-\pi, +\pi);$

$(2)\ x^2 = \dfrac{\pi^2}{3} + 4 \sum\limits_{n=1}^{\infty} \dfrac{(-1)^n}{n^2} \cos nx, x \in (-\pi, +\pi);$

$(3)\ f(x) = \sum\limits_{n=1}^{\infty} \dfrac{\sin(2n-1)x}{2n-1}, x \in (-\pi, +\pi).$

*12. $(1)\ \dfrac{\pi - x}{2} = \sum\limits_{n=1}^{\infty} \dfrac{\sin nx}{n}, x \in (0, 2\pi);$

$(2)\ \dfrac{\pi}{2} - x = \dfrac{4}{\pi} \sum\limits_{n=1}^{\infty} \dfrac{\cos(2n-1)x}{(2n-1)^2}, x \in [0, \pi].$